国家级继续医学教育项目教材

中华医学会医师培训工程（基层系列）

肾脏病学

——常见疾病实用手册

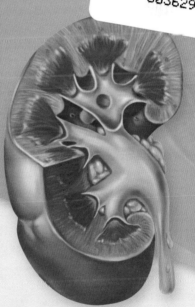

编　著　中华医学会

主　编　陈江华　李雪梅

中华医学电子音像出版社

CHINESE MEDICAL MULTIMEDIA PRESS

北　京

图书在版编目（CIP）数据

肾脏病学：常见疾病实用手册 / 陈江华，李雪梅主编；中华医学会编著.
—北京：中华医学电子音像出版社，2022.7
中华医学会医师培训工程. 基层系列
ISBN 978-7-83005-201-0

Ⅰ. ①肾…　Ⅱ. ①陈…　②李…　Ⅲ. ①肾疾病—诊疗—手册
Ⅳ. ① R692-62

中国版本图书馆 CIP 数据核字（2022）第 037779 号

肾脏病学：常见疾病实用手册

SHENZANGBINGXUE: CHANGJIAN JIBING SHIYONG SHOUCE

主　　编：陈江华　李雪梅
策划编辑：裴　燕　周寇扣
责任编辑：周寇扣
文字编辑：裴　燕　孙葵葵　赵文羽　宫宇婷　周寇扣
责任校对：张　娟
责任印刷：李振坤
出版发行：中华医学电子音像出版社
通信地址：北京市西城区东河沿街 69 号中华医学会 610 室
邮　　编：100052
E - mail：cma-cmc@cma.org.cn
购书热线：010-51322677
经　　销：新华书店
印　　制：广东新京通印刷有限公司
开　　本：850 mm×1168 mm　1/16
印　　张：24
字　　数：511 千字
版　　次：2022 年 7 月第 1 版　2022 年 7 月第 1 次印刷
定　　价：80.00 元

版权所有　侵权必究

购买本社图书，凡有缺、倒、脱页者，本社负责调换

内 容 提 要

　　《肾脏病学——常见疾病实用手册》是"中华医学会医师培训工程（基层系列）"丛书之一，由中华医学会肾脏病学分会组织多位具有丰富临床经验的专家撰写。本书按"基层医师培训标准"要求编写，重点培养肾内科基层医师的临床诊疗思维和解决疑难问题的能力。全书共16章，除阐述基本的肾脏病知识点外，还创新了编写模式，挑选临床真实病例，通过临床诊断过程将病例与分析相结合，向读者展示如何通过搜索、筛选疾病信息，确定头脑中的"疾病脚本"，最后进行总结并形成诊疗流程。本书内容丰富，阐述简明，实用性及指导性强，适合肾内科基层医师、住院医师及肾内科相关研究人员参考阅读。

编 委 会

主　编：陈江华　李雪梅
副主编：蔡广研　赵明辉　刘必成　李文歌
编　委：（按照姓氏汉语拼音排序）

陈　崴	陈　文	党宗辉	丁小强	付　平
傅君舟	郭志勇	韩　飞	郝传明	何娅妮
胡　昭	胡伟新	胡文博	贾　强	蒋更如
蒋红利	焦军东	李　赟	李德天	李贵森
李冀军	李荣山	梁　敏	梁馨苓	廖蕴华
林　珊	林洪丽	刘加明	刘章锁	陆　晨
伦立德	毛永辉	倪兆慧	秦　岩	孙　晶
孙　林	孙脊峰	童俊容	万建新	汪年松
王　沛	王彩丽	王俭勤	王晋文	吴广礼
吴永贵	邢昌赢	徐　钢	许钟镐	闫铁昆
杨向东	姚　丽	余学清	张　春	张景红
张克勤	郑　可	邹洪斌	周巧玲	周晓玲
周绪杰	庄永泽	查　艳		

编　者：（按照姓氏汉语拼音排序）

艾　军	白彝华	蔡建芳	曹慧霞	陈　罡
陈国纯	程　震	崔文鹏	达静静	戴欢子
丁晓凯	樊晓红	方　明	方　艺	冯　哲
高瑞通	韩　飞	洪富源	黄洪锋	姜　虹
乐　偲	李　静	李　燕	李明喜	李瑜琳
梁　伟	梁耀军	廖晓辉	林芙君	刘　翔

刘炳岩　刘秀娟　马　杰　潘　玲　彭张哲
任萍萍　孙　昊　孙　立　汤日宁　田　娜
汪　燕　王　琴　王　蔚　王海云　王立华
吴海婷　谢静远　叶文玲　叶智明　游怀舟
于　磊　于　阳　曾　锐　张　波　张　凌
张　蕊　张春江　张国娟　赵　维　周　怡
周晓霜　卓　莉

秘书组： 郑　可　任萍萍　陈　罡　宋　丹

前　言

慢性肾脏病正在成为全球公共卫生问题，其在中国的发病率高达10.8%。慢性肾脏病一旦发展至终末期肾病，患者将不得不接受透析治疗，这对个人、家庭和社会造成巨大压力。

慢性肾脏病虽可防、可治，但它具有隐匿性和模糊性，大大增加了早期识别的困难程度。基层医师是临床诊疗的第一道防线，当首次接诊可能存在肾脏疾病的患者时，如何快速识别并对病情进行评估，极其考验基层医师的诊断推理能力。相关知识储备、提取患者病史信息、总结病例主要特点及识别临床综合征等技能的串联，能够帮助基层医师快速地在庞杂的信息中筛选出最恰当、对正确诊断最有利的部分，提高患者就诊的效率。

肾是全身多系统疾病的靶器官，而慢性肾脏病异质性强，可造成多器官受累，影响脏器功能。丰富的医学知识、经验虽不意味着一定能作出准确的诊断，但却是准确诊断的基础。为了帮助基层医师提高对肾脏病的甄别能力，我们受中华医学会肾脏病学分会（以下简称学会）委托组织撰写了本书。本书除清晰地阐述基本的肾脏病知识点外，还挑选了临床真实病例，为读者带来身临其境、经历临床诊断过程的体验。更重要的是，向读者展示了如何通过搜索、筛选疾病信息，确定头脑中的"疾病脚本"的过程。编委会的专家们毫无保留地与各位同道分享了如何运用分析或非分析等方法进行临床推理，并通过真实病例的诊断过程提供经验指导，使基层医师在未来的职业生涯中通过有目的的观察、归纳及概念检验而逐渐增加自身的经验，掌握肾脏病诊断的内核，做到清晰、有条理地为患者提供及时和准确的诊疗服务。

除此以外，本书也传达了循证医学的基本理念。在医学诊疗技术和药物开发飞速发展的今天，诊断推理过程更像一系列需要完成的任务，仅凭经验而获取的知识已不足以指导临床实践，医师要掌握更具代表性、有循证证据的知识和治疗理念。

在此，由衷地感谢为这本书倾情付出的编委会团队，他们之中有奋斗在临床一线的青年骨干，也有众多学会的肾脏病专家。谨以此书献给那些战斗在基层的广大医师和选择肾脏病专业的青年医师，你们是肾脏病专科领域的传承者和守护者。希望各位读者朋友觉得此书实用、有意义、值得一读。不足之处也请海涵，并加以指正。

李雪梅

2022年3月1日于北京

目　　录

第一章　肾的解剖与生理

第一节　肾 的 解 剖

一、肾的位置

人体有2个肾，左右各1个，形似蚕豆，位于腹膜后脊柱两旁。左肾上端平第11胸椎下缘，下端平第2～3腰椎上缘。右肾一般比左肾略低1～2 cm（图1-1）。

二、肾的结构

（一）肾的基本结构

肾（图1-2）长10～12 cm，宽5～6 cm，厚3～4 cm，重量120～150 g。左肾较右肾稍大，肾纵轴与脊柱约成30°。肾的外缘为凸面，内缘为凹面，凹面中部称为肾门（renal hilum），是血管、神经、淋巴管及输尿管出入的门户，肾盂由此出肾移行为输尿管。这些出入肾门的结构，被结缔组织包裹，合称肾蒂（renal pediculus）。肾静脉在前，动脉居中，肾盂在后；若以上下论，则肾动脉在上，静脉在下。肾门凹向肾内，形成一个较大的腔隙，称为肾窦（renal sinus），是由肾实质围成，窦内含有肾动脉、肾静脉、

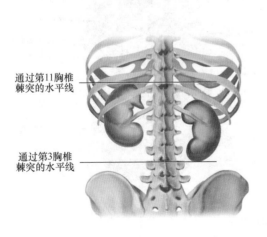

通过第11胸椎棘突的水平线

通过第3胸椎棘突的水平线

图1-1　肾的位置

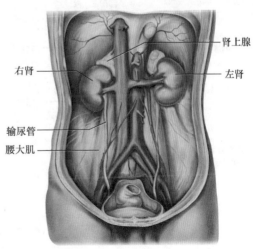

肾上腺

右肾

左肾

输尿管

腰大肌

图1-2　肾的基本结构

淋巴管、神经、肾小盏、肾大盏、肾盂及脂肪组织等。

（二）肾的被膜

肾的表面包有3层被膜，由内向外依次为纤维囊、脂肪囊及肾筋膜。纤维囊（fibrous capsule）贴在肾表面，薄而坚韧，由致密结缔组织和少量弹性纤维构成。脂肪囊（adipose capsule）为肾周围呈囊状的脂肪层，包裹肾和肾上腺，对肾起弹性垫样保护作用。肾筋膜（renal fascia）由腹膜外组织发育而来，是固定肾的主要结构。

（三）肾的内部结构

肾（图1-3）内部结构分为肾实质和肾盂两部分。肾的额状切面上，肾实质分为两层：外层厚约1 cm，分布了很多细小红色点状颗粒，该层即为肾皮质（renal cortex），红色颗粒为肾小球，肾皮质由肾小球和肾小管组成，部分皮质伸展到髓质锥体间称为肾柱（renal columnae）；内层厚约2.5 cm，有很多细小条纹，该层即为肾髓质（renal meculla），细小条纹就是肾小管（renal tubule），肾髓质由10～20个锥体组成。肾锥体（renal pyramide）在切面上呈现三角形，锥体的底部朝向肾凸面，尖端朝向肾门，锥体的主要组织为集合管（collecting tubule），锥体尖端即为肾乳头（renal papillae），每个乳头又分出10～20个乳头管，向肾小盏（minor renal calices）漏斗部开口，尿液即由此处流出。肾小盏是漏斗形的膜状小管，环绕着肾乳头，每个肾都有7～8个肾小盏，而相邻2～3个肾小盏则合成为1个肾大盏（greater renal calices）。每个肾有2～3个肾大盏，肾大盏汇合成漏斗形的肾盂（renal pelvis）。肾盂自肾门出后逐渐缩窄变细下行，移行为输尿管（ureter）。

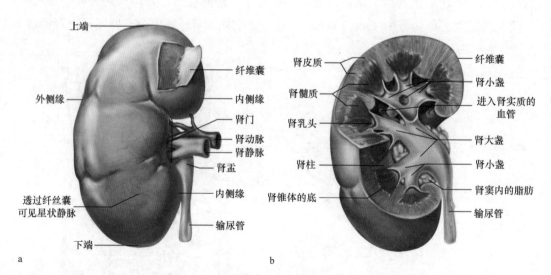

图1-3　肾脏剖面

注：a. 外面观；b. 剖面观

（四）肾单位

肾单位（nephron，图1-4）是肾的基本功能单位，由肾小体（renal corpuscle）和肾小管组成，是尿液生成的主要场所；每个肾由100多万个肾单位组成。肾小体中心部分为肾小球（glomerulus）毛细血管丛，外面为肾小囊，也称包曼囊（Bowman's capsule）；进出毛细血管丛的分别为入球小动脉和出球小动脉。肾小管长而弯曲，分成近端小管、髓袢细段、远端小管三段，其终末部分为集合管，若干集合管汇合成乳头管，尿液由此流入肾小盏。

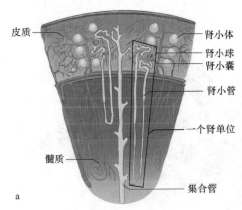

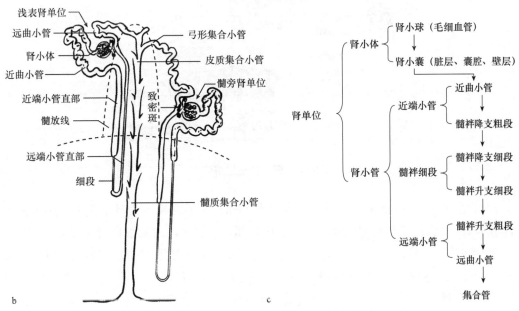

图1-4 肾单位

注：a、b. 肾单位示意图；c. 肾单位滤过方向

（五）肾小球滤过屏障

肾小球毛细血管<u>丛</u>由3种主要细胞（系膜细胞、内皮细胞、脏层上皮细胞）、基底膜及系膜组成。肾小球类似一个血液过滤器，肾小球毛细血管壁构成过滤膜（肾小球滤过屏障），从内到外有3层结构（图1-5）：①内层为内皮细胞，位于毛细血管腔内侧，此类扁平细胞上有无数孔径不等的小孔，带有负电荷；②中层为肾小球基底膜，是一个完整的半透膜，包绕毛细血管的三面，电镜下从内到外可见3层，即内疏松层、致密层及外疏松层，为控制滤过不同分子大小物质的主要部分；③外层为脏层上皮细胞层，由于胞体有较多不规则足状突起，又称足细胞（podocyte）。足突（foot processes）相互形成指状镶嵌的交叉，足突之间的裂隙称为裂孔（slit pore）。

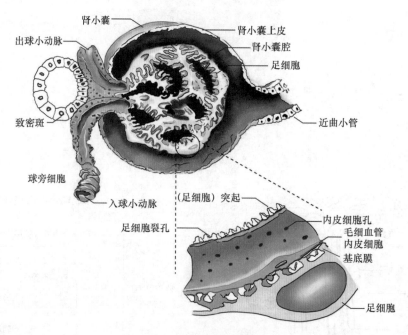

图1-5　肾小球滤过屏障

血管系膜（mesangium）主要由系膜细胞和系膜基质组成，为肾小球毛细血管丛小叶间的轴心组织，并与毛细血管的内皮直接相邻，在肾小球内毛细血管间起支持作用。

当血液流经血管球毛细血管时，管内血压较高，血浆内部分物质经滤过膜［filtration membrane，又称滤过屏障（filtration barrier）］过滤后，滤液入肾小球囊。在正常情况下，血液中绝大部分蛋白质不能通过滤过膜而保留于血液中，仅小分子物质如尿素、葡萄糖、电解质及某些小分子蛋白质能滤过。滤入肾小囊腔的滤液称原尿，原尿除不含大分子蛋白质外，其成分与血浆相似，滤过膜的3层结构分别对血浆成分具有选择性通透作用。

（六）肾小球旁器

肾小球旁器（juxtaglomerular apparatus）位于肾小球的血管极，由致密斑（macula densa）、球旁细胞（juxtaglomerular cell）、极周细胞、球外系膜细胞构成。球旁细胞系由入球小动脉血管壁平滑肌细胞在血管极处衍化而成的上皮样细胞。致密斑细胞呈高柱状，由远端小管接近血管极时，紧靠肾小球一侧的上皮细胞分化而来。致密斑位于入球小动脉与出球小动脉形成的交角里，感受流经肾小管液中的钠离子浓度，并通过调节球旁颗粒细胞释放肾素，从而调节入球小动脉的血管张力，以此来调节肾小球滤过率（glomerular filtration rate，GFR），此过程称为肾小管-肾小球反馈（tubuloglomerular feedback，以下简称管-球反馈）。在正常生理状态下，当肾动脉灌注压波动于80～180 mmHg时，肾血流量基本保持不变，管-球反馈在肾血流量的自身调节中起重要作用。

三、肾的血液循环

肾具有丰富的血液循环（图1-6），占心排血量的20%～25%。肾动脉起自腹主动脉，约在第1腰椎的位置分别进入两侧肾，形成数支肾段动脉，然后依次分支为叶间动脉、弓状动脉、小叶间动脉，最后形成入球小动脉进入肾小球。血液由入球小动脉进入肾小球毛细血管球，然后由出球小动脉流出。出球小动脉再形成复杂的肾小管周围毛细血管网，逐渐融合汇集为小叶间静脉、弓状静脉、叶间静脉，最后形成肾静脉，进入下腔静脉。肾动脉在肾实质内形成2个毛细血管网：①肾小球毛细血管网，血压较高，利于血浆滤过形成原尿；②肾小管周围毛细血管网，血压较低而胶体渗透压较高，利于肾小管的重吸收。

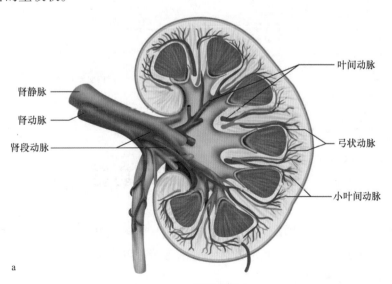

图1-6　肾的血管

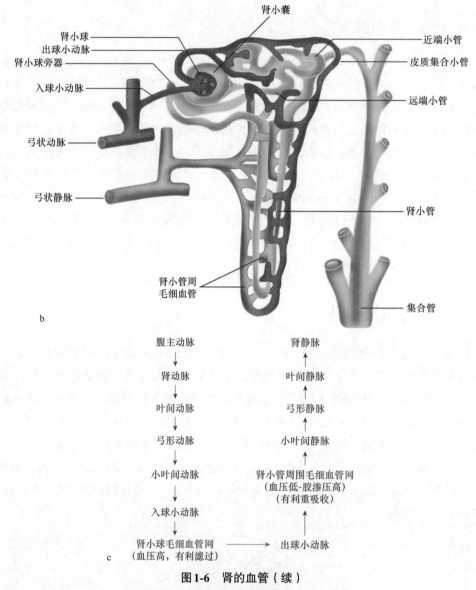

图1-6　肾的血管（续）

注：a. 肾的血管示意图；b. 肾血管网示意图；c. 肾内血流方向

（卓　莉）

第二节　肾的生理功能

肾的主要生理功能是排出代谢产物，调节水、电解质和酸碱平衡，维持内环境的稳定，以上功能要依靠肾小球滤过及肾小管的重吸收和分泌来完成。肾也是内分泌器官，可以产生和分泌酶和激素。

一、肾小球的滤过功能

肾小球滤过是产生尿液的第一步，是一个被动的过程，不需要消耗能量。滤过膜由肾小球毛细血管内皮细胞、基底膜及上皮细胞组成。血浆的液体和溶质经过滤过膜形成超滤液，即原尿。每分钟两肾生成的超滤液量称为肾小球滤过率（GFR），GFR由净滤过压、有效滤过面积和滤过膜通透性决定。肾小球毛细血管的静水压是滤过的主要动力，而肾小球毛细血管内的胶体渗透压和肾小囊内的静水压则是对抗滤过的主要动力，三者形成的净滤过压在肾小球滤过中发挥重要作用。正常人的GFR为120 ml/min，与年龄、性别有关，一般40周岁以后GFR每年约下降1%。

肾小球毛细血管对不同分子量物质的滤过率不同，中、小分子溶质可完全滤过，如尿素、葡萄糖及电解质等。而大分子物质的滤过取决于分子大小（机械屏障）和电荷性质（电荷屏障）。内皮窗孔、基底膜的致密层和足突间的裂孔膜是发挥机械屏障的主要结构，对超过一定分子量的蛋白质具有阻挡作用。同时，肾小球滤过膜带负电荷，对血浆中带阴离子的蛋白质具有排斥作用，可阻止其滤过。在病理情况下，滤过屏障被破坏，可出现蛋白尿。

二、肾小管的重吸收和分泌功能

肾小管和集合管具有重吸收和分泌功能。原尿中99%的水，全部葡萄糖和氨基酸，大部分的钠、钾、氯、碳酸氢根（HCO_3^-）及部分尿素等，被肾小管和集合管重吸收回血液。肾小管和集合管又可将自身代谢产生的某些物质或血液中的某些物质分泌到肾小管液中。

（一）肾小管不同节段的重吸收特性

肾小管不同节段具有不同的重吸收特性。近曲小管（proximal convoluted tubule，PCT）细胞重吸收能力最强，正常情况下，PCT重吸收全部的葡萄糖和氨基酸，以及65%的钠和水。PCT通过细胞基底侧的Na^+-K^+泵主动重吸收钠离子，主要阴离子碳酸氢根和氯离子随钠离子一起转运，葡萄糖、氨基酸和维生素的重吸收是与钠耦联的继发性主动转运及顺电化学梯度的被动弥散，尿素的重吸收是通过化学梯度驱动的跨细胞膜被动弥散，水则通过渗透作用重吸收。未被近曲小管重吸收的滤过液到达髓袢，髓袢降支通过渗透作用重吸收水，不吸收任何溶质。在髓袢升支细段，钠通过化学梯度被动重吸收。在髓袢升支粗段钠、钾、氯通过同向转运而重吸收，钙和镁也在髓袢升支粗段顺电化学梯度被动重吸收，而此段不重吸收水。在远曲小管（distal convoluted tubule，DCT），基底侧膜存在钠离子的一级主动转运，在顶端膜则为通过Na^+-Cl^-协同转运的次级主动转运，这个过程在远端受醛固酮调控。钙在甲状旁腺激素（parathyroid hormone，PTH）的作用下被动重吸收。远曲小管后是集合管，最后阶段的重吸收发生于此。基底侧膜有钠离子一级主动转运，在顶端膜发生醛固酮调控的通过Na^+-Cl^-协同转运的次级主动转运，此段也可能发生PTH调控的钙的重吸收。

（二）离子在肾小管不同节段重吸收的比例

　　不同的离子在肾小管不同节段重吸收的比例不同。肾小球滤过的钠60%在近端肾小管重吸收，25%～40%在髓袢重吸收，仅8%在远端肾单位重吸收。肾对钾的排泄经过滤过、重吸收和再排泌的过程。原尿中的钾主要在近端肾小管重吸收，约占滤过钾总量的50%；髓袢升支粗段是大量重吸收钾的部位，其吸收量仅次于近端肾小管；远曲小管和皮质集合管主要负责钾的排泌，肾对钾的再排泌成为调节钾平衡的重要过程。只有游离钙及小分子结合钙可以从肾小球自由滤过，但98%～99%滤过的钙经肾小管重吸收，其中近70%在近端小管、约15%在髓袢、10%～15%在远端小管重吸收，最终每天约有200 mg的钙经肾排泄。肾小球滤出的磷酸盐90%可被肾小管重吸收，其中80%在近端小管、10%～20%在远端小管重吸收。

（三）肾小管的分泌功能

　　肾小管通过分泌功能排出和血浆蛋白结合的物质，如药物和代谢产物，并排出体内不需要的被动重吸收物质，如尿素和尿酸。在集合管和远曲小管远端通过醛固酮调节钾的排泄也是肾小管分泌功能的一部分。肾小管还通过分泌氢离子、碳酸氢根离子及重吸收氯离子来调节酸碱平衡。另外，肾小管还可分泌肌酐、氨和其他多种有机酸和碱。

三、肾血流量和肾小球滤过率的调节

　　肾血流量和GFR受神经体液因子的调节，包括交感神经系统递质、血管紧张素Ⅱ、去甲肾上腺素、肾上腺素、内皮素、一氧化氮、前列腺素等。此为GFR的外部调节机制。另外，肾具有自我调节能力，主要依靠2个机制：①肌源性反应：当血压增高时，血管平滑肌细胞受到牵拉，肌源性反应使肾小球入球小动脉收缩，GFR下降；当血压下降时，入球小动脉扩张，更多的血液能够进入肾小球。②管-球反馈：肾小管滤液在流经致密斑时，其流速、成分会影响入球小动脉阻力，从而影响GFR，这种现象叫作管-球反馈。肾动脉压力增高时，GFR随之增高，到达远端肾单位的液体和钠的量会增加，此处的致密斑会感受液体流量和钠浓度，释放肾素，收缩入球小动脉，减少血流灌注；反之，当血压下降时，到达远端肾单位的流量和钠会减少，致密斑感受变化后引起血管扩张，提高GFR，以此维持GFR在一定范围内。肾自身调节机制发挥作用的血压范围为80～180 mmHg，当血压超出这个范围，自身调节机制将会失效。

四、肾对血容量和渗透压的调节

肾通过控制血液中的水、溶质和电解质的含量来调节血浆渗透压，它在维持人体水和渗透压的平衡中发挥至关重要的作用。血浆经肾小球滤过后，在肾小管重吸收，肾通过控制重吸收的液体量来调节渗透压。肾具有很强的调整液体和电解质排泄能力，肾小球平均每天滤过液体量约180 L，而人体内血浆量约为3 L，因此，肾每天处理大量的液体和溶质，较高的GFR使肾能够快速、精准地调控体液容量和成分，维持渗透压。肾小球滤过液经肾小管重吸收后，最终仅排出约1.5 L的尿液，并且根据体内水平衡的需要，每天的尿量可在较大范围内波动。肾强大的浓缩、稀释功能依赖于肾小管和集合管系统，以及供应肾小管和集合管的肾血管系统。肾独特的解剖结构通过逆流倍增机制使肾髓质保持高渗状态，并且自肾髓质外带到内带形成由低到高的渗透梯度。集合管穿过整个肾髓质，髓质外高渗，而集合管内为低渗尿，这种渗透压差成为水重吸收的动力。交感神经系统、肾自身调节机制及血管紧张素Ⅱ、心房利尿钠肽、抗利尿激素、醛固酮等激素均参与肾对渗透压的调节。

五、肾的内分泌功能

肾也是一个内分泌器官，具有重要的内分泌功能，可合成和分泌多种激素，从而参与机体多种生理功能的调节。肾分泌多种参与血流动力学调节的生物活性物质，包括肾素、激肽释放酶及激肽类、前列腺素、内皮素、一氧化氮、利钠肽等；肾还可分泌促红细胞生成素，参与人体红细胞的生成；分泌1，25-二羟维生素D_3，参与钙磷代谢和骨骼生长的调节。

（张国娟）

参 考 文 献

[1] Bhaskar A, Oommen V. A simple model for demonstrating the factors affecting glomerular filtration rate. Adv Physiol Educ, 2018, 42(2): 380-382.

[2] Mount DB. Thick ascending limb of the loop of Henle. Clin J Am Soc Nephrol, 2014, 9(11): 1974-1986.

[3] Cupples WA. Interactions contributing to kidney blood flow autoregulation. Curr Opin Nephrol Hypertens, 2007, 16(1): 39-45.

第二章　肾脏病的诊断方法

第一节　肾脏病的实验室检查

一、概述

（一）尿液检查

常规的尿液检查包括3部分：一般性状检查、生化分析及尿沉渣有形成分显微镜检查。

1. 一般性状检查　主要指尿液的颜色、比重、渗透压和pH。

（1）颜色：新鲜尿液澄清，可为无色、淡黄色或琥珀色。尿液颜色受尿胆原、尿胆素及尿卟啉等影响，也受饮食、药物及尿量的影响。病理情况下尿液颜色会发生明显变化。

1）红色尿液：①血尿。指尿中红细胞增多，又分为肉眼血尿和镜下血尿。新鲜尿离心沉渣检查红细胞＞3个/高倍视野，称为镜下血尿。尿液颜色呈洗肉水样、血样、酱油样或有血凝块时，称为肉眼血尿；②血红蛋白尿。当出现血管内溶血，红细胞被大量破坏，释放的血红蛋白超过珠蛋白结合能力，从而被肾小球滤过，尿液颜色呈浓茶色或酱油样。镜检无红细胞，但尿隐血试验阳性，见于阵发性睡眠性血红蛋白尿、溶血性贫血、葡萄糖-6-磷酸脱氢酶缺乏症（蚕豆病）及恶性疟疾等；③肌红蛋白尿。当各种原因导致横纹肌细胞的完整性受到损害，肌细胞内的肌红蛋白成分释放进入血液，血中的大量肌红蛋白从肾小球滤过进入肾小管，形成肌红蛋白尿。尿液外观呈酱油样或红色，镜检无红细胞，但尿隐血试验阳性。

2）白色浑浊尿：①乳糜尿。由肠道吸收的乳糜液未经淋巴管流入血，而逆流进入尿液所致。其外观呈白色牛奶样，见于丝虫病或由于结核、肿瘤、胸腹部创伤等致肾周围淋巴循环受阻；②脓尿、菌尿、白细胞尿；③结晶尿。尿沉渣镜检见大量结晶，有草酸盐、磷酸盐、尿酸结晶等。

3）黄色尿：见于胆红素尿，尿液颜色呈深黄色，振荡后泡沫亦为黄色，系尿液含大量结合胆红素所致，见于阻塞性黄疸或肝细胞性黄疸。

（2）尿比重和尿渗透压：尿比重和尿渗透压均表示尿中溶质含量，但尿渗透压不受蛋白质、糖、造影剂等大分子物质的影响，能准确反映尿中排泄溶质含量，是测定肾小管浓缩稀释功能的理想方法。尿比重正常值：晨尿1.018～1.020。尿渗透压正常值：正常人禁饮水后尿渗透压为600～1000 mOsm/（kg·H$_2$O），平均值为800 mOsm/（kg·H$_2$O）。

（3）尿pH：正常新鲜尿液呈弱酸性，pH为6.5，其波动范围在5.0～7.0。尿液pH可受饮食、生理状态、药物及疾病等影响。

2. 尿液的生化检查　尿液的生化检查包括尿液蛋白质、糖、氨基酸和酮体等，以下主要介绍蛋白尿、糖尿、氨基酸尿。

（1）蛋白尿：每天尿蛋白持续超过150 mg或尿蛋白/肌酐比值＞200 mg/g称为蛋白尿。24小时尿白蛋白排泄为30～300 mg称为微量白蛋白尿。产生蛋白尿的原因主要有以下4类。

1）生理性蛋白尿：无器质性病变。①功能性蛋白尿，是由剧烈运动、发热、紧张等应激状态所导致的一过性蛋白尿，多见于青少年，定性试验尿蛋白多不超过（＋）；②体位性蛋白尿，常见于青春发育期的青少年，表现为在直立或腰部前凸时出现蛋白尿，卧位时尿蛋白消失，一般尿蛋白排泄量＜1 g/d。

2）肾小球性蛋白尿：肾小球滤过屏障受损，通透性增高，血浆蛋白质滤出并超过肾小管重吸收能力所致的蛋白尿。如病变较轻，尿中出现以白蛋白为主的中、小分子量蛋白质，称为选择性蛋白尿；当病变加重，尿中除排泄中、小分子量蛋白质外，还排泄大分子量蛋白质，如IgG等，称为非选择性蛋白尿。

3）肾小管性蛋白尿：当肾小管结构或功能受损时，肾小管对正常滤过的小分子量蛋白质（如β_2微球蛋白、溶菌酶等）出现重吸收障碍，导致蛋白质从尿中排出，称之肾小管性蛋白尿。

4）溢出性蛋白尿：血中小分子量蛋白质，如多发性骨髓瘤轻链蛋白、血红蛋白、肌红蛋白等异常增多，从肾小球滤出，超过肾小管重吸收阈值所致的蛋白尿。

（2）糖尿：尿常规显示尿糖阳性。肾性糖尿指血糖正常，因肾小管重吸收减少而导致尿液中葡萄糖排出增加，见于各种原因造成的近端肾小管损伤、妊娠期及家族遗传性肾性糖尿。

（3）氨基酸尿：尿常规显示尿氨基酸阳性。肾性氨基酸尿因肾小管对滤过的氨基酸重吸收减少，见于各种原因造成的近端肾小管损伤和遗传性肾性氨基酸尿。

3. 尿沉渣有形成分显微镜检查　尿沉渣有形成分主要指细胞（红细胞、白细胞、上皮细胞）、管型、结晶、细菌和其他物质。

（1）红细胞尿：在显微镜下可进一步明确血尿中红细胞形态（图2-1）揭示血尿的来源。畸形红细胞提示肾小球源性血尿，而非畸形红细胞则提示血尿来源于肾小球以下的部位及泌尿道。

（2）白细胞尿、脓尿和细菌尿：白细胞尿指尿内白细胞数超出正常值范围，一般以清洁中段离心尿沉渣白细胞数≥5个/高倍视野定义为白细胞尿。脓尿指尿液中含有大量的变性白细胞。清洁中段尿的含菌量不应超过10^5/ml。如连续2次清洁中段尿的含菌量≥10^5/ml，且为同一菌种，称为细菌尿，是诊断尿路感染的重要证据。

（3）管型尿：管型是由蛋白质、细胞和细胞碎片在肾小管、集合管中凝固而形成

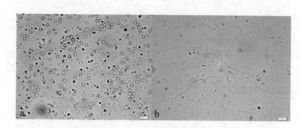

图2-1　新鲜尿中的非畸形红细胞和畸形红细胞

注：a. 非畸形红细胞；b. 畸形红细胞

的蛋白聚体。与尿蛋白的性质、浓度，尿液酸碱度及尿量有密切关系，宜采集清晨尿标本做检查。透明管型可偶见于发热、运动后，不一定代表肾脏有病变；细胞管型常见于急性肾小球肾炎、急性肾盂肾炎、间质性肾炎、急性肾损伤等；颗粒管型多见于各种肾小球疾病及肾小管的毒性损伤；蜡样和脂肪管型多见于慢性肾脏病尿量减少，或是肾病综合征。

（4）结晶尿：盐类结晶从尿中析出并产生沉淀。正常尿液中含有许多晶体物质和非晶体物质，这些物质可因尿液酸碱度、温度改变、代谢紊乱或缺乏抑制晶体沉淀的物质而发生沉淀，形成尿结晶。尿液中的结晶可包括生理性和病理性两种，生理性结晶多来自食物及机体矿物质正常代谢产生的酸性产物，当与钙、镁、铵等离子结合，生成各种无机盐及有机盐，又称代谢性盐结晶；病理性结晶是由各种病理因素或是由于某种药物在体内代谢异常而出现的结晶。大量、持续出现的结晶尿可能是疾病的征兆，如出现磺胺类药物结晶等。

（二）肾小球滤过率测定

肾小球滤过率（GFR）是指单位时间内从肾小球滤过的血浆容量（ml/min），是判断肾功能的灵敏指标。GFR不能直接测定，只能用某种标志物的肾脏清除率或血浆清除率来推算。目前常用的检测方法包括：菊粉清除率、放射性核素测定、内生肌酐清除率（creatinine clearance rate，Ccr）和公式法估算肾小球滤过率。各公式的优缺点见表2-1。

表 2-1　常用估算肾小球滤过率的方法

公式	优点	缺点
Ccr 公式	可避免肌肉容积变化及肌酐肾外清除的影响	24 小时尿量不准确，肾小管对肌酐的排泌，留尿过程中血肌酐波动
Cockcroft-Gault 公式	敏感性高于 Scr	参考标准为 Ccr，使用人群少，与真实 GFR 仍有一定差异
MDRD 公式	以核素为参考标准，精确性高于 Ccr 公式和 Cockcroft-Gault 公式	肾功能正常人群、年龄>70 周岁老年人及水肿患者之间的误差较大
CKD-EPI 公式	精确性最高，适合 GFR 较高的人群	不同实验室血肌酐的测量方法不一致

注：Ccr. 内生肌酐清除率；Scr. 血肌酐；GFR. 肾小球滤过率；Cockcroft-Gault 公式. 内生肌酐清除率公式；MDRD. 肾脏病饮食改良；CKD-EPI. 慢性肾脏病流行病学合作研究

1. 内生肌酐清除率公式

$$Ccr（ml/min）=\frac{尿肌酐（mg/dl）\times 24\,h尿量（ml）}{血肌酐（mg/dl）\times 1440}$$

2. Cockcroft-Gault 公式

$$Ccr（ml/min）=\frac{[（140-年龄（岁））]\times 体重（kg）}{72\times 血肌酐（mg/dl）}\times 0.85（女性）$$

3. MDRD公式

$$eGFR[ml/（min\cdot 1.73\,m^2）]=186\times（血肌酐，mg/dl）^{-1.154}\times（年龄，岁）^{-0.203}$$
$$\times 0.742（女性）\times 1.210（黑色人种）$$

我国改良的 $eGFR[ml/（min\cdot 1.73\,m^2）]=175\times（血肌酐，mg/dl）^{-1.234}\times（年龄，岁）^{-0.179}\times 0.79（女性）$

4. CKD-EPI公式　见表2-2。

表2-2　CKD-EPI 公式

性别	血肌酐范围（mg/dl[a]）	应采用的公式
女性	≤0.7	$144\times（血肌酐/0.7）^{-0.329}\times 0.993^{年龄（岁）}$
	>0.7	$144\times（血肌酐/0.7）^{-1.209}\times 0.993^{年龄（岁）}$
男性	≤0.9	$141\times（血肌酐/0.9）^{-0.411}\times 0.993^{年龄（岁）}$
	>0.9	$141\times（血肌酐/0.9）^{-1.209}\times 0.993^{年龄（岁）}$

注：[a] 血肌酐单位 1 mg/dl＝88.4 μmol/L

二、实战病例

患者，女性，30岁。因"咽干、咳嗽12天，肉眼血尿11天"入院。患者12天前出现咽干、咽痒、咳嗽，次日发现肉眼血尿，就诊于当地医院，查尿常规：尿蛋白（＋＋）、尿红细胞（镜检）满视野。血生化：肌酐52 μmol/L，白蛋白38 g/L。10天前肉眼血尿自行消失，7天前复测尿常规：尿蛋白（＋＋），尿红细胞（镜检）30～35个/高倍视野。

（一）接诊医师该怎么办

1. 血尿还是非血尿　患者尿液呈红色，镜检为红细胞满视野，确定为血尿。

2. 真性血尿还是假性血尿　该患者未在月经期，无性交或轻微损伤，考虑为真性血尿。

3. 一过性还是持续性　患者留尿前无剧烈运动，无发热。入院后再次复测尿常规：红细胞（镜检）20～25个/高倍视野（high power field，HPF），蛋白质100 mg/dl，白细胞（镜检）阴性，管型阴性/低倍视野，考虑为持续性血尿。

4. 肾小球源性还是非肾小球源性　追问患者血尿为全程、无痛、不凝，血压

132/86 mmHg，无尿频、尿急、尿痛，无腰痛、发热，复测24小时尿蛋白定量1.2 g(尿量1500 ml)，尿红细胞形态显示，异形红细胞占80%。肾脏B超显示，双肾大小形态正常，未见结石，肾动脉和肾静脉B超未见明显异常，考虑为肾小球源性血尿。

（二）上级医师会怎么办

患者为青年女性，感染后次日出现肉眼血尿，同时伴蛋白尿，血压为正常高值，血肌酐正常，考虑原发性肾小球肾炎可能性大。但尿液检查结果异常的肾脏病不仅有原发性肾小球肾炎，还有继发性和遗传性因素，确诊须依据肾活检结果。

三、诊疗流程

红色尿液诊断流程见图2-2。

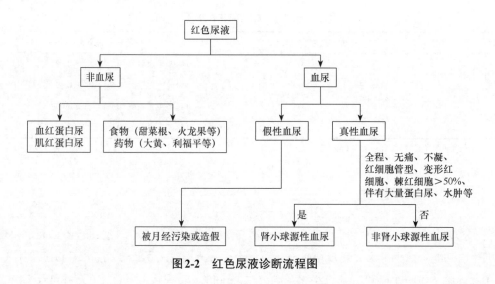

图2-2　红色尿液诊断流程图

（冯　哲　聂飒飒）

第二节　肾脏病的影像学评估

一、概述

肾脏病的影像学评估方法有多种，包括超声、X线片、尿路造影、血管造影、计算机体层成像（computed tomography，CT）、磁共振成像（magnetic resonance imaging，

MRI）及核素显像。其中超声和CT可发现并确诊绝大多数病变，是临床上最常用的影像学评估手段。

（一）超声

超声通常作为肾脏病影像学检查的首选方法，便捷、无创，作为初筛手段，主要评价肾脏大小、形态、占位性病变和结石，以及评估泌尿系统梗阻的位置和病因，是肾脏和泌尿系统疾病较好的筛查方法，但诊断2 mm以下的肾结石或病变较为困难。同时，超声检查还可用于初步评价肾血管血流情况、有无血栓形成。

（二）X线片

X线片用于泌尿系统阳性结石的诊断，但易受肠道内气体的干扰。

（三）尿路造影检查

尿路造影检查包括静脉肾盂造影、逆行肾盂造影，可用于显示尿路形态，如发现肾结核造成的肾盏、肾盂破坏。静脉肾盂造影结果还能反映双肾的排泄功能，但应警惕含碘对比剂相关的肾毒性。

（四）血管造影

血管造影是诊断肾动脉病变（如肾动脉狭窄、肾动脉瘤）的"金标准"。

（五）计算机体层成像

CT包括平扫、增强扫描、肾血管计算机体层血管成像（computer tomographic angiography，CTA）及计算机体层成像尿路造影（computed tomography urography，CTU）。平扫CT可显示肾位置、形态、密度，对肾结石的检出较X线敏感，但对少数X线阴性结石仍不能检出。增强CT有助于进一步判断肾脏病变的性质，但也需警惕含碘对比剂相关的肾毒性。

（六）磁共振成像

MRI作为肾脏超声及CT的重要补充检查方法，有助于确定病变的组织学特性（脂肪、出血、钙化等），有利于对病变的诊断和鉴别诊断。此外，磁共振血管成像（magnetic resonance angiography，MRA）及磁共振尿路成像（magnetic resonance urography，MRU）可不应用碘对比剂，避免对比剂相关肾毒性。

（七）核素显像

核素显像可用于评估肾血流灌注和双侧肾功能。

二、正常肾的超声和CT影像学表现

（一）超声

成年人肾长径12~13 cm，宽径5~6 cm，外形为豆状。正常肾超声图像中，肾被膜呈光滑的线状高回声，肾周皮质和肾柱呈略低回声，肾锥体呈锥形、卵圆形或圆形，呈更低回声，肾窦脂肪呈不规则高回声（图2-3）。

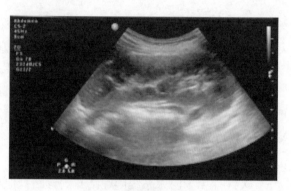

图2-3　正常肾超声图像

（二）CT

正常肾实质在轴位影像上呈边缘光整的圆形或椭圆形，软组织密度，不能分辨肾皮质与肾髓质；肾实质围绕的肾窦呈脂肪性低密度，肾盂则呈水样低密度。肾增强CT通常分为皮质期、实质期及排泄期，其中皮质期可见肾血管和肾皮质明显强化，而髓质强化不明显；实质期皮、髓质强化程度类似；排泄期肾实质强化程度减低，肾盏和肾盂强化明显（图2-4）。

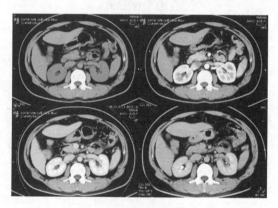

图2-4　正常肾CT图像

三、常见肾脏病的影像学表现

（一）先天发育异常

常见的肾先天发育异常包括孤立肾、肾重复畸形、肾融合畸形，如马蹄肾（图2-5）；肾囊性畸形，如多囊肾、髓质海绵肾等；肾发育不全及异位肾等。临床上患者常无症状，多为偶然发现。当肾产生压迫症状，或者合并泌尿系统感染、结石、积水时，可出现相应的临床表现。肾先天发育异常可通过超声、CT，尤其是增强CT等影像学检查来诊断。

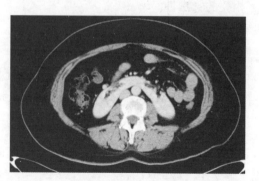

图2-5　马蹄肾CT图像

（二）肾结石

不同成分构成的结石大小和形态差异很大，对X线的透过性也不同，如单纯性尿酸结石为透X射线结石，又称阴性结石。肾结石可合并尿路梗阻、感染。

1. 超声　检查简便、经济、无创，可以发现2 mm以上X线阳性及阴性结石，可作为泌尿系统结石的常规检查方法。此外，超声检查还可以了解结石以上尿路的扩张程度，间接了解肾实质和集合系统的情况。小的肾结石形成光点，稍大者为光斑，大者为光团或光带。较大结石后方伴声影，小结石后方不伴或伴有淡声影。钙化与结石超声表现相近，但钙化位于肾实质内，而结石位于集合系统。

2. CT　分辨率较高，可发现1 mm的结石，而且螺旋CT能够同时对所获得的图像进行二维或三维重建，可清楚地显示包括阴性结石在内的结石形态和大小。此外，还可以通过结石的CT值（尤其是CT双能成像技术）来初步判断结石的成分，通过增强CT显示肾积水的程度和肾实质的厚度，同时还能评估肾脏炎症情况（图2-6）。

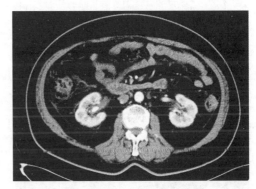

图2-6　右肾盂结石CT图像

（三）肾盂肾炎

肾盂肾炎（pyelonephritis）是由细菌或真菌侵犯肾盂、髓质和皮质引起的一种肾间质性炎症病变。根据临床表现和病理变化，可将其分为急性肾盂肾炎和慢性肾盂肾炎两种类型。急性或慢性肾盂肾炎常有典型的临床表现和实验室检查结果，影像学检查通常作为诊断合并疾病或鉴别诊断的依据。

急性肾盂肾炎时，CT平扫常见受累肾脏弥漫性体积增大，如果并发肾脏出血，则可见肾实质内高密度影。CT增强可见肾实质内楔形低密度区，可单发或多发，为肾实质内粗条纹影，从肾乳头到肾包膜下呈辐射状分布，密度较低，增强早期病灶与邻近正常肾实质分界清楚，增强晚期病变与邻近正常肾实质分界可逐渐不明显。当病情进展导致肾实质内微小脓肿形成后，病灶表现为楔形或小圆形低密度影，边缘模糊，病灶中心可有液化坏死形成，肾周筋膜及桥隔常显示增厚，肾周脂肪囊内出现较高密度索条影（图2-7）。

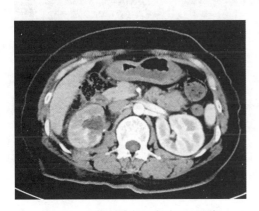

图2-7　右肾急性肾盂肾炎CT图像

慢性肾盂肾炎常导致肾功能减退、肾实质萎缩，可引起肾集合系统因瘢痕牵拉变形、扩张积水等情况。超声及CT的影像学表现注意与肾结核鉴别。

（四）肾结核

肾结核（renal tuberculosis）在泌尿系统结核中最常见和最先发生，随着病变的进展可蔓延至整个泌尿系统，多为单侧性，其主要病理特点是脓肿、空洞形成，纤维化及钙化，少数抵抗力增强者可形成肾自截。

1. 超声检查　可见肾外形增大伴肾盂扩张积水，实质内囊肿样回声区，实质萎缩伴肾盂、输尿管壁增厚，回声增强，肾内强回声团类似结石的声影等。

2. 静脉肾盂造影　典型表现为肾小盏杯口模糊、虫蚀样破坏及肾盏变形。病变进展可见肾盏完全破坏、边缘不齐的空洞。若病变广泛，肾功能丧失，则患肾不显影。X线片可见与肾外形近似的云絮状钙化，输尿管受累则表现为串珠样狭窄与扩张，僵硬短缩。膀胱结核导致膀胱腔变小，形态不规则，逆行造影可见膀胱输尿管反流。

3. CT　较早期肾结核可见肾实质内低密度影，边缘模糊，周边可有强化，延迟扫描对比剂可进入囊腔，提示结核性脓肿及空洞。病变进展累及部分或全部肾盏、肾盂后，肾盏及肾盂管壁增厚变形，部分或全部扩张，肾皮质变薄。肾实质内可见多囊状低密度影，边缘模糊，常围绕肾盂排列，强化不明显提示肾功能部分或全部丧失。肾内钙化灶呈局部或散在点状、小斑片状或弧形，分布于空洞壁、肾盂肾盏壁和输尿管壁，弥漫性钙化提示肾自截（图2-8）。

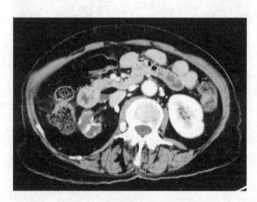

图2-8　右肾结核CT图像

（五）肾囊肿

单纯肾囊肿（simply renal cyst）是最常见的肾脏疾病，多见于成年人，多为偶然发现。

超声及CT中显示为圆形无回声区、囊状低密度影，壁薄光滑，边界清晰（图2-9）。孤立性肾囊肿的鉴别诊断包括肾囊肿与肾盏憩室、肾盂旁囊肿与肾积水、复杂囊肿与囊性肾癌、高密度囊肿与肾脏占位性病变。通过现有影像学手段，特别是增强CT多期扫描及延迟扫描，根据病灶是否与尿路排泄系统相通，囊内结构

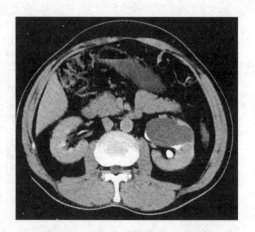

图2-9　左肾单纯性囊肿CT图像

及囊壁的厚薄，有无壁结节，有无强化，一般不难鉴别。

通过影像学检查还可鉴别肾囊肿和囊性肾癌。根据囊肿的增强CT特征，采用Bosniak分级标准，可较准确地将需要手术治疗的不典型肾囊性病变病例从仅需随访的囊肿病例中区分出来，有助于临床治疗方案的选择，但存在一定的主观性。目前认为Bosniak Ⅰ级和Ⅱ级为良性疾病，ⅡF级中10%为恶性，Ⅲ级中超过50%为恶性，而Ⅳ级则100%为恶性，即囊性肾癌。

（六）肾血管平滑肌脂肪瘤

肾血管平滑肌脂肪瘤（angioleiomyolipoma，AML）又称肾错构瘤，是一种由成熟脂肪组织、平滑肌组织和厚壁血管组成的良性肿瘤。好发于中青年，女性多见，常单侧单发，20%的肿瘤合并结节性硬化复合症（tuberous sclerosis complex，TSC）。

1. 超声　可探得肾实质内占位病变，边界清，多为强回声为主的团块。

2. CT　可见肾内等低混杂密度团块影，呈圆形或卵圆形，可分叶，边缘光滑锐利，内含脂肪密度，CT值多在−40～−120 Hu（图2-10）。自发性破裂出血者出血部位的密度随出血时间长短呈高、等或低密度改变，增强扫描病灶内不均匀强化。

3. MRI　在病灶中可发现脂肪信号（T_1WI高信号、T_2WI中等信号，抑脂序列信号降低），增强压脂扫描，肿瘤实质部分不均匀强化。

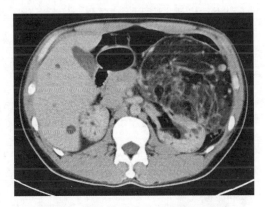

图2-10　肾血管平滑肌脂肪瘤CT图像

（七）肾细胞癌

肾细胞癌（renal cell carcinoma）又称肾癌，起源于肾小管或集合管上皮，是成年人最常见的肾脏恶性肿瘤，其中以肾透明细胞癌最为多见。肿瘤位于肾实质内，多为实性，呈圆形或椭圆形，常伴有出血、坏死、囊变，可有钙化，瘤周假包膜多见，长大后浸润、压迫、破坏肾盂、肾盏，并向肾周侵犯，形成静脉瘤栓或转移至淋巴结及其他脏器。

1. 超声　显示肾轮廓改变，肾实质内回声高低不均的实性肿块，边界不整齐。肿瘤压迫肾盂时，可见肾盂变形、移位。

2. CT　平扫表现为低密度居多，约10%可见钙化；增强扫描多为明显不均匀强化，以皮髓质期强化最为明显，呈"快进快出"强化方式。肿瘤可穿破包膜进入肾周，肾静脉、下腔静脉增粗，出现低密度影提示有癌栓形成（图2-11）。

3. MRI　病变信号不均匀，明显不均匀强化，可见假包膜。

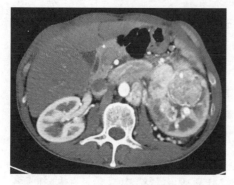

图2-11　左肾细胞癌CT图像

（八）肾盂癌

肾盂癌（renal pelvic carcinoma）是发生于肾盂、肾盏上皮的肿瘤，发病率在肾脏恶性肿瘤中仅次于肾癌，多为移行上皮癌。

1. 超声　肾盂癌典型超声征象为"肾窦分离"，内见实性低回声肿块。静脉肾盂造影显示肾盂、肾盏内不规则充盈缺损，肾盂、肾盏积水，邻近肾盏受压移位。

2. CT　显示肾盂、肾盏内软组织肿块，密度均匀或不均匀，肾窦脂肪影变窄或消失，常伴肾积水，增强扫描肿块呈轻、中度强化，排泄期可见肾盂、肾盏内充盈缺损（图2-12）。肾盂癌浸润肾实质需与肾癌鉴别，后者血尿程度轻、出现晚，多数呈明显强化。

（九）肾衰竭

肾脏疾病早期常无显著影像学异常，诊断主要依据病史和实验室检查，而影像学检查多用于鉴别诊断。

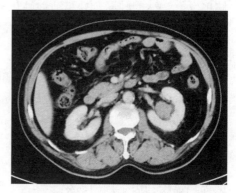

图2-12　左肾肾盂癌CT图像

急性肾衰竭时，肾体积常呈不同程度增大，超声下可见肾实质增厚、回声增强或减低，肾锥体增大，回声明显减低。而慢性肾衰竭影像学表现取决于病因，如慢性肾小球肾炎、肾结核、多囊肾、肾积水等。早期慢性肾小球肾炎的影像学表现无明显异常。中、晚期慢性肾小球肾炎超声图像表现为肾实质回声逐渐增强，肾实质逐渐变薄，皮髓界限不清，肾体积逐渐缩小，包膜不光滑。

（孙　昊）

第三节　肾穿刺活检术及肾脏病理学检查

肾脏病理学检查是临床诊断肾脏疾病的重要方法，通过光学显微镜（以下简称光镜）、免疫荧光法及电子显微镜（以下简称电镜）等手段，明确肾脏疾病的病因、病变严重程度及病理分型，并指导肾病治疗和判断预后。肾穿刺活检术为一项有创检查，要充分把握穿刺活检的适应证和禁忌证，并尽早发现和处理可能发生的并发症。本节重点介绍肾穿刺活检术的适应证、禁忌证、术前准备、可能的并发症、肾组织标本处理及基本肾脏病理改变。

一、肾穿刺活检术

（一）适应证

肾穿刺活检术的指导原则为病理结果是否能改变肾病治疗或辅助医师做出有一定预后判断价值的诊断。对于风险较高的患者，要充分评估患者的风险获益比。肾穿刺活检术的适应证主要包括：①肾病综合征（儿童除外）；②不明原因的急性肾损伤；③慢性肾功能不全（非萎缩肾），尤其伴蛋白尿和（或）血尿；④无症状性血尿/蛋白尿（尿蛋白>1 g/24 h）；⑤伴肾脏损伤的系统性疾病；⑥移植肾肾功能异常和（或）蛋白尿（尿蛋白>1 g/24 h）。

1. 肾病综合征　儿童特发性肾病综合征和明确的糖尿病肾病，一般不建议行肾穿刺活检术。儿童肾病综合征80%为微小病变肾病，对糖皮质激素治疗敏感。一般建议仅对糖皮质激素无反应或伴有不典型表现，如低补体血症，或者伴有镜下血尿的患者进行肾穿刺活检术。糖尿病病史10年以上，存在视网膜病变和（或）外周神经病变，以及无活动性尿沉渣的糖尿病患者，临床可判断为糖尿病肾病，无须进行肾穿刺活检术。如存在以下情况，需要活检确定是否存在其他肾脏疾病：①糖尿病病史短于5年，无肾外远期并发症；②快速发展的肾病综合征或肾功能异常；③伴明显的血尿或全身性疾病。

2. 不明原因的急性肾损伤　大多数急性肾损伤（acute kidney injury，AKI）是由于肾灌注不足致肾缺血，或者使用肾毒性药物等引起急性肾小管损伤，或者肾后性梗阻所致，这些患者无须活检。只有小部分AKI是继发于肾小球病变、急性间质性肾炎或小血管病变。对这些病因不明者，肾穿刺活检术可以明确诊断并提供治疗指导。诱发原因明确但肾功能未能如期恢复的AKI患者，肾穿刺活检有助于排除其他诊断或判断肾功能恢复的可能性。

3. 慢性肾功能不全　尤其伴有血尿和（或）蛋白尿，且肾体积未明显缩小者。

4. 无症状性血尿和蛋白尿　单纯性蛋白尿，在尿蛋白量较低（<2 g/24 h）、肾功能正常的情况下，肾穿刺活检的价值不确定。但当伴有镜下血尿，疑为IgA肾病，尿蛋白>1 g/24 h时，建议行肾穿刺活检术。单纯无症状性血尿患者，绝大多数无须肾活检改变患者的治疗方案，一般建议临床定期随访。

5. 伴肾脏损伤的系统性疾病　全身性疾病包括系统性血管炎、系统性红斑狼疮（systemic lupus erythematosus，SLE）、干燥综合征等合并肾脏损伤的疾病进行肾穿刺活检有助于评估疾病的严重性和不可逆损害的程度。

6. 移植肾肾功能异常和（或）蛋白尿　各类非外科因素导致的移植肾肾功能减退、肾小管坏死、药物性肾中毒、急/慢性排斥反应及怀疑复发或新发的肾小球疾病，均需行肾穿刺活检明确。

（二）禁忌证

1. 绝对禁忌证　明显的出血倾向是经皮肾穿刺活检术的绝对禁忌证。

2. 相对禁忌证　包括①活动性肾盂肾炎；②未控制的高血压；③过度肥胖；④高度腹水；⑤肾脏结构或位置异常，包括肾脏异位或游走、多囊肾、穿刺部位肾大囊肿、肾脏萎缩及孤立肾等；⑥患者配合不佳；⑦其他：剧烈咳嗽，腹痛及腹泻，严重贫血，心功能不全等。

（三）术前准备

肾穿刺前应向患者及家属解释肾穿刺活检术的必要性，简要说明操作过程，告知可能的并发症及注意事项，并签署知情同意书。术前准备包括6个步骤：①详细询问病史，特别是出血病史。②B超测定双肾大小、皮质厚度、肾脏位置及活动度。③有效控制高血压，术前应将血压控制在160/90 mmHg以下。④检查血常规、出凝血指标、血型，并备血。严重贫血（血红蛋白＜80 g/L）或出凝血时间延长者需于术前纠正。⑤术前停用抗血小板或抗凝药物。抗血小板药物包括阿司匹林、氯吡格雷、双嘧达莫等，抗凝药物如华法林等，均应在肾穿刺活检术前1周停用。必要时改用肝素，但活检前应停用普通肝素至少6 h，停用低分子量肝素至少24 h。⑥训练患者俯卧、吸气末屏气和卧床排尿。

（四）操作方法

经皮肾穿刺活检术通常在B超引导下进行，常规选用16 G穿刺针，肾皮质变薄者宜选用较细的18 G穿刺针。两侧肾脏均可做穿刺，但右肾位置略低于左肾，操作时更方便。患者取俯卧位，腹部下垫一枕头，将腰部适度抬高。通过B超确定肾脏下极最佳的穿刺位置并做标记。穿刺部位皮肤经常规消毒后局部麻醉，随后用小刀片在皮肤标记处切一长1 mm左右小口，在B超引导下将活检针推至肾包膜，嘱患者屏住呼吸后穿刺取出肾组织。若患者不能取俯卧位，可取坐位穿刺。一般需重复穿刺2～3次，以确保取得足够的肾组织。

存在高出血风险的患者，可进行经颈静脉肾活检术或开放性肾活检术。前者操作复杂且穿刺样本较小，常不能充分满足病理诊断需要；后者创伤较大，有出血风险。目前经颈静脉肾活检术或开放性肾活检术在临床上均极少应用。

（五）术后护理

术后护理包括：①肾穿刺术后在肾活检穿刺点加压3～5分钟。②术后患者平卧，严格腰部制动4～6 h，卧床24 h。③多饮水，保持尿流通畅。④术后监测血压、脉搏，观察尿液颜色变化、腰腹部症状及体征。⑤如出现心率增快、血压下降或严重腰腹部疼痛时，应查血常规、穿刺侧肾脏床旁超声，观察是否存在肾包膜下血肿。⑥术后3周内禁止剧烈运动或重体力劳动。

（六）并发症及其处理

1. 出血　绝大多数患者术后都有镜下血尿，而肉眼血尿的发生率低，镜下血尿一般于术后第一次排尿时出现，3～5次排尿后尿液颜色逐渐转清，多数不超过2天。

肾周血肿常见，大多数为小血肿，自行吸收消散后无后遗症。仅有1%～2%的患者因形成大血肿出现腰部胀痛，术后3～5天后出现低热（吸收热），但血肿一般术后3个月内吸收。

对于出现严重肉眼血尿或肾周血肿患者，应采取积极补液和止血措施，包括肌内注射或皮下注射凝血酶（立止血），以及静脉输注维生素 K_1 等。当患者血红蛋白持续下降或血流动力学不稳定时，应及时输血，行选择性肾动脉造影及栓塞术，必要时实施外科手术以控制活动性大出血。

2. 疼痛　大多数患者在平卧腰部制动后会感觉腰部不适，若出现较剧烈腰痛，应除外肾周大血肿。膀胱胀痛、尿少者应除外血凝块堵塞尿道的可能性。

3. 动静脉瘘　动静脉瘘少见，肾穿刺活检术后出现无法解释病因的高血压，在移植肾受者的活检部位闻及血管性杂音时，应考虑动静脉瘘。可行彩色多普勒超声或肾动脉造影检查明确诊断。多数动静脉瘘可在数天或数周内自行闭合，严重者需进行介入栓塞治疗。

4. 其他　少见，包括动脉瘤、感染及误伤其他器官（肠、肝、脾）等。

二、肾脏病理学检查

（一）标本处理

穿刺取得的肾组织在立体显微镜下分为大小不等的3份，分别放入10%甲醛、2.5%戊二醛固定液及装有盐水沙布的小容器中，处理后进行光镜、电镜及免疫荧光检查。

1. 光镜标本　肾组织经10%甲醛固定、石蜡包埋后制成厚度2～3 μm的切片，常规行苏木精-伊红（hematoxylin and eosin，HE）染色、过碘酸希夫（periodic acid-schiff，PAS）染色、过碘酸六胺银（periodic acid-silver methenamine，PASM）染色及Masson染色4种染色法（图2-13）。HE染色用于综合评估细胞成分的变化，尤其识别浸润的炎症细胞。PAS染色用以检测多糖和糖蛋白，其可清晰显示肾小球基底膜（glomerular basement membrane，GBM）和细胞成分，还可分析基底膜和增生细胞的定位、透明物质沉积等。PASM染色是观察GBM最为理想的染色方法，可清楚显示膜性肾病的"钉突"。Masson染色能显示结缔组织，可评估肾间质纤维化程度。在适当的情况下，还可用其他染色方法，如刚果红染色检测淀粉样蛋白，革兰染色法检测细菌，普鲁士蓝染色检测铁沉积及von Kossa染色检测钙质沉积等。

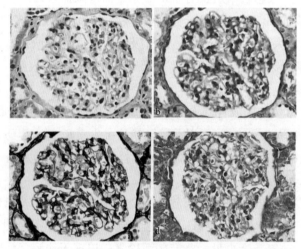

图2-13　肾脏病理学检查常用的4种组织染色法

注：a. HE染色；b. PAS染色；c. PASM染色；d. Masson染色

2. **免疫组织学分析**　包括免疫荧光法、免疫组织化学法及免疫电镜检查。

（1）免疫荧光法：临床上最常应用，其技术操作简单，在冷冻切片上常规对抗原进行染色，包括免疫球蛋白G（IgG）、IgA、IgM、纤维蛋白原/纤维蛋白和补体成分（C1q、C3），分析免疫球蛋白和补体的强度、沉积特点及分布部位（图2-14）。

（2）免疫组织化学法：在石蜡切片上进行，切片在免疫染色前需经蛋白水解酶处理，其优点包括：①染色切片可以永久保存；②可做反染色，免疫球蛋白或补体等阳性部位可以得到准确识别；③可应用于多年保存的石蜡包埋肾活检标本检查。

（3）免疫电镜检查：操作复杂，检查费用高，极少应用于临床。

3. **电子显微镜检查**　将长约1 mm至少有1个肾小球的肾皮质放入2.5%戊二醛固定液中固定，树脂包埋后进行超薄切片、染色，于透射电镜下观察肾脏超微结构改变，包括肾小球基底膜厚度和结构、电子致密物沉积部位、肾小球上皮细胞足突形态、特殊结构的物质、病毒样颗粒及细胞内结构改变等。对于10%的肾病患者，电镜是病理诊断必

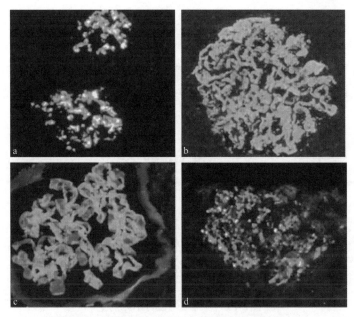

图 2-14 肾小球免疫荧光染色的不同表现

注：a. IgA 肾病，系膜区 IgA 呈团块状阳性；b. 膜性肾病，IgG 沿肾小球基底膜呈细颗粒状阳性；c. 抗肾小球基底膜病，IgG 在肾小球基底膜呈线性阳性；d. C3 于系膜区和肾小球基底膜呈粗颗粒阳性，似"星空状"分布

不可少的检测手段。

（二）肾脏基本病理改变

1. 肾小球病变

（1）肾小球细胞增多：包括肾小球固有细胞（系膜细胞、内皮细胞和上皮细胞）的增生或浸润的白细胞。各种增生性病变如图 2-15 所示，相关定义如下。

1）系膜细胞增生：在厚 2～3 μm 的石蜡切片上，肾小球系膜区系膜细胞超过 3 个（图 2-15a）。

2）毛细血管内细胞增多：肾小球毛细血管腔内细胞数量增多，可能为内皮细胞或血管内黏附的白细胞（图 2-15b）。

3）毛细血管外增生：肾小囊囊壁形成 2 层以上的细胞层，又称为"新月体"（图 2-15c）。

4）膜增生性改变：系膜细胞增生伴系膜细胞和系膜基质向内皮下插入，致毛细血管壁增厚呈现"双轨"征，肾小球呈小叶状（图 2-15d）。

（2）肾小球基底膜改变：表现为增厚（如膜性肾病、糖尿病肾病等）、变薄（如薄基底膜肾病）、结构异常等改变。基底膜明显增厚，上皮侧"钉突"形成时，在 PASM 染色下清晰可见（图 2-16a）。轻度增厚或结构改变需通过电镜检查发现。

（3）足细胞病变：表现为足突融合、细胞内出现异常结构、足细胞与 GBM 分离

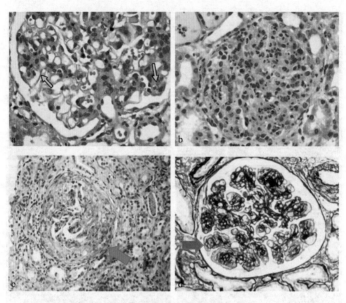

图2-15　各种增生性肾小球病变

注：a. 肾小球系膜细胞增生，系膜区系膜细胞≥4个（黄色箭头所示，HE染色）；b. 毛细血管内增生性肾小球肾炎，毛细血管内细胞明显增多，包括增生的内皮细胞和毛细血管腔内浸润的大量白细胞（HE染色）；c. 肾小球新月体，肾小囊囊壁细胞增生，充填肾小囊囊腔（蓝色箭头所示，PAS染色）；d. 膜增生性改变，肾小球分叶，系膜细胞增生，毛细血管壁增厚，形成"双轨"征（红色箭头所示，PASM染色）

等，其中足突融合是常见的足细胞病变表现，分为节段性和弥漫性（图2-16b）。弥漫性足突融合在光镜和荧光检查下无明显异常，为微小病变肾病的病理特征。

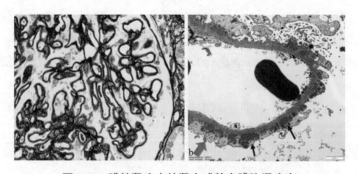

图2-16　膜性肾病中的肾小球基底膜弥漫病变

注：a. 肾小球基底膜增厚并且外侧大量"钉突"形成（红色箭头，PASM染色）；b. 电镜下显示上皮下大量电子致密物沉积（黑色箭头），上皮细胞足突弥漫性融合（红色箭头）

　　（4）肾小球硬化：因肾小球细胞外基质增加，导致毛细血管腔的闭塞所致，见于各种原发性或继发性肾病慢性化过程中的病理改变。硬化节段累及50%以下的毛细血管襻，为节段性硬化（图2-17a）；多于50%的毛细血管襻硬化，则称为球性硬化（图2-17b）。

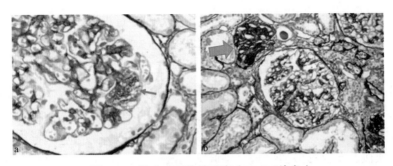

图2-17　肾小球硬化性改变（PASM染色）

注：a. 肾小球节段性硬化（红色箭头）；b. 肾小球球性硬化（蓝色箭头）

2. 肾小管间质病变　正常皮质肾小管，以近端肾小管为主，细胞呈柱状，管腔侧有刷状缘，小管与小管间呈背靠背结构，间质很少（图2-18a）。

（1）急性肾小管损伤：最常见的病因为缺血或中毒。急性肾小管损伤表现为近端肾小管上皮细胞扁平化、刷状缘脱落、细胞变性及管腔扩大等改变（图2-18b），损伤严重时上皮细胞脱落到管腔内，肾小管基底膜裸露。

（2）间质炎症：间质炎症取决于浸润炎症细胞的性质、分布和是否合并小管炎。炎症细胞渗出多数以淋巴细胞、浆细胞为主。灶性分布常见于慢性肾小球肾炎或小血管肾损伤。弥漫性分布则多见于间质性肾炎（图2-18c），以中性粒细胞浸润为主的炎症常见于急性感染性间质性肾炎；以嗜酸性粒细胞为主的炎症细胞浸润多见于药物过敏性间质性肾炎。

（3）肾小管萎缩和间质纤维化：通常伴有淋巴细胞的浸润（图2-18d），为病变不

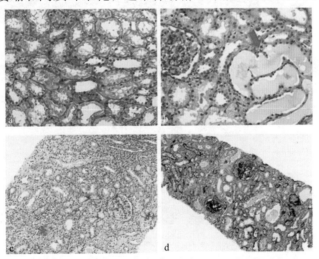

图2-18　正常皮质肾小管和肾小管间质病理改变

注：a. 正常皮质肾小管（PAS染色）；b. 急性肾小管损伤，近端小管刷状缘脱落，细胞扁平化，小管管腔明显扩张（红色箭头，PAS染色）；c. 急性间质性肾炎，间质弥漫性分布着以淋巴细胞为主的炎症细胞，肾小球无明显增生（PAS染色）；d. 肾小管萎缩和间质纤维化，萎缩的肾小管基底膜增厚、管腔缩小，切片中2个肾小球呈球性硬化（PASM染色）

可逆转的慢性病理改变，晚期慢性肾衰竭表现为弥漫性肾小管萎缩和间质纤维化。

3. 血管病变　皮髓交界处的弓状动脉发出分支为小叶间动脉（图2-19a），小叶间动脉进一步分支为入球小动脉。常见小动脉病变为动脉壁玻璃样变性（图2-19b）及高血压引起的小动脉硬化（图2-19c），表现为动脉内膜的重塑，内弹力膜增生。恶性高血压或其他血栓性微血管病急性期表现为小叶间动脉和（或）入球小动脉内皮损伤、内膜水肿、黏液变性（图2-19d），管腔缩窄，严重时影响下游的肾小球血液供应，导致肾小球缺血。血栓性微血管病小动脉病变慢性期表现为动脉壁纤维组织增生，呈"葱皮样"改变。

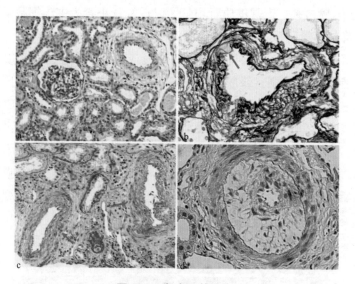

图2-19　肾内血管病变

注：a. 正常小叶间动脉（PAS染色）；b. 红色箭头所示为动脉玻璃样变性（PASM染色）；c. 小叶间动脉内弹力膜增生，管腔变窄（红色箭头所示，PAS染色）；d. 恶性高血压，血栓性微血管病急性期，表现为内皮细胞肿胀，内膜水肿，黏液变性，管腔明显缩窄（HE染色）

（叶文玲）

参 考 文 献

[1] Ingelfinger JR. Hematuria in adults. N Engl J Med, 2021, 385(2): 153-163.

[2] Levey AS, Stevens LA, Schmid CH, et al. A new equation to estimate glomerular filtration rate. Ann Intern Med, 150(9): 604-612.

[3] 王海燕，赵明辉. 肾脏病学. 4版. 北京：人民卫生出版社，2020：12.

［4］　金征宇. 北京协和医院放射科住院医师手册影像诊断分册. 北京：科学技术文献出版社，2020：367-410.

［5］　Dunnick NR, Sandler CM, Newhouse JH. Textbook of Uroradiology. 5th ed. Philadelphia: Lippincott Williams & Wilkins, 2013: 156-176.

［6］　梅长林，陈惠萍，周新津. 临床肾脏病理学. 北京：人民卫生出版社，2021：33-68.

［7］　Zhou XJ, Laszik Zoltan, NadasdyT, et al. Silva's Diagnostic renal pathology. USA: Cambridge university press, 2009: 47-78.

［8］　Colvin RB, Chang A. Diagnostic Pathology Kidney Diseases. Amsterdam: Elsevier, 2016: 4-27.

第三章 水、电解质及酸碱平衡紊乱及治疗

第一节 水钠代谢紊乱及相关疾病

一、概述

体液是人体含量最多的组成成分，占成人体重的55%~60%。肾脏在体液调节中发挥关键作用，通过调节水和电解质的排泄，维持容量及其组成成分的相对稳定。因此，肾脏疾病导致的肾脏功能减退往往会造成严重的水、电解质及酸碱平衡紊乱。

体液总量占体重的百分比因性别不同和年龄变化而有所差异，主要分为细胞内液和细胞外液。其中，细胞内液约占体液总量的2/3（约占体重的40%），细胞外液约占体液总量的1/3（约占体重的20%）。细胞外液又分为组织间液（包括淋巴液）、血浆及少量跨细胞液。

在正常情况下，体液通过与外界的水钠交换及各组分间的相互交换维持体液总量、电解质和渗透浓度的相对恒定。因此，水的日摄入量必须与排出量相当，以防体液丢失或潴留。水主要由肾脏以尿液的形式排出，还包括不显性失水、汗液及粪便等。

钠是细胞外液的主要组成部分，钠及对应的阴离子构成了细胞外液渗透压的90%以上，而渗透压是机体水平衡的重要调节因素。钠的吸收主要在胃肠道，其中少部分在胃，大部分在空肠和结肠，由Na^+-K^+-ATP酶介导，该过程受醛固酮调节。钠通过尿液、汗液及粪便排出，其中尿液是钠离子的主要排泄途径。肾脏对钠的排泄还受血容量、渗透压及激素调节。

肾脏对水、电解质及酸碱平衡的调节主要是通过肾小管上皮细胞对溶质的跨膜转运（跨细胞途径）和细胞间隙渗透（旁细胞间隙途径）实现。肾小管对钠、氯化物的处理是其重要功能之一，故对钠的处理尤为重要。钠的重吸收不仅影响整个钠平衡，也直接影响水和其他有机物（葡萄糖、氨基酸）的重吸收。

近端小管重吸收超滤液中约65%的Na^+、Cl^-及水。其中，约2/3在近端小管的前半段经跨细胞主动转运；约1/3在近端小管的后半段经细胞旁途径被重吸收。肾小球滤过的氯化钠（NaCl）约20%在髓袢被重吸收，约15%的水被重吸收。远曲小管和集合管重吸收Na^+、Cl^-及水，可根据机体水和钠的平衡状况进行调节，重吸收约12%滤过的Na^+和Cl^-。Na^+的重吸收主要受醛固酮调节，水的重吸收主要受血管升压素调节。

（一）低钠血症

低钠血症（hyponatremia）的定义为血清钠低于135 mmol/L，当某些晶体类物质或胶体异常增多时，可影响血钠或影响血钠的检测结果，出现假性低钠血症。因此，鉴别诊断时应先排除假性低钠血症，包括正常渗透压性假性低钠血症、高渗透压性假性低钠血症及实验室误差。

真性低钠血症均合并渗透压降低，医师可根据细胞外液的容量状态进行分类，分为低容量性低钠血症、等容量性低钠血症及高容量性低钠血症。

低钠血症的临床表现与低钠血症的严重程度和病程发展速度密切相关（表3-1）。医师应根据患者病情的严重程度及病程给予相应的治疗。急性低钠血症和严重的引起症状的低钠血症需要尽快处理。经纠正后病情稳定的患者、慢性低钠血症且无症状或为中度症状的患者可进一步完善检查，评估病因，并行对症治疗和对因治疗。

治疗过程中需要注意血钠升高的速度，避免血钠纠正过快导致的脱髓鞘改变和不可逆的神经损伤。

表 3-1　低钠血症的临床表现

严重程度	血钠（mmol/L）	神经系统症状	病程
轻度	130≤血钠＜135	头痛、激惹、注意力不集中、情绪改变、抑郁	慢性（数日/数周/数月）
中度	125≤血钠＜130	恶心、意识模糊、定向力障碍、精神状态改变、步态不稳、跌倒	中等或慢性（>24～48 h）
重度	血钠＜125	呕吐、惊厥、迟钝、呼吸抑制、昏迷	急性（＜24～48 h）

（二）高钠血症

高钠血症（hypernatremia）的定义是血钠浓度超过145 mmol/L，严重高钠血症通常被定义为血钠浓度超过155 mmol/L或160 mmol/L。高钠血症通常由血管升压素浓度或效应降低、对饮水不敏感、胃肠道失液或肾脏水分丢失等造成。多种因素均与高钠血症相关，包括中枢神经系统疾病、脑损伤、尿崩症、糖尿病、应用利尿药、手术、低钾血症、慢性肾脏病、心血管疾病、高龄及机械通气等。

高钠血症多合并高渗状态。高渗性紊乱最突出的症状是神经系统症状，发生在水分转移出细胞导致细胞失水后，尤其是脑细胞。高钠血症的症状和体征包括口渴、食欲缺乏、坐立不安、烦躁、易激惹、感觉减退、肌无力、嗜睡、昏睡、肌肉颤动、恶心、呕吐、抽搐、呼吸困难、反射亢进及强直状态，严重时可出现高渗性脑病、脱髓鞘性脑病变、颅内或蛛网膜下腔出血，甚至昏迷、癫痫发作及死亡。高钠血症特别是急性高钠血症的发病率和死亡率高。

根据体内的钠含量，高钠血症可分为：①失水、失钠同时存在，若失水相对更多，则称之为高钠血症伴体内总钠降低，主要继发于血容量减少、低渗液体的肾外丢失，也可见于袢利尿药引起的低渗性利尿和甘露醇或葡萄糖引起的渗透性利尿。②未充分补充水分的肾外或肾性失水均可导致高钠血症，称之为高钠血症伴体内总钠正常。经肾失水更常见，如尿崩症。③高钠伴体内总钠增多少见，多因外源性摄入或补充高渗钠溶液所致。

高钠血症的治疗目标为使血渗透压恢复正常，具体的治疗方案取决于患者的细胞外液量。当患者体内总钠量减少，出现循环系统症状如直立性低血压时，应给予等渗的氯化钠溶液直至血流动力学状态稳定。当患者容量负荷过多伴高钠血症时，治疗目标为清除多余的钠，可摄入5%葡萄糖溶液并加用利尿药，在肾功能受损时可考虑采用透析。持续单纯失水的等容量高钠血症患者需要补充液体，可输注5%葡萄糖溶液。对于有症状的高钠血症，建议血钠的纠正速率为每小时低于2 mmol/L，每天建议不超过8 mmol/L。

二、实战病例

> 患者，男性，63岁。因"双下肢反复水肿3个月，意识模糊，定向不稳1天"收入院。患者近3个月来反复出现双下肢水肿，就近医院就诊后，给予"呋塞米"等药物口服治疗，1天前其家属发现患者对答不切题、神志淡漠。患者既往有2型糖尿病病史。急诊体格检查，血压105/60 mmHg，心率86次/分，体温36.7 ℃，双下肢水肿明显，反应迟钝。颅脑CT未见明显梗死灶或出血灶。肝肾功能、电解质、血常规、尿常规、血糖等生化检查结果：血总蛋白46 g/L，白蛋白27 g/L，谷丙转氨酶15 U/ml，谷草转氨酶33 U/ml，尿素氮9.2 mmol/L，血肌酐117 μmol/L，血钠125 mmol/L，血氯91 mmol/L，血钾3.5 mmol/L，血酮体阴性，血糖9.7 mmol/L，血红蛋白145 g/L，尿蛋白（＋＋＋）。家属诉患者昨日至今排尿次数和尿量较平时明显减少。

（一）接诊医师该怎么办

1. 识别危险征兆　低钠血症的临床表现除与低钠血症的严重程度相关，还与病程的发展速度密切相关，可表现为轻微症状或无特征性症状，严重者可出现危及生命的临床表现。低钠血症的严重临床表现主要由脑水肿和颅内压升高造成。

轻度低钠血症（血钠130～134 mmol/L）可无显著症状；中度低钠血症（血清钠125～129 mmol/L）常见恶心、不适等症状；重度低钠血症（血钠低于125 mmol/L）可引起脑水肿、中枢神经系统功能障碍。神经系统症状包括头痛、嗜睡、反应迟钝、腱反射迟钝。严重的低钠血症可导致颅内高压，引起癫痫、昏迷、脑疝等，甚至引起呼吸骤停和死亡。

若患者在较短时间（48 h）内出现精神症状，需要高度重视，急性低钠血症和严重的引起症状的低钠血症应尽快处理。

2. 诊疗注意事项

（1）与假性低钠血症相鉴别：假性低钠血症时，血渗透压升高或正常，一般血钠降低程度不显著。假性低钠血症不引起显著的临床表现，但引起假性低钠血症的原发病可能引起严重的临床表现，如高血糖可能导致糖尿病酮症酸中毒、高渗昏迷，多发性骨髓瘤可能引起骨痛等各种临床表现。由疾病引起的假性低钠血症，需要进行血糖、血酮、血清单克隆免疫球蛋白及脂蛋白等检测以协助确诊。

该患者虽患有糖尿病，但血糖正常，血酮呈阴性，既往血脂控制良好，无多发性骨髓瘤表现，不支持假性低钠血症的诊断。同时完善尿渗透压检测，可计算其血浆渗透压。该患者的血浆渗透压低于正常值 $[285\sim305 \text{ mOsm}/(\text{kg}\cdot\text{H}_2\text{O})]$，尿渗透压 $495 \text{ mOsm}/(\text{kg}\cdot\text{H}_2\text{O})$，考虑为低容量性低钠血症。

血浆渗透压 $[\text{mOsm}/(\text{kg}\cdot\text{H}_2\text{O})] = ([\text{Na}^+]+[\text{K}^+])\times2+[$ 葡萄糖 $]+[$ 尿素 $]=276.9 \text{ mOsm}/(\text{kg}\cdot\text{H}_2\text{O})$

注：Na^+、K^+、葡萄糖、尿素的计算单位为 mmol/L。

（2）相关联想：注意与其他引起神经症状的并发症（如代谢性脑病、缺血性脑梗死早期）相鉴别，应警惕容量不足引起的肾前性急性肾损伤。

3. 处理

（1）初始治疗（确诊1 h内）：静脉输注3%高渗氯化钠溶液100 ml（或2 ml/kg），输注时间>20分钟。输注3%氯化钠溶液100 ml可使血钠升高2 mmol/L，20分钟后复测血钠浓度，再重复静脉输注2次3%高渗氯化钠溶液100 ml（或2 ml/kg）。

为了避免由急性低钠血症导致脑病的患者发生颅内水肿，应使血钠迅速小幅度升高2～4 mmol/L，以减轻颅内水肿，降低颅内压力，纠正临床症状。当血钠升高5 mmol/L时，可使50%有症状的低钠血症患者的临床症状在1 h内改善。

（2）心电监护：患者存在有效血容量不足，临床表现为血压偏低、心率偏快、尿量减少，病情发展趋势尚不明朗。

（3）心电图检查：排除可能的快速心律失常。此外，对于无尿型急性肾损伤患者，需要警惕高钾血症。

（4）生化检查：随访血肌酐、尿素氮、电解质、血气分析，以判断患者低钠血症的纠正情况，并监测肾功能和血钾水平的变化，同时完善相关检查，如24小时尿蛋白定量等，进一步评估患者的基础疾病。

（二）上级医师会怎么办

1. 可能的询问　①生命体征；②体格检查结果；③既往史；④精神症状和尿量变化；⑤实验室检查结果，血钠129 mmol/L，血钾3.4 mmol/L，血肌酐106 μmol/L，血尿素氮8.3 mmol/L。

2.　可能的交代　①向患者家属交代病情，签署抢救同意书。②积极纠正低钠血症可能会加重水肿，有潜在的加重神经病变和心脏负荷的风险。部分重症患者即使纠正了血钠，症状也无法在短时间内完全消失。③低钠血症与基础肾脏疾病的进展有关，应对基础疾病进行相关诊治。

3.　治疗　①强化和维持治疗：鉴别并明确除低钠血症外的其他病因，继续静脉输注3%高渗氯化钠溶液，每小时可使血钠升高1～2 mmol/L；若症状改善或血钠浓度升高已累积达10 mmol/L或血钠浓度已达130 mmol/L，建议停止3%高渗氯化钠溶液，每4小时监测血钠浓度一次。②维持治疗阶段：停止高渗氯化钠溶液，保持静脉通路，以最低速度维持输注0.9%氯化钠溶液直至诊断明确，同时开始对因治疗；血钠升高速度第1个24 h不超过10 mmol/L，之后每24 h升高不超过8 mmol/L，直至血钠达到130 mmol/L；建议6、12 h后随访血钠水平，之后每天随访直至血钠稳定。

该患者的临床特点符合糖尿病肾病，此次发病与继发性肾病综合征、过度利尿等相关，建议病情稳定后转至上级医院行原发病的评估和诊治，必要时行肾脏穿刺活检术。

三、诊疗流程

低钠血症的诊断流程见图3-1，低钠血症的治疗流程见图3-2，高钠血症的诊治流程见图3-3。

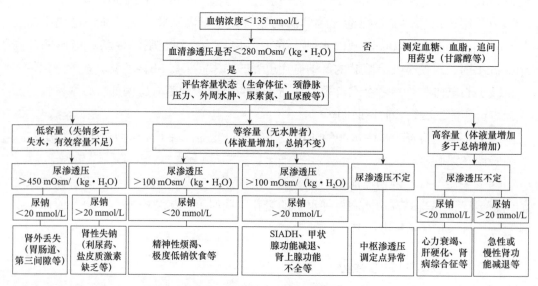

图3-1　低钠血症的诊断流程图

注：SIADH.抗利尿激素分泌失调综合征

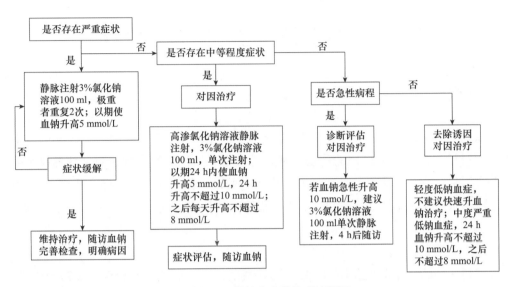

图3-2 低钠血症的治疗流程图

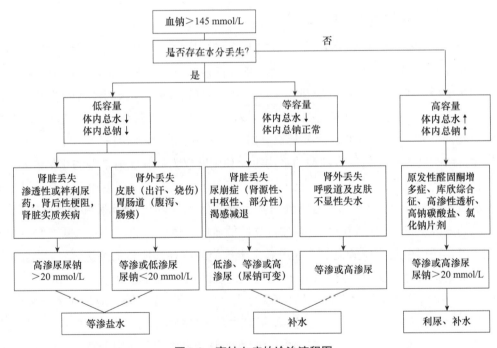

图3-3 高钠血症的诊治流程图

注：↓.降低；↑.升高

（方 艺）

第二节 利尿药的作用机制和临床应用

一、概述

利尿药（diuretic）是指一类通过影响肾小球滤过、肾小管重吸收和分泌功能或血浆胶体渗透压而实现利尿作用的药物。利尿药在临床上的使用非常普遍，其不仅可用于水钠潴留性疾病（如水肿、充血性心力衰竭、肝硬化伴腹水及肾病综合征等），也可用于治疗非水肿性疾病（如高钙血症、低钠血症及尿崩症等）。

（一）分类

根据利尿药的作用部位和作用机制可分为袢利尿药、噻嗪类利尿药、保钾利尿药、血管升压素V2受体拮抗剂、碳酸酐酶抑制剂及渗透性利尿药。

（二）作用机制和用药注意事项

1. 袢利尿药 该类药物的常见药物有呋塞米、托拉塞米及布美他尼等。该类药物靶向作用于肾脏的肾小管髓袢升支粗段，通过直接抑制Na^+-K^+-$2Cl^-$转运子，减少对Na^+、Cl^-的重吸收，产生强大的利尿作用。大多数口服的袢利尿药经胃肠给药能较好地被吸收，生物利用度和血浆蛋白结合率较高，主要经肝脏代谢，由肾脏排泄。肝功能和肾功能受损者其药物半衰期可延长。口服和静脉给药的开始作用时间、达峰时间及作用持续时间相似，但口服剂型的平均生物利用度仅为静脉注射剂型的60%左右。

袢利尿药利尿作用较强，临床上主要适用于以下疾病的急性期治疗：①急、慢性肾衰竭水钠潴留的防治；②充血性心力衰竭急性期的治疗；③急性肺水肿和脑水肿的治疗。

长期或大剂量使用袢利尿药可导致直立性低血压、休克、低钾血症、低钠血症及低氯血症等，还可引起高尿酸血症和痛风。由于该类药物存在明显的剂量-效应关系，给药时应根据患者对药物的反应，从小剂量开始，逐渐增加到合适用量。对于充血性心力衰竭、肾病综合征等水肿性疾病，由于肠壁水肿，口服吸收率下降，应肠外途径给药。

2. 噻嗪类利尿药 该类药物分为噻嗪型利尿药和噻嗪样利尿药2种类型。前者主要包括氢氯噻嗪、氯噻嗪等，后者包括吲达帕胺等。该类药物主要作用于髓袢升支粗段和远曲小管起始段，通过抑制远曲小管初段管腔膜上的Na^+-Cl^-共转运子的功能，减少肾小管上皮细胞对Na^+、Cl^-的再吸收，促进Na^+、Cl^-及水的排出。该类药物绝大多数为脂溶性，口服吸收度可达70%～100%，主要分布在肾脏，其次是肝脏，服用后1～2 h出现利尿作用，主要以原形经肾排出。

噻嗪类利尿药临床上适用于：①各种原因引起的水肿，包括心源性水肿、肾源性水肿及肝源性水肿；②降低血压；③尿崩症的治疗，包括肾性尿崩症和中枢性尿崩症；④高尿钙血症伴肾结石的治疗。

长期使用噻嗪类利尿药可导致严重的电解质紊乱，使用时应密切监测电解质和血容量。代谢并发症包括高尿酸血症，甚至诱发痛风，以及糖类、脂肪代谢紊乱。此外，该类药物为磺胺类药物，与其他磺胺类药物有交叉过敏反应。

3. 保钾利尿药　该类药物包括氨苯蝶啶、阿米洛利、螺内酯及依普利酮。前两者为阻断肾小管上皮细胞Na^+通道的利尿药，作用机制与醛固酮水平无关，临床已较少应用。后两者为醛固酮受体拮抗剂，通过与位于远曲小管末端和集合管上皮细胞的醛固酮受体竞争性结合，拮抗醛固酮，调节Na^+的重吸收和K^+的排泌作用，使Na^+和水排出增多，K^+排出减少。螺内酯口服经胃肠道吸收达60%～70%，给药24 h后起效果，2～3天达高峰，蛋白结合率达90%，由肾脏排泄。

螺内酯和依普利酮适用于与醛固酮升高相关的顽固性水肿，对肝硬化和肾病综合征所致的水肿效果较好。螺内酯在治疗充血性心力衰竭时，不仅可减轻心脏容量负荷，还可通过抑制心肌细胞纤维化等改善心脏的结构和功能。

保钾利尿药的主要不良反应是高钾血症，特别是与含钾药物同时应用时，应检测血钾及心电图。保钾利尿药还可引起恶心、呕吐、腹痛、腹泻或便秘等胃肠道不适症状。此外，长期使用螺内酯等醛固酮受体拮抗剂可发生抗雄激素作用，出现男性乳房发育、性欲减退及女性月经不调等。

4. 血管升压素 V2 受体拮抗剂　该类药物是一种新型利尿药，主要有托伐普坦等。血管升压素 V2 受体拮抗剂通过选择性与位于肾脏集合管血管面的血管升压素 V2 受体结合，阻断水的重吸收，增加水的排泄。与传统利尿药不同的是，其在增加尿量的同时不增加电解质的排泄，且药效不受血白蛋白水平的影响。水排出后，血浆渗透压升高，起到组织脱水作用。托伐普坦口服后经胃肠道吸收，2～4 h 起效，4～8 h 达峰值，60%的峰值效应可持续至用药24 h后，血浆蛋白结合率达99%，生物利用度约为40%，主要经肝脏代谢并由肾脏排泄。该类药物主要用于高容量性低钠血症和正常容量性低钠血症，包括伴有心力衰竭、肝硬化及抗利尿激素分泌异常综合征的患者，也可用于袢利尿药等其他利尿药治疗效果不佳的心力衰竭引起的体液潴留，同时可与其他类型利尿药合用。

托伐普坦快速改变体内钠离子水平和容量平衡，而血清钠浓度的过度变动会引起严重的神经系统后遗症。初次服用或增加剂量时，应密切监测血清电解质和血容量的变化。此外，该药有导致肝损伤并增加急性肝衰竭的潜在风险，应密切监测血中氨基转移酶和胆红素水平。

5. 碳酸酐酶抑制剂　该类药物包括乙酰唑胺和醋甲唑胺等。该类药物通过抑制碳酸酐酶活性而抑制近曲小管对HCO_3^-的重吸收。由于其利尿效果有限，现已较少作为利尿药使用。尽管如此，该类药物仍有3种特殊用途：①治疗青光眼，减少房水生成，降低眼内压，对多种类型青光眼有效；②急性高山病，减少脑脊液的生成，缓解急速攀登至高海拔地区引起的各种不适及肺水肿、脑水肿；③碱化尿液、纠正代谢性碱中毒，该类药物常见的不良反应有过敏、代谢性酸中毒、肾及泌尿道结石及低钾血症等。

6. 渗透性利尿药　该类药物包括甘露醇、山梨醇及高渗葡萄糖等。该类药主要通过提高血浆渗透压而产生组织脱水作用。渗透性利尿药静脉注射后主要分布于细胞外液，大部分以原形经肾脏排出。该类药物主要通过提高血浆胶体渗透压，使组织间液向血浆转移而产生组织脱水作用。渗透性利尿药在肾脏中不易被重吸收而致肾小管渗透压增高，使水在髓袢升支和近曲小管重吸收减少，产生渗透性利尿作用。渗透性利尿药主要用于组织脱水，是降低颅内高压的首选药物，可用于各种原因所致的脑水肿，也可用于其他降眼压药无效的青光眼。该类药物因扩容会增加心脏容量负荷，慢性心功能不全和活动性颅内出血者禁用。

二、实战病例

患者，男性，78岁。因"近3年来无明显诱因反复出现双下凹陷性水肿，活动后心悸、气喘，伴夜间阵发性呼吸困难及端坐呼吸"入院。患者3年前于外院诊断为"心房颤动，慢性心力衰竭，高血压3级"。长期服用"呋塞米、华法林、贝那普利及美托洛尔"。近2个月，患者自感活动后心悸、气喘加重，双下肢水肿加重。此次入院后给予利尿、强心、扩血管及抗凝等治疗。呋塞米（140 mg /d）微量注射泵泵入，入院后第2天查血尿酸592.6 μmol/L，血肌酐100.4 μmol/L。患者未述其他高尿酸血症的症状，故未给予相应治疗。入院后第10天，复查血尿酸624.2 μmol/L，诊断为高尿酸血症，患者述既往无高尿酸血症相关临床症状。

（一）患者发生高尿酸血症的原因

本例患者入院后2次查血尿酸分别为592.6 μmol/L和624.2 μmol/L，询问患者既往并无高尿酸血症的相关临床症状，诊断为无症状高尿酸血症。呋塞米为强效利尿药，利尿的同时可增加近曲小管对尿酸的再吸收，减少肾小管对尿酸的分泌。长期使用袢利尿药可致血尿酸升高，故在临床使用袢利尿药、噻嗪类利尿药时，应加强对患者血尿酸的监测。

（二）调整利尿药、降尿酸方案

本例患者的利尿、降尿酸方案应从以下3个方面开展：①袢利尿药和噻嗪类利尿药均可抑制尿酸排泄，故可减少呋塞米的用量和频次；②可加用保钾利尿药螺内酯。螺内酯一方面不会抑制尿酸的排泄，同时在慢性心功能不全患者中还可通过抑制心肌细胞纤维化改善心脏的结构和功能；③加用促尿酸排泄的药物，如苯溴马隆，通过抑制肾小管对尿酸的重吸收降低血液中的尿酸浓度，但有泌尿系统结石的患者禁用。

三、利尿药的使用流程

利尿药的使用流程见图3-4。

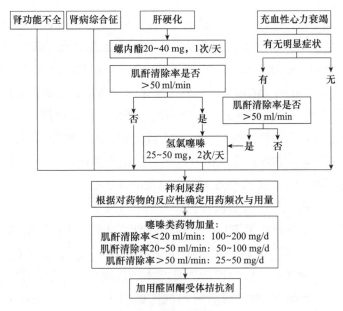

图3-4   利尿药的使用流程图

注：当肌酐清除率＞75 ml/min，醛固酮受体拮抗剂可用于获得性高钠
血症或低钾血症

（王　沛　周春宇）

第三节   钾代谢紊乱及相关疾病

一、概述

钾代谢紊乱（disorder of potassium metabolism）是临床常见的电解质紊乱，特别是在内分泌代谢疾病和急、慢性肾病的患者中。钾代谢紊乱可引起细胞膜电位异常，导致心血管系统、神经肌肉系统症状，严重时可危及生命。

人体内、外钾的摄入与排出处于动态平衡状态，正常情况下血清钾浓度维持在

3.5～5.5 mmol/L。肾脏是主要的排钾器官，约95%的钾经肾脏排出，仅小部分通过肠道排出。血液中的钾离子约98%存在于细胞内液，2%存在于细胞外液。细胞内、外钾离子的浓度比为30：1，钾离子在细胞内、外的梯度主要依靠Na^+-K^+-ATP酶维持，浓度差可以维持静息电位的产生及电兴奋的产生和传导。

（一）高钾血症

高钾血症（hyperkalemia）是指血清钾（细胞外钾）＞5.5 mmol/L的一种病理生理状态。高钾血症在一般人群中的发病率为2%～3%，当患者合并慢性肾脏病（chronic kidney disease，CKD）、心力衰竭、糖尿病或使用血管紧张素转化酶抑制剂（angiotensin converting enzyme inhibitor，ACEI）时，其发生率可显著增加。高钾血症的常见病因分为3类：①钾离子排泄减少，如各种急性肾损伤、慢性肾衰竭及肾小管疾病等；②钾离子分布失衡，如组织破坏（如大面积烧伤、溶血及横纹肌溶解等）、恶性肿瘤、胰岛素缺乏及代谢性酸中毒等；③钾产生或摄入过多，健康人群通常不会因此发生高钾血症，但CKD患者钾排泄减少，当摄入钾过多时易出现高钾血症。

高钾血症的临床表现有：①心血管系统症状，主要表现为心律失常和心肌收缩受抑制。高钾血症可引起各种心律失常，包括窦性心动过缓、传导阻滞和异位心律失常、致命性心室纤颤及心搏骤停。高钾血症可使心肌收缩力减弱、心脏扩大及心音低弱。②神经肌肉症状，早期常有四肢和口周感觉麻木、极度疲乏、肌肉酸痛及肢体苍白湿冷。当血钾浓度达7 mmol/L时，患者可出现四肢麻木、软瘫，先躯干后四肢，最后引起呼吸肌麻痹，甚至窒息。③中枢神经系统症状，可表现为烦躁不安或神志不清。④其他症状，高钾血症引起乙酰胆碱释放增加，导致恶心、呕吐及腹痛。

高钾血症处理的关键在于评估高钾血症的严重程度，以此决定下一步的治疗措施，严重的高钾血症是临床急危症，需要立即抢救。高钾血症诊疗流程见图3-5。

（二）低钾血症

低钾血症（hypokalemia）是指血清钾（细胞外钾）＜3.5 mmol/L的一种病理生理状态。社区人群轻度低钾血症的检出率约14%，但终末期肾病腹膜透析患者低钾血症的患病率为12%～46%。低钾血症的病因包括3个方面：①钾摄入不足；②钾排泄过多，如腹泻、呕吐等导致血钾丢失，服用某些药物（如排钾利尿药等）也会引起低钾血症；③分布异常，细胞外钾离子向细胞内转移可引起低钾血症，但全身总的钾含量并未改变，如糖尿病肾病（diabetic kidney disease，DKD）患者由于代谢性碱中毒或呼吸性碱中毒、胰岛素治疗及儿茶酚胺分泌等导致钾离子从细胞外向细胞内转移。

低钾血症的临床表现有：①心血管系统症状，主要表现为心肌细胞和传导束的生理特性改变引起心电图改变、心律失常和心肌功能损害（如心悸不适），严重的低钾血症可诱发或加重心功能不全，特别是基础心功能较差的患者。心电图改变包括 U 波、T

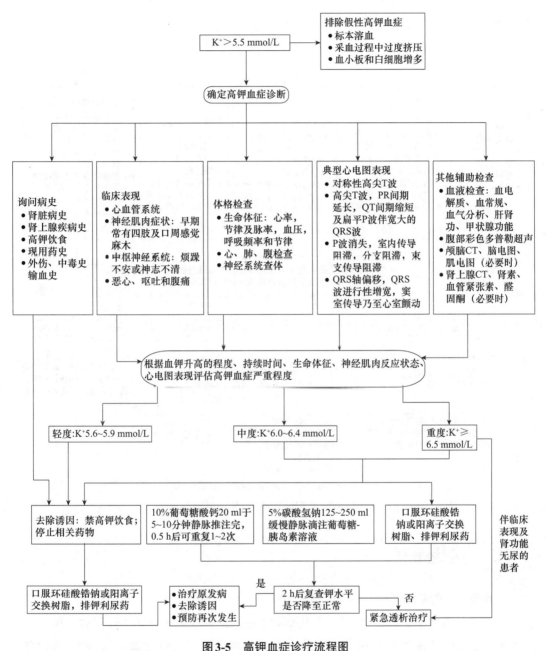

图3-5　高钾血症诊疗流程图

注：CT. 计算机体层成像；K^+. 血清钾

波平坦，ST段改变和窦性心动过速，期前收缩及阵发性心动过速等。②神经肌肉症状和其他症状，当血钾>3.0 mmol/L时，一般症状不明显，患者可出现乏力和肌肉酸痛。当血钾<3.0 mmol/L时，患者可出现进行性乏力、呼吸困难，最终可完全瘫痪。③消化系统症状，因平滑肌受累，患者可出现腹胀、便秘或肠麻痹等症状。

低钾血症的处理原则是去除病因、合理补钾。低钾血症的诊疗流程见图3-6。

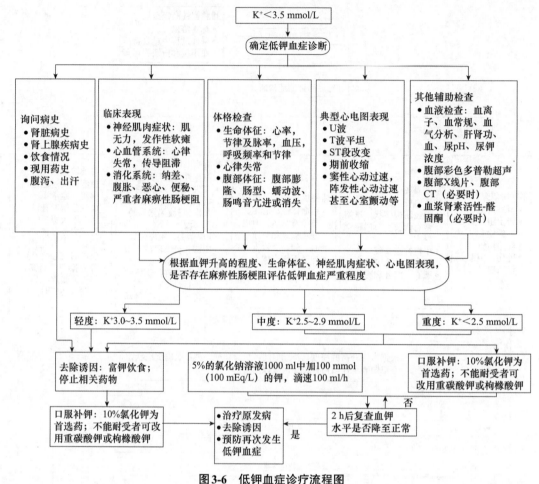

图3-6 低钾血症诊疗流程图

注：CT. 计算机体层成像；K^+. 血清钾

二、实战病例

病例1 高钾血症

患者，男性，55岁。因"双下肢水肿4年，伴四肢麻木无力1天"收入院。患者4年前无明显诱因出现双下肢水肿，在我院确诊为"慢性肾衰竭"，行"动静脉内瘘成形术"后转回当地医院，开始行规律血液透析治疗，每周3次，无尿状态3年。1天前（血液透析间期），患者无明显诱因出现四肢麻木无力，伴食欲缺乏，有恶心、无呕吐，有胸闷、心悸感，无明显呼吸困难，无咳嗽、咳痰，无寒战、发热，无腹痛、腹泻等不适。患者的高血压病史达20余年，最高血压180/100 mmHg，现口服"苯磺酸氨氯地平、琥珀酸美托洛尔、厄贝沙坦"治疗，透析前血压控制在（140～150）/90 mmHg，否认冠状动脉粥样硬化性心脏病（简称冠心病）、糖尿病病史。

（一）接诊医师该怎么办

1. 识别危险征兆　维持性血液透析患者在透析间期非常容易并发高钾血症，血钾轻度升高可无明显临床表现，重度高钾血症时可出现心血管系统症状、神经肌肉症状及胃肠道症状等。

高钾引起心肌电活动异常，导致各种心律失常，包括窦性心动过缓、传导阻滞和异位心律失常、致命性心室纤颤及心搏骤停。当血钾浓度≥7.0 mmol/L时，可引起呼吸肌麻痹，甚至导致窒息。

本例患者处于无尿状态，在透析间期出现较为典型的高钾症状——四肢麻木无力，应考虑并发高钾血症。

2. 诊疗注意事项

（1）生命体征：严重高钾血症可引起各种心律失常，注意监测患者的心率、心律、脉率及血压；当血钾过高时（≥7.0 mmol/L），患者可出现呼吸肌麻痹，故需要关注患者的呼吸频率和节律。

本例患者的生命体征：体温35.6 ℃，心率55次/分，脉搏55次/分，呼吸18次/分，血压108/65 mmHg，指尖血氧饱和度（SpO_2）95%。

（2）仔细询问病史：血液透析期间患者饮食、体重的控制情况？本次发病前有无进食高钾食物？近期有无感染？有无服用ACEI、保钾利尿药等？有无服用中草药？四肢麻木是否伴有运动障碍？血液透析过程中是否出现过抽搐、意识障碍？有无输血史？

本例患者平时透析间期饮食控制欠佳，体重增长超过干体重5%，本次发病前进食了大量坚果、巧克力。其目前无尿，规律服用厄贝沙坦300 mg/d。

（3）体格检查：高钾血症患者主要表现为心血管系统症状、消化道症状及神经肌肉症状。因此，心、肺、腹及神经系统的查体尤为重要。

本例患者神志清晰，精神差，无面部麻木；双肺呼吸音清；心界向左下扩大，心率55次/分，心律失常，可闻及期前收缩，4～5次/分；四肢肌力5⁻级，双侧对称，四肢远端痛、温觉正常，轻触觉减弱，双侧对称。

3. 相关联想　高钾血症容易并发各种心律失常、代谢性酸中毒，以及其他电解质紊乱等。

4. 处理措施　①实验室检查，血电解质，血常规，血气分析，肝、肾功能，凝血功能，以及甲状腺功能（以鉴别甲状腺功能亢进周期性麻痹）；②给予吸氧，持续心电监护；③心电图；④颅脑CT。

（二）上级医师会怎么办

1. **可能的询问**　①详细病史。②生命体征。③查体发现。④实验室检查，血钾6.9 mmol/L，血钠134 mmol/L，血钙2.45 mmol/L，血镁0.85 mmol/L；血气分析，pH 7.25，氧分压（partial pressure of oxygen，PO_2）68 mmHg（注意患者当时所处的吸氧条件），二氧化碳分压（partial pressure of carbon dioxid，PCO_2）35 mmHg，碱剩余（base excess，BE）−7.4；血肌酐1090 μmol/L，尿素氮34 mmol/L，血红蛋白98 g/L，肝功能、凝血功能、甲状腺功能均正常。⑤心电图表现，心率55次/分，室性期前收缩，出现高尖T波，P波降低，PR间期延长，QT间期延长。⑥鉴别诊断，假性高钾血症（由样本溶血、采血过程中过度挤压及血小板和白细胞增多等导致）、肢体无力应与脑血管疾病和甲状腺功能亢进周期麻痹相鉴别。

2. **可能的交代**　向家属交代病情，本例患者被诊断为"慢性肾衰竭，维持性血液透析合并高钾血症（重度）"，嘱禁食高钾食物，停止含钾或保钾药物，禁止输库存血；签署抢救同意书和急诊血液透析同意书。

3. **进一步评估和治疗调整**　评估高钾血症的严重程度（轻度5.6～5.9 mmol/L，中度6.0～6.4 mmol/L，重度≥6.5 mmol/L）、持续时间及神经肌肉反应状态。

（1）心电图改变：应用对抗高钾（影响神经-肌肉）的药物——钙剂，可用10%葡萄糖酸钙20 ml于5～10 min静脉推注完，30 min后可重复1～2次。

（2）促进钾离子进入细胞：①注射碱性溶液，纠正酸中毒，加强钾向细胞内的转移，5%碳酸氢钠125～250 ml缓慢静脉滴注。②10%葡萄糖500 ml中加入10～15 U胰岛素静脉滴注。本例患者无尿，应控制液体输入量，建议立即行血液透析。

（3）促进钾离子排出体外，降低体内的总钾含量：①口服新型钾离子结合剂环硅酸锆钠或阳离子交换树脂；②排钾利尿药；③对于肾功能严重损伤的患者，建议直接进行紧急透析治疗。

（4）慢性高钾血症的长期管理：①识别及纠正诱因，避免使用可能引起高钾血症的药物，如中药制剂等；②饮食控制，限制高钾食物的摄入，减少酱油等调味品，含钾高的蔬菜在烹饪前应浸泡或焯水去除钾离子；③口服钾离子结合剂、排钾利尿药。

病例2　低钾血症

患者，男性，62岁，因"腹膜透析2年，食欲缺乏10天，停止排气、排便2天"收入院。患者2年前在我院确诊为"糖尿病肾病，慢性肾衰竭"，行长期"腹膜透析"，每月规律复诊，病情平稳。10天前，患者无明显诱因出现恶心、食欲缺乏，进食明显减少伴乏力、干呕等不适。2天前，患者腹胀明显，但无排气、排便。近期，患者尿量明显减少，由1200 ml/d降至700 ml/d，腹膜透析方案为持续不卧床腹膜透析（continuous ambulatory peritoneal dialysis, CAPD）[1.5%腹膜透析液2 L×3＋2.5%腹膜透析液2 L×1]，平均超滤量为500～800 ml/d。患者有2型糖尿病病史达24年，现使用"精蛋白锌重组赖脯胰岛素"降糖，血糖控制不佳；高血压病史10余年，最高血压200/100 mmHg，现口服"硝苯地平控释片、卡维地洛"治疗，血压控制在160/100 mmHg左右；否认冠心病史、消化性溃疡史。

（一）接诊医师该怎么办

1. 识别危险征兆　患者以"腹胀，停止排气、排便"的消化系统症状就诊，应考虑：①肠梗阻，常见的外科急腹症之一，其中绞窄性肠梗阻患者的死亡率为10%～20%，故应首先排除是否存在肠梗阻及梗阻的原因。②酸碱失衡、电解质紊乱，低钾血症是腹膜透析患者常见的并发症，通常表现为消化道症状、心血管系统症状及神经肌肉症状等，低钾本身可导致麻痹性肠梗阻。此外，低钠/高钠血症、代谢性酸中毒等均可表现出消化道症状。③患者为糖尿病，判断是否合并酮症酸中毒。

2. 诊疗注意事项

（1）生命体征：低钾血症可引起心肌细胞电活动异常，从而产生各种心律失常，注意监测患者的心率、血压、脉搏；当血钾<3.0 mmol/L时，患者可能出现进行性乏力、呼吸困难，最终导致呼吸肌麻痹。

本例患者的生命体征：体温36.2 ℃，心率、脉搏均为96次/分，呼吸19次/分，血压164/61 mmHg，血氧饱和度97%。

（2）体格检查：肠梗阻相关体征，如腹部膨隆、肠型、蠕动波、肠鸣音亢进或消失、腹部压痛及反跳痛。低钾血症相关心血管系统体征和神经系统体征。

本例患者神志清晰，精神差，贫血貌；双肺呼吸音清；心界不大，心律齐；腹部膨隆，未见明显肠型、蠕动波，叩诊鼓音，腹部无明显压痛，肠鸣音减弱0～1次/分；四肢肌力4级，双侧对称，病理征阴性。

3. 相关联想　本例患者患糖尿病合并多种器官并发症，同时也是尿毒症维持性腹膜透析患者，结合症状和体征应联想到以下情况：①电解质紊乱；②酮症酸中毒；③透析不充分；④感染；⑤蛋白质-能量消耗；⑥其他药物影响，如大剂量排钾利尿药、β受体激动剂（如沙丁胺醇等）的持续使用。

4. 相关处理措施

（1）迅速检查血电解质、血气分析、血常规、肝功能和肾功能、心电图、腹部彩色多普勒超声、立位腹部X线片、腹部CT（必要时）、降钙素原、血酮体。

（2）给予持续心电监护。

（3）给予温盐水灌肠，尽快缓解肠梗阻症状。

（4）血生化提示患者血钾 2.45 mmol/L，与其摄入不足和腹膜透析失钾相关。处理原则：①减少钾丢失；②补充钾离子（静脉或口服）；③评估潜在并发症；④确定病因，防止复发。

（二）上级医师会怎么办

1. 可能的询问　①详细病史。②生命体征。③体格检查结果。④实验室检查，血钾 2.45 mmol/L，血钠 130 mmol/L，血钙 2.25 mmol/L，血镁 0.75 mmol/L；pH 7.35，氧分压 67 mmHg，二氧化碳分压 35 mmHg，碱剩余 −2.4，血肌酐 860 μmol/L，尿素氮 14 mmol/L，血红蛋白 86 g/L，白蛋白 26 g/L，肝功能正常，腹部 X 线片可见气液平，血酮体阴性；⑤心电图，包括 U 波、T 波平坦，ST 段改变，窦性心动过速，期前收缩，阵发性心动过速甚至心室颤动等。本例患者的心电图显示，心率 96 次 / 分，可见 U 波、T 波平坦，ST 段改变，阵发房性期前收缩。⑥鉴别诊断。本例患者有糖尿病病史，长期注射胰岛素，并使用含糖透析液治疗，可能引发酮症酸中毒，有明显恶心、呕吐等消化道症状，伴有低钾血症。须仔细询问病史，检查血糖水平、血酮体、血气分析，以排除酮症酸中毒。如果患者存在长期透析不充分，发病前可存在一段时间的食欲下降、恶心及蛋白质 - 能量消耗等表现，在合并感染的情况下症状更严重，需要通过询问病史和营养状况评估、感染排查以发现这些潜在的诱因。此外，甲状腺功能检查、血浆肾素 - 醛固酮活性检测有助于鉴别原发性或继发性醛固酮增多症。

2. 可能的交代　向家属交代病情，本例患者被诊断为"糖尿病肾病，尿毒症维持性腹膜透析合并低钾血症（重度），低钾麻痹性肠梗阻，低钠血症，中度肾性贫血，蛋白质 - 能量营养不良"；签署抢救同意书；在患者可耐受的情况下尽量进食富含钾的食物。

3. 可能的评估和治疗

（1）评估低钾血症的严重程度：轻度 3.0～3.5 mmol/L，中度 2.5～2.9 mmol/L，重度 2.5 mmol/L 以下并结合心电图和临床症状、体征。

（2）紧急处理：心电图出现 U 波是急救的指征，应静脉滴注钾制剂，常用制剂是氯化钾。可在 5% 氯化钠溶液 1000 ml 中加 100 mmol（100 mEq/L）的钾，滴速 100 ml/h，可补充 10 mmol（10 mEq/L）的钾。补钾滴速在 20～40 mmol/h（20～40 mEq/h）是安全的，但在滴注过程中应监测血钾或使用心电监护。

（3）轻症患者只需要口服钾，以 10% 氯化钾为首选药物，中、重度患者可静脉配合口服补钾。对于不能耐受口服氯化钾者，可改用重碳酸钾或枸橼酸钾。腹膜透析患者可通过腹膜透析液补钾。

（4）如果患者曾患心律失常、充血性心力衰竭、心肌梗死，应用洋地黄治疗心力衰竭、缺血性心脏病。使用胰岛素或β受体激动剂，血钾应维持在4.0 mmol/L以上。

（5）细胞内缺钾恢复较慢，患者停止静脉补钾后，还应继续口服钾制剂1周，使细胞内缺钾完全纠正。

（6）如果补钾效果欠佳，则应注意是否伴有其他电解质丢失。口服钾制剂后约72 h血钾即上升，如果96 h血钾仍未上升，则应考虑合并镁缺乏。若患者同时合并低钠血症，在补钾的同时应补钠。

（田 娜）

第四节 钙、磷、镁代谢紊乱

一、概述

钙、磷、镁是人体内常见且重要的阳离子，参与人体多种生理功能的调节。血液中的钙、磷、镁通过与组织间液、细胞、组织器官或体内外交换形成动态平衡状态。钙、磷、镁代谢紊乱常发生或伴随一些全身性疾病或某些重要器官疾病的病理生理改变、外界环境的剧烈变化及医源性因素影响等，继而引起全身各组织器官生理功能和物质代谢障碍。

钙、磷、镁主要通过胃肠道吸收、肾脏排泄，在人体内主要储存于骨骼中。消化道吸收和肾脏排泄功能正常是维持钙、磷、镁代谢平衡的重要环节，该平衡同时也受其他因素影响，如钙平衡受维生素D及其活性代谢产物、甲状旁腺激素、降钙素及钙敏感受体状态等调控，磷平衡受甲状旁腺激素、成纤维细胞生长因子23（fibroblast growth factor 23，FGF23）、克老素（Klotho）、维生素D及其代谢产物等调控。

（一）临床表现

轻度钙、磷、镁代谢紊乱一般无明显的临床表现，但代谢紊乱加重或急速出现的代谢紊乱会引发与相应离子生理功能相关的临床表现，严重时可导致死亡。

1. 钙代谢紊乱 低钙血症（<2.1 mmol/L）的临床表现除原发病外，主要与神经肌肉兴奋性增高有关，如口唇、肢端感觉异常，抽搐，喉头、支气管、肠道平滑肌痉挛，以及焦虑、抑郁等神经精神症状，也可出现佝偻病、纤维性骨炎及软骨病等，还可出现消化系统症状、心血管系统症状、转移性钙化及低血钙危象（<0.88 mmol/L）等。高钙血症（>2.5 mmol/L）按血钙的浓度可分为轻度（2.5~3.00 mmol/L）、中度（3.0~3.4 mmol/L）、重度或高钙危象（3.5~4.0 mmol/L），常出现肾脏、中枢神经系统及心血管系统受累。肾脏钙排泄增加，损伤肾小管，导致尿浓缩、酸化功能障碍，同时可因肾小动脉收缩、肾小管钙结晶所致小管内梗阻引发急性肾损伤乃至慢性肾衰竭。高钙血症对中枢神经系统的影响主要表现为记忆力下降、反应迟钝、抑郁、头晕、嗜睡、定向力障碍，严重时导致昏迷；心血管系统受累时可表现为高血压、QT间期缩短及心动过缓等。

2. 磷代谢紊乱　低磷血症（<0.87 mmol/L）时无特异性临床表现，严重的低磷血症可出现多系统受累，如严重的急性低磷血症可出现血小板功能下降、数量减少、寿命缩短及血块收缩功能不良等血液系统表现，而严重的慢性低磷血症可表现为食欲缺乏、恶心、呕吐及肌肉骨骼疼痛、纤维骨炎、假性骨折等。高磷血症（>1.45 mmol/L）常伴有血钙降低，可引起继发性甲状旁腺功能亢进症和代偿性肾脏钙排泄减少，导致软组织钙化和心血管系统钙化。

3. 镁代谢紊乱　低镁血症（<0.75 mmol/L）对心血管系统的影响主要表现为心律失常、心电图可及QRS波增宽、T波高尖，严重时QRS波进一步增宽，T波变平；神经肌肉系统异常表现为惊厥、行动迟缓、共济失调、舞蹈症、肌无力及腱反射亢进。高镁血症（>1.25 mmol/L）多因患者肾功能不全，同时摄入过多镁元素所致。患者易发生中枢神经系统抑制，出现麻醉状态、木僵及昏迷；由于镁抑制平滑肌收缩、扩张血管，当患者伴有高钾血症时，易发生低血压、心搏缓慢，严重时发生完全性传导阻滞、心搏骤停。

（二）诊断

钙、磷、镁代谢紊乱的诊断主要依据血清钙、磷、镁的浓度。临床上，除了要明确这些离子代谢紊乱状态的存在，更应明确导致这些离子代谢紊乱的病因，应主要从摄入异常、排泄异常、骨骼异常、药物使用及基因异常等方面进行排查。

（三）治疗方案

钙、磷、镁代谢紊乱的治疗包括两个方面，即适时纠正钙、磷、镁离子紊乱和积极治疗原发病。离子紊乱纠正的时机或方案通常需要根据这些离子的紊乱程度、患者是否出现临床症状而定，如果紊乱程度轻、患者无临床症状，可暂时不做特殊处理，仅针对原发病给予治疗。

低钙血症根据起病的急缓，所采取的治疗措施也有所不同。当患者发生严重的急性低钙血症或低钙危象，应静脉补充钙。若补钙效果不佳，应注意是否合并低镁血症，必要时补充镁。慢性低钙血症的治疗因原发病不同而存在一定差异，若为原发性甲状旁腺功能降低或抵抗，需要补充钙剂和维生素D；而与低镁血症、维生素D缺乏相关的原发病，则需要补充镁和维生素D。治疗轻度高钙血症，首先要查明病因，积极治疗原发病。严重的高钙血症通常伴有脱水，故恢复血管内容量是治疗的第一步。若高钙血症患者出现明显的临床症状，可通过促进肾脏排钙来迅速降低血钙，如给予呋塞米或透析。在使用利尿药时，应注意避免使用噻嗪类利尿药，其会抑制肾小管对钙的排泄，加重高钙血症。对于恶性肿瘤引起的高钙血症，应首先考虑手术切除、化疗及放疗，对症降低血钙可应用硝酸镓、降钙素及光神霉素等。

若低磷血症患者的肾功能正常，可静脉给予磷酸钾（K_2HPO_4和KH_2PO_4），而肾功能不全患者一般应用磷酸钠。静脉补磷可引起血钙迅速下降，故应尽可能口服补磷。高磷血症急性起病，应及时静脉输注葡萄糖，同时加用利尿药和胰岛素，若无效或合并急、慢性肾衰竭，应进行血液透析治疗。慢性高磷血症的治疗，关键是减少磷的摄入，若效果欠佳，可同时加用磷结合制剂。终末期肾病伴慢性高磷血症患者应进行充分透析。

低镁血症且肾功能正常的患者，通常叮口服补镁。肠道不能耐受的患者，可静脉或肌内注射。出现抽搐、室性心律失常等严重临床症状的低镁血症患者，需要及时静脉补镁。肾衰竭患者多发生高镁血症，临床上常采用透析降镁，血液透析和腹膜透析均可。静脉缓慢注射10%葡萄糖酸钙或10%氯化钙10 ml，可降低镁对心脏和神经肌肉系统的影响，若注射2 min仍无效，可同剂量重复给药。

二、实战病例

> 患者，女性，63岁。因"间断性双下肢疼痛3个月"收入院。3个月前，患者无明显诱因出现双下肢疼痛，伴进行性乏力、食欲缺乏、夜间起夜次数增多，无间歇性跛行。家属补充患者近6个月精神状态差，食欲欠佳，体重下降约3 kg。患者血压145/70 mmHg，心率80次/分，无发热，甲状腺未触及异常，心肺查体无异常，双下肢轻度水肿。实验室检查显示，血肌酐689 μmol/L，血红蛋白93 g/L，血钙1.78 mmol/L，血磷2.62 mmol/L，甲状旁腺激素424.9 pg/ml，碱性磷酸酶137 U/L，尿蛋白（＋），尿隐血试验阴性，电解质及糖化血红蛋白未见异常。肾脏彩色多普勒超声显示，右肾89 mm×42 mm×41 mm，皮质厚7 mm；左肾93 mm×46 mm×52 mm，皮质厚8 mm，实质回声增强。

（一）接诊医师该怎么办

1. 初步诊断　肾脏彩色多普勒超声示双肾体积偏小，结合血生化结果，初步诊断为"慢性肾脏病5期，肾性贫血，矿物质代谢紊乱，继发性甲状旁腺功能亢进症"。

2. 相关联想　患者双下肢间断疼痛的原因可能为慢性肾脏病矿物质和骨代谢异常（chronic kidney disease mineral and bone disorder，CKD-MBD）导致的骨骼病变。

3. 治疗措施　肾功能不全可引起钙、磷代谢紊乱，常表现为低钙血症、高磷血症，如果不能得到及时纠正，可引起继发性甲状旁腺功能亢进症，进而导致骨代谢异常，部分患者可出现骨质疏松、病理性骨折等。

目前，临床上常采用含钙和非含钙磷结合剂纠正高磷血症。规律透析患者也可通过加强血液透析清除体内过多的血磷。当CKD患者出现高钙血症和继发性甲状旁腺功能亢进症时，应加用拟钙剂盐酸西那卡塞维持血钙和甲状旁腺素水平。药物治疗无效的重度继发性甲状旁腺功能亢进症患者应行甲状旁腺切除术或介入治疗。

（二）上级医师会怎么办

1. 全面评估　①了解甲状旁腺有无异常增生，可行甲状旁腺彩色多普勒超声，必要时行甲状旁腺发射型计算机体层成像（emission computed tomography，ECT）；②了解患者全身骨骼及血管状态，完善骨密度检查（常选取骨盆及胸、腰椎），必要时可考虑行全身骨显像。完善冠状动脉CT、血管超声等以评估心血管钙化和血管僵硬度；③完善碱性磷酸酶检查，了解骨代谢状态。④必要时可行骨活检。

本例患者的彩色多普勒超声显示，甲状腺左侧叶下极后方可见一大小为16 mm×8.6 mm的低回声团块，边界清晰，其内可见丰富的血流信号；右侧叶下极后方可见一大小为19 mm×14 mm的低回声团块，边界清晰，其内可见丰富的血流信号（考虑来源于甲状旁腺）。骨显像显示，颅骨、颜面骨、四肢长骨及四肢大关节放射性分布对称性增高，其余部位骨骼未见明显异常，考虑代谢性骨病，结合临床符合肾性骨病改变。完善冠状动脉CT、血管超声等以评估心血管钙化和血管僵硬度。骨密度提示中度骨质疏松。

2. 制定长期治疗目标并规律随访

（1）血钙控制的靶目标和随访：CKD 3期开始监测血钙水平，每6～12个月1次；CKD 4期，每3～6个月1次；CKD 5期，每1～3个月1次。对于CKD 3～5期的患者包括透析患者，血钙均需要控制在正常生理范围内。

（2）血磷控制的靶目标和随访：CKD 3期开始监测血磷水平，每6～12个月1次；CKD 4期，每3～6个月1次；CKD 5期，每1～3个月1次。对于CKD 3～5期患者，血磷需要控制在正常生理范围内；对于CKD 5期的透析患者，血磷应尽量降至正常值。

（3）甲状旁腺激素控制的靶目标和随访：CKD 4期开始监测甲状旁腺激素水平，每6～12个月1次；CKD 5期，每3～6个月1次。对于CKD 5期的透析患者，建议甲状旁腺激素控制在150～300 pg/ml。

三、诊疗流程

钙、磷、镁代谢紊乱的诊疗流程见图3-7。

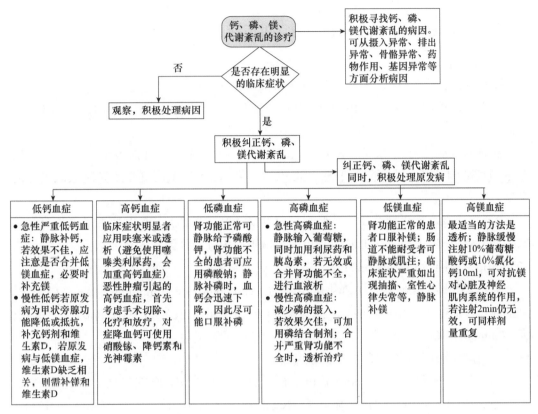

图 3-7　钙、磷、镁代谢紊乱的诊疗流程图

（曹慧霞）

第五节　酸碱平衡紊乱

一、概述

正常情况下，机体摄入一些酸性食物或碱性食物，同时在代谢过程中不断生成酸性和碱性物质，依靠机体的一系列调节功能使体液的酸碱度仍稳定在正常范围内，这种维持的体液酸碱度相对稳定状态称为酸碱平衡（acid base balance）。人体适宜的酸碱度用动脉血气酸碱值（pII）表示，通常为 7.35~7.45，平均为 7.40，是一个变动范围很窄的弱碱性环境。机体的组织和细胞必须处于该范围才能进行正常的生命活动。机体酸碱平衡的调节非常复杂，因为肾脏是调节代谢性酸碱平衡的重要器官，故本节仅讨论与代谢相关的酸碱平衡问题。

（一）反映血液酸碱平衡状态的常用指标

1. 酸碱值 pH是血液酸碱度指标，pH$=-\log[H^+]$，$[H^+]$反映实际的酸碱变化，pH反映相对的酸碱变化，pH与$[H^+]$并非呈线性关系。

实际计算常用公式：$pH=6.1+\log[HCO_3^-]/[H_2CO_3]=6.1+\log[HCO_3^-]/[0.03PCO_2]$。

正常人动脉血pH<7.35为酸血症，pH>7.45为碱血症。动脉血pH本身不能区分酸碱平衡紊乱的类型，医师需要根据血浆HCO_3^-和H_2CO_3的浓度变化来判断酸碱失衡的类型。

2. 动脉血二氧化碳分压 动脉血二氧化碳分压（$PaCO_2$）是血液中呈物理溶解状态的CO_2分子产生的张力。$PaCO_2$是反映酸碱平衡中呼吸性因素的重要指标，正常值为40 mmHg，范围为35～45 mmHg。

3. 二氧化碳结合力 二氧化碳结合力（carbondioxide combining power，CO_2CP）是指存在于血浆中一切形式的CO_2总含量。CO_2CP的正常值为23～31 mmol/L，平均值为27 mmol/L，CO_2CP的高低不能说明是酸中毒还是碱中毒。

4. 标准碳酸氢盐和实际碳酸氢盐

（1）标准碳酸氢盐（standard bicarbonate，SB）：是全血在37℃、隔绝空气的条件下，$PaCO_2$为40 mmHg、血红蛋白氧饱和度为100%时，测得的血浆中HCO_3^-的含量。SB是反映酸碱平衡代谢因素的指标，正常值为22～27 mmol/L，平均值为24 mmol/L。

（2）实际碳酸氢盐（actual carbonate，AB）：是在隔绝空气的条件下，取全血分离血浆，在实际$PaCO_2$和血氧饱和度条件下测定血浆HCO_3^-的实际含量，AB受呼吸和代谢两方面的影响。

5. 缓冲碱 缓冲碱（buffer base，BB）是指血液中一切具有缓冲作用的负离子总和。BB的正常值为45～55 mmol/L。缓冲碱是反映代谢性因素的指标，$PaCO_2$的高低对BB无明显影响。

6. 碱剩余 碱剩余（BE）是指在37℃、血红蛋白饱和度为100%、$PaCO_2$为40 mmHg状态下，将1 L血浆pH滴定至7.4时所用酸或碱的数量。BE的正常值为（0±3）mmol/L。如果需要用酸滴定说明检测样本碱过剩，用正值表示，见于代谢性碱中毒；如果需要用碱滴定，说明检测样本中碱缺乏，用负值表示，见于代谢性酸中毒。

7. 阴离子隙 阴离子隙（AG）是指血浆中未测定阴离子与未测定阳离子的差值，由于细胞外液中阴、阳离子总量相等，故AG可用血浆中的可测定阳离子和可测定阴离子的差值计算。

$$AG=(Na^++K^+)-(Cl^-+HCO_3^-)，波动范围为12\pm2\ mmol/L。$$

在代谢性酸中毒中计算AG有助于判断代谢性酸中毒的类型。若AG升高，提示乳酸酸中毒、酮症酸中毒、药物或毒物中毒及肾功能不全等。在高 AG 型代谢性酸中毒中，计算△AG 有助于判断有无其他类型的酸碱失衡存在。

$$\triangle AG = （AG-10）/（24-HCO_3^-）。$$

△AG 的正常值为 1~1.6。△AG<1 表示 HCO_3^- 的降低超过了 AG 的升高，提示存在非 AG 代谢性酸中毒。△AG>1.6 提示同时存在代谢性碱中毒。

（二）酸碱平衡的调节

1. 肾脏对酸碱平衡的调节　肾脏是调节机体酸碱平衡的重要器官，其酸碱平衡调节的主要过程为近端肾小管重吸收 HCO_3^- 和远端肾小管排泌 H^+。

2. 肺对酸碱平衡的调节　肺通过改变 CO_2 的排出量调节血浆碳酸浓度，以维持血浆 pH 相对稳定。

（1）呼吸运动的中枢调节：延髓的中枢化学感受器接受脑脊液和脑间质液 H^+ 的刺激，H^+ 兴奋呼吸中枢，使肺泡通气量增加。

（2）呼吸运动的外周调节：主动脉体和颈动脉体的外周化学感受器可感受 PaO_2、血 pH 及 $PaCO_2$ 的刺激。当 PaO_2 降低或 $PaCO_2$ 升高时，外周化学感受器反射性兴奋呼吸中枢，增加 CO_2 的排出。

（三）酸碱平衡紊乱的分型

1. 代谢性酸中毒　其是细胞外液 H^+ 增加或 HCO_3^- 丢失而引起的以血浆 HCO_3^- 浓度原发性减少为特征的酸碱平衡紊乱类型。

（1）代谢性酸中毒的分类：在代谢性酸中毒的临床诊断中，AG 有重要价值。临床通常根据 AG 的变化将代谢性酸中毒分为高 AG 正常血氯代谢性酸中毒和 AG 正常高血氯性酸中毒。

1）高 AG 正常血氯代谢性酸中毒：代谢性酸中毒伴 AG 增高时，表明非盐酸的酸进入细胞外液。高 AG 正常血氯代谢性酸中毒是由固定酸的生成增多或排泄减少引起的，其特点是血中固定酸增加，AG 增大，血浆 HCO_3^- 浓度减少，但血氯含量正常。

2）AG 正常高血氯性酸中毒：主要由 HCO_3^- 丢失过多或肾脏重吸收减少所致，其特点是 AG 正常，血浆 HCO_3^- 浓度减少，血氯含量增加。

（2）病因：代谢性酸中毒的常见病因有酸性物质生成过多或外源性酸性物质摄入过多、酸性物质排出减少、胃肠丢失 HCO_3^- 增多、肾脏重吸收 HCO_3^- 减少或肾脏泌氢减少等。

（3）临床表现：代谢性酸中毒对呼吸系统、心血管系统及中枢神经系统有明显影响。血 pH 降低时，呼吸增加，潮气量增加，引起酸中毒大呼吸（Kussmaul respiration），即库斯莫尔（Kussmaul）呼吸。酸中毒直接抑制心脏的收缩力，刺激儿茶酚胺释放，心肌驱动力仍在正常范围内，同时对迷走神经的刺激敏感。酸中毒时，周围动脉扩张，中心静脉收缩，由于中心静脉和肺血管的顺应性降低，故即使输入少量0.9%氯化钠也可导致肺水肿。严重的酸中毒会使组织灌注减少，回心血量增加，心脏负担加重，如果造成酸中毒的基础疾病同时对心脏有影响，则上述因素可导致心力衰竭。酸中毒还可导致轻微腹痛、腹泻、恶心、呕吐及食欲缺乏等消化道症状。

（4）诊断和鉴别诊断：医师可根据患者动脉血气和电解质的变化来诊断代谢性酸中毒。其特点为，AB＞SB，SB＜正常值，BE为负值。通过机体的各种代偿调节，如果能使$NaHCO_3/H_2CO_3$的浓度比接近20：1，则血pH可在正常范围内；若不能完全代偿，则pH＜7.35，酸中毒使细胞内外Na^+-K^+交换减弱，血钾浓度升高。酸中毒导致转移性血磷升高，氯可正常或升高。

（5）治疗原则：去除引起代谢性酸中毒的病因是治疗的基本原则和主要措施。重度呼吸、循环及中枢神经系统抑制时，需要呼吸循环支持，严重的心律失常和高钾血症需要进行相应的紧急处理。积极纠正酸中毒，一般先补充计算值［补碱量（mmol/L）＝BE（mmol/L）×0.2×体重（kg）］的1/2～2/3，然后根据血气分析复查的结果决定第二次的补充量。因诱发酸中毒的原因和酸中毒的严重程度不同，补碱量也不尽相同。对于有机酸增多的AG增高型代谢酸中毒，主要是积极治疗引起代谢障碍的原发病，仅在pH极度降低（pH＜7.2）的情况下补碱。AG正常或AG升高但非有机酸增多引起的酸中毒的治疗是尽量使pH恢复正常。

2. 代谢性碱中毒　是以原发性血浆HCO_3^-浓度升高为特征的酸碱平衡紊乱类型，$PaCO_2$可代偿性升高，失代偿时pH升高。通常根据静脉输注氯化钠溶液后代谢性碱中毒能否得到纠正将其分为氯反应性碱中毒（chloride-responsive alkalosis）和氯抵抗性碱中毒（chloride-resistant alkalosis）。

（1）病因：常见病因有由剧烈呕吐和胃肠减压导致H^+经胃液丢失、利尿药导致Cl^-由肾脏排出增多、医源性补充$NaHCO_3$、肾上腺皮质醇增多导致HCO_3^-在肾脏重吸收增多及缺钾导致肾小管泌氢和重吸收HCO_3^-增多。

（2）临床表现：①烦躁不安、精神错乱及谵妄等中枢神经兴奋表现常见。②血红蛋白氧解离曲线左移可发生组织缺氧，特别是脑组织缺氧，可出现癫痫样发作、昏迷等。③低钙和低钾血症表现为神经肌肉应激性增高，合并严重低钾血症时可引起心律失常。④诊断根据动脉血气分析和电解质变化，其特点为HCO_3^-＞SB＞正常，BE为正值；pH＞7.45，可合并低钾血症、低钙血症及血磷升高等。

（3）治疗原则：首先去除HCO_3^-生成增多因素，如原发性盐皮质激素增多，应去除病因或拮抗盐皮质激素；因胃肠减压丢失H^+者可停止胃肠减压，防止胃液过度丢失；治疗呕吐，应用H_2受体拮抗剂或H^+拮抗剂；肾丢失Cl^-者停用利尿药。其次是去除HCO_3^-重吸收持续增加的因素，如细胞外液容量不足和K^+缺乏等。

3. 呼吸性酸中毒与呼吸性碱中毒　是由 H_2CO_3（可看作 PCO_2）过剩或不足引起的酸碱平衡紊乱类型。

（1）病因：由于肺泡通气量减少、$PaCO_2$ 增加，从而引起呼吸性酸中毒。$PaCO_2$ 上升，而代偿因素 HCO_3^- 的量没有变化，$HCO_3^-/H_2CO_3 < 20:1$，血 pH 低于 7.4 而形成酸血症。相反，由于肺泡通气过度，而代谢因素 HCO_3^- 没有变化，$HCO_3^-/H_2CO_3 < 20:1$，血 pH 高于 7.4，而形成碱血症。

（2）临床表现：呼吸性酸中毒或呼吸性碱中毒的临床症状涉及中枢神经系统、呼吸系统及心血管系统，均可导致头痛、不安、焦虑、失定向力及昏迷，严重者可发生腱反射降低、肌肉收缩力障碍及骨骼肌疲劳等，累及呼吸肌可导致呼吸衰竭。

（3）诊断：根据动脉血 pH 和 $PaCO_2$ 水平来判断，当 pH < 7.4、$PaCO_2 > 40$ mmHg 时诊断为呼吸性酸中毒；当 pH > 7.4、$PaCO_2 < 40$ mmHg 时，诊断为呼吸性碱中毒。

（4）治疗：对于急性呼吸性酸中毒，低氧血症的程度是决定患者预后的关键因素。因此，当患者的 $PO_2 < 60$ mmHg 时，应立即给予低流量吸氧，必要时行机械通气，若机械通气后出现代谢性碱中毒，应补充氯化钠促进 HCO_3^- 的排出。

呼吸性碱中毒的主要治疗原则是治疗基础性疾病、解除过度通气的刺激，否则针对呼吸性碱中毒的治疗无效。安慰、解除精神应激及应用纸袋呼吸对改善过度通气引起呼吸性碱中毒有一定效果。

4. 混合性酸碱平衡失调　是指同时发生 2 个甚至 3 个原发性酸碱失调。应根据代偿公式来进行综合判断。常见的紊乱类型见表 3-2，代偿公式见表 3-3。

表 3-2　混合性酸碱平衡失调的判读

pH	$PaCO_2$（mmHg）	紊乱类型	pH	$PaCO_2$（mmHg）	紊乱类型
7.40	< 40	呼吸性碱中毒合并代谢性酸中毒	> 7.43	40	代谢性碱中毒合并呼吸性酸中毒
7.40	> 40	呼吸性酸中毒合并代谢性碱中毒	< 7.37	40	代谢性酸中毒合并呼吸性碱中毒

注：pH. 酸碱值；$PaCO_2$. 二氧化碳分压

表 3-3　急性酸碱平衡紊乱的代偿公式

紊乱类型	代偿公式 1	代偿公式 2
代酸	$PaCO_2 = 1.25 \times \triangle[HCO_3^-]$	$PaCO_2 = 1.5 \times [HCO_3^-] + 8$
代碱	$PaCO_2 = 0.75 \times \triangle[HCO_3^-]$	$PaCO_2 = 0.7 \times [HCO_3^-] + 21$
急性呼吸性酸中毒	$pH = 0.008 \times \triangle PaCO_2$	$[HCO_3^-] = 0.1 \times \triangle PaCO_2$
慢性呼吸性酸中毒	$pH = 0.003 \times \triangle PaCO_2$	$[HCO_3^-] = 0.4 \times \triangle PaCO_2$
急性呼吸性碱中毒	$pH = 0.008 \times \triangle PaCO_2$	$[HCO_3^-] = 0.2 \times \triangle PaCO_2$
慢性呼吸性碱中毒	$pH = 0.003 \times \triangle PaCO_2$	$[HCO_3^-] = 0.2 \times \triangle PaCO_2$

注：pH. 酸碱值；$PaCO_2$. 动脉血二氧化碳分压；$\triangle PaCO_2 = |$实测 $PaCO_2 - 40|$；$\triangle[HCO_3^-] = |$实测 $[HCO_3^-] - 24|$

（四）酸碱平衡紊乱的诊疗要点

在诊断和治疗酸碱平衡紊乱时应注意以下5点。①明确原因，治疗病因。②呼吸性酸中毒患者使用呼吸机时，应注意 $[HCO_3^-]$ 的值。③pH 7.15以下及 $[HCO_3^-]$ 10 mmol/L 以下的代谢性酸中毒，给予碱性药物治疗。补充量计算方法：$[HCO_3^-]$（mmol/L）=（24－实际测定的 $[HCO_3^-]$）×体重（kg）×0.2 ＝－BE×体重（kg）×0.2；不要一次性给足，首先给50%，再根据pH补给。碳酸氢钠输注可造成一过性CO_2增加，故必须在确保通气的前提下给予碱性药物。④治疗酸中毒时注意动态监测血钾变化。⑤治疗代谢性碱中毒时考虑补钾。

二、判断酸碱平衡紊乱类型

1．pH 7.36，$PaCO_2$ 25 mmHg，$[HCO_3^-]$ 12 mmol/L，如何判断酸碱平衡紊乱的类型？

解答：pH<7.4，可能触发的紊乱是酸中毒，$PaCO_2$低，肯定不是呼吸性酸中毒。那么是否存在混合性紊乱呢？根据上面介绍的代谢性酸中毒代偿公式计算，$PaCO_2$＝$1.5×[HCO_3^-]$＋8＝26，从结果来看可以说不是酸碱平衡紊乱，而是代谢性酸中毒由呼吸代偿。

2．pH 7.17，$PaCO_2$ 55 mmHg，$[HCO_3^-]$ 17 mmol/L，如何判断酸碱平衡紊乱的类型？

解答：根据pH首先可以肯定存在酸中毒。若$PaCO_2$增高，则存在呼吸性酸中毒。但 $[HCO_3^-]$ 低，与代偿方向相反，存在代谢性酸中毒。因此，酸碱平衡紊乱的类型是呼吸性酸中毒合并代谢性酸中毒的混合性紊乱。

3．pH 7.62，$PaCO_2$ 30 mmHg，$[HCO_3^-]$ 32 mmol/L，如何判断酸碱平衡紊乱的类型？

解答：pH增高，即为碱中毒，$PaCO_2$<40 mmHg、$[HCO_3^-]$>24 mmol/L均引起pH增高，是呼吸性碱中毒合并代谢性碱中毒的混合性紊乱。

三、诊疗流程

酸碱平衡紊乱的诊断流程见图3-8。

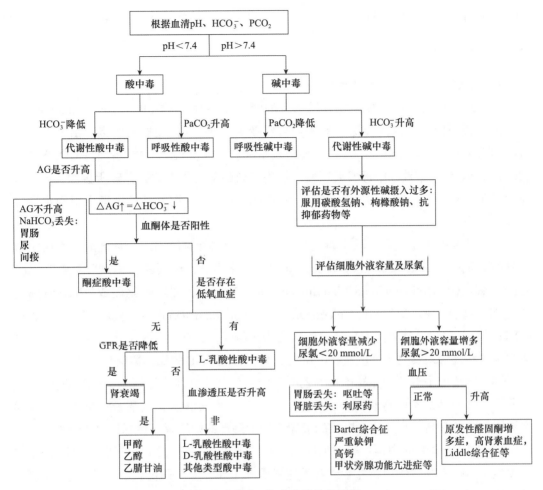

图 3-8 酸碱平衡紊乱的诊断流程

注：PCO_2. 二氧化碳分压；AG. 阴离子隙；GFR. 肾小球滤过率；$PaCO_2$. 动脉血二氧化碳分压

（张春江）

第六节 代谢性酸中毒

一、概述

代谢性酸中毒（metabolic acidosis）是一种常见的酸碱平衡失调，表现为因血中碳酸氢根（HCO_3^-）浓度下降而导致血 pH 降低（<7.35）。主要原因包括细胞外液内 H^+ 增加或胃肠道/肾脏内 HCO_3^- 丢失引起的原发性 HCO_3^- 降低（<21 mmol/L）。在代谢性酸中毒的临床诊断中，阴离子隙（AG）有重要的临床价值。按不同的 AG 值，代谢性酸

中毒可分为高AG正常氯性代谢性酸中毒和正常AG高氯性代谢性酸中毒。

（一）病因

1. 高AG正常氯性代谢性酸中毒

（1）终末期肾病：当慢性肾衰竭患者的肾小球滤过率（GFR）降至20 ml/（min·1.73 m^2）以下时，高氯性代谢性酸中毒可转变为高AG性代谢性酸中毒，由尿毒症性有机阴离子不能经肾小球充分滤过、排泄及重吸收增加所致。多数患者血HCO_3^-水平在12～18 mmol/L，这种酸中毒发展很慢。体内潴留的酸由骨中的储存碱所缓冲，加上人体内维生素D活性异常、甲状旁腺激素（PTH）和钙磷代谢紊乱，患者可出现肾性骨营养不良的表现。

（2）乳酸酸中毒：乳酸酸中毒是代谢性酸中毒的常见原因。正常乳酸是由丙酮酸在乳酸脱氢酶（lactate dehydrogenase，LDH）的作用下，经还原型烟酰胺腺嘌呤二核苷酸（reduced nicotinamide adenine dinucleotide，NADH）加氢转化而成，NADH则转变为烟酰胺腺嘌呤二核苷酸（nicotinamide adenine dinucleotide，NAD）。乳酸也能在LDH的作用下当NAD转化为NADH时转变为丙酮酸。因此，决定上述反应方向的主要为丙酮酸和乳酸，其决定反应底物的浓度、NADH及NAD的比例情况。

（3）酮症酸中毒：酮症酸中毒为乙酰乙酸和β-羟丁酸在人体内（特别是细胞外液）的积聚，伴有胰岛素降低和胰高血糖素、可的松、生长激素、儿茶酚胺及糖皮质激素等不同程度的升高，是机体对饥饿的极端病理生理反应的结果，包括以下3种情况。

1）糖尿病酮症酸中毒：通常由胰岛素相对或绝对缺乏加高水平胰高血糖素所致，常发生于治疗中突然停用胰岛素或各种应激因素（如感染、创伤、手术及情绪波动等）导致原治疗的胰岛素剂量相对不够。患者的血糖、血酮水平显著升高，酮体的产生（以肝脏为主）超过中枢神经和周围组织对酮体的利用。由于大量渗透性利尿，患者可出现血容量下降。

2）乙醇（酒精）性酮症酸中毒：见于慢性乙醇（酒精）饮用者，当其停止进食时可出现，诱因常包括呕吐和脱水等，其血糖水平一般较低，同时伴乳酸酸中毒、血皮质醇、胰高血糖素及生长激素等上升，血甘油三酯水平也升高。

3）饥饿性酮症酸中毒：是饥饿时产生的中等酮症酸中毒，起病10～14 h，血糖由糖原分解维持。随后糖异生成为机体葡萄糖的主要来源，脂肪氧化分解（以肝脏为主）加速，导致酮症酸中毒。运动和妊娠可加速这一过程。

（4）药物或毒物所致的代谢性酸中毒：主要为水杨酸类及醇类有机化合物，包括甲醇、乙醇及异丙醇等。①服用大量水杨酸类有机化合物，特别是同时服用碱性药物，导致水杨酸在胃中大量吸收，造成酸中毒；②甲醇中毒，主要见于饮假酒者，饮入的甲醇在肝脏内经乙醇脱氢酶转化为甲醛，再转化为甲酸。甲酸一方面可以直接引起代谢性酸中毒，另一方面也可以通过抑制线粒体呼吸链引起乳酸酸中毒。

2. 正常AG高氯性代谢性酸中毒 主要由HCO_3^-从肾脏或肾外丢失，或者肾小管泌H^+减少，但肾小球滤过功能相对正常引起。无论是HCO_3^-丢失或肾小管单纯泌H^+减少，都会使HCO_3^-过少，同时血中一般无其他有机阴离子的积聚，Cl^-水平相应上升，大多呈正常AG高氯性代谢性酸中毒。

（二）临床表现

1. 心血管系统症状 酸中毒对心率的影响呈双向性。严重的酸中毒可引起心律失常、心动过速或过缓，可由酸中毒本身引起，但也可能由酸中毒合并电解质紊乱所致。血pH降至7.0可引起心率过快，如果pH继续下降，心率又逐渐减慢。酸中毒对小动脉和静脉的舒张性均有影响，静脉更明显，主要表现为持续性小静脉收缩。对小动脉有两个影响：一是儿茶酚胺的分泌增加使小动脉收缩；二是H^+本身会造成小动脉舒张。严重酸中毒时，小动脉的舒张作用会强于收缩作用，可表现为低血压休克。

2. 呼吸系统症状 主要表现为呼吸加快、加深，典型者可出现库斯莫尔呼吸（Kussmaul呼吸）。酸血症时，通过对中枢和周围化学感受器的刺激，兴奋呼吸中枢，从而使CO_2呼出增多，PCO_2下降，酸中毒得到一定程度的代偿。

3. 消化系统症状 患者可以出现轻微的腹痛、腹泻、恶心、呕吐、食欲缺乏等症状，部分与引起酸中毒的基本病因和合并的其他水、电解质及酸碱平衡失调等有关。另外，酸中毒本身造成的自主神经功能失调（如对乙酰胆碱刺激反应的改变等）也是导致胃肠功能失调的直接原因。

4. 其他症状 血pH下降时，K^+易从细胞内到细胞外，血钾轻度上升，但严重时可引起致命性高钾血症。

（三）诊断

医师必须依据患者的病史及实验室检查结果，包括血气分析、血电解质（钙、磷、镁）、血糖、乳酸、尿常规及血生化等进行全面诊断。

（四）治疗原则

代谢性酸中毒的治疗原则是针对基本病因进行治疗，尤其是高AG正常氯性代谢性酸中毒。碱性药物用于严重的正常AG高氯性代谢性酸中毒患者。

二、实战病例

患者，男性，56岁。因"间断喘憋0.5个月，加重伴食欲缺乏2天"收入院。患者既往患有高血压20余年伴尿泡沫增多、间断水肿，未系统监测实验室检查各指标。本次入院时，血肌酐680 μmol/L，尿素氮28.4 mmol/L，血钾5.9 mmol/L，二氧化碳结合力（CO_2CP）6.4 mmol/L，血红蛋白94 g/L，血压180/90 mmHg，双下肺有散在湿啰音，双下肢稍肿。给予对症、利尿、降压治疗后患者的喘憋症状稍好转。巡视时发现患者存在呼吸加快、烦躁、血压较前下降等情况。

（一）接诊医师该怎么办

1. 识别危险信号　患者存在肾功能不全、高血压及心力衰竭，在血压得到纠正时出现呼吸频率和神志的变化，此时要警惕电解质紊乱加重的可能，特别是酸中毒的加重。

2. 诊疗注意事项

（1）生命体征：此时患者神志改变，呼吸系统症状可出现变化，若酸中毒程度较严重，还可出现外周血管收缩功能下降、血压下降，甚至休克。

本例患者经治疗后，心率102次/分，血氧饱和度96%，呼吸24次/分，血压120/90 mmHg（较刚入院时明显下降）。

（2）体格检查：患者呼吸加深、加快，同时心率可能增快。本例患者已出现上述症状。

3. 相关联想　引起肾功能不全的严重并发症，如尿毒症脑病、氮质血症及高钾血症。

4. 处理措施

（1）心电监护：患者生命体征已出现变化，需要持续关注。

（2）吸氧：如果不紧迫，最好在完成血气分析后进行，但如果患者症状较重，应及时给予吸氧。

（3）心电图：窦性心动过速，排除可能的快速心律失常，$V_1 \sim V_6$ T波高尖，可见U波，符合高钾血症。

（4）血气分析：pH 7.23动脉血二氧化碳分压21.9 mmHg，氧分压47 mmHg，碱剩余-16，HCO_3^- 11 mmol/L，血钠141 mmol/L，氯离子116 mmol/L，血钾5.7 mmol/L。经计算AG＝19.7 mmol/L，为AG升高代谢性酸中毒，肾功能不全为主要病因，应立即给予碳酸氢钠注射液静脉滴注以纠正酸中毒。

（二）上级医师会怎么办

1. 可能的询问　①生命体征；②体格检查情况；③既往史；④心电图表现；⑤实验室检查回报，尤其是电解质、血气分析；⑥评估透析通路的条件。

2. 可能的交代　向患者家属交代病情，诊断为"慢性肾衰竭，AG升高代谢性酸中毒合并高钾血症，Ⅰ型呼吸衰竭"，签署抢救同意书和急诊血液透析同意书。

3. 可能的治疗

（1）碳酸氢钠注射液缓慢静脉滴注，同时给予葡萄糖酸钙注射液10 ml静脉推注，拮抗高钾血症的心脏毒性作用；并给予葡萄糖注射液联合胰岛素（3～4 U/g·葡萄糖）、呋塞米（40 mg，静脉推注）进行降钾治疗。

（2）因患者同时存在肾衰竭，需要根据治疗反应及时调整治疗方案。若上述非手术治疗效果不佳，患者持续存在酸中毒、高钾血症及较严重的氮质血症，需要及时启动血液透析。如果有急诊透析必要性，应尽快评估患者的外周血管条件，为建立血液透析通路做好准备。

结合本例患者的症状和实验室检查结果，行股静脉临时置管术并给予血液透析后，其酸中毒得到纠正。鉴于本例患者有长期高血压、可疑蛋白尿病史，且存在贫血，推测为慢性肾功能不全可能大，泌尿系统超声提示双肾长度8～9 cm。进一步评估发现本例患者有长期肾脏替代治疗的需求，后期为其建立血管通路，为将来长期肾脏替代治疗做好准备。

三、诊疗流程

代谢性酸中毒的诊断流程见图3-9。

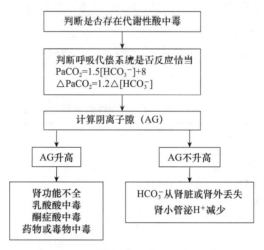

图3-9 代谢性酸中毒诊断流程图

注：$PaCO_2$. 动脉血二氧化碳分压；HCO_3^-. 碳酸氢根

（王立华）

第七节 代谢性碱中毒

一、概述

代谢性碱中毒（metabolic alkalosis）是由各种原因导致血碳酸氢根（HCO_3^-）增加，

进而引起动脉血 pH 升高（>7.45）的临床综合征，其是临床上比较常见的一种酸碱平衡紊乱，在重症监护病房（intensive care unit，ICU）尤为多见。

（一）病因、发病机制及导致疾病进展的因素

内源性或外源性因素导致过量的 HCO_3^- 在人体内蓄积，是代谢性碱中毒的病因。

1. 摄入过多的 $NaHCO_3$ 或 $NaHCO_3$ 前体物质，如醋酸钠、枸橼酸钠、葡萄糖酸钠等。

2. 各种原因导致远端肾小管 Na^+ 增多，Na^+ 重吸收的同时促进远端肾小管排 H^+ 增加，引起肾 HCO_3^- 产生增加（肾性代谢性碱中毒）；原发性醛固酮增多症（特别是高钠饮食者）及其他导致醛固酮增多的情况；袢利尿药和（或）噻嗪类利尿药的使用；Bartter 综合征和 Gitelman 综合征；大量输注青霉素钠（青霉素是不能重吸收的阴离子）。

3. 低钾血症，H^+ 转移至细胞内，肾小管排 H^+ 增加，Na^+、HCO_3^- 重吸收增多。

4. 机体丢失大量盐酸（HCl），可出现呕吐、胃引流及高氯性腹泻。

代谢性碱中毒进展的因素包括肾小球滤过率（GFR）下降导致 HCO_3^- 排出减少，容量不足和低氯血症导致近端肾小管对 HCO_3^- 重吸收增多，以及低钾血症或醛固酮增多症导致肾排 H^+ 和 NH_4^+ 增加。

根据细胞外液（ECF）的容量状态，代谢性碱中毒分为 2 类，即 ECF 不足型代谢性碱中毒和 ECF 增加型代谢性碱中毒（表 3-4）。

表 3-4　代谢性碱中毒的病因分类

ECF 不足，UCl^- <20 mmol/L
　胃型碱中毒（呕吐、胃引流）
　高氯性腹泻（先天性氯性腹泻）
　高碳酸血症（慢性呼吸性酸中毒纠正过快）
　囊性纤维化伴大量出汗
　噻嗪类利尿药或袢利尿药对肾小管的利尿作用消失后
　某些绒毛状腺瘤

ECF 增加，UCl^- ≥20 mmol/L
　原发性醛固酮增多症（单侧腺瘤、双侧增生、糖皮质激素敏感性醛固酮增多症）
　严重的库欣综合征（特别是异位 ACTH 导致的）

外源性盐皮质激素摄入
11-β（OH）类固醇活性减低
　慢性甘草 / 甘珀酸蓄积
　先天性 AME 综合征（11-β HSD2 基因失活突变）
分泌肾素的肿瘤
某些类型的先天性肾上腺增生
　　11-β 羟化酶缺陷
　　17-α 羟化酶缺陷
　Liddle 综合征

（待　续）

（续　表）

ECF 不足，但 UCl$^-$≥20 mmol/L（常提示肾小管重吸收功能缺陷）

噻嗪类利尿药或袢利尿药起效时

Bartter 综合征（亨氏袢中 Na$^+$重吸收缺陷、类呋塞米作用）

Gitelman 综合征（远曲肾小管 Na$^+$重吸收缺陷）

其他类型的代谢性碱中毒

严重缺钾

乳（钙）- 碱综合征

GFR 锐减的同时给予 NaHCO$_3$

禁食后恢复进食

注：ECF. 细胞外液；UCl$^-$. 尿氯化物浓度；ACTH. 促肾上腺皮质激素；AME. 表观盐皮质激素增多；HSD. 羟化类固醇脱氢酶；GFR. 肾小球滤过率

（二）临床表现

轻、中度代谢性碱中毒患者可无明显症状，血浆 HCO$_3^-$不超过 40 mmol/L 时患者均耐受良好。一些临床症状多表现在其伴随疾病上，如低钾血症、低磷血症、肺通气不足、容量减少及低钙血症等。代谢性碱中毒可导致血游离钙水平降低。重度代谢性碱中毒（血浆 HCO$_3^-$>45 mmol/L）患者可出现手足搐搦、癫痫发作、心律失常及谵妄等症状。代谢性碱中毒还可抑制呼吸运动，使氧合血红蛋白解离曲线左移。

（三）诊断

血 pH>7.45 预示代谢性碱中毒发生，确诊和分型依赖于动脉血气分析（arterial blood gas analysis，ABG）。可根据标准碱剩余（standard base excess，SBE）水平、代偿反应情况及阴离子隙（AG）水平并参照代谢性碱中毒的诊断流程明确诊断（图 3-10）。

病史采集有助于明确代谢性碱中毒发生的潜在诱因，如呕吐、利尿药的使用、甘草的摄入、囊性纤维化、外源性 HCO$_3^-$及原发性醛固酮增多症等。体格检查可评估机体 ECF 的容量状态。

除了 ABG 以外，其他一些必要的实验室检查有：①电解质测定，包括 Na$^+$、K$^+$、Cl$^-$、Mg^{2+}等；②尿素氮和肌酐测定，评估肾脏功能；③尿电解质测定，尿氯化物浓度（UCl$^-$）升高（≥20 mmol/L）提示 ECF 容量增加，UCl$^-$降低（<20 mmol/L）提示 ECF 容量不足。某些隐性的利尿药摄入是代谢性碱中毒的重要病因，尿钠（UNa$^+$）和 UCl$^-$平行性升高或降低提示可能使用了利尿药，尿液的药物筛查可明确诊断。其他有助于明确病因的实验室检查有血管紧张素、醛固酮、促肾上腺皮质激素（adrenocorticotropic hormone，ACTH）及皮质醇等的测定。Bartter 综合征和 Gitelman 综合征有赖于基因检测来确诊。

（四）治疗

1. **ECF不足型代谢性碱中毒**　即Cl^-敏感性代谢性碱中毒，治疗的关键是采用0.9%氯化钠溶液扩容和纠正低钾血症，在利尿的同时促进$NaHCO_3$的排出，恢复了酸碱平衡。低镁血症患者应补充Mg^{2+}，因为低镁血症可导致顽固性低钾血症。病情允许时，尽可能停用或减量使用利尿药。如果一些心力衰竭或肝硬化患者必须使用利尿药，加用保钾利尿药（如螺内酯、依普利酮、阿米洛利及氨苯蝶啶等）可能有益，因为保钾利尿药可缓解低钾血症和低镁血症。碳酸酐酶抑制剂乙酰唑胺可促进肾排出HCO_3^-，但其排钾作用强，应加强血钾监测并及时补钾。

2. **ECF增加型代谢性碱中毒**　即Cl^-抵抗性代谢性碱中毒，亦常需要补钾。治疗的重点应当是探究其原发病，及时给予针对病因的治疗。双侧肾上腺增生患者可采用醛固酮受体拮抗剂（如螺内酯、依普利酮）治疗。低钠饮食可减少末端小管的Na^+转运，对醛固酮增多症患者有益。对于疾病进展的慢性肾脏病（chronic kidney diseases，CKD）或已介入血液透析的患者，可采用腹膜透析或血液透析（使用30～32 mmol/L的低HCO_3^-透析液）来纠正代谢性碱中毒。连续性肾脏替代治疗（continuous renal replacement therapy，CRRT）特别适用于严重的代谢性碱中毒，因其可根据需要来调整置换液和透析液中的各种电解质浓度。透析相关的代谢性碱中毒可增加患者的病死率，其原因与长时间暴露于不恰当的高浓度HCO_3^-透析液中有关。目前，推荐控制透析液HCO_3^-的浓度在35 mmol/L左右。其他疗法还有目前临床上已鲜少采用的输注盐酸（HCl）稀释溶液（0.1N HCl＝100 mmol/L H^+）或氯化铵（NH_4Cl）。稀盐酸应当盛于玻璃容器中并通过中心静脉置管输入，可导致严重的溶血和静脉血栓形成，当血pH接近7.50时应停止使用；静脉输入管路应每12小时更换一次。氯化铵在人体内代谢为尿素和HCl，可导致中枢神经系统毒性和胃肠道不良反应；氯化铵也可以口服给药。目前，盐酸精氨酸在临床上已不再使用，因其可使K^+向细胞外转移，进而导致危及生命的高钾血症。

3. **代谢性碱中毒的病因治疗**　对于呕吐的患者，应给予对症治疗，并明确其呕吐的病因。持续胃液丢失的患者可给予质子泵抑制剂（proton pump inhibitor，PPI）或H_2受体阻滞剂。明确患者是否有潜在的外源性碱类摄入。指导患者避免摄入甘草制剂或含甘草成分的烟草制品。Bartter综合征采用补钾制剂、保钾利尿药（如螺内酯、阿米洛利）及非甾体抗炎药（nonsteroidal anti-inflammatory drug，NSAID）、治疗；Gitelman综合征除了上述疗法外还应补充Mg^{2+}。

二、实战病例

患者，男性，79岁。因"交通事故1小时"被送至急诊。自述因驾车时突感虚弱无力而发生碰撞事故，但未受伤。既往有高血压、慢性阻塞性肺疾病及高脂血症等病史。

患者长期吸烟，目前戒烟2个月。患者每天的用药情况：乐卡地平10 mg，阿司匹林75 mg，依折麦布10 mg，辛伐他汀20 mg，茚达特罗/格隆溴铵吸入剂（一种复方支气管扩张剂）85 μg/43 μg。近2个月，患者多次因疲乏和困倦就诊于社区诊所，发现血压升高，增加了降压药物的使用剂量。实验室检查显示低钾血症，给予口服补钾治疗。入院后测血压180/69 mmHg。患者为瘦长体型，无库欣综合征外貌，无外伤，无其他阳性体征。心电图显示，QT间期延长（502 ms）。血生化提示，血钾2.2 mmol/L，尿素3.4 mmol/L，血肌酐54 μmol/L，血钠143 mmol/L，血镁0.79 mmol/L。

（一）接诊医师该怎么办

1. 判断基本病情 根据目前的化验、检查结果，推测患者因血压较高、低钾血症导致全身乏力。其既往有高血压、高脂血症病史，近2个月反复出现疲乏、困倦症状，还需要排除脑血管疾病。

2. 进一步检查 胸部X线片显示，无活动性肺病。颅脑CT显示，无急性病变。动脉血气分析显示，pH 7.53，动脉二氧化碳分压40.3 mmHg，氧分压53.3 mmHg，HCO_3^- 34 mmol/L，标准碱剩余3.7 mmol/L。进一步检查后考虑为代谢性碱中毒合并严重低钾血症、高血压。

3. 相关联想，鉴别诊断 原发性醛固酮增多症，或继发性醛固酮增多症，或者由某些药物、饮食等导致。

4. 处理措施 给予强化补钾治疗，每天静脉输注氯化钾80 mmol（共4天），升高血钾至3.5 mmol/L以上。调整降压药物，控制收缩压在150 mmHg以下。

治疗第5天时，患者进展为高血压危象（血压239/114 mmHg），并发急性肺水肿，转入ICU治疗。胸部X线片显示，双侧肺实变，双侧肺门模糊影，双侧胸腔积液。

（二）上级医师会怎么办

1. 可能的询问 ①生命体征；②体格检查情况；③既往史和用药史；④实验室检查回报（血浆肾素水平、血清醛固酮水平、尿电解质测定）；⑤检查评估（心脏彩色多普勒超声、腹部CT）。

本例患者患有严重的低钾血症，尿钾升高（57.3 mmol/24 h），24 h尿钠也显著升高（353.4 pg/ml），高尿钠水平的原因可能与利尿治疗有关。血浆肾素4.4 pg/ml（参考值<20 pg/ml），血清醛固酮<26 pg/ml（参考值42～209 pg/ml）。心脏彩色多普勒超声未见明确异常。腹部CT未见肾上腺瘤或肾上腺增生。

2. 交代病情 患者可能为肾上腺以外的假性醛固酮增多症，需要进一步追问病史。

经询问发现，患者近2个月戒烟时为缓解尼古丁的戒断症状，开始大量服用甘草糖

（甘草根提取物含量为4%）。估算近2个月患者每天的甘草提取物摄入量为1.14～2.28 g，患者住院后直到转入ICU前一直服用甘草糖。

本例患者的病因诊断考虑为继发于过量甘草提取物摄入的后天获得性表观盐皮质激素增多症。

3. 治疗调整

（1）静脉注射呋塞米160 mg/d，静脉滴注硝酸异山梨酯2.5 mg/h，口服螺内酯50 mg/d。24 h内肺水肿缓解，血压控制到130/55 mmHg。静脉注射呋塞米改为口服给药呋塞米40 mg/d、阿米洛利5 mg/d。

（2）停用甘草制剂，血钾和收缩压逐渐恢复正常。呋塞米和阿米洛利分别减至20 mg/d、5 mg/d，出院后10天停药。随诊数周，血钾及血压均在正常范围。复查心电图，QT间期恢复正常。

三、诊断与评估流程

代谢性碱中毒诊断与评估流程见图3-10。

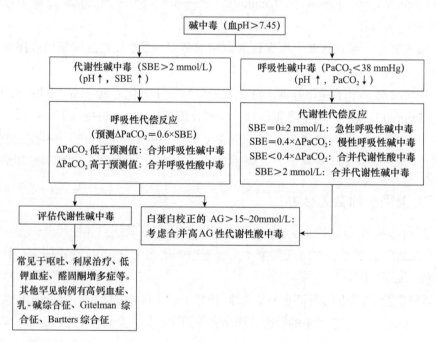

图3-10   碱中毒的诊断与评估流程图

注：SBE. 标准碱剩余；ΔPaCO$_2$. 二氧化碳分压数值与40 mmHg的差值；AG. 阴离子隙；PaCO$_2$. 动脉血二氧化碳分压；pH. 酸碱值

（赵　维　吴广礼）

参 考 文 献

［1］ Adrogué HJ, Madias NE. Hypernatremia. N Engl J Med, 2000, 342(20): 1493-1499.

［2］ Seay NW, Lehrich RW, Greenberg A. Diagnosis and management of disorders of body tonicity-hyponatremia and hypernatremia: core curriculum 2020. Am J Kidney Dis, 2020, 75(2): 272-286.

［3］ Verbalis JG, Goldsmith SR, Greenberg A, et al. Diagnosis, evaluation, and treatment of hyponatremia: expert panel recommendations. Am J Med, 2013, 126(10 Suppl 1): S1-S42.

［4］ 梅长林，余学清. 国家卫生和计划生育委员会住院医师规范化培训规划教材. 北京：人民卫生出版社，2016.

［5］ 乔海灵. 临床药理学. 2版. 北京：高等教育出版社，2017.

［6］ Titko T, Perekhoda L, Drapak I, et al. Modern trends in diuretics development. Eur J Med Chem, 2020, 208: 112855.

［7］ Felker GM, Ellison DH, Mullens W, et al. Diuretic therapy for patients with heart failure: JACC state of the art review. J Am Coll Cardiol, 2020, 75(10): 1178-1195.

［8］ Ellison DH. Clinical pharmacology in diuretic use. Clin J Am Soc Nephrol, 2019, 14(8): 1248-1257.

［9］ 中华医学会肾脏病学分会专家组. 中国慢性肾脏病患者血钾管理实践专家共识. 中华肾脏病杂志，2020，36（10）：781-792.

［10］ Clase CM, Carrero JJ, Ellison DH, et al. Potassium homeostasis and management of dyskalemia in kidney diseases: conclusions from a Kidney Disease: Improving Global Outcomes (KDIGO) Controversies Conference. Kidney Int, 2020, 97(1): 42-61.

［11］ Nilsson E, Gasparini A, Ärnlöv J, et al. Incidence and determinants of hyperkalemia and hypokalemia in a large healthcare system. Int J Cardiol, 2017, 245: 277-284.

［12］ Davies SJ, Zhao JH , Morgenstern H, et al. Low serum potassium levels and clinical outcomes in peritoneal dialysis—international results from PDOPPS. Kidney International Reports, 2021, 6(2): 313-324.

［13］ Ketteler M, Block GA, Evenepoel P, et al. Executive summary of the 2017 KDIGO chronic kidney disease-mineral and bone disorder (CKD-MBD) guideline update: what's changed and why it matters. Kidney Int,2017, 92(1): 26-36.

［14］ Kidney Disease: Improving Global Outcomes (KDIGO) CKD-MBD Update Work Group. KDIGO 2017 clinical practice guideline update for the diagnosis, evaluation, prevention, and treatment of chronic kidney disease-mineral and bone disorder (CKD-MBD). Kidney Int Suppl (2011), 2017, 7(1): 1 59.

［15］ Isakova T, Nickolas TL, Denburg M, et al. KDOQI US Commentary on the 2017 KDIGO clinical practice guideline update for the diagnosis, evaluation, prevention, and treatment of chronic kidney disease-mineral and bone disorder (CKD-MBD). Am J Kidney Dis,2017, 70(6): 737-751.

［16］ Ketteler M, Block GA, Evenepoel P, et al. Diagnosis, evaluation, prevention, and treatment of chronic kidney disease-mineral and bone disorder: synopsis of the kidney disease: improving global outcomes 2017 clinical practice guideline update. Ann Intern Med, 2018,168(6): 422-430.

［17］ Raphael KL. Metabolic acidosis in ckd: core curriculum 2019. Am J Kidney Dis, 2019, 74(2): 263-275.

［18］ Raphael L. Metabolic acidosis and subclinical metabolic acidosis in CKD. J Am Soc Nephrol, 2018, 29(2): 376-382.

[19] Kraut JA, Madias NE. Metabolic acidosis: pathophysiology, diagnosis and management. Nat Rev Nephrol, 2010, 6(5): 274-285.

[20] Kamel KS. Diagnostic use of base excess in acid-base disorders. N Engl J Med, 2018, 379(5): 495-496.

[21] Yagi K, Fujii T. Management of acute metabolic acidosis in the ICU: sodium bicarbonate and renal replacement therapy. Crit Care, 2021, 25(1): 314.

[22] Wagner CA, Imenez Silva PH, Bourgeois S. Molecular pathophysiology of acid-base disorders . Semin Nephrol, 2019, 39(4): 340-352.

[23] Berend K, Duits AJ. The role of the clinical laboratory in diagnosing acid-base disorders. Crit Rev Clin Lab Sci, 2019, 56(3): 147-169.

[24] Kamel S,Kame L,Mitchell LH. Fluid, electrolyte and acid-base physiology. 5th edition. Amsterdam: Elsevier, 2017.

[25] Emmett M. Metabolic alkalosis: a brief pathophysiologic review. Clin J Am Soc Nephrol,2020, 15(12): 1848-1856.

[26] Berend K. Diagnostic use of base excess in acid-base disorders. N Engl J Med, 2018, 378(15): 1419-1428.

[27] Tinawi M. Pathophysiology, evaluation, and management of metabolic alkalosis. Cureus, 2021, 13(1): e12841.

[28] McHugh J, Nagabathula R, Kyithar MP. A life-threatening case of pseudo-aldosteronism secondary to excessive liquorice ingestion. BMC Endocr Disord, 2021, 21(1): 158.

第四章 原发性肾小球疾病

第一节 肾小球疾病的临床分型及鉴别诊断思路

一、概述

肾小球疾病是肾科临床常见病、多发病，目前国内外将肾小球疾病分为以下 5 个类型，并可作为诊断和鉴别诊断的依据。

（一）急性肾小球肾炎综合征

急性肾小球肾炎综合征起病急，常有血尿、蛋白尿、管型尿，水肿、高血压，以及前驱感染史。

（二）急进性肾小球肾炎综合征

急进性肾小球肾炎综合征起病急骤，进展快，很快出现少尿甚至无尿；有血尿、蛋白尿、管型尿；可有水肿、高血压。初期症状与重型急性肾小球肾炎相似，但可继续急进发展，常有迅速发生和发展的贫血和低蛋白血症；肾功能迅速恶化，在数周至数月内发展至终末期肾病。

（三）肾病综合征

大量蛋白尿（＞3.5 g/d），低蛋白血症＜30 g/L（3 g/dl），可有明显水肿和高脂血症。主要并发症如下。

1. 感染　临床常见的感染包括呼吸道感染、泌尿道感染、蜂窝织炎、皮肤感染及原发性腹膜炎等。其中，细菌感染最为常见。病毒感染包括带状疱疹病毒感染和结核等。

肾病综合征患者易感染的原因包括：①尿中丢失大量 IgG；②糖皮质激素的应用，以及免疫抑制剂的长期使用引起机体免疫损害；③其他免疫相关分子的丢失，如补体成分、转铁蛋白和锌等；④营养不良；⑤局部因素，如胸腔积液、腹水、皮肤高度水肿引起的皮肤破裂及严重水肿等。

2. 急性肾衰竭

（1）某些因素导致的肾衰竭：部分肾病综合征患者可发生有效血容量减少，而合并某些因素可使血容量进一步减少，导致肾血流灌注不足，严重者可致急性肾衰竭。这些因素包括：①肾病综合征患者常伴有严重低蛋白血症（血白蛋白＜20 g/L），血管病变对血容量及血压下降非常敏感。故当急性失血、呕吐、腹泻致体液丢失、腹水，以及大量利尿或使用抗高血压药物，都能使血压进一步下降。应用非甾体抗炎药、ACEI/血管紧张素Ⅱ受体阻滞剂（angiotensin Ⅱ receptor blocker，ARB）类药物、环孢素A、他克莫司，导致肾灌注骤然减少，进而使肾小球滤过率降低，随之肾小管上皮细胞肿胀变性坏死，导致急性肾衰竭；②药物过敏引起的急性间质性肾炎；③双侧急性肾静脉血栓形成或双肾动脉栓塞；④肾小球疾病本身加重。

（2）无明显诱因的特发性急性肾衰竭：部分患者出现无明显诱因的特发性急性肾衰竭，其可能原因包括：①严重的蛋白管型致肾小管内阻塞；②肾间质水肿造成肾小管压缩，导致远端肾单位的管腔闭塞；③肾小球脏层上皮细胞功能严重障碍导致所有的裂隙孔闭塞，滤过膜面积大大减少。

3．血栓栓塞　为肾病综合征的常见并发症之一，包括肾静脉血栓形成、下肢深静脉血栓形成、肺动脉或肺静脉原位性血栓形成、肺栓塞、周围其他静脉或动脉血栓形成等。

肾病综合征患者高凝状态的主要形成机制与血中凝血因子的改变有关，如Ⅸ、Ⅺ因子下降，Ⅴ、Ⅷ、Ⅹ因子、纤维蛋白原、β血栓球蛋白和血小板水平增加，血小板的黏附和凝集力增强，以及抗凝血酶Ⅲ和抗纤溶酶活力降低。抗生素、激素和利尿药的应用是静脉血栓形成的促进因素。高脂血症亦是引起血浆黏滞度增加的因素。当血浆白蛋白＜25 g/L时，静脉血栓形成的危险性增加，在膜性肾病患者中更常见。

急性肾静脉血栓形成表现为突然发作的腰痛、肉眼血尿、尿蛋白增加和肾功能减退；慢性患者则无任何症状。血栓脱落可发生肺栓塞。

无创伤性检查——多普勒超声，有助于血栓栓塞的诊断。如有必要，可行造影检查。血D-二聚体检测常用于提示有无潜在血栓形成。

4．肾小管功能异常　肾病综合征患者常出现肾小管功能异常，显著蛋白尿或肾小管萎缩和间质纤维化明显者，可发生近端肾小管功能失调。其发生机制是肾小管对滤过蛋白的大量重吸收，使上皮细胞受到损害。疾病本身导致肾小管损伤亦是肾小管功能减退的常见原因。临床上可出现糖尿、高磷酸尿、氨基酸尿、丢失钾和丢失碳酸氢盐（范科尼综合征）。少数患者可出现佝偻病、软骨症及肾小管性酸中毒。

5．免疫异常　肾病综合征本身可引起患者血IgG和B因子水平下降。细胞介导免疫功能常显示异常，如CD4及CD8淋巴细胞亚群的比例改变。使用糖皮质激素或免疫抑制药是引起患者免疫低下的主要原因之一。其他如低转铁蛋白血症、锌缺乏、前列腺素合成增加等也可引起免疫异常。

（四）慢性肾小球肾炎综合征

慢性肾小球肾炎综合征患者多有较长时间的高血压病史、水肿和尿常规检查异常；有蛋白尿、血尿、管型尿；肾功能有轻度损害，并缓慢持续进展，至晚期可发生肾萎缩、肾衰竭。

（五）无症状蛋白尿和（或）血尿

无症状蛋白尿和（或）血尿患者无水肿、高血压和氮质血症等临床表现，其主要表现为轻至中度蛋白尿（<2.5 g/d）和（或）血尿。可为单独蛋白尿、单独血尿或蛋白尿合并血尿。单独蛋白尿者需排除肾小管性蛋白尿，而单独血尿者在作出诊断前，必须排除泌尿系统的感染、结石和肿瘤等。

二、实战病例

> 患者，女性，18岁。因"眼睑、双下肢水肿1个月，尿量减少1周"入院。患者1个月前出现关节痛、脱发、低热，并逐渐出现眼睑、双下肢可凹性水肿，未接受特殊治疗；1周前尿量明显减少，昨天尿量为300 ml/d，水肿加重，并出现双下肢散在紫癜。有乙型肝炎病史10年。现服用"恩替卡韦"。血压180/110 mmHg，双下肢重度可凹性水肿，可及散在紫癜。尿常规：尿蛋白（＋＋＋＋），隐血（＋＋＋＋）；尿沉渣：红细胞满视野，异常形态100%；24小时尿蛋白10.64 g；血白蛋白1.73 g/dl；血常规：血红蛋白68 g/L、白细胞计数、血小板计数正常；血生化：血肌酐525 μmol/L、尿素氮146 mmol/L，血总胆固醇、甘油三酯未查，谷丙转氨酶正常。B超显示双肾弥漫性病变，双肾大小正常。

（一）接诊医师该怎么办

1. **启动肾脏评估** 应根据患者特点进行分析。本例患者为青年女性，起病急，进展快，临床表现为多系统损害。①肾：尿量迅速减少（最少时300 ml/d），血肌酐明显升高（525 μmol/L）；大量蛋白尿（24小时尿蛋白10.64 g）、严重低蛋白血症（血白蛋白1.73 g/dl）伴水肿；大量镜下血尿，异常形态为主；明显高血压（最高180/100 mmHg）；B超显示双肾大小正常；②血液系统：中、重度贫血。③其他：关节痛、脱发、低热、皮肤紫癜。④既往有长期乙型肝炎病史。

2. **明确患者是否存在肾小球疾病** 患者存在大量蛋白尿（>3.0 g/d），异常形态为主的血尿，病程早期即出现水肿合并高血压，考虑肾小球疾病可能性大。

（二）上级医师会怎么办

结合患者病例特点：起病急、进展快，肾功能明显损害，同时存在大量蛋白尿、严重低蛋白血症及水肿，伴大量异常形态为主的镜下血尿，高血压。考虑同时存在急进性肾小球肾炎综合征和肾病综合征。此种情况下，应从更重、更急、更需要及时治疗的综合征入手，即从急进性肾小球肾炎综合征进行病因的鉴别诊断。

三、诊断流程

肾小球疾病的诊断流程见图4-1。

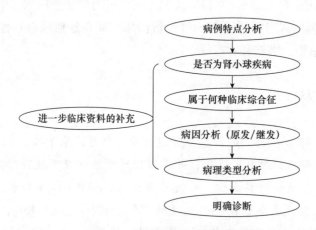

图 4-1　肾小球疾病诊断流程图

注：肾小球疾病的特点包括：①水肿、高血压出现较早；②蛋白尿量较大（常超过 2 g/24 h），尿蛋白电泳多为中分子量蛋白尿或多种分子量蛋白尿；③尿沉渣提示较多肾小球性红细胞或红细胞管型；④有引起肾小球肾炎的病因，如过敏性紫癜、系统性红斑狼疮或慢性乙型肝炎等

（高瑞通）

第二节　微小病变性肾病

一、概述

微小病变性肾病（minimal change disease, MCD）是肾病综合征（nephrotic syndrome, NS）的主要病理类型之一，光镜下肾小球大致正常，电镜下仅以足细胞足突广泛融合消失为主要特点。发病高峰期在儿童和青少年时期，在10岁以下患肾病综合征的儿童中，MCD占70%~90%。在成年人原发性肾病综合征中MCD仅占10%~30%。虽在成年人中患病率降低，但老年人患病率又呈上升趋势，形成第二峰。男女比例约为2:1。绝大多数病例病因不明，可能与T细胞功能紊乱、足细胞病变等有关，称为原发性微小病变性肾病。感染（病毒感染）、药物、肿瘤（尤其是淋巴瘤等血液系统肿瘤）、过敏等也可引起类似改变，称继发性微小病变性肾病。本节主要介绍原发性微小病变性肾病。

（一）临床表现

MCD常突然起病，进展迅速。水肿一般较明显，常是患者就诊的主要原因，以晨起颜面水肿及晚间踝周凹陷性水肿为特点，可逐渐波及全身，严重者出现浆膜腔积液。蛋白尿突出，一般无肉眼血尿，约20%患者有轻微镜下血尿，临床表现多为肾病综合征。患者血压大多正常，但60周岁以上患者高血压较为多见。大多数患者肾功能正常，但部分患者会出现急性肾损伤，因有效循环血量不足导致肾前性急性肾损伤，也可出现特发性急性肾衰竭。MCD危险因素包括高龄、高血压、严重肾病综合征和肾动脉粥样硬化。

（二）肾脏病理学改变

MCD光镜下没有明显的肾小球病变，肾小管上皮细胞可见空泡变性和透明脂滴。免疫荧光病理通常为阴性或仅有IgM和C3弱阳性。电镜下特征性表现为广泛的肾小球脏层上皮细胞（足细胞）足突融合，无电子致密物沉积。

（三）诊断与鉴别诊断

1. 诊断　MCD虽是病理诊断，但儿童及青少年患者通常依据单纯性肾病综合征的临床表现（血尿不明显，血压、肾功能正常）即可推定MCD，尤其是激素敏感型肾病综合征，多为MCD。成年人MCD不能根据临床表现诊断，有肾病综合征表现的患者通常须通过肾活检来确诊并指导治疗。

2. 鉴别诊断　MCD与表现为肾病综合征的其他肾小球疾病鉴别：①局灶节段性肾小球硬化（focal segmental glomerulosclerosis，FSGS）：原发性MCD与原发性FSGS均以肾病综合征为主要表现，早期病理表现无显著差异。部分初始表现为MCD的FSGS患者逐渐出现免疫抑制剂抵抗，重复肾活检可显示出硬化性病变。FSGS的特点是并非所有肾小球都会出现病变，故增加取材肾小球数、连续或全部切片、仔细阅读病理片等有助于降低漏诊率，避免误诊为MCD。②膜性肾病：早期膜性肾病可表现为肾小球大致正常，与MCD接近，其鉴别主要依赖免疫荧光检测出IgG和C3颗粒样沉积，以及电镜下上皮细胞下有电子致密物沉积。③继发性MCD：肾脏病理学检查可进一步明确是否存在继发性MCD。除电镜下特征性肾小球足细胞足突融合外，继发性MCD还可出现其他表现，如药物引起的MCD往往伴有肾小管间质病变，狼疮性肾炎和乙型肝炎病毒相关性肾炎免疫病理学呈现"满堂亮"表现。

（四）预后和治疗

1. 预后　MCD大多对激素治疗敏感，但易复发。成年人治疗缓解率低于儿童患者。影响预后最重要的因素是对激素治疗的反应。依据蛋白尿减少的程度将治疗反应分为激素敏感型、激素依赖型和激素抵抗型。约1/3患者可能出现反复复发或激素依赖。约有10%成年MCD患者为激素抵抗型，此时应重新进行评估，以寻找导致肾病综合征的其他病因（表4-1）。

表 4-1　微小病变肾病的预后

完全缓解
　蛋白尿降至 0.3 g/d 以下或尿蛋白 / 肌酐＜300 mg/g（或 30 mg/mmol）
　血肌酐稳定
　血白蛋白＞35 g/L（或 3.5 g/dl）

部分缓解
　蛋白尿降至 0.3～3.5 g/d 或尿蛋白 / 肌酐 300～3500 mg/g（或 30～350 mg/mmol）且较基线下降＞50%

复发
　完全缓解后发生蛋白尿＞3.5 g/d 或尿蛋白 / 肌酐＞3500 mg/g（或＞350 mg/mmol）

MCD 激素抵抗
　服用泼尼松 1 mg/（kg·d）或 2 mg/kg，隔日治疗＞16 周仍符合以下情况：持续性蛋白尿＞3.5 g/d 或尿蛋白 / 肌酐＞3500 mg/g（或＞350 mg/mmol）且较基线下降＜50%

频繁复发型 MCD
　6 个月内复发＞2 次（或 12 个月内复发＞4 次）

激素依赖型 MCD
　在激素治疗期间或完成激素治疗 2 周内复发

2. 治疗　糖皮质激素是MCD的一线治疗药物。除了免疫抑制作用外，糖皮质激素可能对肾小球滤过屏障有特定的抗蛋白尿作用。其使用的原则为：①起始剂量要足。常用泼尼松 1 mg/（kg·d），早晨顿服，最大剂量80 mg/d；②应用疗程要足够。根据患者的具体情况足剂量治疗4～12周。③减药要慢。泼尼松逐步减量，每1～2周减少原来剂量的10%。④小剂量维持治疗。总疗程6个月以上。

对大剂量激素有相对禁忌证或不能耐受大剂量糖皮质激素的患者（如血糖未控制的糖尿病、精神疾病、严重骨质疏松等），建议口服环磷酰胺（cyclophosphamide，CTX）或钙调磷酸酶抑制剂。对于成年人频繁复发或激素依赖型MCD，推荐酌情采用环磷酰胺、利妥昔单抗、钙调神经磷酸酶抑制剂或霉酚酸类似物治疗。对于难治性MCD患者，不应多次变换治疗方案，应从病理类型、存在的并发症、患者的依从性、药物吸收等方面多分析，采取适当的措施。

预后不良的因素包括激素依赖和频繁复发。如出现激素抵抗，则预后更差。对于激素依赖、频繁复发及激素抵抗的患者可考虑转诊。

二、实战病例

患者，女性，20岁。因"眼睑、双下肢水肿2个月"就诊。患者同年2月初受凉后出现眼睑、双下肢水肿，尿中泡沫增多，伴口腔溃疡，无肉眼血尿，无畏寒、发热，无皮疹及关节痛，无双下肢出血点等。患者未予重视，后水肿进行性加重，遂来我院就诊。患者自发病以来精神、食欲、睡眠尚可，体重增加4 kg，尿量未见明显减少。既往体健，无外伤及手术史。否认食物及药物过敏史。久居原籍，否认疫水及有毒、放射性物质接触史。无烟、酒嗜好。父母体健。体格检查：血压112/70 mmHg，脉搏74次/分。双眼睑水肿，皮肤、黏膜无黄染，未见瘀点、瘀斑。全身浅表淋巴结未触及肿大。心、肺、腹未见异常。双下肢中度凹陷性水肿。

（一）接诊医师该怎么办

1. 病情评估　根据目前病史、体格检查结果，分析水肿原因：水肿常见原因有心源性水肿、肾源性水肿、肝源性水肿及甲状腺功能减退等。本例患者为年轻女性，水肿发生部位主要在眼睑和双下肢，有泡沫尿，心、肺、腹部检查未见异常，无相关疾病史，因此，考虑为肾脏疾病。初步检查包括血、尿常规、24小时尿蛋白定量、肝肾功能、血脂、肾脏B超检查。

门诊检查结果回报①血常规：白细胞计数$6.84×10^9$/L，红细胞计数$4.71×10^{12}$/L，血红蛋白141.0 g/L，血小板计数$284.00×10^9$/L。②尿常规：隐血（－），尿蛋白（＋＋＋）。③24小时尿蛋白定量：4.00 g/L 。④血生化：谷丙转氨酶、谷草转氨酶、胆红素、尿素、肌酐、离子均正常范围，白蛋白23.00 g/L。⑤双肾B超：双肾形态大小正常，左肾106 mm×48 mm，右肾103 mm×42 mm。

根据上述结果，本例患者符合肾病综合征诊断。

2. 肾病综合征病因分析　NS按病因可分为原发性和继发性两类（表4-2），可按照不同病因进行排查。

表4-2　肾病综合征的分类和不同人群的常见病因

分类	儿童	青少年	中老年
原发性肾病综合征	微小病变肾病	系膜增生性肾小球肾炎 微小病变肾病 局灶节段性肾小球硬化 系膜毛细血管性肾小球肾炎	膜性肾病
继发性肾病综合征	过敏性紫癜肾炎 乙型肝炎病毒相关性肾炎 狼疮性肾炎	狼疮性肾炎 过敏性紫癜肾炎 乙型肝炎病毒相关性肾炎	糖尿病肾病 肾淀粉样变性 骨髓瘤性肾病 淋巴瘤或实体肿瘤性肾病

3. 完善相关检查

（1）病因检查：继发性NS需完善的检查包括抗核抗体谱，免疫学检查，血糖、糖化血红蛋白和眼底检查，乙肝五项，肿瘤标志物，骨髓瘤六项，骨髓穿刺检查，血、尿免疫球蛋白和电泳，以及基因检测等。

（2）确诊检查：最重要和最关键的检查是肾活检，可进一步明确其病理诊断。

（3）其他检查：需要根据患者的病史、症状、体征及相关实验室检查结果进行个体化选择。

本例患者完善检查后不支持继发性NS，考虑为原发性NS。磷脂酶A_2受体（PLA$_2$R）抗体检查为阴性，为进一步明确病理类型，行肾穿刺活检。另外，单纯肾病综合征足量激素治疗效果不佳儿童及青少年患者，以及中老年患者均应积极行肾活检明确病理类型。

肾脏病理检查结果：①光镜显示，18个肾小球，肾小球形态结构无明显异常，毛细血管祥开放好。小管上皮细胞见颗粒变性、滴状变性、空泡变性。间质轻度水肿，无纤维化，肾血管无明显病变。毛细血管基底膜无明显增厚，未见嗜复红物质沉积。②免疫荧光法显示，未见免疫球蛋白或补体沉积。③电镜显示，肾小球形态结构大致正常，未见电子致密物沉积；上皮细胞足突广泛融合、消失或微绒毛样变；毛细血管基底膜无明显病变。小管上皮细胞肥大，胞质内可见空泡等。

结合临床与病理，患者诊断为微小病变性肾病、肾病综合征。

4. 治疗方案制定　微小病变肾病患者的治疗包括一般治疗、对症治疗、糖皮质激素治疗和并发症的防治。给予本例患者泼尼松50 mg/d口服。4周后门诊随访，复查24小时蛋白尿定量1.77 g/24 h，白蛋白35 g/L，血肌酐63 μmol/L。第8周复查24小时蛋白尿定量0.33 g/24 h。此后，激素规律减量，蛋白尿转阴，激素总疗程持续1年后停药。

5. 病情变化　患者停药5个月后，因劳累又出现尿中泡沫增多，颜面及双下肢水肿，遂再次来医院就诊。查尿蛋白（＋＋＋），血白蛋白28 g/L，血肌酐56 μmol/L。

（二）上级医师会怎么办

1. 可能的询问　①诊断有无变化；本例患者根据尿蛋白再次增加，血白蛋白下降，考虑MCD复发。②病情变化有无诱因：对于复发的患者要仔细寻找导致复发的诱因，如劳累、感染或未严格遵医嘱使用激素等。如存在明确诱因，首先需去除诱因。③治疗方案有无调整：对于首次复发或偶尔复发的MCD，可重新给予糖皮质激素治疗。故本例患者重新使用泼尼松50 mg/d，口服，规律治疗。

8周后随诊，患者24小时尿蛋白定量减至0.52 g/24 h，随后开始规律激素减量。再次治疗6个月后，泼尼松已减至15 mg/d。维持治疗期间，无特殊诱因患者再次出现尿中泡沫增多，遂来医院就诊，24小时尿蛋白定量增加到1.02 g/24 h。

2. 最终治疗方案调整　患者在激素减量过程中多次复发，存在激素依赖。对于激素依赖患者，可考虑联合使用免疫抑制剂环磷酰胺2~2.5 mg/（kg·d），口服，8~12周，累积量<8~12 g；或者给予环孢素A，起始剂量3~5 mg/（kg·d），口服，疗程≥12个月，维持其血清药物谷浓度在100~200 μg/L；或者给予他克莫司，起始剂量0.05~0.1 mg/（kg·d），口服，维持血药浓度为5~10 μg/L，逐步减量，总疗程≥12个月；或者给予霉酚酸酯，起始剂量1.0~2.0 g/d，口服3~6个月，逐步减量，总疗程1~2年。

本例患者为年轻女性，未婚未育，结合患者的意愿，加用他克莫司1 mg，2次/天。患者蛋白尿逐渐减少，1年后停药。

三、诊疗流程

微小病变性肾病的诊疗流程见图4-2。

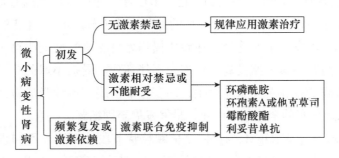

图4-2 微小病变性肾病诊疗流程图

（李 静）

第三节 局灶性节段性肾小球硬化症

一、概述

局灶性节段性肾小球硬化症（focal segmental glomerulosclerosis，FSGS）是病理形态学诊断名词，以部分肾小球（局灶）和（或）部分肾小球毛细血管袢（节段性）的硬化为表现特征。FSGS约占我国成年人原发性肾小球肾炎的9%，其中男性发病率较高，男女比约为2.2∶1。FSGS在儿童和成年人中的临床表现相似，成年患者高血压病和肾功能受损的发生率比儿童高。

（一）发病机制

FSGS的核心问题是足细胞的损伤和丢失，足细胞损伤的原因多种多样，包括循环因素（原发性FSGS）、遗传异常、病毒感染和药物治疗等，这些驱动因素之间的相互作用多还不清楚，而且可能很复杂。例如，适应性FSGS（任何原因引起的肾单位缺失导致的FSGS）涉及足细胞应激（肾小球负荷和肾小球容量之间的不匹配）和遗传易感性。

（二）临床表现

FSGS临床表现以大量蛋白尿和肾病综合征为特征，患者多以大量蛋白尿起病，常伴镜下血尿、肾小管功能受损、高血压和肾功能不全。

（三）病理学特征

1. **光镜**　特征性病理性损害是局灶性、节段性、非增殖性毛细血管袢硬化。局灶性损害影响少数肾小球（局灶）和肾小球的部分小叶（节段）。发生 FSGS 者通常为髓旁肾单位，硬化节段发生于血管极。在硬化损伤处可见嗜酸性透明物质沉积、泡沫细胞及毛细血管袢与肾小囊（鲍曼囊）粘连，不伴坏死。受损小球的系膜基质增加。其余肾小球呈轻微病变或弥漫性系膜增生，病变逐渐扩展。连续肾活检常可显示损害逐渐进展，先呈局灶分布的全肾小球硬化，最终发展至固缩肾。

2. **免疫荧光法**　显示IgM、补体C3呈颗粒状节段性沉积，不同程度的补体 C1q 沿节段性肾小球硬化和玻璃样变区域的沉积。通常系膜区可见少量IgM、补体 C3 沉积。足细胞内可见白蛋白和其他免疫球蛋白（尤其是IgA 和IgG），这与胞质内可见蛋白吸收颗粒相一致。

3. **电镜**　足细胞及其足突与基底膜脱离为本病早期病变表现。在硬化部位附近可见肾小球基底膜增厚，系膜旁区内皮下可见电子致密物沉积。节段硬化病变处可见肾小球基底膜皱缩和基膜内电子致密物沉积，最终导致肾小球毛细血管腔狭窄或闭塞。毛细血管内泡沫细胞含有大量的透亮空泡，在系膜区可见散在的小的电子致密物沉积。

（四）分类

1. **根据病因和发病机制分类**　FSGS分为原发性、继发性和遗传性。

（1）**原发性FSGS**：病因未知，诊断需要排除其他类型的FSGS，包括遗传性FSGS（通过基因测试排除），继发性FSGS中的适应性FSGS（通过病史、肾活检、血清白蛋白或蛋白尿对肾素-血管紧张素-醛固酮系统的影响排除）、病毒性FSGS（通过病毒测试排除）和药物相关性FSGS（通过用药史排除）。但多数研究显示，本病与19q13突变有关，人白细胞抗原（human leukocyte antigen，HLA）也有相应位点异常。可能与患者血浆内的循环因子有关（最有力的证据是肾移植后立即发生FSGS），因此血浆置换方法对原发性FSGS有一定疗效。原发性FSGS引起足细胞快速和全面的损伤，临床发病突然，电镜下超过80%的毛细血管表面足细胞足突消失。在继发性FSGS中，损伤缓慢而持续，临床演变呈进行性。

（2）**继发性FSGS**：包括病毒相关性FSGS、药物相关性FSGS、适应性FSGS（如肾组织减少，肾缺血、缺氧，肥胖相关性等）、修复性FSGS（如血管炎、IgA肾病或狼疮等引起节段肾小球坏死、损伤，局部进行修复后会形成FSGS样病变）。人免疫缺陷病毒（human immunodeficieny virus，HIV）1与FSGS密切相关，特别是塌陷性肾小球病变异型，也可见其他变异型，机制可能涉及足细胞的直接感染。其他可能导致FSGS的病毒包括巨细胞病毒、细小病毒B19和EB病毒。某些寄生虫感染也与FSGS有关，可能是通过刺激先天免疫途径损伤足细胞。双膦酸盐与足细胞损伤有关，蒽环类药物，包括多柔比星（阿霉素）和柔红霉素（道诺霉素），已被证实与FSGS相关。肾组织减少（孤立肾、一侧肾发育不良、肾小球巨大稀少症等）由于肾小球的血流动力学改变和高滤过，使内皮细胞和上皮细胞损失，引起FSGS。高血压肾损害、肾动脉狭窄、胆固醇栓塞、发绀型先天性心脏病等引起的肾损伤致肾小球固有细胞产生的转化生长因子-β（transforming growth factor--beta，TGF-β）可导致肾小球硬化。

（3）遗传性FSGS：肾小球足细胞的基因突变导致其细胞因子的缺失或变异。①常染色体阴性FSGS：*nephrin*基因突变、*podocin*基因突变等；②常染色体显性FSGS：*α-actinin-4*基因突变等。与FSGS相关的基因鉴定数量每年都在增加，目前为止，至少已经鉴定出38个基因。

2. 根据组织学类型分类 分为经典型、门部型、细胞型、顶端型和塌陷型（表4-3），其中，塌陷型肾小球疾病患者常伴有大量蛋白尿及急性肾损伤，并可很快进展至终末期肾病（end stage renal disease，ESRD），故称为急进性肾病综合征。

表 4-3 局灶性节段性肾小球硬化症的组织学类型

类型	定义特征	相关疾病	临床特征
经典型	·经典的FSGS病变类型 ·不符合任何其他类型的定义标准 ·足突的消失程度不同	·原发性FSGS、继发性FSGS、遗传性FSGS均可表现为该类型 ·横断面研究表明，这是最常见的亚型 ·随着时间的推移，其他类型也可以进展为经典型FSGS	·可能出现肾病综合征或亚肾病蛋白尿
门部型	·肾门处的肾小球血管极硬化和玻璃样变累及大部分肾小球，并有节段性病变 ·在适应性FSGS中，通常有肾小球肥大 ·足突消退相对较轻，可能反映了肾小球的异质性适应性反应	·常见于与肥胖、体重增加、反流性肾病、高血压性肾硬化、镰状细胞性贫血和肾发育不全相关的适应性FSGS ·在代偿性需求和入球小动脉扩张的情况下，肾小球毛细血管床近端滤过压增高，可能是肾小球毛细血管极受损伤的原因	·在适应性FSGS中，患者更有可能出现肾后性蛋白尿和正常的血清白蛋白水平
细胞型	·伴有毛细血管内多细胞增生的扩张性节段性病变，常包括泡沫细胞和浸润的白细胞，伴有不同的肾小球上皮细胞增生 ·通常会有严重的足突消失	·通常是原发性FSGS，但继发性FSGS有时也表现为该类型 ·细胞型是最不常见的类型，代表了硬化性病变演变的早期阶段	·通常表现为肾病综合征

（待　续）

（续　表）

类型	定义特征	相关疾病	临床特征
顶端型	·累及肾小管的节段性病变，与肾小管出口粘连或足细胞和肾小管上皮细胞融合 ·与其他类型相比，它的肾小管萎缩和间质纤维化最少 ·通常会有严重的足突消失	·通常是原发性 FSGS ·由于富含蛋白质的滤液会聚在尿极处，在异常血浆成分刺激下，导致肾小球病变	·通常表现为肾病综合征 ·预后最好，对糖皮质激素敏感，治疗后易获得完全缓解
塌陷型	·肾小球节段性毛细血管壁塌陷，脏层上皮细胞肥大增生 ·增生的肾小球脏层上皮细胞簇集成团，形似新月体形 ·有较为严重的肾小管和间质损害 ·通常有严重的足突消失	·原发性或继发性病毒感染：HIV-1、细小病毒 B19、SV40、EBV、CMV ·药物：帕米膦酸钠和干扰素 ·血管闭塞性疾病：动脉粥样硬化栓子引起的肾动脉血管闭塞、钙调神经磷酸酶抑制剂肾毒性和慢性移植物肾病	·最具侵袭性的原发性 FSGS 变异，严重的肾病综合征 ·预后差，对糖皮质激素反应差，易发展为终末期肾病

注：FSGS. 局灶性节段性肾小球硬化症；CMV. 巨细胞病毒；EBV. EB 病毒；HIV. 人类免疫缺陷病毒；SV40. 猿猴空泡病毒 40

（五）诊断与鉴别诊断

1. 诊断　FSGS 的诊断需综合临床病史（家族史、出生情况、用药情况等）、实验室检查（血清白蛋白、尿蛋白和病毒血清学检查）和肾组织病理学检查。确诊须依据肾活检病理结果。由于 FSGS 是局灶、节段性病变，当肾活检取材不佳，尤其未取到皮髓交界组织时可能误诊。必要时需行重复肾活检。

2. 鉴别诊断　FSGS 的鉴别诊断除了与相似疾病鉴别，还需要区分本病的 4 种类型。

（1）微小病变性肾病（MCD）：FSGS 与 MCD 的临床表现相似，鉴别的要点是病理表现，在无病变的肾小球的背景下，发现局灶节段性硬化的肾小球，即使发现 1 个病变肾小球，也应诊断 FSGS。因此应注意以下 3 点：①要求肾活检标本中要包含足够数量的肾小球，否则容易漏诊；②对标本应做连续切片，以便能在不同的层面发现局灶节段硬化的肾小球；③标本取材覆盖面要广。

（2）IgM 肾病：病理学特点为轻重不等的肾小球系膜增生，伴有高强度的 IgM 沉积，临床常有大量蛋白尿或肾病综合征。部分 IgM 肾病患者对激素治疗不敏感，预后较差。有学者认为 IgM 肾病是 FSGS 的前奏，如同 FSGS 与 MCD 的关系。

（3）局灶性肾小球肾炎：两者的临床表现不同，FSGS 以大量蛋白尿和肾病综合征为主，局灶性肾小球肾炎以一般的蛋白尿或血尿为主；后者免疫学检查显示 IgG、C3 阳性，病理学检查电镜下可见电子致密物沉积。

（4）继发性 FSGS：有明确的致 FSGS 的原因，部分免疫病理与光镜检查有明确的发现，如局灶节段性增生硬化型IgA肾病，尽管临床和光镜的表现与原发性FSGS相似，但免疫荧光检查显示肾小球系膜区有高强度IgA沉积。继发性FSGS以门部型为主。

（六）治疗要点

FSGS损伤的类型、进展速度和足细胞损伤的严重程度根据潜在的病因有很多不同，因此不同类型FSGS的临床和诊断特征的差异很大，治疗重点也不同。原发性FSGS的治疗原则是积极对症治疗，保护肾功能，防治并发症。继发性患者主要治疗原发病。其治疗包括一般治疗、对症治疗、糖皮质激素治疗和并发症防治。

1. 一般治疗　卧床休息，低钠、低脂饮食。

2. 对症治疗　①利尿消肿。呋塞米20 mg，3次/天，氢氯噻嗪25 mg，1次/天，口服；②控制血压、降低尿蛋白。使用血管紧张素转化酶抑制剂（ACEI），或血管紧张素Ⅱ受体阻滞剂（ARB），如氯沙坦100 mg，1次/天，口服；③降脂治疗：如辛伐他丁20 mg，每晚1次，口服。

3. 糖皮质激素治疗　①起始剂量，泼尼松 1 mg/（kg·d），最大剂量不超过80 mg/d；②减量时机，4周内应用足量激素，不应减量，减量应在完全缓解2周后开始；如果8~12周达到部分缓解，继续应用足量激素至12~16周，以尽量达到完全缓解；如蛋白尿不缓解，足量激素最多不超过16周，因大部分患者不能耐受16周足量激素治疗，如有激素不良反应，则应尽早开始减量激素，并加用免疫抑制剂；③减量方法：泼尼松可每2周左右减5 mg，24周内完成。

4. 并发症防治　①给予抗凝治疗。如低分子量肝素钠或低分子量肝素钙5000 U，皮下注射，1次/天；②给予保护胃黏膜药物；③给予碳酸钙和维生素D_3预防骨质疏松。

5. 疗效评估　①完全缓解。尿蛋白降至<300 mg/d或尿白蛋白/肌酐为<300 mg/g，同时肾功能稳定；②部分缓解。尿蛋白较基线下降超过50%，且尿蛋白降低至0.3~3.5 g/d或尿白蛋白/肌酐为300~3500 mg/g；③复发及频繁复发。复发为完全或部分缓解后，患者尿蛋白再次上升至≥3.5 g/d；若复发次数在6个月内超过2次及以上或12个月内超过4次及以上，则定义为频繁复发；④激素依赖。在激素治疗期间或停止激素治疗2周内复发，或需持续使用激素才可维持缓解；⑤激素抵抗：指成年人在接受16周及以上的足量激素治疗后，蛋白尿未达到部分缓解。

二、实战病例

患者，男性，60岁。因"双下肢水肿3个月，头晕1个月"就诊。患者3个月前无明显诱因出现双下肢及眼睑水肿，伴尿中泡沫增多，无肉眼血尿，无畏寒、发热，无皮疹、口腔溃疡及关节痛等。于当地医院查尿常规提示尿隐血（＋＋），蛋白质（＋＋），肝肾功能均正常。口服"呋塞米"治疗，双下水肿仍进行性加重，复查尿常规各项指标无明显改善。1个月前患者无明显诱因出现头晕，多次测血压偏高，最高达150/95 mmHg，口服"硝苯地平10 mg，1次/天"，血压控制不佳。自患病以来，体重增加2 kg，饮食、睡眠正常，尿量未见明显减少。否认糖尿病、冠心病病史，否认结核、肝炎等传染病史，无外伤及手术史。否认食物及药物过敏史。久居原籍，否认与疫水及有毒物质、放射性物质接触史。无烟、酒嗜好。无家族遗传性疾病史。

（一）接诊医师该怎么办

1. 诊断思路　患者眼睑及双下肢水肿3个月，出现血尿、蛋白尿、高血压，应进一步询问起病特点，水肿的持续时间、部位和伴随症状，泡沫尿的持续时间等，并进行体格检查，其内容包括水肿部位、指压特性和程度。

2. 重点关注

（1）生命体征：脉搏70次/分，血压140/90 mmHg。

（2）体格检查：全身浅表淋巴结未及肿大，全身皮肤、黏膜无黄染，未见瘀点、瘀斑。双眼睑及双下肢轻度水肿。心、肺、腹未见异常。

（3）相关联想：患者眼睑及双下肢水肿3个月，有血尿、蛋白尿及血压升高，心、肺、腹部检查阴性，因此考虑肾脏疾病的可能性较大。

3. 处理

（1）完善实验室检查：应包括尿沉渣、24小时尿蛋白定量、肝肾功能、肾脏B超等。

（2）收治住院：该病例肾病综合征可能性大，须住院诊断和治疗，以便进行系统检查和多种专项检查，明确病种和病理类型。

（二）上级医师会怎么办

1. 可能的询问　①生命体征；②体格检查发现；③既往史；④精神症状和尿量的变化；⑤实验室检查回报。

该病例实验室检查回报：①尿沉渣：蛋白质（＋＋＋），可见少量颗粒管型。尿红细胞计数6万个/ml，形态呈多形性；②24小时尿蛋白定量：4.5 g；③肝、肾功能：白蛋白29 g/L，血尿素氮5.8 mmol/L，血肌酐70 μmol/L；④双肾B超：双肾形态大小正常，左肾105 mm×46 mm，右肾104 mm×47 mm。

2. 可能的交代

（1）向患者家属交代病情，该患者肾病综合征的诊断成立。

（2）叮嘱患者完成相关化验和检查，必要时需行肾穿刺活检术。本例患者肾穿刺活检病理结果如下。

1）光镜所见：皮髓质肾组织2条。24个肾小球中11个球性废弃，6个节段硬化，2个纤维性新月体，余肾小球正切体积偏大（最大径250～270 μm），系膜区轻-中度增宽，系膜细胞轻-中度增多，毛细血管袢开放欠佳，囊壁节段增厚。Masson染色显示肾小球系膜区未见嗜复红物沉积。肾小管间质中度慢性病变伴轻度急性病变，间质纤维化（＋），部分小管萎缩，部分小管上皮细胞刷状缘脱落显扁平，间质内单核样细胞浸润。小动脉透明变性。

2）石蜡切片荧光染色（供参考）：纤维蛋白（±），弥漫分布，呈颗粒状沉积于系膜区。IgG、IgA、IgM、C3、C1q阴性。肾小管和血管壁未见免疫复合物、补体沉积。免疫组化检查显示，Kappa（－），Lambda（－），C4d（－），PLA2R（－），IgG_1（－），IgG_2（－），IgG_3（－），IgG_4（－），IgA（－）。

3）特殊染色：刚果红染色（－）。

小结：①主要诊断为局灶性节段性肾小球硬化症；②肾脏病变类型特点为肾小球节段系膜增生性病变，球性废弃（11/24），节段硬化（6/24），新月体形成（2/24）。肾小管间质中度慢性病变（30%），轻度急性病变（10%）。③建议在电镜下进一步观察电子致密物及基底膜、足细胞。

3. 可能的治疗

（1）一般治疗：卧床休息，待水肿减轻，一般状况好转后，可下地活动；饮食治疗，低钠、低脂饮食，适量摄入优质蛋白。

（2）对症治疗：①利尿消肿：呋塞米20 mg，3次/天；氢氯噻嗪25 mg，1次/天，口服。②控制血压、降低尿蛋白：使用ACEI或ARB，如氯沙坦100 mg，1次/天。

（3）糖皮质激素治疗：泼尼松1 mg/（kg·d）或40～60 mg/d，每天早晨顿服。后期需要根据治疗反应，决定是否加用免疫抑制剂。

三、诊疗流程

根据局灶性节段性肾小球硬化症的临床表现的诊疗流程见图4-3，根据局灶性节段性肾小球硬化症的病因分类的治疗原则见图4-4。

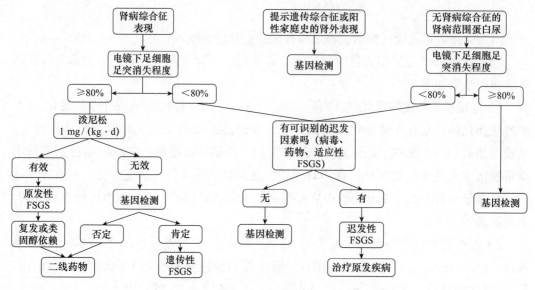

图4-3　根据局灶性节段性肾小球硬化症的临床表现的诊疗流程图

注：FSGS. 局灶性节段性肾小球硬化症

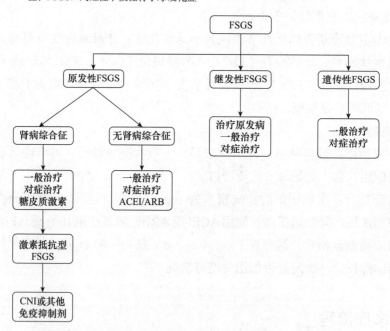

图4-4　根据局灶性节段性肾小球硬化症的病因分类的治疗原则

注：FSGS. 局灶性节段性肾小球硬化症；ACEI. 血管紧张素转化酶抑制剂；
ARB. 血管紧张素受体阻滞药；CNI. 钙调神经蛋白抑制剂

（周晓霜）

第四节　膜 性 肾 病

一、概述

（一）流行病学与病因

膜性肾病（membranous nephropathy，MN）根据发病原因可分为原发性和继发性。原发性膜性肾病（primary membranous nephropathy，PMN），又称特发性膜性肾病（idiopathic membranous nephropathy，IMN）约占所有病例的2/3，是成年人原发性肾病综合征（primary nephrotic syndrome，PNS）最常见的类型，约占所有PNS患者的20%。目前认为，PMN是一类针对肾小球足细胞抗原的自身免疫性疾病，靶抗原包括中性内肽酶（NEP）、磷脂酶A2的1型受体（PLA2R1）、1型血小板反应蛋白7A域（THSD7A）、1型神经表皮生长因子样蛋白（NELL1）、exostosin 1/2（EXT1/2）等。PLA2R1及HLA II型的遗传变异与PMN的易感性有关，后者在不同人种中存在差异。环境因素，特别是PM2.5的暴露，可能与该病在不同地域和不同时期的流行病学差异有关。此外，约1/3的MN患者可继发于系统性红斑狼疮、乙型肝炎、实体肿瘤等系统性疾病。

PMN可发生在任何年龄阶段，发病高峰年龄为50～60岁，男性多见。PMN早期症状通常为逐渐加重的水肿及泡沫尿，70%～80%的患者可进展至肾病综合征。少数患者起病时即有血压升高。随着疾病进展，约50%患者发生高血压，但严重高血压者少见。疾病早期肾功能大多正常，25%～30%患者随着疾病病程进展逐渐出现肾功能不全，并在诊断后10～20年进展至ESRD。有报道显示，PMN中ESRD的发生率存在人种差异，亚洲人ESRD的发生率较低。PMN具有高凝的特点，其血栓栓塞发生率高于其他PNS。

（二）诊断与鉴别诊断

1. 诊断与分期

（1）诊断：PMN的诊断主要依靠肾活检。近年发现，通过检测外周血PLA2R1抗体可协助进行无创性诊断。PMN光镜下的病理特点为肾小球基底膜（GBM）上皮细胞下免疫复合物沉积伴GBM弥漫性增厚。免疫荧光法可见IgG和C3沿毛细血管壁或GBM呈弥漫颗粒样沉积。PMN患者肾组织沉积的IgG亚型以IgG$_4$为主，70%～80%患者肾组织PLA2R1阳性。电镜下可见GBM上皮下或GBM内散在或规则分布的电子致密物沉积，上皮细胞可见广泛足突融合。

（2）分期：根据病理病变发展程度，PMN可分为以下4期，但目前没有证据显示PMN的病理分期与临床预后或治疗效果相关。①Ⅰ期：光学显微镜下（简称光镜）可见毛细血管壁正常或呈空泡变性；电镜下GBM基本正常，可有小而分散的电子致密物沉积于足突间隙；②Ⅱ期：光镜下可见GBM不均匀增厚呈钉突样改变；电镜下可见电子致密物沉积于上皮细胞下；③Ⅲ期：光镜下可见GBM不规则增厚；电镜下可见电子致密物沉积在GBM内或上皮下；④Ⅳ期：光镜下可见GBM明显增厚；电镜下可见不规则增厚的GBM内含有褪色的沉着物及透亮区。最后，肾小球毛细血管袢闭塞、僵化，肾小球逐渐硬化。

成年PNS患者，尤其是中老年患者应考虑PMN可能。PMN的确诊需要依靠肾活检病理诊断。对于有肾穿刺禁忌证的患者，可通过检查血清PLA2R1抗体水平推测是否为PMN，但血清PLA2R1抗体检测尚不能取代肾活检。

2. 危险分层　以改善全球肾脏病预后组织（KDIGO）指南为依据，结合患者临床表现、实验室检查指标等，PMN可参考如下方案危险分层（表4-4）：

表4-4　原发性膜性肾病患者的危险分层

危险分层	描述
低危	eGFR 正常 [>60 ml/（min·1.73 m²）] 蛋白尿<3.5 g/d 血清白蛋白>30 g/L 或者 eGFR 正常 [>60 ml/（min·1.73 m²）] 蛋白尿<3.5 g/d，或者经 ACEI/ARB 类药物治疗 6 个月后蛋白尿下降超过 50%
中危	肾功能正常，尿蛋白>3.5 g/d，且经 ACEI/ARB 类药物治疗后，蛋白尿下降不超过 50% 不符合其他高危的条件
高危	eGFR<60 ml/（min·1.73 m²） 尿蛋白持续 6 个月>8 g/24 h 或肾功能正常，尿蛋白>3.5 g/d，且经 ACEI/ARB 类药物治疗 6 个月后，蛋白尿下降不超过 50% 并且符合下列中一项 　血清白蛋白<25 g/L 　PLA2R 滴度>50 RU/ml 　尿 α₁ 微球蛋白>40 μg/min 　尿 IgG>1 μg/min 　尿 β₂ 微球蛋白>250 mg/d 　选择指数>0.2（选择指数定义为 IgG 清除率 / 白蛋白清除率）
极高危	威胁生命的肾病综合征 无法解释的快速恶化的肾功能

注：eGFR. 估算肾小球率过率；ACEI. 血管紧张素转化酶抑制剂；ARB. 血管紧张素受体阻滞药

3. 鉴别诊断　PMN需要与以下疾病进行鉴别。

（1）狼疮性肾炎Ⅴ型：育龄期女性患者多见，多伴有自身免疫指标（如抗核抗体、双链DNA等）异常。肾免疫病理检查可见IgG、IgM、IgA、C1q、C3等全阳性，呈"满堂亮"，广泛沉积于毛细血管袢及系膜区。电子显微镜下可见电子致密物沉积于毛细血管上皮下、系膜区甚至内皮下。

（2）乙型肝炎病毒相关肾炎：患者有明确的肝炎病毒感染史，病毒血清学检查证实有病毒血症，部分患者病毒高度复制。肾组织免疫病理检查发现乙型肝炎病毒抗原成分（特别是e抗原）。

（3）恶性肿瘤所致MN：肺、乳腺、胃肠道等实体恶性肿瘤较常见。MN的临床表现通常与肿瘤控制情况密切相关。肾病理免疫荧光中IgG分型以IgG_1和IgG_2为主。文献报道THSD7A或NELL1阳性提示MN与肿瘤相关。

（三）治疗要点

1. 所有的MN患者都应接受最佳支持治疗，包括水肿或血压升高时适当限制水、钠摄入，应用ACEI/ARB类药物，以及加强抗凝、抗栓治疗等。

2. 不同危险分层的患者治疗原则也不尽相同。低危组患者强调对症支持治疗为主；中危组如支持治疗6个月以上无缓解迹象，可考虑使用钙调磷酸酶抑制剂（CNI）或利妥昔单抗治疗；高危组可采用利妥昔单抗、糖皮质激素联合环磷酰胺或利妥昔单抗联合CNI方案；极高危组建议使用糖皮质激素联合环磷酰胺进行治疗。

二、实战病例

患者，女性，34岁。因"尿中泡沫增多伴双下肢水肿5月余"入院。患者5个月前无明显诱因下出现尿中泡沫明显增多，伴双下肢凹陷性水肿，呈进行性加重。入院后实验室检查结果提示，血清白蛋白19 g/L，肌酐74 μmol/L［EPI-GFR 91 ml/（min/1.73 m^2）］，24小时尿蛋白定量7980 mg，血PLA2R1抗体151.31 RU/ml。筛查各项继发指标，包括抗核抗体、抗可提取性核抗原抗体、抗双链DNA、乙型肝炎病毒、丙型肝炎病毒、肿瘤指标等未见明显异常。

完善肾穿刺术前各项准备，拟第2天行肾穿刺，故当天暂停低分子量肝素。当晚，患者卧床休息时主诉突发右侧胸痛，呼吸困难伴咯血。

（一）接诊医师该怎么办

1. 识别危险征兆 肾病综合征患者，未发现继发因素，PLA2R1抗体151.31 RU/ml，高度提示PMN可能。血栓栓塞事件、感染与AKI是PMN的常见并发症。患者目前处于肾病综合征高凝状态，但因准备肾穿刺暂停抗凝药物的使用，且出现了呼吸困难、胸痛等症状，需要考虑肺动脉栓塞的可能性。

2. 进行体格检查 血压145/90 mmHg，心率108次/分，血氧饱和度91%。端坐呼吸，心律齐，双肺呼吸音粗，双下肺呼吸音变轻。双下肢对称性重度水肿，腓肠肌压痛阴性。

3. 辅助检查及处理

（1）心电监护：患者生命体征已出现变化，有低氧血症，需要实施监测各项生命体征。

（2）心电图：了解心动过速的原因，是否存在可能会导致血流动力学不稳定的心律失常。

（3）实验室检查：血气分析、心肌蛋白、肾功能、电解质、凝血功能检查等。了解患者低氧血症严重程度，同时协助判断有无酸碱平衡紊乱等。

（4）吸氧：患者有明显低氧血症，给予吸氧缓解症状。

（二）上级医师会怎么办

1. 可能的询问（需向上级医师汇报的病情） ①简要病史，目前接受治疗及病情变化情况；②生命体征/体格检查；③给予的处理；④检查结果汇报；⑤需要完善的进一步检查。

该患者重要检查结果回报如下。血气分析：pH 7.31，氧分压21.67 kPa（1 kPa＝7.5 mmHg），二氧化碳分压5.55 kPa，氢离子浓度49.6 nmol/L，标准碳酸氢根19.7 mmol/L，血氧饱和度100%（5 L吸氧中）。心肌蛋白、肾功能、电解质等未见明显异常。凝血功能检查：活化部分凝血活酶时间27 s，凝血酶原时间10.5 s，纤维蛋白降解产物-1 15.1 mg/ml，D-二聚体 4.14 mg/L。心电图显示窦性心动过速。心脏超声显示肺动脉高压（43 mmHg），伴轻度三尖瓣关闭不全。下肢动静脉多普勒超声显示双下肢动脉未见明显异常，双下肢大隐静脉管壁毛糙。肺动脉CTA显示，右下肺动脉分支栓塞伴右下肺下叶不张，包裹性积液。

2. 可能的交代 向患者家属充分交代病情，包括可能的PMN诊断，以及目前存在的肾病综合征并发症——肺动脉栓塞。告知患者家属处理原则及预后，充分知情后签署病危通知书。

3. 可能的治疗 综合考虑患者病情。目前危及患者生命安全的主要矛盾是肺动脉栓塞的形成。故给予患者尿激酶溶栓（25万U）、那屈肝素钙抗凝（4100 U），以及氯吡格雷抗血小板黏附（75 mg）。考虑患者出现了危及生命的肾病综合征并发症，且因为抗凝、溶栓治疗暂时无法进行肾穿刺，结合患者PLA2R1水平，考虑肾脏疾病为PMN（高危）可能大。针对肾脏原发疾病的治疗可采取糖皮质激素联合环磷酰胺方案：泼尼松0.5 mg/（kg·d）联合环磷酰胺（0.5 g/m^2，每月1次）。

病情稳定后，糖皮质激素逐渐减量（每月减量5 mg），抗栓治疗优化为氯吡格雷联合华法林，根据国际标准化比值（international normalized ratio，INR）调整华法林剂量（目标值2～3）。后患者回当地继续治疗，4个月后来我院复查肺动脉CTA未见明显异常；环磷酰胺（CTX）累积用量3.2 g，复查血清白蛋白45 g/L，24小时尿蛋白定量78 mg，PLA2R1滴度15 RU/ml，提示肾病综合征完全缓解。为进一步明确患者肾病理类型，停用氯吡格雷、华法林1周后完善肾穿刺，结果提示为MN I 期。

三、诊疗流程

膜性肾病诊疗流程见图4-5。

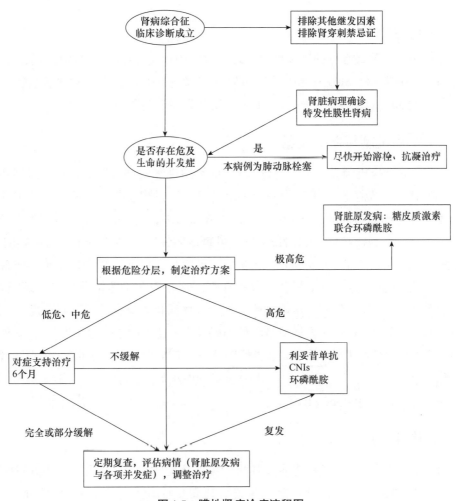

图4-5　膜性肾病诊疗流程图

注：CNIs　钙调神经蛋白抑制剂

（高琛妮　谢静远）

第五节　IgA肾病

一、概述

IgA肾病（IgA nephropathy）指自体肾活检组织免疫病理检查显示肾小球系膜区出现IgA或以IgA为主的免疫复合物沉积，同时除外继发性IgA沉积。

（一）流行病学

IgA肾病是全球最常见的原发性肾小球疾病，中国是IgA肾病的高发国家，占原发性肾小球疾病的45%～50%，80%的IgA肾病患者为青壮年，大多数患者病情呈缓慢发展，其中约30%的患者在发病10～20年后发展为终末期肾病。

（二）发病机制与临床表现

IgA肾病的发病机制尚不清楚。IgA肾病的易感性和疾病进展的风险受遗传和环境因素的共同影响，免疫发病机制为一个多重"打击"过程。首先为循环系统中的半乳糖缺乏型IgA_1（galactose-deficient IgA_1，$Gd\text{-}IgA_1$）增多，进而循环系统中产生针对$Gd\text{-}IgA_1$的抗体，这些IgG抗体可识别IgA_1的半乳糖缺陷铰链区$O\text{-}$聚糖上含有暴露的N-乙酰半乳糖胺（N-acetylgalactosamine，GalNAc）的表位，以此为靶点进一步形成含有致病性IgA_1的免疫复合物，免疫复合物沉积在系膜区，引起细胞活化、肾小球损伤等。此外，感染压力、"肠-肾轴"、淋巴细胞失调、补体活化等学说日益得到重视。

IgA肾病的临床表现多种多样，最典型的表现为"感染同步性血尿发作"，其他常见的表现包括无症状性血尿或伴蛋白尿和进展性肾病，孤立性镜下血尿伴极少蛋白尿者预后良好。除了病理结果外，与预后不良相关的因素包括持续性高血压（≥140/90 mmHg）、蛋白尿＞1.0 g/24 h和基线eGFR降低。

（三）诊疗要点

1. 诊断　确诊IgA肾病只能通过肾活检免疫病理学检查，对于所有IgA肾病患者均应进行继发性因素的评估。除病理诊断外，还需要对病理改变进行详细评价。

多个病理评价体系可用于评价IgA肾病的病理改变。近年来，使用较多的为修订后的牛津MEST分类评分法，用于IgA肾病肾脏病理评估，即系膜细胞过多（M）、内皮细胞过多（E）、节段性硬化（S）和间质纤维化/肾小管萎缩（T）病变可预测临床结果。进一步的回顾性队列研究证实，在至少8个肾小球的活检标本中，M、S和T病变可预测临床结果。在一项更大、更广泛的队列研究中，新月体（C）可预测IgA肾病的预后，故建议将C添加到MEST评分系统中，因此，牛津分型被修订为MEST-C评分系统。

2. 鉴别诊断

（1）继发性系膜IgA沉积：感染、自身免疫性疾病、肿瘤及呼吸道和消化道的其他疾病等，均可出现肾小球系膜区IgA沉积，为继发性IgA肾病。上述继发性因素均有各自相应的临床表现和实验室检查特点，可以依据此鉴别。

（2）非IgA系膜增生性肾小球肾炎：临床上较难鉴别，需根据免疫病理检查区别。

（3）急性链球菌感染后肾小球肾炎：典型的链球菌感染后肾小球肾炎的潜伏期为1～2周，可有自愈倾向。部分患者抗链球菌溶血素O试验结果升高，C3动态变化可提供诊断线索。病理上常表现为毛细血管内增生性肾小球肾炎。

（4）过敏性紫癜性肾炎：主要根据临床表现鉴别，过敏性紫癜性肾炎可有皮肤紫癜、腹痛、关节痛及黑粪等表现。

（5）遗传性肾小球疾病：以血尿为主要表现的遗传性肾小球疾病主要包括薄基底膜肾病和奥尔波特（Alport）综合征，确诊需电镜检查病理学特异性改变。此外，肾组织及皮肤Ⅳ型胶原α链检测及基因检测对Alport综合征的诊断具有重要意义。

（四）治疗

充分评估IgA肾病进展的危险因素对于治疗方案选择非常重要。控制血压和蛋白尿水平是重要治疗原则。

1. 支持治疗

（1）控制血压。应用肾素-血管紧张素系统（renin-angiotensin system, RAS）阻滞剂，建议蛋白尿>0.5 g/24 h的患者，无论是否患有高血压，均接受ACEI或ARB治疗，但不推荐同时应用ACEI和ARB。

（2）防治感染。

（3）评估心血管风险并在必要时开始适当的干预。

（4）提供生活方式建议，包括限制饮食钠盐、戒烟、控制体重和适当运动等。

2. 糖皮质激素的应用　目前，IgA肾病进展高风险被定义为：经过至少90天的优化支持治疗，尿蛋白>1 g/24 h。建议给予最大支持治疗，但仍处于进展性CKD高风险的患者应考虑进行为期6个月的激素治疗。必须与患者讨论治疗中可能出现的药物不良反应，尤其是对eGFR<50 ml/（min·1.73 m²）的患者。对于eGFR<30 ml/（min·1.73 m²），且伴有糖尿病、肥胖、潜在感染风险（患病毒性肝炎、结核）、继发性疾病（肝硬化）、急性消化性溃疡、未控制的精神病等的患者，应谨慎或避免使用糖皮质激素。

3. 免疫抑制剂的应用　目前，对免疫抑制剂治疗IgA肾病的风险获益还存在争议。2021年KDIGO指南提出，除新月体性IgA肾病伴肾功能快速下降外，不建议应用免疫抑制剂。

4. 特殊情况的治疗

（1）伴有肾病综合征的IgA肾病

1）极少数IgA肾病患者出现肾病综合征表现，其电镜特征与足细胞病一致，类似于微小病变性肾病（MCD），肾活检显示，系膜IgA沉积且光镜和电镜特征与MCD一致的患者应给予MCD指南进行治疗。

2）肾病综合征患者的肾活检有系膜增生性肾小球肾炎的共存特征，尽管给予最大支持治疗，可考虑采用与进展性高风险IgA肾病患者相同的方式进行治疗。

3）无肾病综合征但存在肾病范围蛋白尿的情况也可见于IgA肾病，通常提示存在继发性局灶性节段性肾小球硬化症，病因包括肥胖、未控制的高血压或合并弥漫肾小球硬化和肾小管间质纤维化。

（2）伴有急性肾损伤的IgA肾病：对于血尿停止后2周内肾功能未改善的患者，应考虑重复肾活检。IgA肾病由于急进性肾小球肾炎（rapidly progressive glomerulonephritis，RPGN）伴广泛的新月体形成，即使未出现肉眼血尿，也可在新发或自然病程中出现急性肾损伤（AKI）。应根据肾脏病理分别给予对症支持治疗或积极免疫抑制治疗。

（3）快速进展的IgA肾病：快速进展的IgA肾病定义为：在3个月或更短的时间内eGFR下降≥50%，应排除可逆原因（如药物毒性、常见的肾前和肾后原因），并尽快进行肾活检。建议快速进展的IgA肾病患者的治疗方案应参考抗中性粒细胞胞质抗体（antineutrophil cytoplasmic antibody，ANCA）相关血管炎的治疗（使用激素联合环磷酰胺）。

二、实战病例

> 患者，女性，30岁。因"发现尿色加深伴泡沫尿2个月，加重伴乏力1周"入院。患者2个月前咽痛后出现尿色加深，伴尿中泡沫增多，无发热，于当地医院查尿蛋白（＋＋），尿隐血（＋＋＋），镜检红细胞计数10～15个/高倍视野。1周前出现乏力，就诊于我科门诊，测血压178/120 mmHg，查尿蛋白定量2248 mg/24 h，血肌酐129 μmol/L。既往史反复口腔溃疡病史2年。

（一）接诊医师该怎么办

1. **需进一步询问的病史**　重点关注与继发性IgA肾病鉴别和与疾病活动相关的症状。

该患者为青年女性，有血尿、蛋白尿、高血压、肾功能不全的临床表现，需与继发性肾病鉴别。应进一步询问有无皮疹、四肢关节痛、光过敏等系统性疾病表现；了解有无乙型病毒性肝炎病史。体格检查注意有无扁桃体肿大、水肿、睑结膜苍白。

2. 需进一步完善辅助检查 血常规、尿蛋白谱、尿红细胞形态、血白蛋白、血脂、抗O试验、风湿免疫指标及补体、自身抗体谱、肾脏影像学检查及眼底检查。

该病例检查结果回报：血白蛋白38 g/L，胆固醇6.58 mmol/L，甘油三酯3.0 mmol/L，低密度脂蛋白胆固醇2.55 mmol/L，尿红细胞形态提示肾小球源性血尿。肾脏彩超色多普勒超声显示，双肾大小正常，皮髓质分界不清。患者眼底检查未见异常。

3. 评价肾活检术的必要性 患者血肌酐升高、尿蛋白>1 g/24 h，具有肾活检指征。

肾活检病理检查回报：免疫荧光法可见系膜区IgA呈颗粒状沉积；光镜下可见肾小球系膜细胞中度增生、节段性加重，可见系膜插入，系膜基质中度增宽；电镜下可见系膜区及副系膜区团块状电子致密物沉积，上皮足突节段融合。诊断符合IgA肾病（牛津分型：M1E0S0T0）。

（二）上级医师会怎么办

1. 可能的询问 重点核实 ①体格检查发现；②既往史。

2. 可能的文代 患者就诊时eGFR下降，预后差，告知患者肾脏的预后。

3. 后续治疗调整 低盐饮食，改善生活方式，给予ACEI或ARB控制血压，降低心血管风险等支持治疗。

4. 风险评估 若患者经3个月支持治疗后尿蛋白定量仍>1 g/24 h，且eGFR>30 ml/（min·1.73 m²），考虑为进展性高风险IgA肾病。向家属交代糖皮质激素的用药风险后，给予患者6个月糖皮质激素治疗。

三、诊疗流程

IgA肾病诊疗流程见图4-6。

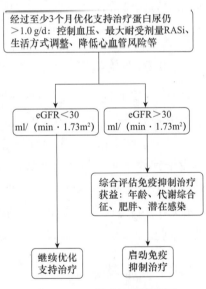

图4-6 IgA肾病诊疗流程图

注：eGFR. 估算肾小球滤过率［ml/（min·1.73 m²）］；RASi. 肾素-血管紧张素系统阻滞剂

（方 明）

第六节　抗肾小球基底膜病

一、概述

（一）定义

抗肾小球基底膜（glomerular basement membrane，GBM）病是指循环中的抗肾小球基底膜抗体在脏器中沉积所引起的一组自身免疫性疾病。其特点是外周血中可以检测到抗GBM抗体和（或）肾活检肾小球基底膜上见到免疫球蛋白IgG呈线样沉积。

（二）流行病学

抗GBM病是一组少见的自身免疫性疾病。人群发病率为0.5～1例/100万人口，各人种均有发病，但黑色人种较为少见。该病占肾活检病例的1%～5%，占新月体肾炎的10%～20%，占终末期肾病的2%。抗GBM病男女均可发病，男女比例为1.4∶1。肺出血常见于男性患者，其原因可能和吸烟有关。在肺出血合并肾炎的患者中，男女比例为3∶1。单纯抗GBM病常见于女性患者，男女比例为0.9∶1。

（三）病因及机制

抗GBM病的发病与遗传易感性和环境因素均密切相关。20%～60%抗GBM病的患者有上呼吸道感染的前驱病史。抗GBM病肺出血和吸烟关系密切，几乎所有的吸烟患者均发生了肺出血，而不吸烟患者的肺出血的发生率明显低于吸烟患者。抗GBM病可继发于其他疾病或与其他疾病伴发，其中膜性肾病最常见，其他还有IgA肾病、膜增殖性肾小球肾炎、局灶性节段性肾小球硬化症（FSGS）、糖尿病肾病等。

抗GBM病是自身免疫性肾脏病的经典模型。体液免疫、细胞免疫，尤其是自身反应性T细胞，在该病的发病过程中均发挥重要作用。

（四）临床表现

抗GBM病主要受累的器官是肾和肺，两者同时受累称为肺出血-肾炎综合征（Goodpasture syndrome），也可各自单独受累。发病时可有发热、乏力、消瘦等全身症状，但一般不常见且程度较轻。肾是最主要的受累器官，受累程度轻重不等。血尿多为镜下血尿和畸形红细胞血尿。病情严重时可出现肉眼血尿和正常形态红细胞血尿。通常出现轻到中度的蛋白尿，也可出现大量蛋白尿而表现为肾病综合征。肾脏存在严重炎症反应时可导致患者腰痛。

抗GBM病的典型临床表现为急进性肾炎综合征，患者有水肿、少尿和（或）无尿，明显的血尿和蛋白尿，肾功能进行性下降。

肺受累时，抗GBM病主要表现为轻重不等的肺出血，患者出现咳嗽、气短、呼吸困难，痰中带血甚至大咯血，严重者可发生窒息危及生命。肺出血的发生率为50%～90%。

10%～38%的抗GBM病患者合并抗中性粒细胞胞质抗体（ANCA）阳性，患者可出现ANCA相关小血管炎的多系统受累临床表现，包括肌肉痛、关节痛、皮疹、眼、耳，鼻等上呼吸道受累，以及肺、消化系统及神经系统受累。

抗GBM病的病理表现为免疫球蛋白IgG沿肾小球基底膜的线样沉积，是抗GBM病的特征性表现。

（五）诊断与鉴别诊断

循环或肾组织中检出抗GBM抗体可确诊本病。目前，应用酶联免疫吸附试验（enzyme-linked immunosorbent assay，ELISA）或放射免疫测定（radioimmunoassay，RIA）检测循环中的抗GBM抗体是国内外通用和公认的方法。肾活检直接免疫荧光检查见到抗体沿肾小球基底膜的线样沉积也是确诊的依据。但是，并非所有抗GBM病患者的肾组织中均可见到这种特征性改变。在肾小球毛细血管袢严重损伤的患者中，沿基底膜的线样沉积往往表现为阶段性或完全缺失。在少数病例中，如糖尿病肾病和移植肾，也可见沿肾小球基底膜的免疫球蛋白线样沉积，此为假阳性结果。

肺出血-肾炎综合征需要进一步与以下疾病相鉴别，如系统性红斑狼疮、过敏性紫癜性肾炎、血栓性微血管病、急性肾衰竭合并心力衰竭、肾病综合征合并肾栓塞及肾小球肾炎合并肺结核等。

（六）治疗要点

抗GBM病的标准治疗方案包括在强化血浆置换治疗，同时给予糖皮质激素和环磷酰胺药物治疗。

抗GBM病的总体预后不佳，我国的研究显示，患者的1年存活率为73%，肾脏存活率为25%。透析、血肌酐＞600 μmol/L及肾活检中100%肾小球有大新月体形成是肾脏预后不佳的指标。肾功能受损较轻或肾功能正常的抗GBM病患者，如果接受与肾功能异常患者同样的强化血浆置换联合激素和环磷酰胺的治疗，通常预后较好。经过治疗，一旦抗GBM病达到缓解标准，几乎不会复发。建议准备肾移植的患者，在抗体阴转6个月后进行肾移植。

二、实战病例

患者，女性，62岁。因"乏力伴血肌酐升高2个月"入院。患者2个月前无明显诱因出现乏力，于当地医院就诊，查血肌酐531 μmol/L，尿蛋白（＋＋＋），尿红细胞70～80个/高倍视野，畸形比例占80%，近3天尿量减少，每天300 ml左右。无咳嗽、咳痰，无发热。

（一）接诊医师该怎么办

1. 病情评价

（1）详细询问病史：患者既往无肾脏病史，高血压病史2年，平时血压控制在130～140/80～90 mmHg，6个月前血肌酐正常。

（2）诱发因素评估：患者近期无血压突然升高的情况，无感染、特殊用药、异地旅居、被蚊虫叮咬等诱因。考虑诊断为急性肾损伤，结合患者乏力、少尿及高龄，需要启动其他检查，尽快明确病因。

2. 识别危险征兆　患者尿量减少，既往有高血压病史，须关注出入量、生命体征、水肿变化情况，避免容量负荷过重导致心功能不全。

3. 面对患者时诊疗注意事项

（1）呼吸系统症状及体征：患者为老年女性，血肌酐短期内迅速升高，伴乏力，临床上须考虑引起急性肾损伤的常见原因，如抗肾小球基底膜病、ANCA相关性血管炎、系统性红斑狼疮等。尤其须关注患者的呼吸系统症状和体征，如呼吸困难、咳嗽、咯血等，警惕病程中出现大咯血。

（2）体格检查：鉴于患者尿量减少，有高血压病史，体格检查尤其须注意心、肺体征。

该例患者体格检查结果：心率89次/分，呼吸24次/分，血压150/90 mmHg。一般情况可，颈静脉无充盈，双肺下野可闻及少量湿啰音，心律齐。

4. 相关联想　注意急性肾损伤的各种并发症，如急性心力衰竭、高钾血症、代谢性酸中毒等。

5. 处理

（1）监测：血压、肾功能、电解质及24小时出入液量，注意患者呼吸系统症状和体征。

（2）实验室检查：查抗GBM抗体、ANCA、风湿免疫疾病自身抗体系列等以明确病因；监测血肌酐、尿素、电解质等以判断患者肾功损伤程度；查血常规、凝血指标以判断患者凝血功能并为透析做准备；查脑钠肽（BNP）判断是否存在心力衰竭和肺水肿。

（3）控制血压，给予适当利尿药。

（二）上级医师会怎么办

1. 可能的询问　①生命体征；②体格检查发现；③既往史；④呼吸系统表现，

抗GBM病可同时累及肺，造成肺泡出血，临床表现为咯血、氧合下降；⑤辅助检查结果。

检查结果回报：血钾5.2 mmol/L；血肌酐751 μmol/L，血尿素氮32 mmol/L；抗GBM抗体阳性，定量＞200.00 U/ml（参考值：0.00～20.00 U/ml）。双肾超声提示双肾体积增大，左肾11.8 cm×4.83 cm×4.64 cm，右肾12.5 cm×4.77 cm×5.36 cm。

2. 进一步评估　①透析通路的条件；②肾活检的可能性。

3. 可能的交代　向患者家属交代病情，签署肾活检、血液透析同意书，下一步治疗计划拟行血浆置换、激素冲击及免疫抑制剂治疗。

4. 治疗调整

（1）血液透析：患者血肌酐进行性上升，持续少尿，存在急性肾损伤，需行血液透析维持内环境稳定。

（2）血浆置换：患者抗GBM抗体阳性、定量高，诊断为抗GBM病明确，需要尽快降低抗体滴度。

（3）激素冲击联合环磷酰胺：应用甲泼尼龙静脉冲击治疗，之后序贯应用口服激素，并加用环磷酰胺。

（4）肾活检：一般状态稳定情况下，尽快行肾活检，明确肾脏病理及预后。

本例患者入院后及时行肾活检，病理可见免疫球蛋白IgG沿肾小球基底膜线样沉积，符合抗GBM病。向患者及家属交代病情，行颈内静脉置管术，行血浆置换，同时给予甲泼尼龙静脉冲击治疗及环磷酰胺治疗。同时监测肾功能、尿量、抗GBM抗体定量等，据结果调整治疗方案。

三、诊疗流程

抗GBM病诊疗处理流程见图4-7。

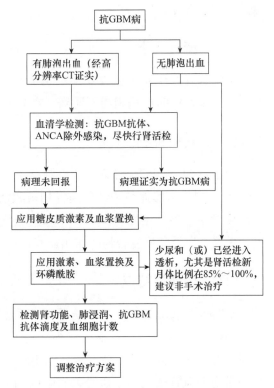

图4-7　抗肾小球基底膜病诊疗处理流程图

注：GBM. 抗肾小球基底膜；ANCA. 抗中性粒细胞质抗体

（孙　立）

第七节　膜增生性肾小球肾炎

一、概述

（一）定义

膜增生性肾小球肾炎（membranoproliferative glomerulonephritis，MPGN）又称为系膜毛细血管性肾小球肾炎（mesangial capillary glomerulonephritis，MCGN），是肾小球肾炎中比较少见的类型之一。MPGN是一种具有特定病理形态及免疫学表现的综合征，临床表现为肾炎综合征、肾病综合征，高血压、贫血及肾功能损害，多数患者伴有持续性低补体血症。

（二）流行病学

MPGN好发于儿童和青壮年，成年人中较为少见，MPGN一般分为特发性和继发性。特发性MPGN的病因尚不明确，本节重点讨论特发性MPGN。

（三）发病机制

目前认为，MPGN与免疫学机制有关，大部分MPGN患者血中的补体C3，C1q及C4降低，提示旁路途径和经典途径均被激活而导致血中补体降低，并伴有免疫复合物的轻度增多和冷球蛋白血症，肾小球内免疫球蛋白及补体的沉积，但补体的异常与疾病的关系，以及免疫复合物的作用还有待进一步探索。

（四）病理学特点

MPGN的病理学特点是光镜下可见系膜细胞及系膜基质的弥漫重度增生（低倍镜下肾小球呈分叶状），广泛插入肾小球基底膜和内皮细胞之间，肾小球基底膜呈分层状增厚，毛细血管袢呈"双轨"征（图4-8）。免疫荧光法可见IgG、C3在系膜区呈团块状和沿毛细血管壁或毛细血管基底膜内侧呈颗粒状沉积。电镜下可见电子致密物沉积于系膜区和内皮下。

1. 按照免疫荧光法免疫球蛋白与C3沉积情况分型

（1）以免疫球蛋白沉积为主，伴或不伴C3，为免疫球蛋白/免疫复合物（immune complex，IC）介导的MPGN。

（2）以补体沉积为主，为补体介导的MPGN，进一步可分为C3肾病、C4肾病。

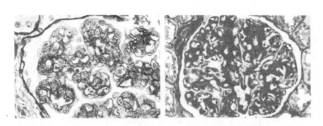

图4-8 膜增生性肾小球肾炎病理改变

注：肾小球呈分叶状，系膜细胞增生、插入肾小球基底膜和内
皮细胞之间，毛细血管袢呈"双轨"征（PAS×400，PASM×400）

（3）免疫球蛋白与补体均为阴性的MPGN。

2. 根据电镜下电子致密物沉积的部位分型

（1）Ⅰ型MPGN（MPGN Ⅰ）：以内皮下和系膜区的电子致密物（主要为免疫球蛋白和C3）沉积为特征。

（2）Ⅱ型MPGN（MPGN Ⅱ）：即电子致密物沉积病（DDD）。以基底膜内电子致密物（主要为补体）呈条带样沉积为特征。很多学者认为，Ⅱ型MPGN在免疫学发病机制、形态特点、超微结构方面与Ⅰ、Ⅲ型MPGN均不同，而将其作为一种独立疾病。

（3）Ⅲ型MPGN（MPGN Ⅲ）：以上皮下和内皮下致密物沉积为特征，本型有2个亚型。

1）MPGN Ⅲ-1型（Burkholder型）：是Ⅰ型MPGN和膜性肾病的混合，即肾小球内皮下和上皮下均可见电子致密物沉积，基底膜可有"钉突"形成。

2）MPGN Ⅲ-2型（Anders型）：是Ⅰ型MPGN和电子致密物沉积病的混合，肾小球内皮下电子致密物沉积的同时，基底膜内也见电子致密物沉积。

（五）临床表现

50%患者有上呼吸道感染的前驱病史。大部分患者伴有蛋白尿（常表现为肾病综合征）、高血压、肾源性血尿及肾功能损害，常呈持续进行性发展。50%～70%的患者有持续性低补体血症，为本病的重要特征。

（六）诊断与鉴别诊断

MPGN的诊断主要依据肾脏病理学检查结果，电镜和免疫荧光法可以区分病理分型。持续性低补体血症、持续无选择性蛋白尿（或肾病综合征）伴有严重多样畸形红细胞尿、与肾功能下降不成比例的贫血，常提示MPGN发生。补体C3的降低常提示病情活动。

诊断特发性MPGN需要排除其他疾病引起的继发性MPGN，包括糖尿病肾病、淀粉样变肾病、单克隆免疫球蛋白相关肾病、系统性红斑狼疮性肾炎、过敏性紫癜性肾炎、感染相关性肾炎等。

（七）治疗

对于特发性MPGN应给予个体化治疗，主要取决于蛋白尿和肾功能的严重程度，但仍缺乏足够的循证医学证据。

1. 隐匿性MPGN，蛋白尿<1 g/d，建议给予支持治疗。

2. 尿蛋白在1~3.5 g/d，未达到肾病综合征诊断标准且eGFR正常，建议应用肾素-血管紧张素系统（RAS）抑制剂，定期监测肾功能、蛋白尿水平及尿液检测。

3. 符合肾病综合征，且肾功能正常或接近正常时，可尝试糖皮质激素治疗，泼尼松（或其他等效激素）以1 mg/（kg·d）（最大剂量60~80 mg/d）开始，持续用药12~16周，如蛋白尿减少≥30%，泼尼松可逐渐减量至隔日治疗，维持6~8个月；如蛋白尿减少<30%，建议泼尼松减量或停药；对于有糖皮质激素禁忌证或不愿意服用糖皮质激素的患者，可以给予钙调神经蛋白抑制剂（CNI）治疗。

4. 肾功能异常（病理为非新月体改变），伴或不伴有大量蛋白尿时，在支持治疗的基础上可给予激素联合免疫抑制剂治疗，泼尼松（或其他等效激素）以1 mg/（kg·d）（最大剂量60~80 mg/d）开始，持续用药12~16周。

（1）12~16周后，肾功能稳定或改善，或者蛋白尿减少≥30%的患者，可被认为治疗有效，逐渐减少糖皮质激素的用量直至停药。

（2）12~16周后，肾功能恶化或蛋白尿减少<30%的患者，认为治疗未起效，建议将泼尼松剂量减至20 mg/d，并联合应用霉酚酸酯（mycophenolate mofetil，MMF），如果治疗6~12个月后肾功能、血尿或蛋白尿情况仍然没有改善，则建议停药，并考虑进行再次肾活检，如肾活检提示，肾小球肾炎仍处于活跃状态，则考虑使用环磷酰胺（CTX）或利妥昔单抗治疗。①口服环磷酰胺2 mg/（kg·d），成年人最大剂量200 mg/d，终身累积量应控制在36 g以内；泼尼松10 mg/d，持续3~6个月。老年人（>60岁）环磷酰胺的剂量应减少25%，并根据肾功能进行适当调整。②在成年人中，先给予1 g利妥昔单抗，14天后再给予1 g利妥昔单抗，6个月后再次重复此治疗方案。

（3）对于MMF＋小剂量泼尼松治疗6个月，或者每天口服环磷酰胺＋泼尼松，或者利妥昔单抗治疗3~6个月后，疾病仍处于持续活动状态的患者，建议停止糖皮质激素和免疫抑制治疗，继续给予支持治疗。

5. 临床表现为快速进展的RPGN时，建议给予大剂量糖皮质激素联合环磷酰胺治疗。

6. eGFR<30 ml/（min·1.73 m²）时，建议给予支持治疗。

（八）预后

大量研究证实，特发性MPGN的10年肾存活率达60%～65%，而且各型MPGN病程及预后类似，约50%表现为肾病综合征的患者10年内可进展为终末期肾病。当出现下列表现时提示预后不良：①发病时就存在肾小球滤过率下降；②表现为肾病综合征；③早期出现高血压、肉眼血尿；④肾脏病理检查提示有新月体等。

二、实战病例

患者，女性，48岁。因"颜面及双下肢水肿6个月，加重3天"就诊。患者6个月前无明显诱因出现颜面及双下肢水肿，无肉眼血尿及尿量变化，无尿频、尿急、尿痛、腰痛不适等。患者未系统诊治。3天前，患者自觉双下肢水肿加重伴晨起眼睑水肿。患者无皮疹、面部红斑，无骨、关节疼痛，无鼻出血、牙龈出血，无脱发、口腔溃疡，无口干、多饮、多尿等，二便正常，近1个月体重增加约3.5 kg。既往史、个人史、婚育史、家族史无特殊。体格检查：血压145/95 mmHg，体重60 kg。眼睑水肿。心、肺查体无明显异常。腹略膨隆，移动性浊音阳性。双下肢中度凹陷性水肿。

（一）接诊医师该怎么办

1. **肾脏评估**　完善肾脏疾病常规辅助检查，如血常规、尿常规、24小时尿蛋白定量、血生化、泌尿系统彩色多普勒超声。

本例患者辅助检查结果显示，①血常规：血红蛋白133 g/L；尿常规：尿蛋白（＋＋），尿红细胞45个/高倍视野；24小时尿蛋白定量5.7 g，尿量1400 ml；②血生化：白蛋白26.6 g/L，血尿素氮7.8 μmol/L，血肌酐98 μmol/L，尿酸403 μmol/L，总胆固醇4.2 mmol/L，甘油三酯2.73 mmol/L；③泌尿系统彩色多普勒超声显示，双肾回声略增强，左肾大小11.2 cm×5.5 cm，右肾大小11.0 cm×5.4 cm。

2. **确定肾脏疾病病因**　患者出现低蛋白血症、大量蛋白尿，本例符合肾病综合征的诊断标准。进一步需要完善肾病综合征病因评估和并发症评价。

该患者入院后进行了尿常规、电解质、血脂测定、胸部X线片、心电图、腹部彩色多普勒超声、心脏彩色多普勒超声检查。

3. **相关联想**　肾病综合征的常见并发症有感染（呼吸道、肠道、泌尿道等）、血栓栓塞、特发性急性肾衰竭、蛋白质及脂肪代谢紊乱。

4. **治疗**

（1）一般治疗：①休息，加强护理；②饮食治疗，低盐（＜3.0 g/d），适量摄入优质蛋白［0.8～1.0 g/（kg·d）］，热量摄入≥126～147 kJ（30～35 kcal）/（kg·d），减少食物中饱和脂肪酸，增加多聚不饱和脂肪酸及可溶性纤维成分。

（2）对症治疗：①利尿、消肿。如给予呋塞米20 mg，2次/天，口服；②减少尿蛋白。首选ACEI/ARB类药物，给予缬沙坦80 mg，1次/天，口服，用药过程监测肾功能及血钾水平。

（3）并发症的防治：注意防治血栓栓塞并发症，预防感染、蛋白质及脂质代谢紊乱、急性肾衰竭等。

（二）上级医师会怎么办

1. 病因评估　重点进行继发性肾病相关原因筛查。

（1）风湿性疾病相关指标：免疫球蛋白、补体、自身抗体等。

（2）肿瘤相关指标：肿瘤标志物检测，血、尿轻链，血、尿免疫固定电泳等。

（3）感染相关指标：乙型肝炎病毒抗体、丙型肝炎病毒抗体、HIV抗体、梅毒血清学检查等。

（4）糖尿病相关指标：空腹血糖、餐后2小时血糖、糖化血红蛋白等。

本例患者上述可能引起继发性肾病因素的检查均未见异常。

2. 可能的交代　向患者家属交代病情，签署肾活检同意书。

该患者肾脏病理结果显示，①免疫荧光法：IgG和C3在系膜区呈团块状沉积；②光镜检查：肾小球系膜细胞和基质弥漫重度增生，沿内皮细胞下向毛细血管壁广泛插入，毛细血管壁弥漫增厚，管腔狭窄，PASM染色基底膜呈现"双轨"征，Masson染色可见系膜区和基底膜的内皮细胞下嗜复红物质沉积；③电子显微镜检查：系膜细胞和基质增生并向内皮下间隙长入，系膜区可见电子致密物，伴有基底膜内侧电子致密物沉积；④病理诊断：符合Ⅰ型膜增生性肾小球肾炎。

根据病理实验室及病理检查结果，该患者最终诊断为MPGN Ⅰ型，肾病综合征。

3. 治疗方案调整　除了上述支持治疗外，需启动免疫抑制治疗。给予泼尼松，起始剂量60 mg/d，持续用药12～16周。如蛋白尿减少≥30%，泼尼松可以逐渐减量至隔日治疗，维持6～8个月；如蛋白尿减少<30%，建议泼尼松减量或停药。同时，应当密切监测肾功能变化。若肾功能进展，应及早加用免疫抑制剂。

三、诊疗流程

特发性膜增生性肾小球肾炎的诊疗流程见图4-9。

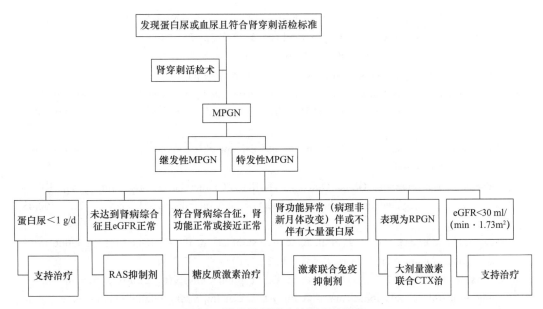

图4-9　特发性膜增生性肾小球肾炎

注：MPGN. 膜增生性肾小球肾炎；RAS. 肾素-血管紧张素系统；RPGN. 急进性肾小球肾炎；CTX. 环磷酰胺；eGFR 估算肾小球滤过率

（崔文鹏）

参 考 文 献

［1］　Alan SL, Chertow GM, Luyckx V. Brenner and rector's the kidney, 10th. Amsterdam: Elsevier, 2019.

［2］　Woo KT. Clinical Nephrology. Republic of Singapore: World Scientific Publishing Company, 2011.

［3］　Kerlin BA, Ayoob R, Smoyer WE. Epidemiology and pathophysiology of nephrotic syndrome-associated thromboembolic disease, Clin J Am Soc Nephrol, 2012, 7(3): 513-520.

［4］　Kidney disease: Improving Global Outcomes (KDIGO) glomerulonephritis work group. KDIGO clinical Practice Guideline for Glomerulonephritis. Kidney Int, 2012, 2(2): 139-274.

［5］　Hogan J, Radhakrishnan J.Thetreatment of minimal change disease in adults.J Am Soc Nephrol, 2013, 24(5): 702-711.

［6］　Xie J, Chen N. Primary glomerulonephritis in mainland China: an overview. Contrib Nephrol, 2013, 181: 1-11.

［7］　D'Agati VD, Kaskel FJ, Falk RJ. Focal segmental glomerulosclerosis. N Engl J Med, 2011, 365(25): 2398-2411.

［8］　Thomas DB, Franceschini N, Hogan SL, et al. Clinical and pathologic characteristics of focal segmental glomerulosclerosis pathologic variants. Kidney Int, 2006, 69(5): 920-926.

［9］　Suzuki H, Kiryluk K, Novak J, et al. The pathophysiology of IgA nephropathy. J Am Soc Nephrol, 2011, 22(10): 1795-1803.

［10］Rodrigues JC, Haas M, Reich HN. IgA Nephropathy. Clin J Am Soc Nephrol, 2017, 12(4): 677-686.

［11］Wyatt RJ, Julian BA. IgA nephropathy. N Engl J Med, 2013, 368(25): 2402-2414.

［12］Trimarchi H, Barratt J, Cattran DC, et al. Oxford classification of IgA nephropathy 2016: an update from the IgA nephropathy classification working group. Kidney Int, 2017, 91(5): 1014-1021.

［13］Saha MK, Julian BA, Novak J, et al. Secondary IgA nephropathy. Kidney Int, 2018, 94(4): 674-681.

［14］李超，李航. 循证医学和个体化医疗时代的IgA肾病治疗. 中华医学杂志，2020，100（30）: 2328-2331.

［15］Pattrapornpisut P, Avila-Casado C, Reich HN. IgA nephropathy: core curriculum 2021. Am J Kidney Dis, 2021, 78(3): 429-441.

［16］Kidney Disease: Improving Global Outcomes (KDIGO) Glomerular Diseases Work Group. KDIGO 2021 clinical practice guideline for the management of glomerular diseases. Kidney Int, 2021, 100(4S): S1-S276.

［17］Rovin BH, Adler SG, Barratt J, et al. Executive summary of the KDIGO 2021 guideline for the management of glomerular diseases. Kidney Int, 2021, 100(4S): 753-779.

［18］Goodship TH, Cook HT, Fakhouri F, et al. Atypical hemolytic uremic syndrome and C3 glomerulopathy: conclusions from a "Kidney Disease: Improving Global Outcomes" (KDIGO) Controversies Conference. Kidney Int, 2017, 91: 539-551.

第五章 继发性肾脏病

第一节 狼疮肾炎

一、概述

狼疮肾炎（lupus nephritis，LN）是系统性红斑狼疮（systemic lupus erythematosus，SLE）最常见的靶器官损害表现，40%～60%的SLE患者初诊时合并LN。LN也是我国继发性肾脏病导致终末期肾病的重要病因。

（一）流行病学

SLE好发于育龄期女性，遗传、环境、内分泌紊乱及免疫系统异常等多方面因素可能参与其中，具体机制尚不完全明确。LN主要是由于自身抗原抗体形成循环免疫复合物并沉积在肾小球所致。

（二）临床表现

LN的临床表现轻重不一，轻者仅有少量蛋白尿和（或）血尿，重者可出现肾炎型肾病综合征，或者急进性肾小球肾炎，常伴有肾性高血压。极少数患者也可表现为不伴血尿的肾病综合征，病理表现为足细胞病，不伴有多种免疫复合物多部位沉积的典型病理特征。此外，患者常有发热、颜面部红斑、关节痛、多浆膜积液、血液系统受累等系统性表现。

（三）诊断

诊断LN前首先应确定SLE的诊断。在SLE基础上，出现以下1项实验室检查异常时可诊断为LN，包括：①蛋白尿：定量＞0.5 g /24 h，或者定性尿蛋白（＋＋＋），或者尿蛋白-肌酐比值＞500 mg/g；②细胞管型：包括红细胞管型等；③活动性尿沉渣（除外尿路感染，尿白细胞＞5个/HPF，尿红细胞＞5个/HPF），红细胞管型或白细胞管型。肾活检病理显示为免疫复合物介导的肾小球肾炎则可确定为LN，其典型病理特征为多种免疫复合物（IgA、IgG、C3、C1q等）在肾小球多部位（内皮下、上皮下及系膜区）沉积。

肾活检可明确LN的病理分型和病变的活动性及慢性化程度，目前LN的病理分型主要依据2003年国际肾脏病学会（International Society of Nephrology，ISN）和肾脏病理学会（Renal Pathology Society，RPS）的建议，并采纳2018年国际RPS工作组的部分修订意见，分为以下类型：Ⅰ型，为轻微系膜病变LN；Ⅱ型，为系膜增生性LN；Ⅲ型，为局灶增生性LN；Ⅳ型，为弥漫增生性LN；Ⅴ型，为膜性LN；Ⅵ型，为晚期硬化性LN；特殊病理类型有狼疮足细胞病和狼疮血栓性微血管病（thrombotic micro-angiopathy，TMA）。

（四）治疗

LN的治疗方案主要是免疫抑制治疗和对症支持治疗，包括诱导缓解和维持治疗2个阶段，应根据临床表现和病理分型进行个体化诱导缓解方案的选择，在患者获得完全缓解后，应维持治疗至少3年。治疗过程中需定期随访，利于调整药物剂量或治疗方案、评估疗效及防治合并症。治疗的最终目标是提高患者和肾脏长期存活率，改善患者生活质量。不同病理类型的LN的治疗方案见表5-1。

表 5-1　不同病理类型狼疮肾炎的治疗方案

病理类型	诱导缓解方案	维持治疗方案
Ⅰ型	激素，或者激素联合免疫抑制剂控制肾外狼疮活动	激素，或者激素联合免疫抑制剂控制肾外狼疮活动
Ⅱ型	激素，或者激素联合免疫抑制剂	MMF 或 AZA
狼疮足细胞病	激素，或者激素＋MMF 或 CNI	MMF 或 CNI
Ⅲ型和Ⅳ型	激素联合 MMF，IV-CYC，或者多靶点（激素、MMF 和 Tac）	MMF 或多靶点
Ⅲ＋Ⅴ型和Ⅳ＋Ⅴ型	CNI、MMF 或多靶点	多靶点或 MMF
Ⅴ型	CNI、MMF 或多靶点	MMF 或 AZA
Ⅵ型	激素，或者激素联合免疫抑制剂控制肾外活动	激素
狼疮 TMA	如肾功能损伤严重，IV-CYC 联合血浆置换或双重血浆置换	MMF、多靶点或 AZA

注：TMA. 血栓性微血管病；MMF. 吗替麦考酚酯；CNI. 钙调神经蛋白抑制剂；IV-CYC. 静脉注射环磷酰胺；Tac. 他克莫司；AZA. 硫唑嘌呤

二、实战病例

患者，女性，48岁。因"发热21天，全身多发皮疹伴肉眼血尿4天"入院。患者21天前无明显诱因出现发热，体温最高达39.5℃，伴咳嗽、咳痰，自行服用"布洛芬、阿奇霉素"治疗，体温降至正常后，出现持续性发热，以低热为主，7天前退热后至今未再次出现发热。4天前全身出现多处红色皮疹，直径为1～5 mm，不突出皮肤表面，压之不褪色，无瘙痒，患者未重视，呈逐渐加重趋势，并出现血尿，为洗肉水样，无尿频、尿急、尿痛，尿量无明显增多或减少。3天前于外院就诊，查血常规：白细胞$3.1\times10^9/L$，血红蛋白70 g/L，血肌酐720 μmol/L；尿常规：尿蛋白（＋），红细胞775.5个/μl；免疫检测抗核抗体阳性，抗双链DNA抗体阳性。诊断为"肾功能不全查因，药疹"，给予"泼尼松60 mg/d"治疗3天，皮疹明显消退，但复查血肌酐未下降。

　　患者述6个月前体检报告显示血肌酐正常，肾脏超声未见异常。家族中无类似病史，流行病学史为阴性。

（一）接诊医师该怎么办

1. **识别危险征兆**　①患者出现不明原因的发热，长达半个月，应注意鉴别发热的病因，包括感染性和非感染性病因。感染性病因除常见细菌、病毒、真菌外，需注意排除不典型病原体和由结核、伤寒等导致的慢性发热。此外，感染性发热也需关注是否存在感染相关的严重并发症，如脓毒血症、感染性休克等。如为非感染性病因，患者同时有皮疹、血液系统损害及肾损害，须注意由系统性疾病引起的发热，包括结缔组织病、肿瘤等；②患者全身多发红色皮疹，且有用药史，须注意药物性皮疹，严重者可发生过敏性休克，从而危及生命。另外，须注意严重全身性剥脱性皮炎，可对患者带来致命性后果；③血肌酐明显升高，6个月前肌酐正常，肾脏超声未见异常，考虑为AKI。须观察和评估有无AKI的严重并发症，如严重高钾血症、充血性心力衰竭、代谢性酸中毒、液体超负荷、脑病等。

2. **面对患者时的注意事项**

（1）生命体征：根据对上述评估，入院后须关注患者的生命体征，判断是否存在感染及感染并发症，是否存在低血压、低氧血症等。患者血肌酐明显升高，应注意是否存在严重液体负荷相应的临床表现，如高血压急症、急性左心衰竭等。

　　该例患者体温37.1℃，脉搏78次/分，呼吸20次/分，血压147/99 mmHg，血氧饱和度100%。

（2）体格检查：患者为中年女性，以发热、皮疹和肾损害起病，辅助检查结果显示，白细胞减少、抗核抗体和抗双链DNA抗体均为阳性，初步诊断为系统性红斑狼疮，狼疮肾炎。体格检查须注意观察皮疹性质，有无关节肿痛、结节等；注意是否存在狼疮引起的其他系统损害（如神经系统、呼吸循环系统等）；注意是否有其他继发性肾炎病因的相关体征。

　　该例患者血肌酐720 μmol/L，应注意有无肺部啰音、颈静脉怒张、肝颈回流征阳性、下肢水肿等液体超负荷相关体征。患者神志清晰，颈软，颈静脉无怒张，肝颈回流征阴性，全身可见散在皮疹，较前已明显消散，无皮肤瘀斑、出血。心、肺、腹查体均无特殊，无关节肿痛、结节，双下肢无水肿。

（3）相关联想：经过上述评估，初步诊断为系统性红斑狼疮，患者肾损害明显，符合狼疮性肾炎的诊断标准。患者目前暂没有威胁生命的严重状况。发热、皮疹均由原发病引起，但仍需排除是否合并感染及药物相关诱因。患者肾损害严重，需进一步检查去评估合并症情况，排除其他继发性肾炎，评估狼疮累及脏器的情况，评估肾脏病变的严重程度。

3. 处理

（1）监测生命体征：尤其是体温和血压情况，积极控制血压。患者入院时存在高血压，控制血压有利于保护肾功能，并为肾活检做好准备。

（2）辅助检查：①血常规、C反应蛋白、降钙素原、血培养、新型冠状病毒核酸检测、呼吸道常见病原体、结核菌素试验、结核感染T细胞检测、β-D-葡聚糖试验（简称G试验）、半乳甘露聚糖抗原试验（简称GM试验）、巨细胞病毒组合、胸部CT等，可以判断患者发热是否为感染性病因所致及感染病原体排查；②尿常规、尿红细胞位相、24小时尿蛋白定量、泌尿系统彩色多普勒超声，可以初步评估患者肾损害性质；③血小板、凝血功能、血型、术前感染组合（肝炎、梅毒、HIV抗体），可评估患者肾损害严重程度，可能需要急诊血液透析，应做好术前准备；④急诊血生化组合，可判断患者血钾、血钠、CO_2结合力、血肌酐、尿素氮和酸碱平衡紊乱的程度；⑤红细胞沉降率、SLE抗体组合、补体、抗心磷脂抗体、狼疮抗凝物，用于辅助诊断SLE；⑥ANCA组合、抗GBM抗体、冷球蛋白、血清免疫固定电泳、血尿本周蛋白等，可以排查其他系统性疾病相关肾损害。

（3）肾活检：该例患者有肾活检指征，活检可以明确狼疮肾炎的病理分型及病变急慢性情况，对于治疗方案的制订具有重要的指导意义。

（4）抗感染：患者有发热症状，应判断是否有感染的依据，如有则需使用抗生素治疗。

（5）糖皮质激素和免疫抑制治疗：免疫抑制剂如吗替麦考酚酯、环磷酰胺，糖皮质激素如泼尼松、甲泼尼龙等为治疗狼疮肾病的一线用药，需要根据LN病理类型选择治疗方案。患者目前初步诊断为狼疮肾炎，虽然病理分型未明，可先给予足量激素口服治疗，即泼尼松，起始剂量1.0 mg/（kg·d）。待排除感染后再考虑加用免疫抑制剂。

（6）羟氯喹：除有禁忌证患者外，推荐所有LN患者使用羟氯喹。该例患者诊断明确后即加用羟氯喹0.2 g，2次/天。

（二）上级医师会怎么办

1. 可能的询问　①临床表现；②生命体征；③查体发现；④既往史；⑤尿量情

况；⑥常规检查、肾功能、风湿免疫学检查结果；⑦心电图、肾脏彩色多普勒超声结果；⑧评估肾活检时机；⑨评估合并感染的情况；⑩评估是否需要急诊血液透析治疗；⑪评估原发病的强化治疗方案。

入院后辅助检查结果，血红蛋白72 g/L；肌酐830 µmol/L；尿蛋白（＋），尿隐血（＋＋＋），尿红细胞1049个/µl；抗核抗体＞300.00 U/ml，抗双链DNA抗体79.00 U/ml，抗SSA抗体（＋），抗Sm抗体（±）；C3 0.48 g/L，C4 0.14 g/L；库姆斯试验阳性（＋＋）；纤维蛋白原4.75 g/L。泌尿系统超声显示，双肾大小正常，实质回声增强，皮髓质分界清楚。双肺CT未见明显异常。

2. 可能的交代　向患者家属交代病情，告知病情严重性，签署肾活检同意书、使用激素和免疫抑制剂知情同意书和输血制品同意书。

患者目前的病情有肾活检指征，无明显禁忌证，应尽快安排行肾活检术。患者目前肾损害严重，有透析指征，但患者目前尿量正常，无特殊不适症状，无液体超负荷的表现，无严重高钾血症和代谢性酸中毒，暂不需要急诊透析，但需做好血液透析的准备。同时，患者6个月前体检时肾功能正常，本次起病为急性起病，发病时间短，目前诊断明确，为狼疮肾炎，及时积极治疗后肾脏病情可能逆转。

3. 可能的治疗

（1）激素冲击治疗和维持治疗：患者临床上以急进性肾小球肾炎起病，血肌酐快速升高，伴血液系统损害（白细胞减少和溶血性贫血），狼疮活动明显，排除感染后立即给予糖皮质激素冲击（第一疗程：甲泼尼龙0.5 g，1次/天，治疗3天），同时给予丙种球蛋白冲击治疗（丙种球蛋白20 g，1次/天，治疗3天）。冲击治疗后患者肾功能明显改善，血肌酐快速下降至576 µmol/L。5天后肾活检报告显示，新月体肾小球肾炎，9个肾小球中1处祥坏死，5个细胞纤维性新月体，1个小细胞纤维性新月体。考虑狼疮肾炎急性期病变为主，1周后安排第二次冲击治疗（甲泼尼龙0.5 g，1次/天，治疗3天），冲击间期和后续给予足量激素口服治疗。经上述治疗，患者体温正常，皮疹完全消散，肉眼血尿变淡，复查血肌酐进行下降，出院前复查血肌酐为289 µmol/L。

（2）免疫抑制剂治疗：诊断明确后即加用羟氯喹0.2 g，2次/天，冲击治疗完成后开始加用吗替麦考酚酯0.5 g，2次/天。

（3）其他辅助治疗：控制血压、保护胃黏膜等支持治疗。

三、诊疗流程

目前关于LN的诊治流程见图5-1。

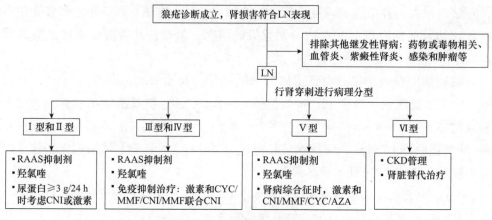

图5-1 狼疮肾炎的诊治流程

注：LN. 狼疮肾炎；RAAS. 肾素-血管紧张素-醛固酮系统；CNI. 钙调神经蛋白抑制剂；CYC. 环磷酰胺；MMF. 吗替麦考酚酯；AZA. 硫唑嘌呤；CKD. 慢性肾脏病

（李　凤　周　怡）

第二节　系统性血管炎肾脏损害

一、概述

系统性血管炎是指以血管壁的炎症和纤维素样坏死为病理特征的一组系统性疾病，可分为原发性和继发性，继发性系统性血管炎是指继发于如药物、感染、冷球蛋白血症、类风湿关节炎、系统性红斑狼疮、肿瘤等；原发性系统性血管炎则主要指目前病因不明者。国际Chapel Hill共识会议（Chapel Hill Consensus Conference，CHCC）制定了应用最为广泛的命名系统，根据受累血管的大小将系统性血管炎分为3类，即大血管炎、中等血管炎和小血管炎。在原发性小血管炎中，部分疾病与抗中性粒细胞胞质抗体（ANCA）密切相关，ANCA是其特异性的血清学诊断工具，因而又称为ANCA相关性小血管炎（ANCA associated vasculitis，AAV），包括肉芽肿性多血管炎（granulomatosis with polyangiitis，GPA）、显微镜下多血管炎（microscopic polyangiitis，MPA）和嗜酸性肉芽肿性多血管炎（eosinophilic granulomatosis with polyangiitis，EGPA）。

ANCA是一种以中性粒细胞和单核细胞胞质成分为靶抗原的自身抗体。ANCA的主要检测方法包括间接免疫荧光和酶联免疫吸附法。间接免疫荧光法显示，ANCA可呈胞质型（cytoplasmic ANCA，cANCA）和环核型（peri-nuclear ANCA，pANCA）；cANCA的主要靶抗原是蛋白酶3（proteinase 3，PR3），pANCA的主要靶抗原之一是髓过氧化物酶（myeloperoxidase，MPO）。

（一）流行病学和病因

最近的研究显示，AAV患病率为（10~20）/百万。其中，欧洲血统为主的国家或地区以GPA（PR3-AAV）为主，而MPA（MPO-AAV）主要在亚洲国家或地区如中国和日本。此外，GPA的发病率受纬度的影响，在赤道附近地区的发病率较低。

目前AAV的病因尚不清楚。多种因素可引起该疾病，如在某些遗传背景下由某些环境因素诱发。环境因素包括感染、药物及职业接触史等。AAV的发病机制中，ANCA、中性粒细胞和补体替代途径三者之间的相互作用是核心环节。此外，抗内皮细胞抗体、B细胞和T细胞也参与AAV的发生。

（二）临床表现

血管炎往往引起多脏器受累，自然病程死亡率高，预后差，需要迅速识别和治疗。AAV可见于各年龄组，但尤以中老年人多见，50~60岁为高发年龄，好发于冬季，患者常有不规则发热、疲乏、关节肌肉疼痛和体重下降等非特异性全身症状。

肾脏受累时称为系统性血管炎肾损害（systemic vasculitis associated kidney injury），活动期常呈现血尿、蛋白尿、肾功能下降，表现为肾脏病理变化基本相同，即以寡免疫沉积性坏死性新月体肾炎为特征。

显著的肾外表现是肺部病变，临床症状有咳嗽、痰中带血甚至咯血，易误诊为感染、肿瘤和结核，严重者可起肺泡广泛出血导致呼吸衰竭从而危及生命。EGPA患者常出现哮喘。眼受累可表现为葡萄膜炎；耳受累可表现为分泌性中耳炎、耳鸣、听力下降；鼻受累可表现为鼻窦炎、鼻息肉、鼻甲肥大；咽喉部受累可表现为咽鼓管炎、声门下狭窄；神经系统受累最常见的症状为多发性单神经炎；皮肤受累可表现为皮疹、溃疡、坏疽、结节、网状青斑等；消化道受累常表现为胃肠道溃疡、出血、腹痛、腹泻及肠穿孔。

（三）诊断与鉴别诊断

国际上尚无统一、公认的临床诊断标准。目前应用最为广泛的是Chapel Hill系统性血管炎命名国际会议所制定的标准。不同血管炎的诊断通常基于受累器官、受累血管大小、组织病理学特征及诊断影像学上的特征性表现。对于可能诊断为血管炎的病例，应详细采集病史，包括用药史、感染性疾病暴露史，以及提示或排除某些诊断的症状表现。仔细的体格检查能识别血管炎可能的受累部位并确定血管病变的范围。常规实验室检查，包括血常规、血清肌酐、肝功能、红细胞沉降率、C反应蛋白、病毒性肝炎的血清学检查、血清冷球蛋白检测及尿液分析（含尿沉渣检测），可帮助识别器官受累的程度并排除其他疾病。其他实验室检查项目取决于所怀疑的诊断和表现，如检测ANCA、抗核抗体和补体水平，胸部X线片或胸部高分辨率CT，肌电图，腰椎穿刺。如有可能，建议行受累组织活检。

临床上患者呈全身多系统受累表现、实验室检查指标呈现炎症反应（红细胞沉降率增快、C反应蛋白升高）时应高度怀疑本病的可能。部分患者也可仅表现为急进性肾炎综合征，少数早期轻型患者则可表现为单纯血尿。典型肾脏病理改变是肾小球毛细血管襻纤维素样坏死和（或）新月体形成。ANCA阳性支持诊断。2017年修订的《GPA和MPA中关于ANCA检测的国际共识》指出，高质量的抗原特异性免疫测定是MPO-ANCA和PR3-ANCA的首选筛查方法。

AAV呈肺出血肾炎综合征者应与抗GBM病相鉴别。前者ANCA阳性，后者抗肾小球基底膜抗体阳性。肾活检标本免疫荧光法显示免疫复合物阴性或微量，抗GBM病IgG呈线条样沿GBM分布。值得注意的是，20%～30%的抗GBM病患者除抗GBM抗体阳性外，还可同时合并ANCA阳性。坏死性新月体性肾小球肾炎并非AAV所特有的病理改变，狼疮性肾炎、IgA血管炎肾损害、感染性心内膜炎引起的肾损害均可出现相似的病理变化，应结合临床、免疫学检查和其他病理特征加以鉴别。

（四）治疗原则

AAV的治疗分为诱导缓解期（3～6个月，甚至12个月）和维持缓解期（2～4年）。

1. 诱导缓解期治疗　常应用糖皮质激素联合细胞毒性药物，2021年KDIGO指南建议激素联合环磷酰胺或利妥昔单抗作为新发AAV的初始治疗，吗替麦考酚酯可作为复发低危患者的备选诱导治疗方案，不建议用于重度肾功能不全的患者。对于重症患者应采取必要的抢救措施，如血清肌酐快速升高的患者、低氧血症的弥漫性肺泡出血患者、ANCA血管炎合并抗GBM病的患者，包括大剂量甲泼尼龙冲击和血浆置换。建议在环磷酰胺或利妥昔单抗疗程内使用低剂量磺胺甲噁唑/甲氧苄啶预防肺孢子虫肺炎。依赖透析且无任何肾外表现的患者，在透析3个月后可停止免疫抑制治疗。

2. 维持缓解期治疗　主要是长期应用免疫抑制药物，伴或不伴小剂量激素治疗。建议在环磷酰胺诱导后，应使用低剂量糖皮质激素联合硫唑嘌呤或利妥昔单抗减少复发。复发可以分为严重复发和轻微复发，前者是指危及生命或重要脏器的复发，此时应根据初始治疗的方案进行诱导治疗。对于轻微复发患者，可上调维持治疗的强度。

二、实战病例

患者，男性，64岁。因"腹痛、尿色加深1个月"入院。患者1个月前无明显诱因上腹痛，为持续性隐痛伴腹胀、黑便、食欲下降。继之逐渐出现尿色加深、浓茶色尿，伴尿中泡沫增多、颜面及上、下肢轻度水肿、尿量逐渐减少，每天约1000 ml。4天前无诱因出现双下肢出血性皮疹、无融合、无瘙痒。2天前查白细胞计数16.8×10⁹/L，血红蛋白106 g/L，血小板计数554×10⁹/L；C反应蛋白40 mg/L；血肌酐234 μmol/L，血尿素氮10.58 mmol/L，白蛋白27 g/L；尿隐血（＋＋），蛋白（＋

＋＋）；抗PR3-ANCA 25 RU/ml。给予"奥美拉唑"20 mg，2次/天，口服，腹痛症状部分缓解，为进一步诊治来院。自述既往体健。自发病以来，自觉听力下降、有双眼发红病史，无发热，无鼻出血，无口腔溃疡，无关节痛，无雷诺现象。饮食、睡眠差，体重下降10 kg。

（一）接诊医师该怎么办

1. 识别危险征兆　该病例为老年男性，多器官受累，涉及消化道、肾脏、皮肤、眼、耳伴有炎症指标升高，应考虑系统性疾病。一个器官或系统的病变如未能及时治疗，可导致其他系统序贯性受累，产生多脏器受累或功能衰竭。老年男性，以"一元论"首先考虑肿瘤、感染、自身免疫导致的系统性疾病，如血管炎。患者PR3-ANCA阳性，考虑GPA可能，但PR3-AAV在我国相对少见，需进一步评估除外继发性血管炎。患者临床表现与小血管炎相匹配并伴有PR3-ANCA血清学阳性，肾脏进展较快，明确诊断的同时应尽量避免推迟免疫抑制治疗。

（1）消化道出血：患者存在显性出血，表现为黑便、血红蛋白下降，应除外肝硬化、消化性溃疡等基础病，还需要评估患者的出血量、出血速度、出血部位，是否存在活动性出血，周围循环情况、合并症与并发症，是否需要输血及行急诊胃肠镜止血等。

（2）急性肾脏病：患者既往体健，存在血尿、蛋白尿、肾功能受损，考虑急性肾脏病（acute kidney disease，AKD），AAV肾损伤可能大，可完善双肾超声、尿有形成分分析评估肾损伤程度，完善免疫球蛋白、补体、ANCA、血尿免疫固定电泳、冷球蛋白等检查明确继发因素。患者尿量减少，应评估患者容量状态。

（3）其他重要脏器受累：应详细评估患者系统受累的情况，包括肺、心及神经系统等。

2. 面对患者时的注意事项

（1）生命体征：该例患者体温36.5 ℃，脉搏76次/分，呼吸18次/分，血压131/81 mmHg。

（2）体格检查：患者多系统受累，应完整系统回顾，同时重点查体。

该例患者，神志清晰，轻度贫血貌，全身浅表淋巴结未触及肿大。巩膜无黄染、瞳孔等大等圆。外耳道无分泌物，鼻外形正常，鼻窦区无压痛。口唇无发绀、咽充血、双侧扁桃体无肿大。气管居中，双肺呼吸音清，未闻及明显干、湿啰音。心律齐，各瓣膜听诊区未闻及杂音。腹软，剑突下轻压痛，肝、脾肋下未触及，墨菲征（－），移动性浊音（－），肠鸣音4次/分。双下肢轻度凹陷性水肿；病理征（－）。

（3）相关联想：急、慢性肾脏病的鉴别诊断，可结合患者病史、症状、肾脏影像学、慢性并发症等综合评估。

3. 处理

（1）完善实验室检查：①常规项目，包括完善血常规、网织红细胞计数；查凝血功能以评估出血；查血肌酐、血尿素氮、电解质、血气分析以判断肾损伤的程度；查红细胞沉降率、C反应蛋白评估炎症状况；查尿常规、尿红细胞位相、24小时尿蛋白定量以评估血尿、蛋白尿；②特殊项目，包括急查ANCA及抗GBM抗体，本病凶险，进展速度快，一旦明确诊断，需尽早启动治疗；③其他继发因素筛查，如完善免疫球蛋白、补体、肿瘤标志物，血、尿免疫固定电泳，冷球蛋白，浅表淋巴结超声，超声心动图等检查明确继发因素；④与并发症相关的检查，如完善甲状腺功能、D-二聚体检查等。

（2）辅助检查：①完善双肾彩色多普勒超声、双肾动脉彩色多普勒超声以评估肾脏结构及血管受累情况；②胸部CT：AAV常见肺部受累；③腹部超声、胃肠镜检查，可用于患者腹痛、消化道出血的病因诊断；④超声心动图：PR3-ANCA常继发于感染性心内膜炎，应进一步排除。

（3）相关学科会诊检查：请消化科、眼科、耳鼻喉科会诊，评价目前器官受累及诊治建议。

4. 治疗　①吸氧、抑酸、补液、纠正贫血、纠正水和电解质平衡紊乱、营养支持等积极对症支持治疗；②考虑患者胃肠及肾脏为系统性疾病的表现，尽快追踪相关检查结果，必要时尽快行组织活检确诊，启动免疫抑制治疗。

（二）上级医师会怎么办

1. 可能的询问　①系统受累情况；②体格检查发现；③既往史；④实验室检查结果：白细胞计数14.6×10^9/L，血红蛋白77 g/L，血小板计数481×10^9/L；C反应蛋白40 mg/L；红细胞沉降率112 mm/1 h；降钙素原0.11 ng/ml；血肌酐247 μmol/L，尿素氮7.58 mmol/L，白蛋白24.3 g/L；尿隐血（＋＋＋），蛋白（＋＋），红细胞满视野/HPF；24小时尿蛋白2.66 g；尿白蛋白肌酐比（albumin creatinine ratio，ACR）955.4 mg/g，尿NAG酶（尿N-乙酰β-D-氨基葡萄糖苷酶）53 U/L，尿α_1微球蛋白 48.1 mg/L；抗PR3-ANCA 25 RU/ml；ANA 1∶100；抗GBM抗体、抗ENA谱、免疫球蛋白、补体、肿瘤标志物、抗磷脂酶A2受体抗体、冷球蛋白未见异常。甲状腺功能未见异常；D-二聚体 2.66 mg/L。超声显示双肾体积增大（右肾12.1 cm×1.7 cm，左肾12.4 cm×1.8 cm），肾动脉未见异常。双肺CT、颅脑MRI未见明显异常。双侧筛窦、上颌窦炎症。双耳感音神经性聋；双眼白内障、右眼视盘水肿；⑤支持治疗的效果；⑥评估肾脏穿刺可行性：双肾结构和患者配合情况。

2. 可能的交代　向患者家属交代病情，签署抢救同意书、激素冲击知情同意、免疫抑制剂使用知情同意、胃肠镜检查知情同意。

3. 可能的治疗　监测患者肌酐未见进行性升高，复查抗PR3-ANCA 25 RU/ml，经食管超声除外了感染性心内膜炎，内镜明确胃窦溃疡。肾穿刺活检明确新月体性肾小球肾炎（15个肾小球，3个细胞性、2个小细胞性新月体、2个细胞纤维性新月体、1个纤维性新月体）。

根据上述检查结果，患者暂无透析和血浆置换指征，遂给予患者甲泼尼龙冲击治疗（0.5 g×3天）、胃黏膜保护剂，序贯环磷酰胺静脉滴注（2周应用0.4 g），糖皮质激素逐渐减量，患者黑便停止，肌酐逐渐回落至正常，血尿明显改善。1个月后复查胃镜显示，溃疡消失、黏膜光滑。患者规律随访，激素逐渐减量，每月规律静脉滴注环磷酰胺0.6～0.8 g。

三、诊疗流程

AAV肾损伤的诊治流程见图5-2。

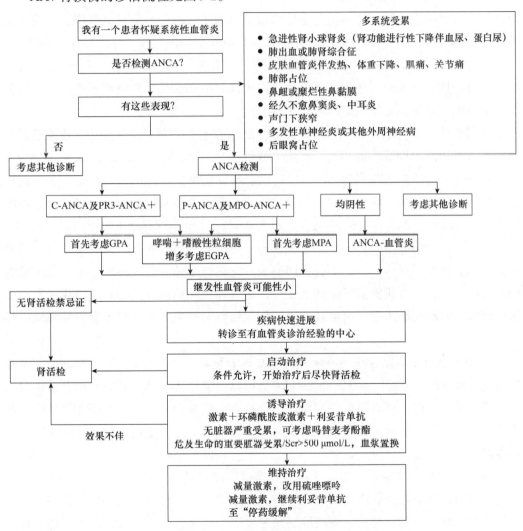

图5-2　AAV肾损伤的诊治流程

注：AAV. ANCA相关性小血管炎；MPA. 显微镜下多血管炎；EGPA. 嗜酸性肉芽肿性多血管炎；Scr. 血肌酐；C-ANCA. 中性粒细胞胞质抗体胞质型；P-ANCA. 中性粒细胞胞质抗体核周型；PR3-ANCA. 蛋白酶3-中性粒细胞胞质抗体；MPO-ANCA. 髓过氧化物酶-中性粒细胞胞质抗体

（周绪杰）

第三节   其他自身免疫性疾病肾损害

一、概述

（一）系统性硬化相关肾损害

系统性硬化（systemic sclerosis，SS）是一种以局限性或弥漫性皮肤增厚和纤维化为特征，可影响心、肺、肾和消化道等内脏器官的结缔组织疾病。北京协和医院曾报道SS的临床肾损害发病率为9.4%，尸检肾脏病理改变约占80%。目前SS的病因未明，可能与遗传易感性、环境因素、性别及免疫异常有关。其机制是免疫系统功能失调，在多种自身抗体、细胞因子参与下，血管内皮细胞损伤活化，刺激成纤维细胞合成胶原功能异常，最终导致血管壁和组织的纤维化。

SS肾损害可分为急性和慢性两种。急性SS肾损害患者早期突然起病，迅速进展至恶性高血压和进行性肾功能不全，称为系统性硬化肾脏危象（scleroderma renal crisis，SRC），发病率占SS的2%~15%，其发病机制与早期发生广泛的血管病变有关，此外还与寒冷、激素使用、感染及脱水等诱发因素有关。如不及时处理，患者常于数周内死于心力衰竭及尿毒症。慢性SS肾损害患者在起病2~3年后逐渐出现蛋白尿、镜下血尿、高血压及肾功能不全等症状。肾脏病理主要表现为血管病变，以叶间动脉、弓形动脉及小动脉受累最为明显，血管内膜有成纤维细胞增殖、黏液样变、酸性黏多糖沉积及水肿，血管平滑肌细胞发生透明变性，血管外膜及周围间质均有纤维化。肾小球的病理改变以缺血性为主，可见基底膜不规则增厚及劈裂，伴有肾小管萎缩和间质纤维化。

在SS的基础上，结合典型临床表现、血肌酐升高、肾素水平升高［排除血管紧张素转化酶抑制剂（ACEI）类药物的影响］等可以明确诊断。SS肾损害可能合并蛋白尿和（或）镜下血尿，可有微血管溶血性贫血和血小板减少。本病应与假性硬皮病，如硬肿病、硬化性黏液水肿、嗜酸性筋膜炎及肾源性系统性纤维化/肾源性纤维性皮病相鉴别。

治疗原则为控制血压，改善肾功能。糖皮质激素可减轻早期或急性期皮肤水肿，对炎性肌病、间质性肺部疾病的炎症期有一定疗效，因其与SRC风险增加相关，应用时须仔细监测血压和肾功能。免疫抑制剂主要用于合并脏器受累时，常用药物有环孢素A、环磷酰胺、硫唑嘌呤、甲氨蝶呤等，有报道甲氨蝶呤可改善早期弥漫型SS的皮肤硬化，与糖皮质激素合并应用，常可提高疗效和减少糖皮质激素用量。合并有肺动脉高压SS肾损害患者的一般治疗包括氧疗、利尿药和强心剂应用及抗凝治疗。ACEI可用于SRC的治疗，一旦新出现高血压或怀疑SRC时，应立即使用短效ACEI控制血压。肾衰竭可行血液透析或腹膜透析治疗。提示预后不佳的情况：①男性；②高龄；③合并硬皮病心脏损害；④72 h内无法控制的高血压；⑤治疗前血肌酐水平＞265 μmol/L。

（二）原发性干燥综合征相关肾损害

原发性干燥综合征（primary sjögren syndrome，PSS）多见于中年女性，是以侵犯唾液腺、泪腺等外分泌腺体为主的慢性系统性自身免疫性疾病，血清中存在大量自身抗体，但也可累及多种内脏器官。PSS分为原发性和继发性两类。PSS的肾损害较常见，发生率为30%～50%。遗传背景、病毒感染、性激素、细胞和体液免疫异常等均参与PSS的发病过程。

临床上PSS主要表现为肾小管间质性损害，如肾小管酸中毒、肾性尿崩症等，少数患者表现为范科尼综合征（Fanconi综合征）及肾小管性蛋白尿。肾小球损害表现为高血压，轻度蛋白尿及镜下血尿，部分患者可出现肾病综合征，很少出现肉眼血尿及肾功能不全。PSS肾脏病理可见肾小管间质病变、肾小球肾炎和血管炎。肾小管间质性肾炎为主要病变，表现为肾小管间质单核细胞、淋巴细胞等弥漫性浸润，伴不同程度的小管萎缩和纤维化。肾小球肾炎病理可见膜性肾病（MN）、局灶节段性肾小球硬化（FSGS）、膜增生性肾小球肾炎（MPGN）等，光镜下可见毛细血管腔内血栓样沉积，其主要成分为冷球蛋白，系膜细胞和细胞外基质增生导致肾小球基底膜增厚，形成典型的"双轨征"。免疫荧光下可见免疫球蛋白（主要是单克隆IgMκ型类风湿因子及多克隆的IgG、IgA）、补体等沉积。

目前应用美国风湿病学会（American College of Rheumatology，ACR）分类诊断标准（2012年）和ACR/欧洲抗风湿病联盟（European League Against Rheumatism，EULAR）分类诊断标准（2017年），通过检测腺体内单核细胞浸润程度、抗SSA抗体水平、眼部染色评分、泪液生成量和唾液分泌量等进行评估。PSS患者出现肾脏小管间质病变，肾活检发现间质灶状淋巴细胞浸润、肾小管萎缩及纤维化可明确诊断。如表现为肾小球损害为主，需注意除外其他免疫系统疾病所致肾损害。对于有重要脏器受累的患者，应使用糖皮质激素治疗，对于病情进展迅速者可合用免疫抑制剂如环磷酰胺、硫唑嘌呤等。恶性淋巴瘤者宜进行联合化疗。研究证实CD40阻断剂（伊斯卡利单抗）和B细胞激活因子受体抑制剂（伊那鲁单抗）可明显降低PSS的疾病活动度。单纯肾小管酸中毒和肾性尿崩症可给予补钾、纠正酸中毒等对症治疗。

（三）类风湿关节炎相关肾损害

类风湿关节炎（rheumatoid arthritis，RA）是一种以侵蚀性、对称性多关节炎为主要临床表现的慢性、全身性自身免疫性疾病，可表现为关节晨僵、肿胀、疼痛及功能障碍等。RA发病率为0.5%～1%，男女患病比约为1∶4。应用治疗药物引发的肾病变较RA本身引起更为常见，患者多表现为镜下血尿伴或不伴蛋白尿，肾功能不全少见。肾脏病理表现多样，包括系膜增生性肾小球肾炎、膜性肾病、继发性淀粉样变性病和小血管炎，还可能伴有肾小球基底膜变薄，可见IgM或IgA为主的沉积。实验室检查发现，血清类风湿因子的滴度较无肾脏病者高。

膜性肾病多由RA治疗药物所致，主要包括金制剂（发生率1%～3%）和青霉胺（发生率7%），免疫复合物多沉积于系膜区，因此，又被称为不典型膜性肾病。临床上常表现为肾病综合征，也可为少量蛋白尿和（或）血尿，肾功能不全少见［详见本节"（六）风湿病治疗药物导致的肾损害"部分］。继发性淀粉样变性占RA患者的5%～10%，为淀粉样蛋白A过度产生所致，多表现为肾病综合征，主要见于长期、慢性、活动性的类风湿关节炎患者，是RA患者发生肾功能不全的主要病理改变。

RA经甲氨蝶呤、来氟米特或柳氮磺吡啶等单药规范治疗仍未达标者，建议联合用药。若仍不能达标，可考虑延长治疗时间，并观察疗效。必要时可应用激素、生物制剂等。因药物治疗引起的肾损害，必要时需停药更换治疗方案。

（四）银屑病肾损害

银屑病（Psoriasis）是一种遗传与环境共同作用诱发的免疫介导的慢性、复发性、炎症性、系统性疾病。根据临床特征可分为寻常型、关节病型、脓疱型及红皮病型，其中寻常型占90%以上。近年来，国内外多个研究发现，中、重度银屑病是慢性肾脏病和终末期肾病的独立危险因素。2005年，Singh等通过报道银屑病患者肾活检发现肾小球肾炎的病例，首次提出"银屑病肾病"的概念。长期的慢性病变可继发肾淀粉样变病变，治疗药物的使用（如甲氨蝶呤、环孢素等）也可引起相应的肾脏损伤。

银屑病相关肾损害主要与炎症反应、氧化应激、免疫复合物沉积、肾素-血管紧张素-醛固酮系统（RAAS）过度激活、内皮功能障碍、胰岛素抵抗、脂肪因子紊乱、遗传和药物等因素有关。据报道，银屑病合并肾损害的肾脏病理类型包括IgA肾病、膜性肾病、继发性肾脏淀粉样变性、膜增生性肾小球肾炎、局灶增生性肾小球肾炎等。临床可表现为血尿、蛋白尿、水肿、高血压等。

银屑病合并肾损害的治疗尚未达成共识。富马酸盐、甲氨蝶呤、环孢素可用于轻、中度肾损害的银屑病患者，严重肾功能不全时不建议使用。研究提示生物制剂可用于慢性肾脏病和肾损害的各个阶段。

（五）抗磷脂综合征肾病

抗磷脂综合征（antiphospholipid syndrome，APS）是一种以反复发生的血栓形成事件和（或）病态妊娠为主要临床特征，并伴有血清中抗磷脂抗体（aPL）存在的一种自身免疫性疾病。APS常单独发生（原发性APS）或伴随其他自身免疫疾病（继发性APS），特别是系统性红斑狼疮（SLE）。抗磷脂抗体（aPLs）在普通人群中阳性率不足1%，但在合并血栓性疾病的青壮年男性和复发性流产女性患者中，发病率分别达10%～26%和10%～40%，30%～40%的SLE患者抗磷脂抗体呈阳性。APS可累及肾脏各级血管，从而引发一系列肾脏受累的表现，如肾动脉血栓形成或狭窄，肾静脉血栓形成，肾移植术后由于血栓形成导致的移植物弃用，以及肾血栓形成血栓性微血管病（TMA），以上均统称APS相关性肾病。

抗磷脂综合征肾病（antiphospholipid syndrome nephropathy，APSN）以肾小球血管损伤为主要表现。据报道APS患者中APSN发病率为9%～69%，在aPLs阳性的SLE患者中发病率为32%～40%。临床表现为高血压，急、慢性肾功能不全，蛋白尿（轻度0.5～3.0 g/d，或者肾病综合征水平>3.5 g/d）及阵发性血尿，因疾病进展快慢而表现不一。急性病程的病理改变主要为TMA，慢性病程的组织病理变化主要为动脉纤维内膜增生、肾小管甲状腺样表现、动脉硬化、小动脉闭塞和局灶性皮质萎缩。电镜下可见肾小球基底膜增厚及皱缩。约1/3的患者存在肾小球微小病变（minimal change disease，MCD）、FSGS、MN和新月体性肾小球肾炎等血管损伤以外的病变。APSN发生机制尚不清楚，肾小球细胞上存在补体调节蛋白可能与TMA相关，在一些TMA中发现有C4d的沉积，补体介导的组织因子在APS的TMA中也发挥作用。另外肾脏血管内皮系统中的雷帕霉素靶蛋白复合物（mTORC）旁路的激活可能与APS的慢性病变相关。

APSN的诊断主要依靠肾活检，目前国际上尚无统一标准，与其他TMA肾病的鉴别要点为aPLs阳性。aPLs（主要包括cardiolinpin和B2GPI抗体）阳性判定需要至少2次血清检测阳性，且2次检测的间隔时间为12周。原发性APS的诊断主要依靠临床表现和实验室检查，还必须排除其他自身免疫疾病及感染、肿瘤等引起的血栓。目前对于APS相关性肾病的治疗缺乏共识。aPLs阳性患者合并高凝风险（手术、制动等）时，应给予预防性抗凝治疗（应用低分子量肝素），抗体滴度较高者还可联合羟氯喹和他汀类药物。合并血栓形成的APS患者应使用华法林和抗血小板制剂，达比加群和利伐沙班的有效性正在验证中。激素和部分免疫抑制剂可能对治疗APS有效，但并非常规推荐。对于急重型APS（catastrophic APS），采用抗凝药物、激素、免疫球蛋白静脉滴注及血浆置换为一线联合治疗方案。除上述治疗外，研究证实，利妥昔单抗对于APSN的治疗有效，尤其是合并血小板减少症的患者。厄瓜粒珠单抗对于肾移植后急性复发型TMA的治疗有效。

（六）风湿病治疗药物导致的肾损害

风湿性疾病疗程较长，某些治疗药物因长期应用可能对肾脏产生潜在危害。常见的肾损害药物主要包括非甾体抗炎药（NSAIDs），改善病情抗风湿药（disease-modifying antirheumatic drugs，DMARDs）和生物制剂等。药物相关性间质性肾炎是药物相关肾损害中最常见的类型之一。

NSAIDs是风湿病治疗中应用最为广泛的药物，可引起肾小球滤过率（GFR）的急速下降及肾髓质间质细胞的变性坏死。停药后临床缓解时间达10～40周，但一般不会复发。DMARDs类药物主要包括甲氨蝶呤、金制剂和青霉胺等。甲氨蝶呤可沉积于肾小管引起AKI。风湿病患者使用金制剂、青霉胺或布拉希明，可以引发MN。生物制剂如肿瘤坏死因子（tumor necrosis factor，TNF）-α拮抗剂可能直接损害足细胞，或者通过诱导产生抗双链DNA抗体而导致蛋白尿或增殖性肾炎。依那西普和阿达木单抗可引起膜性肾病。

风湿病治疗药物导致的肾损害发病机制包括肾毒性损伤即药物本身或代谢产物在肾髓质浓聚所致，直接导致组织损伤。缺血性损伤如NSAIDs作为环氧化酶抑制剂，可通过抑制前列腺素的合成，降低髓袢升支粗段和集合管及周围间质血流供应，导致髓质间质细胞凋亡；免疫性损伤如药物可通过免疫机制导致以细胞免疫为主的急性间质性肾炎，最终导致慢性间质性肾炎。临床表现无特异性，常有明确的用药史，早期可能出现夜尿增多。肾脏病理可见双肾体积缩小，肾皮质明显萎缩。光镜下可见弥漫性肾小管萎缩及间质纤维化，伴有淋巴细胞和单核细胞浸润。

患者长期用药后出现慢性间质性肾炎相关表现，均应考虑为风湿病治疗引起的肾病。实验室检查发现尿比重降低，尿渗透压降低。静脉肾盂造影表现为肾盂增宽，肾盏杯口变形或呈杵状，近年来，无造影剂的CT扫描已成为重要诊断方法。风湿病治疗中应密切监测肾脏情况，尽早发现和治疗，必要时停用药物或更换治疗方案。

二、实战病例

> 患者，女性，70岁。因"双手及面部遇冷变色2年，呼吸困难10天"入院。患者2年前出现双手及面部肿胀，皮肤逐渐增厚变硬，双手遇冷变色，未给予重视和诊治，1个月前出现乏力伴双下肢轻度水肿、腹胀。10天前患者上述症状加重，伴有呼吸困难，活动后加重。入院急查血钾2.7 mmol/L。

（一）接诊医师该怎么办

1. 识别危险征兆 本例患者呈慢性病程，有明确皮肤增厚变硬的症状，出现周身乏力、腹胀、双下肢水肿及呼吸困难。需要警惕SS引起的肾功能不全、离子紊乱、心律失常等慢性病的急性高风险并发症。以恶性高血压和进展性肾功能不全为表现的硬皮病性肾危象（SRC），如不及时处理，常于数周内死于心力衰竭及尿毒症。

2. 面对患者时的注意事项

（1）生命体征：在大多数呼吸困难为主诉的患者中可见心率升高和血氧饱和度降低，鉴于患者的病史和临床表现，需考虑系统性硬化病所致的慢性肾功能不全、离子紊乱及心肺并发症。该例患者心率110次/分，血压190/100 mmHg，呼吸25次/分，血氧饱和度92%。

（2）体格检查：鉴别患者呼吸困难的病因，并关注SS患者的特征性皮肤病变。该例患者体格检查显示角膜白斑，双手面、颈部皮肤变硬，不易捏起，伴色素沉着，口周可见放射状皱纹，双手遇冷后变色，保暖后恢复。双肺听诊呼吸音清，心律齐，未闻及额外心音。腹部无明显压痛，双下肢轻度凹陷性水肿。

（3）相关联想：SS主要会表现为对称性的皮肤硬化，雷诺现象是最常见（90%患者）的首发症状，可能伴口干、指尖溃疡、性功能障碍、肺间质纤维化等。累及肾脏时患者可出现夜间多尿、乏力甚至软瘫等症状。

3．处理

（1）心电监护：患者生命体征已出现变化，需及时动态监测并评估病情变化。

（2）心电图检查：排除可能的快速心律失常。此外，离子紊乱及不规律用药的患者需警惕高/低钾血症。

（3）辅助检查：血肌酐、血尿素氮、电解质、血气分析，可判断患者肝肾功能、离子紊乱及酸中毒的程度；血常规、凝血功能用于评估患者的一般状况；抗核抗体谱、免疫球蛋白有助于寻求病因。肺CT有助于判断呼吸困难的原因。

（4）吸氧：如不紧迫尽量在完成血气分析后进行吸氧，但如果患者症状较重，应及时吸氧。该例患者存在呼吸困难，须及时吸氧，应注意吸氧对血气分析结果的影响。

（5）维持内环境稳定：给予补钾、降压等支持和对症治疗。

（二）上级医师会怎么办

1．可能的询问　①生命体征；②体格检查结果；③既往史；④心电图表现；⑤辅助检查；⑥吸氧条件和血电解质情况。

该患者的实验室检查回报：血肌酐219 μmol/L；抗核抗体1∶320；抗Ro-52抗体（＋＋＋）；抗Scl-70（＋＋＋）；抗线粒体抗体AMA-M2（＋＋）。

2．可能的交代　①向患者家属交代病情，签署抢救同意书等；②可临时使用NaHCO₃纠正酸中毒，给予补钾及降压治疗。

3．可能的治疗　转上级医院后，该患者诊断为"系统性硬化病，肺间质纤维化，高血压，肾功能不全"。

三、诊疗流程

SS肾损伤诊疗流程见图5-3。

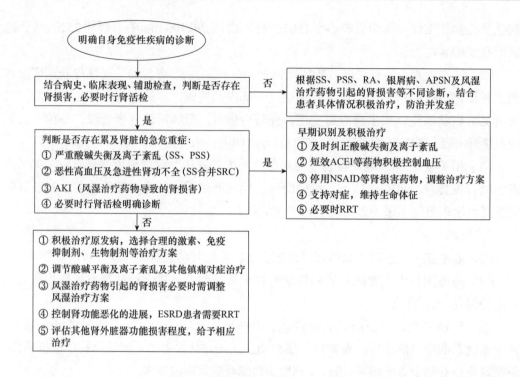

图5-3   系统性硬化病肾损伤诊疗流程图

注：RRT. 肾脏替代治疗；SS. 系统性硬化病；PSS. 原发性干燥综合征；ACEI. 血管紧张素转化酶抑制剂；NSAID. 非甾体抗炎药；RA. 类风湿关节炎；APSN. 抗磷脂综合征肾病；AKI. 急性肾损伤；ESRD. 终末期肾病；SRC. 硬皮病性肾危象

（张　蕊）

第四节   血栓性微血管病

一、概述

血栓性微血管病（thrombotic microangiopathy，TMA）是一组具有共同特征的临床病理综合征，临床上表现为血小板减少、微血管病性溶血性贫血（microangiopathic hemolytic anemia，MAHA），以及脏器功能损伤。病理特征为以微动脉及毛细血管血栓形成为特点的血管损伤，伴内皮及血管壁损伤。

TMA既是临床病理综合征，还是病理学名词，为避免概念混淆，本节不讨论不伴临床MAHA的单纯病理TMA。

（一）发病机制

TMA涉及不同发病机制，是TMA分类诊断的重要依据。TMA存在多种分类及命名体系。2017年改善全球肾脏病预后组织（Kidney Disease Improving Global Outcomes，KDIGO）提出的分类标准相对简明实用（图5-4）。

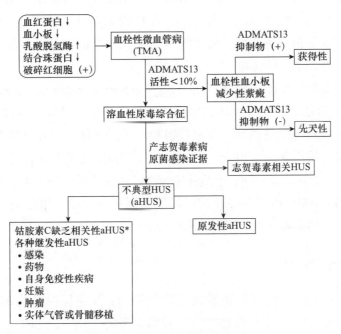

图5-4　血栓性微血管病分类标准

注：*. 钴胺素C缺乏相关性aHUS严格意义上是一种原发性aHUS，但"原发性aHUS"这一名词通常特指可能为补体旁路途径介导的这一部分aHUS，本节也将采用这一描述；ADAMTS13. 血管性血友病因子裂解酶；aHUS. 不典型溶血性尿毒综合征；HUS. 溶血性尿毒综合征

（二）临床表现

1. 共同临床表现　①血小板降低：通常<50×10⁹/L。②贫血：血红蛋白通常<80 g/L。③乳酸脱氢酶高于正常值上限。④血结合珠蛋白水平下降或无法检出。⑤血涂片见破碎红细胞。⑥通常伴随脏器受累的临床表现，如急性肾损伤（AKI）；中枢神经系统症状，如癫痫、意识障碍、脑血管病等；也可见其他重要脏器受累，如眼、心肌、肠道、外周血管受累及相应临床表现。

2. 差异性临床表现

（1）血栓性血小板减少性紫癜（thrombotic thrombocytopenic purpura，TTP）：由先天性或获得性血管性血友病因子裂解酶（ADAMTS13）严重缺乏所致，可有感染诱因，也可继发于自身免疫性疾病，如系统性红斑狼疮（SLE）。通常血小板下降显著（典型者<

$20\times10^9/L$）；中枢神经系统的症状明显，常表现为癫痫、意识障碍、脑血管病等；肾脏受累轻，罕见需透析的AKI。临床上可以利用PLASMIC评分与其他TMA进行鉴别。实验室检查示ADAMTS13活性异常低下。

（2）志贺毒素相关性溶血尿毒症综合征（shiga toxin-associated hemolytic uremic syndrome，ST-HUS）：由产志贺毒素病原感染所致，包括产志贺毒素大肠埃希菌（STEC）及志贺菌。主要累及5岁以下儿童，但6个月月龄内婴儿罕见。约50%发生于夏季（每年6～9月），约90%的患者在溶血性尿毒综合征（HUS）发生前5～10天有腹痛、腹泻、呕吐等消化道症状。血小板中位水平约为$40\times10^9/L$，肾脏受累突出，约50%的患者表现为无尿性肾衰竭，需透析支持。

（3）原发性不典型溶血尿毒症综合征（atypical hemolytic uremic syndrome，aHUS）：由于存在补体蛋白基因突变或补体蛋白抗体的易感个体，经触发事件如感染或妊娠，引起补体替代途径持续激活所致。血小板通常低于$50\times10^9/L$，AKI的严重程度因人而异，部分患者需要透析支持。20%～30%的患者存在aHUS家族史，约60%的患者在成年时起病，70%～80%的患者存在激活补体旁路途径的诱因，如感染、妊娠等。

（4）继发性aHUS：可能存在相应的临床情况，如感染、用药史、自身免疫性疾病、妊娠、肿瘤、移植等病史及相应临床表现。

（三）诊治原则

TMA的治疗因潜在病因差异较大。获得性TTP因病程凶险均需积极的血浆置换联合免疫抑制治疗，而先天性TTP仅需血浆输注。原发性aHUS首选依库珠单抗（eculizumab）治疗；如无法应用依库珠单抗，补体因子H（complement factor H，CFH）抗体介导者应积极进行血浆置换并联合免疫抑制治疗，非CFH抗体介导者则以血浆输注为主。ST-HUS病程呈自限性，以充分的支持治疗为主。对于继发性aHUS，则应针对病因给予相应处理。

临床实践中常难以在第一时间区分TMA的具体类型。识别哪些患者需要血浆置换是治疗的重点。而原发性aHUS和继发性aHUS鉴别诊断是难点。需注意原发性aHUS发病率极低（约7/100万），须对可能导致aHUS的继发因素进行详细排查。

二、实战病例

患者，女性，23岁。因"腹泻10天，产后发热、乏力、茶色尿、水肿1天"入院。患者既往体健，10个月前发现宫内妊娠，未规律行孕检。10天前孕39^{+5}周出现腹泻（水样便），每天10余次，4～5天后自行缓解。4天前（孕40^{+5}周）因头盆不称行剖宫产术，产一活女婴，术前血压170/110 mmHg，未行尿液检查。2天前（产后

1天）出现发热，体温38 ℃，伴乏力、尿色加深呈茶色，尿量减少，约1000 ml/d，眼睑、双下肢水肿。1天前（产后2天）查白细胞计数12.3×10^9/L，中性粒细胞百分比84%，血红蛋白57 g/L，血小板计数26×10^9/L。血生化结果显示，谷丙转氨酶10 U/L，谷草转氨酶116 U/L，碱性磷酸酶（alkaline phosphatase，ALP）151 U/L，γ-谷氨酰转移酶15 U/L，总胆红素（total bilirubin，TBil）134 μmol/L，直接胆红素（direct bilirubin，DBil）70 μmol/L，白蛋白28 g/L，血肌酐243 μmol/L。尿常规结果显示，红细胞（＋＋＋），蛋白质（＋＋）。凝血功能检查结果显示，凝血酶原时间（prothrombin time，PT）9.6 s，活化部分凝血活酶时间（APTT）26.2 s，纤维蛋白原水平正常。急诊给予输注血小板1 U后收治入院。入院当日（产后3天）复查血红蛋白77 g/L，血小板计数63×10^9/L，血肌酐256 μmol/L，血涂片见破碎红细胞。

（一）接诊医师该怎么办

1. **识别TMA**　在TMA的易感人群中出现难以解释的血小板下降伴贫血，合并脏器受损，均需要警惕MAHA及TMA。进一步确诊MAHA，需要积极寻找血管内溶血的证据，包括血涂片，结合珠蛋白，以及乳酸脱氢酶（lactate dehydrogenase，LDH）。若上述检查结果均支持MAHA的诊断，则高度提示TMA的可能性。

该患者的临床表现为围产期急性肾损伤（AKI）。除致普通患者AKI的各种病因外，妊娠相关TMA是围生期AKI相对独特的病因且较为常见，包括子痫前期和HELLP综合征。此外，部分原发性aHUS病情易在围生期加重。该患者属于TMA易感人群。贫血、血小板减低、胆红素升高等症状均指向TMA。急诊条件下未行LDH及结合珠蛋白检验，但进一步的血涂片证实存在血管内溶血。

围生期TMA需注意与弥散性血管内凝血（disseminated intravascular coagulation，DIC）鉴别诊断，后者也是围生期常见合并症，其临床病理表现可与TMA相似，但出、凝血功能检查指标显著异常。该患者PT、APTT、血纤蛋白原均正常，可除外DIC。

2. **评估TMA的严重程度及脏器受累**　血小板计数是反映TMA严重程度最直接的指标，患者常伴随不同程度的贫血，按需给予输血支持，避免严重出血并发症的发生。TMA的脏器受累因类型而异，以急性肾损伤、中枢神经系统受累较为常见，此外，眼、心血管、外周动脉、皮肤受累亦不少见，应对脏器进行相应评估，给予必要支持治疗，如AKI患者按需行肾脏替代治疗，以及维持水、电解质和酸碱平衡；严重中枢神经系统受累（如癫痫发作、意识障碍）患者，给予镇静、抗癫痫、气道支持治疗。

该患者血小板＞20×10^9/L，血红蛋白＞60 g/L，暂不需输血，但须注意监测血小板及血红蛋白水平的变化。脏器受累方面，目前诊断AKI，暂不需肾脏替代治疗，须继续监测肌酐、尿量的变化。

（二）上级医师会怎么办

1. 识别TTP 在所有的TMA中，TTP最为凶险，若不经血浆置换，死亡率高达90%，因此须首先识别是否为TTP以决定是否需尽快启动血浆置换。ADAMTS13活性或抑制物的结果通常无法及时获得，可根据PLASMIC评分（表5-2）对TTP的倾向性进行初步评估。血小板显著降低（$<20\times10^9/L$），伴意识障碍、癫痫发作等严重中枢神经系统症状，以及肾损害相对轻微的TMA均须高度警惕TTP的发生。一旦疑诊TTP，需尽快启动血浆置换。

表 5-2 PLASMIC 评分

条目	分值	条目	分值
血小板计数$<30\times10^9/L$	1	平均红细胞体积（MCV）<90 fl	1
溶血性贫血*	1	国际标准化比值（INR）>1.5	1
无现症肿瘤	1	肌酐>176 μmol/L（2.0 mg/dl）	1
无实体器官移植或干细胞移植病史	1		

注：$0\sim4$ 分，TTP 概率低；5 分，TTP 概率中等；$6\sim7$ 分，TTP 的概率高；*. 网织红细胞比例$>2.5\%$，或者结合珠蛋白无法测出，或者间接胆红素>34.2 μmol/L（2 mg/dl）

该患者MAHA伴血小板降低，肾脏受累，可诊断TMA。无中枢神经系统受累，考虑TTP可能性较小，诊断倾向于HUS。后续ADAMTS13活性及抑制物结果阴性有助于进一步除外TTP。

2. 除外ST-HUS及继发性aHUS 原发性aHUS的首选治疗为依库珠单抗，而在不具备条件应用依库珠单抗的情况下则首选血浆治疗。ST-HUS在成年人中较为少见，对于成年HUS患者，若无典型临床过程或便产志贺毒素病原感染证据，一般不诊断为ST-HUS。继发性aHUS则是成年患者中最为常见的aHUS类型，需对继发性HUS的病因进行详细排查。除外ST-HUS及继发性aHUS后，考虑原发性aHUS。

该患者起病前有腹泻病史，但非ST-HUS好发人群，且腹泻发生时间距TMA发生时间较久，无脓血便和ST-HUS典型表现，需重点排除继发性aHUS。①妊娠：妊娠相关TMA包括子痫前期及HELLP综合征，子痫前期通常随妊娠终止而迅速缓解，通常于产后$48\sim72$ h缓解，部分重症HELLP综合征患者缓解稍慢。该患者产后起病，持续加重，无法用妊娠相关TMA充分解释；②自身免疫性疾病：对于青年女性，自身免疫性疾病也是TMA的常见原因，以系统性红斑狼疮（SLE），抗磷脂综合征（APS），系统性硬化（SS）最为常见，需对相应免疫学指标进行筛查，包括补体、库姆斯（Coombs）试验、抗核抗体（ANA）、抗可溶性核抗原抗体（抗ENA）、抗磷脂抗体（APLs）等；③感染：肺炎链球菌、甲型H1N1流行性感冒病毒A、巨细胞病毒均为导致aHUS的常见病原体，该患者病程中存在发热，尤其需要对感染部位及病原学进行详细排查。但感染常为aHUS的诱因，并非aHUS发生的直接原因，在没有充分证据和临床提示的情况下，并不首先诊断感染相关aHUS；④代谢：可以通过血同型半胱氨酸或甲基丙二酸（MMA）检测以除外；⑤肿瘤：患者青年女性，并非肿瘤的好发人群，可通过影像学检查和肿瘤指标进行初步筛查；⑥恶性高血压：高血压可导致TMA，但是通常为单纯病理TMA，不导致临床显著的aHUS，可以除外；⑦药物、移植等病因，可通过病史询问排除。

经上述筛查，该患者初步考虑原发性aHUS。进一步的筛查包括，血补体因子抗体（CFH抗体），血浆补体因子（C3、C4、CFB、CFH、CFI等），血清总补体活性（CH50）补体旁路溶血活性（AH50），以及补体相关的遗传学筛查（*CFH*、*CD46*、*CFI*、*C3*、*CFB*、*THBD*、*CFHR1*、*CFHR5*、*DGKE*、*CFH-H3*、*MCP*等aHUS相关基因）。不过，约50%的患者无法检出补体旁路异常，原发性aHUS的诊断也主要依靠排除TMA其他类型，并不依赖上述检查。

3. 原发性aHUS的治疗　对于原发性aHUS，轻症可观察或血浆输注治疗，对于存在严重脏器受累的重症患者，需尽快开始依库珠单抗治疗，若依库珠单抗无法获取，可行血浆置换。

依库珠单抗是人源化C5单克隆抗体，通过结合补体蛋白C5，阻断其裂解，从而阻止末端补体成分C5a和膜攻击复合物C5b-9的生成，进而减少aHUS内皮损伤、血栓形成及后续的肾损伤。

血浆治疗是aHUS的另一重要治疗手段。在病情不明的情况下，血浆置换有助于清除可能的致病物如CFH抗体，并补充有益的血浆补体因子，疗效优于血浆输注。此外在肾功能严重受损的重症患者中，血浆置换相对于血浆输注更利于容量管控。如果CFH抗体呈阴性，则可根据患者的容量状态，决定继续血浆置换或改为血浆输注。

在诊断aHUS时由于无法明确是否存在CFH抗体，常联合激素治疗。若经证实抗CFH抗体阴性，可在后续治疗中逐渐减停激素。

三、诊疗流程

对于疑诊TMA患者的初始评估及诊治流程见图5-5。

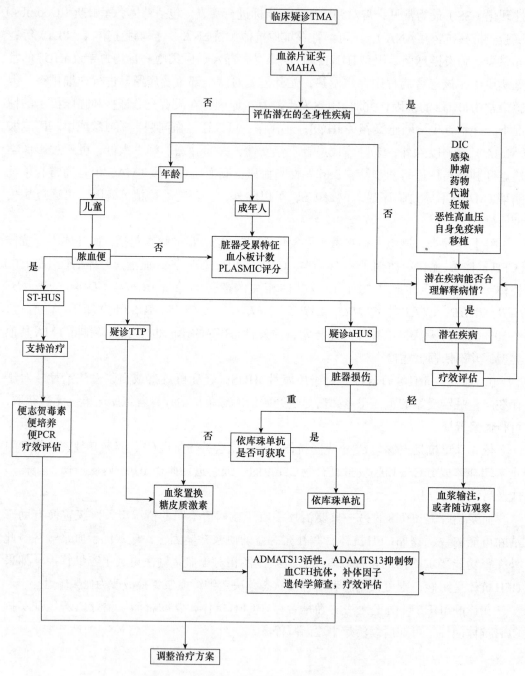

图 5-5 血栓性微血管病的初始评估及诊治流程

注：aHUS. 不典型溶血性尿毒综合征；CFH. 补体因子H；DIC. 弥散性血管内凝血；HUS. 溶血性尿毒综合征；MAHA. 血栓性微血管病性溶血性贫血；ST-HUS. 志贺毒素相关溶血性尿毒综合征；TMA. 血栓性微血管病；PCR. 聚合酶链式反应；ADMATS13. 血管性血友病因子裂解酶；TTP. 血栓性血小板减少性紫癜

（乐　偲）

第五节 感染相关肾损害

一、概述

（一）细菌感染相关肾小球肾炎

急性链球菌感染后肾小球肾炎（acute post-streptococcal glomerulonephritis，APSGN）是经典的细菌感染相关性肾小球肾炎。但近年来APSGN的发病率急剧下降，而葡萄球菌感染相关肾小球肾炎（staphylococcus infection-associated glomerulonephritis，SAGN）病例逐年增多。少数其他细菌感染亦可致肾小球肾炎。细菌感染相关肾小球肾炎分类及鉴别要点见图5-6。

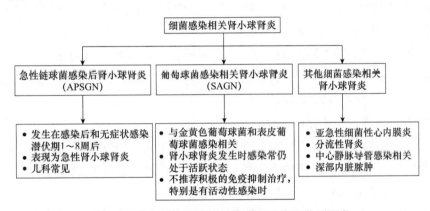

图5-6 细菌感染相关肾小球肾炎的分类及鉴别要点

1. 急性链球菌感染后肾小球肾炎

（1）流行病学：好发于儿童，多发生于社会经济情况较差地区，年发病率为（9.5～28.5）/10万。

（2）病因和发病机制：由A组β型溶血性链球菌感染引起免疫复合物在肾小球沉积并激活补体和触发炎症导致。

（3）临床表现：常有皮肤或咽部前驱感染史，感染1～3周后肾炎发病。临床表现多样，从无症状性血尿到急性肾炎综合征，可有血尿、蛋白尿、水肿、高血压和血清肌酐升高。

（4）辅助检查：血尿和（或）蛋白尿，肾功能异常，有A组β型溶血性链球菌感染的证据［咽部或皮肤培养阳性或血清学指标阳性，如抗链球菌溶血素O试验或链球菌酶试验阳性］，低补体血症（起病后4～8周）。

（5）肾脏病理学：多为毛细血管内增生性肾小球肾炎；IgG和C3在系膜区和肾小球毛细血管壁弥漫性颗粒状沉积；上皮下驼峰状电子致密物沉积（图5-7）。

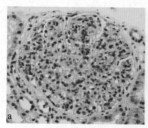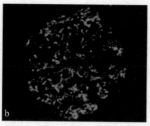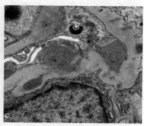

图 5-7　急性链球菌感染后肾小球肾炎典型的肾脏组织病理学表现

注：a. 系膜和毛细血管内细胞增生；b. 补体 C3 沉积；c. 电镜下上皮下驼峰样电子致密物沉积

（6）诊断和鉴别诊断：根据急性病程、肾炎发生与前驱感染的间期、急性肾小球肾炎表现及近期 A 组 β 型溶血性链球菌感染的证据可临床拟诊 APSGN，确诊有赖于肾脏病理。如疾病进展或持续不缓解＞2 周，则需考虑其他肾小球肾炎，如 C3 肾小球病、IgA 肾病、狼疮性肾炎、过敏性紫癜性肾炎、乙型肝炎病毒相关性肾小球肾炎及其他微生物所致感染后肾小球肾炎等。若诊断仍困难，需肾脏病理予以鉴别。

（7）治疗和预后：以支持治疗为主，包括限盐、限水及适当利尿。诊断时仍有链球菌感染者需给予抗生素治疗。重症急性肾损伤者可能需透析支持。大多数患儿可获临床缓解，少数转为慢性肾脏病。

　2. 葡萄球菌感染相关肾小球肾炎

（1）流行病学：临床不常见，主要见于中、老年人。长期住院且患糖尿病和肥胖者、长期中心静脉置管、心脏植入设备和静脉注射药物均易致血液感染和感染性心内膜炎等，从而导致 SAGN。

（2）病因和发病机制：SAGN 的致病微生物主要是金黄色葡萄球菌和表皮葡萄球菌。感染部位主要为皮肤和内脏，其次为呼吸道、消化道，血液、泌尿、生殖系统。SAGN 是免疫复合物介导的疾病，主要为葡萄球菌抗原植入肾小球与抗体结合形成原位免疫复合物；另一可能机制为葡萄球菌抗原作为超抗原激活 T 细胞、使多克隆 B 细胞活化产生多克隆 IgA（多见）、IgG 和 IgM，并与葡萄球菌抗原结合形成循环免疫复合物沉积在肾小球。

（3）临床表现：常有葡萄球菌感染的临床表现。肾损害表现为血尿、不同程度的蛋白尿、血清肌酐升高和（或）水肿，严重者可呈急进性肾炎综合征或急性肾衰竭；常伴低补体（C3 低多见）血症。

（4）肾脏病理学：光镜和电镜下表现类似于链球菌感染后肾小球肾炎；免疫荧光法可见在肾小球系膜区或毛细血管壁以 IgA 为主的颗粒样沉积，常伴 C3 沉积。少见的病理类型有局灶性增生性和系膜增生性肾小球肾炎、新月体性和（或）坏死性肾小球肾炎及膜增生性肾小球肾炎。

（5）诊断：目前尚无统一的诊断标准，需结合临床特征、肾脏组织病理学、培养结果和尿液检测等综合考虑。有确诊意义的表现为：①培养证实的葡萄球菌感染；②急性肾损伤，肾病范围蛋白尿和血尿（常为镜下血尿）；③肾脏病理学：增殖性肾小球肾炎伴IgA和C3沉积。

若有以下表现也须考虑SAGN：①有潜在危险因素；②持续低C3；③白细胞破碎性血管增生性皮疹；④血抗中性粒细胞胞质抗体（ANCA）阳性（多呈低滴度阳性），非典型ANCA抗体阳性，蛋白酶3（PR3）和髓过氧化物酶（MPO）的双阳性；⑤免疫荧光法可见主要在肾小球系膜区和毛细血管壁的C3沉积，伴或不伴IgA；⑥电镜下可见上皮下驼峰样电子致密物沉积。

（6）治疗和预后：①治疗。根除感染和对症支持治疗（控制高血压和水肿等），一般不建议糖皮质激素或免疫抑制治疗；②预后。根除感染后肾小球肾炎可缓解，常表现为血清肌酐稳定、血尿消失、补体正常化，可能需数月时间。很多SAGN患者持续有蛋白尿，血肌酐也不能降至基线水平。

（二）病毒相关性肾病

1. 乙型肝炎病毒相关性肾炎（HBV-GN）

（1）流行病学特点：患病率儿童高于成年人（肾活检中占比分别为8.7%和2.6%），成年男女比为（1.5～2）：1，儿童中男童占90%。

（2）临床特点：以肾炎综合征、肾病综合征或单纯蛋白尿/血尿起病，可伴高血压和肾功能异常。

（3）病理类型：多样，可为膜性肾病（MN）、膜增生性肾小球肾炎（MPGN）、IgA肾病（IgAN）、系膜增生性肾小球肾炎（MSPGN）等。儿童以乙型肝炎病毒（HBV）-MN为主，自发缓解率高；成年人以HBV-MN和HBV-MPGN为主，常进行性进展。

（4）病理机制：主要由HBV相关免疫复合物在肾脏沉积所致。

（5）诊断：无国际统一标准。根据1989年在北京召开的"乙型肝炎病毒相关性肾炎座谈会"的建议，①血清HBV标志物阳性：乙型肝炎表面抗原（HBsAg）或HBV DNA阳性；②确诊肾小球肾炎，且除外狼疮性肾炎等其他继发性原因；③肾组织找到HBV抗原。其中③为确诊必备条件。2008年中华医学会儿科学分会对儿童增加了第4条标准：④病理大多为MN，少数为MPGN和MSPGN。符合①+②+③或①+②+MN可确诊。

（6）鉴别诊断：HBV还可致结节性多动脉炎和冷球蛋白血症而引起肾病，也可合并其他继发性或原发性肾病，须予以鉴别。与原发MN鉴别：可有低补体血症；抗磷脂酶A2受体抗体（抗PLA2R）阳性率低；病理多为不典型MN，有多种免疫球蛋白和C1q沉积、IgG_1占优势。

（7）治疗要点：①若HBV复制，给予核苷（酸）类抗病毒，首选恩替卡韦和（富马酸丙酚）替诺福韦；②肾素-血管紧张素系统抑制剂：有蛋白尿时加用；③糖皮质激素和（或）免疫抑制剂：儿童易自发缓解，不建议应用；成年人若为肾病综合征或进行性肾功能异常，且抗病毒无效者，权衡利弊后使用，首选钙调磷酸酶抑制剂（环孢素和他克莫司），因其对病毒复制影响小，仍须警惕肝损伤，并给予抗HBV支持治疗。

2. 丙型肝炎病毒相关性肾炎　主要为冷球蛋白血症性肾小球肾炎（病理多为mPGN），亦可为无冷球蛋白的MPGN和MN。冷球蛋白分为3型：Ⅰ型为单克隆抗体，Ⅱ型为有类风湿因子活性并与多克隆IgG结合的单克隆IgM，Ⅲ型为与多克隆IgG结合的多克隆IgM。丙型肝炎病毒（HCV）所致冷球蛋白主要为混合型，以Ⅱ型为主，95%的Ⅱ型及30%～50%的Ⅲ型均由HCV所致。

（1）发病机制：慢性HCV感染刺激B细胞多克隆增殖，经克隆选择后呈单克隆增殖、产生有类风湿因子活性的单克隆IgM_K，与IgG结合后沉积于肾小球内皮下引起肾损害。

（2）临床特点：好发于50～70岁，常多系统受累，表现为蛋白尿、血尿可伴肾功能异常。肾外的表现有皮肤紫癜（70%）、关节痛（50%）、周围神经炎、口眼干、肺间质纤维化等。特征性检查包括冷球蛋白血症、类风湿因子（rheumatoid factor，RF）阳性及低补体血症。

（3）肾脏病理学：MPGN样表现；IgG、IgM和C3在毛细血管袢及毛细血管内血栓中沉积；内皮细胞下无定型、纤维样或晶格样电子致密物。

（4）诊断和鉴别：有皮肤紫癜、关节痛、肾损害时应考虑为该病；若有低补体血症和RF阳性，则高度怀疑。冷球蛋白血症及典型肾脏病理表现可确诊。

（5）治疗要点：①抗HCV治疗。HCV-RNA复制者，根据基因型和肾功能选用直接抗病毒药（DAA）；②免疫抑制治疗、血浆置换或利妥昔单抗。非肾病范围的蛋白尿且肾功能稳定，加用肾素-血管紧张素系统抑制剂；冷球蛋白血症急性发作、肾病综合征或快速肾功能恶化，可加用糖皮质激素和免疫抑制剂，同时联合血浆置换；DAA治疗无反应，且组织学活动的肾炎可用免疫抑制治疗，如利妥昔单抗。

（6）预后：约10%进展至终末期肾病，10年生存率高达80%，逾60%的患者死于心血管疾病。

3. 人类免疫缺陷病毒相关性肾病

（1）流行病学特点：人类免疫缺陷病毒相关性肾病（HIV-associated nephropathy，HIV-AN）在人类免疫缺陷病毒（HIV）感染者中患病率约3.5%、尸解中达6.9%。好发于CD4细胞减低者。

（2）发病机制：HIV感染肾内细胞并复制表达病毒基因，其产物致肾损伤。

（3）临床特点：蛋白尿，常表现为肾病综合征；多出现肾功能异常，肾衰竭时肾仍不小，可伴高血压。

（4）肾脏病理学：塌陷型FSGS；可有IgM和C3沉积；无电子致密物沉积，肾小球和血管内皮可见管网状的包涵体。

（5）诊断和鉴别：HIV感染伴典型肾脏病理学特征可确诊。需与HIV伴发的其他肾病鉴别，如免疫复合物肾病、微小病变、非HIV-AN的FSGS、MN、血栓性微血管病（TMA）等。

（6）治疗：①抗反转录病毒治疗。HIV患者若合并慢性肾脏病（CKD），包括HIV-AN，即给予抗HIV治疗；根据肾功能调整药物剂量；②血管紧张素系统抑制剂为基础性治疗药物；③糖皮质激素和免疫抑制剂能改善肾功能，但增加患者感染和死亡风险，使用时需权衡利弊。

（7）预后：影响因素多，病毒载量高、抗病毒疗效差、基因背景（*APOL1 G1*和*G2*高危）、合并感染、TMA和免疫复合物肾病等预后不良。

（三）寄生虫病相关泌尿系统损害

1. 疟疾肾病（malarial nephropathy） 疟疾肾病主要由四日疟、恶性疟及三日疟引起。

（1）临床表现：主要分为肾炎型、肾病综合征型和急性肾衰竭型。不同病原体其症状和病理学表现略有差别。

1）四日疟肾病：蛋白尿或肾病综合征多见，好发于儿童。典型病理表现为局灶节段性毛细血管壁增厚，并有基底膜撕裂和双轨征；IgG、IgM、C3及虫体沉积于肾小球；内皮下电子致密物沉积。

2）恶性疟肾病：临床表现可分以下2种：①肾炎型，表现为蛋白尿、镜下血尿。病理学表现为肾小球节段性系膜细胞和内皮细胞增生、基底膜不规则增厚，肾小管间质性肾炎改变；IgG和（或）IgM及C3在系膜区和毛细血管壁颗粒状沉积；内皮下和系膜区电子致密物沉积；②急性肾衰竭，病理主要为肾小管间质损伤，如肾小管萎缩、局灶性间质纤维化和淋巴细胞浸润；肾小管腔内可见透明管型和血红蛋白管型。

3）三日疟肾病：常无症状，仅尿常规异常，可为蛋白尿、镜下血尿或管型尿。病理学表现为系膜细胞及少量内皮细胞增生；IgM（或伴IgG）、C3在系膜区或沿毛细血管壁沉积。少数有急性肾小管坏死。

（2）诊断：根据流行病学史、典型临床表现及外周血或骨髓涂片找到疟原虫可确诊。可用荧光染色法、特异性DNA/抗原/抗体检测病原体。

（3）鉴别诊断：与伴肾损伤的其他发热性疾病鉴别。

（4）治疗：抗疟治疗为主，防止血容量减少和碱化尿液；重症急性肾衰竭可给予透析治疗。糖皮质激素及细胞毒性药物疗效欠佳。

（5）预后：三日疟和四日疟常能自然缓解，但弥漫病变尤伴肾小管间质病变者常引起肾功能减退。恶性疟肾炎型预后较好。

2. 血吸虫病（schistosomiasis）与泌尿系统损伤

（1）病原体、临床表现及病理学表现：致病血吸虫包括日本血吸虫、埃及血吸虫和曼氏血吸虫，我国以日本血吸虫为主。

1）日本血吸虫肾损伤：由免疫复合物介导。多见无症状蛋白尿，可有肾炎或肾病综合征表现，少数可致肾衰竭。病理学表现包括系膜增生性肾炎、系膜毛细血管性肾炎、膜性肾病、微小病变和局灶节段硬化等，可伴肾小管间质和血管损伤；IgG、IgM、C3在系膜区颗粒状沉积；系膜区及基底膜有电子致密物沉积；肾组织中可检测到血吸虫抗原。

2）埃及血吸虫病肾损伤：寄生于膀胱和盆腔静脉丛引起泌尿系统损伤。血尿（尿末血尿多见）和膀胱炎多见，后期膀胱纤维化和容量减少；常伴虫卵为核心的结石，易发生癌变；输尿管下端的炎症（肿瘤）可伴发肾盂肾炎和（或）输尿管梗阻。尿液检查见正常形态红细胞、嗜酸性白细胞尿、虫卵（终末血尿阳性率高）。

3）曼氏血吸虫病肾损伤：肾脏病变与日本血吸虫病相似，但较日本血吸虫病轻。

（2）诊断：有流行病学史、典型临床表现及粪便检出活卵或孵出毛蚴可确诊，但排卵少者可假阴性，检测血液中特异性循环抗原能提高检出率。

（3）鉴别诊断：与伤寒及其他导致蛋白尿或血尿的肾病鉴别。

（4）治疗及预后：急性期治疗效果好，慢性期治疗效果差。

3. 丝虫病（filariasis）与泌尿系统损伤

（1）致病机制：虫体寄生于淋巴系统导致炎症、阻塞及免疫反应。我国主要由斑氏或马来丝虫所致。

（2）临床表现：①早期以炎症为主，表现为淋巴管和淋巴结炎，淋巴管呈自近向远离心性发展的红线，继之患肢皮肤呈"丹毒样皮炎"，丝虫热，精索炎、附睾炎和睾丸炎肺嗜酸性粒细胞浸润综合征；②晚期以阻塞为主，表现为乳糜尿——乳糜淋巴液反流入肾并破裂与尿液混合所致，乳糜尿沉淀中可找到微丝蚴；淋巴结肿大和淋巴管曲张；睾丸鞘膜积液；淋巴水肿和象皮肿。

（3）辅助检查：①血嗜酸性粒细胞增高；②尿乳糜试验阳性和苏丹Ⅲ染色见红色脂滴；③膀胱镜：乳糜尿发作有助于确定乳糜来源；④淋巴造影：淋巴管扩张迂曲，可见造影剂进入肾盂肾盏、淋巴结充盈缺损；⑤病原学检查：外周血微丝蚴检测、淋巴结或淋巴液丝虫成虫检测、特异性抗体或抗原的免疫学检测、丝虫DNA检测等。

（4）诊断：有流行病学史、典型临床表现及血液和（或）组织中找到微丝蚴即可确诊。浅表淋巴结、附睾或精索结节活检发现成虫亦可确诊。

（5）鉴别诊断：精索炎与睾丸炎应与结核性附睾炎鉴别。丝虫性乳糜尿应与结核或肿瘤鉴别。

（6）治疗：①药物治疗，枸橼酸乙胺嗪（又名海群生）是灭虫首选药物；②对症治疗：乳糜尿要注意休息、避免过劳、低脂（中链脂肪酸为主，如椰子油和棕榈仁油）、高蛋白及足够热量饮食。肾周淋巴管结扎或改道术对淋巴管高压所致乳糜尿疗效好。

（7）预后：早诊断、早治疗预后好，晚期预后差。

二、实战病例

病例1　细菌感染相关肾小球肾炎

患者，男性，15岁。主诉"尿色加深伴下肢水肿3天"。2周前咽痛发热。无肾病家族史。

（一）接诊医师该怎么办

1. 重点查体　关注血压、体温、肾区叩击痛、水肿、皮疹的情况。该患者血压150/95 mmHg，咽红，双下肢水肿。

2. 需要哪些检查　启动肾脏评估，完善血常规、尿常规及沉渣分析、血生化检查，以及泌尿系统超声检查。该患者尿常规及沉渣分析：蛋白质1500 mg/L，红细胞70～80个/HPF（变形占85%），白细胞2～4个/HPF，24 h尿蛋白2730 mg。血常规：白细胞$10.4×10^9$/L，中性粒细胞百分比80%，血红蛋白138 g/L，血小板计数$242×10^9$/L。血肌酐80 μmol/L。泌尿系统B型超声结果正常。

3. 初始治疗

（1）一般治疗：卧床休息，低盐饮食，补充足够热量。

（2）对症治疗：利尿消肿；维持水、电解质和酸碱平衡；降压。

（二）上级医师会怎么办

1. 可能的询问　①继发性因素筛查结果；②链球菌感染相关检查。该例患者C3 0.452 g/L（减低），C4正常；自身抗体和乙肝病毒免疫学指标阴性；抗O试验1250 U/ml；咽拭子培养为溶血性链球菌。

2. 可能的交代　向患者家属交代病情，明确肾穿刺活检的时机。结合该患者发病年龄、前驱链球菌感染史及其与发病的间隔、急性肾炎综合征表现、低补体血症，临床诊断为急性链球菌感染后肾小球肾炎。患者的临床表现典型、预后良好，故未行肾活检。但若临床诊断不确定或持续不缓解，应行肾活检。

3. 治疗调整　对于明确存在咽部感染患者，可给予抗感染治疗，首选青霉素类药物。

给予该例患者支持治疗及青霉素抗感染治疗后，咽痛消失，尿量增加，水肿好转。2周后尿蛋白和隐血（±），血肌酐80 μmol/L。5周后补体转为正常。

病例2　病毒相关性肾病

患者，男性，40岁。主诉"下肢水肿1年，蛋白尿6个月"。6个月前，查尿蛋白3.9 g/24 h（+++），尿隐血（+），血白蛋白31 g/L。1周前尿蛋白6.8 g/24 h、血白蛋白 19 g/L、血肌酐 87 μmol/L。血压 130/80 mmHg，下肢对称性水肿。其母有乙型病毒性肝炎病史。

（一）接诊医师该怎么办

1. 肾病诊断和分期 肾病诊断包括临床/定位、病因/病理、肾病分期以及并发症诊断。患者尿蛋白＞3.5 g/24 h，血白蛋白19 g/L，确诊为肾病综合征，因病程达6个月，故确诊慢性肾脏病（CKD）。根据CKD-EPI公式计算估算肾小球滤过率（eGFR）为95.5 ml/（min·1.73 m²），故为CKD G1A3期。

2. 肾病综合征的病因 肾病病因分为3类，即原发性、继发性和遗传性。除外遗传性和继发性，方可诊断为原发性肾病，故需补充相关病史及检查。

本例患者血HBsAg（＋）、乙型肝炎e抗体（HBeAb）（＋）、乙型肝炎核心抗体（HBcAb）（＋），抗磷脂酶A2受体（PLA2R）、抗核抗体（ANA）和抗中性粒细胞胞质抗体（ANCA）均为（－），血清补体、免疫固定电泳、糖化血红蛋白均正常；尿红细胞2~4个/HPF。患者起病隐匿，肾功能稳定，尿红细胞不多，无肾病家族史、肥胖、糖尿病或异常球蛋白血症，考虑MN可能，结合有HBV感染及抗PLA2R阴性，首先考虑为HBV-MN。

3. 相关联想

（1）重点警惕的并发症：患者为HBV-MN、肾病综合征且白蛋白＜20 g/L，要警惕血栓栓塞，需补充相关病史和检查。该患者无阳性发现。

（2）肝脏评估：HBV可致肝炎、肝硬化和肝癌等，故需行相关评估。该患者无异常。

4. 初步治疗 患者肾病综合征的诊断成立，加用免疫抑制治疗可能性大，此前应及时启动抗病毒治疗；同时存在血栓风险，可启动预防性抗凝治疗。给予该患者恩替卡韦及华法林。

（二）上级医师会怎么办

1. 可能的询问 ①生命体征；②体格检查；③既往史；④乙肝病毒载量，HBV-DNA 2.7×10⁵ U/ml。

2. 可能的交代 向患者家属交代病情，签署肾脏穿刺活检同意书。

该患者的肾脏病理学结果：MN，HBsAg（＋＋），IgG（＋＋＋），IgA（＋），C1q（＋），沿基底膜颗粒样沉积。综上，患者有HBV感染血清学证据，病理为MN且有肾小球HBsAg沉积，无其他继发肾病证据，故HBV-MN诊断明确。

3. 治疗调整 抗病毒治疗启动后，给予患者环孢素和泼尼松，并密切监测肝、肾功能。

6个月后查尿蛋白0.36 g/24 h；谷丙转氨酶26 U/L，白蛋白41 g/L；HBV-DNA 97 U/ml。

三、诊疗流程

葡萄球菌感染相关肾小球肾炎诊治流程见图5-8；乙型肝炎病毒相关性肾炎诊断流程见图5-9；丙型肝炎病毒相关的冷球蛋白相关性肾病的诊断流程见图5-10；人类免疫缺陷病毒相关性肾病诊断流程见图5-11。

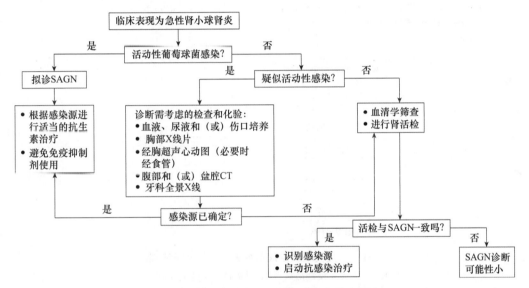

图5-8 葡萄球菌感染相关肾小球肾炎诊治流程图

注：SAGN. 葡萄球菌感染相关肾小球肾炎

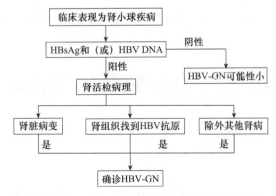

图5-9 乙型肝炎病毒相关性肾炎的诊断流程图

注：HBsAg. 乙型肝炎表面抗原；HBV DNA. 乙型肝炎病毒DNA；HBV-GN. 乙型肝炎病毒相关性肾炎

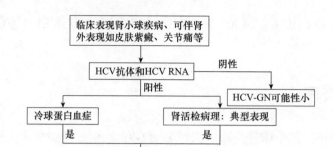

图5-10 丙型肝炎病毒相关的冷球蛋白相关性肾病的诊断流程图

注：HCV. 丙型肝炎病毒；HCV RNA. 丙型肝炎病毒RNA；HCV-GN. 丙型肝炎病毒相关性肾炎

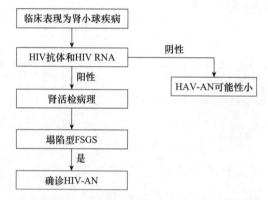

图5-11 人类免疫缺陷病毒相关性肾病诊断流程图

注：HIV. 人类免疫缺陷病毒；HIV RNA. 人类免疫缺陷病毒RNA；FSGS. 局灶性节段性肾小球硬化症；HIV-AN. 人类免疫缺陷病毒相关性肾病

（刘莉莉 林伟锋 蔡建芳）

第六节 多发性骨髓瘤肾损害

一、概述

多发性骨髓瘤（multiple myeloma，MM）是一种克隆性浆细胞异常增殖的恶性疾病，以骨髓中异常增殖的浆细胞分泌单克隆免疫球蛋白（monoclonal protein，又称M蛋白）或其片段为特征，常引起全身多系统器官的病变。

（一）流行病学

MM是全球第二常见的血液系统恶性肿瘤，占全部恶性肿瘤的1%～1.8%，多发于老年人，目前仍无法治愈。MM的病因尚不明确，可能与遗传、环境因素、化学毒物、病毒感染及抗原刺激等因素有关，其常见症状为"CRAB"，"C"即血钙增高（calcium elevation），"R"即肾功能损害（renal insufficiency），"A"即贫血（anemia），"B"即骨病（bone disease），以及继发淀粉样变性等。

（二）临床表现与发病机制

肾损害是MM较常见且严重的并发症，有时为MM的首发表现，50%以上患者在确诊时已合并肾损害，2%～12%的MM患者需要接受肾脏替代治疗。国际骨髓瘤工作组将MM肾损害定义为血肌酐＞176.8 μmol/L（2 mg/dl）；或者肌酐清除率＜40 ml/min；或者估算肾小球滤过率＜60 ml/（min·1.73 m²）。临床上如有下述表现应考虑MM肾损害的可能：①年龄＞40周岁不明原因肾功能不全；②贫血和肾功能损害程度不成正比；③肾病综合征无血尿、高血压，早期伴贫血和肾衰竭，④早期肾功能不全伴高血钙；⑤红细胞沉降率明显增快，高球蛋白血症且易感染（如泌尿道、呼吸道等）；⑥24小时尿蛋白（多）与尿常规蛋白（少或阴性）检测不一致。对符合上述表现的患者及时进行血清游离轻链、血/尿免疫球蛋白定量检测、血清/尿蛋白电泳、血清/尿免疫固定电泳、乳酸脱氢酶、血白蛋白、血β₂微球蛋白、骨髓穿刺＋活检、骨X线片、MRI等检查，从而确定或排除MM。

MM肾损害以管型肾病最为常见，通常由免疫球蛋白轻链（light chain, LC）引起，少数情况下与重链或整个免疫球蛋白有关。LC造成肾损害的主要机制包括：LC本身对近端小管直接的毒性作用，可导致范科尼综合征；LC与Tamm-Horsfall蛋白结合形成管型堵塞远端肾小管，通过炎症反应、细胞因子产生、上皮-间质转化等引起肾小管损伤和间质纤维化等。此外高钙血症、血容量不足、高尿酸、高黏滞综合征、肾脏浆细胞浸润以及肾毒性药物等也可能诱发或加重MM患者肾损伤。蛋白尿是管型肾病患者最常见的一种肾脏表现，程度不一，肾病综合征少见，较少伴有血尿、水肿及高血压。近50%患者就诊时已存在肾功能不全，贫血出现早，与肾功能受损程度不成正比，且多无高血压，有时甚至血压偏低。当存在血容量不足、感染等诱因时，患者易突发急性肾损伤（AKI）。部分患者亦可表现为高钙血症、高尿酸血症、近端肾小管性酸中毒等。

MM肾损害以肾小管间质为主，部分患者可累及肾小球（表5-3）。管型肾病是最常见且最具特征性的病例类型；其次为单克隆免疫球蛋白沉积病及轻链型淀粉样变。在管型肾脏病中MM管型呈嗜伊红染色，Masson三色染色为红色或多色，PAS染色为阴性或弱阳性，主要位于远端肾小管和集合管，偶见于近端肾小管。光镜下典型的轻链管型边缘清晰或呈现断裂外观，部分会出现板层或同心圆状改变，管型周围可见炎症细胞并伴有不同程度的肾小管坏死、基底膜裸露、间质炎症反应等改变（图5-12）。免疫荧光法的典型表现为远端肾小管管型单克隆轻链阳性（图5-13），κ轻链较λ轻链更为常见，比率为（2～4）∶1。电镜下可观察到多样化改变的单克隆轻链超微结构，低倍镜下典型的表现为板层或同心圆状分层改变，高倍镜下表现为结晶、颗粒状，甚至纤维状。

表5-3　多发性骨髓瘤肾损害的病理分类

病理部位	多发性骨髓瘤肾损害分类	病理部位	多发性骨髓瘤肾损害分类
肾小球	轻链型淀粉样变	肾小管	骨髓瘤肾病（管型肾病）
	单克隆免疫球蛋白沉积病		肾小管坏死
	轻链沉积病	肾间质	浆细胞浸润
	重链沉积病		间质性肾炎
	轻链和重链沉积病		高血钙、高尿酸、药物等所致肾损伤
	其他（冷球蛋白血症、增生性肾小球肾炎）	肾血管	

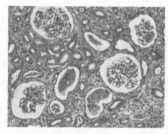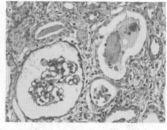

图5-12　管型肾病光镜下典型表现

注：a. 管型呈断裂样外观，周围有炎症细胞浸润（HE染色，×20）。
b. 管型为PAS淡染，周围有炎症细胞浸润；管型堵塞肾小管腔，肾小管扩张；肾间质炎症细胞浸润（PAS染色，×40）

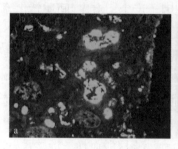

图5-13　管型肾病免疫荧光法的典型表现

注：a. 管型λ轻链强阳性，小球内λ轻链弱阳性（免疫荧光染色，×20）；
b. 管型κ轻链阳性，小球为κ轻链弱阳性（免疫荧光染色，×40）

　　轻链型淀粉样变可见大量淀粉样物质沉积于肾脏各部位，以肾小球病变为主。刚果红染色阳性，偏光显微镜下淀粉样物质呈苹果绿色双折光现象。免疫荧光与特异性抗AL抗血清呈阳性反应，抗AA抗血清（－）。电镜下淀粉样物质呈细纤维状结构（直径8～10 nm），无分支、僵硬、紊乱排列。

单克隆免疫球蛋白沉积病在光镜下可见不同程度系膜基质增宽、硬化及系膜结节。系膜结节性改变是轻链沉积病的重要特征，与糖尿病Kimmelstiel-Wilson系膜结节很相似。肾小球、肾小管基底膜增厚，呈条带状变化，免疫荧光法见游离轻链κ或λ沿肾小管基底膜和（或）肾小球系膜结节沉积（κ型多见）。

当骨髓瘤肾损害患者出现以下3种情况时，可考虑行肾穿刺：①肾小球损害为主伴蛋白尿＞1 g/24 h；②血液学平稳或缓解的MM患者发生急性肾损伤（AKI）；③同时存在多种因素致肾衰竭，为评估肾损伤及预测肾衰竭是否可逆。

（三）治疗

1. MM原发病的治疗　治疗目的是获得长期高质量的缓解，延长患者的无疾病进展生存期。硼替佐米是目前MM肾损伤治疗的核心药物，常用剂量为1.3 mg/m²，第1、4、8、11天使用，3周为1个疗程。在治疗的第1个疗程联合使用大剂量地塞米松，剂量为40 mg/d（＞75周岁老年人减量为20 mg/d），分别于第1～4天、第9～12天、第17～20天使用，在后续第2、3个疗程，地塞米松仅在第1～4天使用。其他疗法还包括常规化疗、免疫调节剂治疗（包括沙利度胺和来那度胺）及大剂量化疗联合干细胞移植等。

2. 肾损伤的治疗　去除加重肾损害的因素，充分水化、碱化尿液，防治高血钙，降尿酸，干扰管型形成，控制感染及肾脏替代治疗。

肾脏受累是影响MM预后的独立危险因素，但超过50%的MM肾损害患者经治疗后肾功能可完全或部分恢复，且多在3个月以内，3个月内肾功能恢复正常者其远期预后往往不受影响。

二、实战病例

患者，男性，68岁。因"发现血肌酐升高4天"入院。患者4天前体检时发现血肌酐升高（358 μmol/L）及血红蛋白下降（83 g/L）。尿常规中发现尿蛋白25.00 mg/dl，拟"肾功能不全"收治入院。近期有尿频、夜尿增多，每晚7～8次。近2个月体重下降5 kg。否认糖尿病、高血压等慢性疾病史；否认既往肾病史；否认结核、肝炎等传染病史。入院查血白蛋白31.6 g/L，肌酐400 μmol/L，估算肾小球滤过率（CKD-EPI公式）13.02 ml/（min·1.73 m²），血钙2.06 mmol/L，红细胞沉降率110 mm/1 h，24小时尿蛋白1695.10 mg。尿蛋白电泳可见小管蛋白54.9%，球蛋白4.0%，白蛋白41.1%，尿本周蛋白定性（＋），超声显示双肾大小、形态正常。体温37 ℃，脉搏80次/分，呼吸12次/分，血压126/62 mmHg。轻度贫血貌，余无殊。

（一）接诊医师该怎么办

1. **分析该患者的病情**　患者为老年男性，既往无肾病史，体检发现血肌酐升高同时伴有肾小管损害表现，尿蛋白呈小管型，24小时尿蛋白与尿常规蛋白检测结果不一致，尿本周蛋白定性阳性，血常规提示中度贫血，近期有体重下降。综合上述临床表现及实验室检查，考虑患者存在AKI、管型肾病，其原发病为MM可能性较大。

2. **进一步的辅助检查**　为明确原发病是否为MM，应进一步完善免疫球蛋白、尿及血轻链测定、扁平骨X线片、骨髓穿刺＋活检，观察浆细胞增生和骨质破坏的情况。此外，还应完善补体及自身抗体、肿瘤指标，病毒指标乙型肝炎病毒抗体、丙型肝炎病毒抗体等，以排除其他继发性肾脏疾病。

3. **该患者检查结果**　①血清免疫固定电泳：λ链M带阳性；②M蛋白系列：免疫球蛋白G 3.87 g/L，免疫球蛋白A＜0.24 g/L，免疫球蛋白M ＜0.17 g/L，轻链κ 0.66 g/L，轻链λ 4.01 g/L，κ/λ比值0.2；③24小时尿轻链：尿轻链κ 13.00 mg/L，尿λ 1180.00 mg/L；④骨髓细胞学检查：浆细胞比例30.0%；⑤免疫学指标：抗核抗体（ANA）（－），抗双链DNA（dsDNA）抗体（－），抗盐水可提取性抗原多肽抗体谱（ENA）（－），抗中性粒细胞胞质抗体（ANCA）（－），抗肾小球基膜（GBM）抗体（－）；⑥肿瘤指标：癌胚抗原（CEA）、糖类抗原19-9（CA19-9）、糖类抗原125（CA125）、甲胎蛋白（AFP）、前列腺特异抗原（PSA）均在正常范围；⑦乙型病毒性肝炎五项及丙型病毒性肝炎抗体均为阴性；⑧颅脑X线片：颅骨呈穿凿状骨质破坏。

（二）上级医师会怎么办

1. **问诊重点**　①生命体征；②体格检查结果。

2. **进一步评估肾活检的必要性**　患者24小时尿蛋白1695.10 mg，既往无肾病史，近4天血肌酐值上升超过26.4 μmol/L，目前血肌酐400 μmol/L，双肾大小正常，符合AKI诊断。为排除伴发其他原发或继发肾病，评估肾损伤及预测肾衰竭是否可逆，在排除禁忌证后行肾穿刺活检。

该患者肾穿刺检查结果：光镜下可见部分小球节段系膜基质轻度增生，小部分小球节段也有系膜细胞轻度增多，余多数小球未见明显增生。肾小管多灶性萎缩（50%）伴肾小管上皮细胞损伤，部分小管上皮空泡变性，部分小管腔内可见蛋白管型、颗粒管型和细胞管型。少数管型为折光样，伴周围炎细胞。肾间质大片区域炎症细胞轻到中度浸润（图5-12）。

免疫荧光法：IgG（－），IgA（－），IgM（－），C1q（－），C3（－），C4（－），κ：小球内（＋），管腔内（－），λ：小球内（＋），管腔内（＋＋＋＋＋）（图5-13）。

3. **患者的诊断**　MM肾损害（管型肾病）。

4. **确定该患者治疗方案**　该患者的治疗包括MM原发病的治疗及AKI的治疗。针对原发病可给予该患者硼替佐米联合地塞米松或常规化疗或免疫调节剂治疗（包括沙利度胺和来那度胺）等。针对肾损伤应予充分水化（开始MM治疗的同时予以充分水化，液体摄入≥3 L/d）、碳酸氢钠碱化尿液、降低尿酸（如非布司他）等治疗。如患者AKI持续存在并伴随尿量≤600 ml/24 h、酸中毒进行性加重、液体蓄积负荷超过体重的10%、肾外脏器衰竭的出现或进展等情况，则需行肾脏替代治疗（多选择血液透析），可减少尿毒症并发症。

三、诊疗流程

MM肾损害诊疗流程见图5-14。

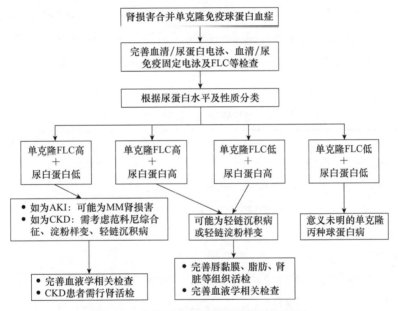

图5-14　多发性骨髓瘤肾损害的诊疗流程

注：FLC. 游离轻链；AKI. 急性肾损伤；MM. 多发性骨髓瘤；CKD. 慢性肾脏病

（林芙君）

第七节　肾脏淀粉样变性和单克隆免疫球蛋白相关肾损害

一、概述

（一）肾脏淀粉样变性相关肾损害

1. 发病机制　肾脏淀粉样变性（renal amyloidosis）是一种罕见病，中老年人多见，其发病机制为可溶性前体蛋白的错误折叠，形成具有β片层结构的淀粉样蛋白并沉积在组织及器官内而致病。临床表现为肾病综合征或单纯蛋白尿，不伴血尿，血压正常或偏低，随病程进展渐出现肾功能不全，激素和肾素-血管紧张素系统（RAS）阻断剂治疗无效。病理特点为刚果红染色阳性，偏振光显微镜下呈苹果绿双折光，电镜下可见随机排列的纤维，直径8～12 nm。淀粉样变性是一种系统性疾病，累及心脏时导致心肌肥厚，传导阻滞和心力衰竭；累及肝、脾、神经及胃肠道时出现相应表现，常伴消瘦、乏力等非特异性症状。

根据淀粉样蛋白的前体蛋白种类不同，淀粉样变性（表5-4）主要分为AL型、AA型、遗传性淀粉样变性、透析相关性淀粉样变性及老年性系统性淀粉样变性等，其中以AL型最为常见。AL型淀粉样变性的前体蛋白为单克隆免疫球蛋白轻链，主要与浆细胞及B淋巴细胞异常增生相关。AA型前体蛋白则为血清淀粉样相关蛋白A（SAA）降解产物，通常继发于一些慢性感染性疾病；遗传型淀粉样变性则由各种前体蛋白的编码基因出现突变所致，包括甲状腺素蛋白、纤维蛋白原Aα链、载脂蛋白AⅠ或AⅡ、溶菌酶等。

表 5-4   淀粉样变性分型及其相关疾病

分型	前体蛋白	淀粉样蛋白	常见相关疾病或病变
单克隆免疫球蛋白相关			如多发性骨髓瘤、MGRS、华氏巨球蛋白血症等
AL 型淀粉样变性	单克隆免疫球蛋白轻链	AL	
AH 型 /AHL 型淀粉样变性	单克隆免疫球蛋白重链 / 轻重链	AH/AHL	
AA 型淀粉样变性	淀粉样相关蛋白 A	SAA	慢性炎症性疾病及自身免疫性疾病
遗传型淀粉样变性			
纤维蛋白原 Aα 淀粉样变性	纤维蛋白原 Aα 链	AFib	肾脏受累最多见，肾小球损害为主
载脂蛋白 A Ⅰ 淀粉样变性	载脂蛋白 A Ⅰ	AApoA Ⅰ	肾脏受累最多见，髓质沉积为主
载脂蛋白 A Ⅱ 淀粉样变性	载脂蛋白 A Ⅱ	AApoA Ⅱ	肾脏受累
溶菌酶淀粉样变性	溶菌酶突变体	ALys	肾脏受累
转甲状腺素蛋白淀粉样变性	甲状腺 / 视黄醇转运蛋白	ATTR	周围神经病变、心脏、玻璃体混浊，肾脏受累不多见
芬兰裔淀粉样变性	凝溶胶蛋白	AGel	脑神经、角膜病变
脑血管淀粉样变性	胱抑素 C	ACys	脑血管病变
老年性系统性淀粉样变性	野生型甲状腺转运蛋白	ATTR	心脏病变多见
透析相关性淀粉样变性	β_2 微球蛋白	Aβ2M	血液透析患者腕管综合征、关节病变
LECT2 相关性淀粉样变性	白细胞趋化因子 2	LECT2	缓慢进展肾功能不全及高血压

注：MGRS. 具有肾脏意义的单克隆免疫球蛋白病；AL. 轻链型淀粉样蛋白；AH/AHL. 重链型 / 轻重链型淀粉样蛋白；SAA. 血清淀粉样 A 蛋白；AFib. 纤维蛋白原型淀粉样蛋白；AApoA. 载脂蛋白 A 型淀粉样蛋白；ALys. 溶菌酶突变体型淀粉样蛋白；ATTR. 甲状腺 / 视黄醇转运蛋白型淀粉样蛋白；AGel. 凝溶胶蛋白型淀粉样蛋白；ACys. 胱抑素 C 型淀粉样蛋白；Aβ2M. β_2 微球蛋白型淀粉样蛋白；LECT2. 白细胞趋化因子 2

2. 临床表现与诊断　淀粉样变性的临床表现根据分型的不同累及的部位不同而有所差异。肾脏作为淀粉样变性最常累及的部位，其最常见表现为外周性水肿、泡沫尿。

（1）临床表现

1）AL型淀粉样变性：非特异性临床表现为乏力和不明原因的消瘦。其他临床表现包括肾病综合征/单纯蛋白尿、限制性心肌病（心脏室间隔/室壁增厚可致收缩性/舒张性心力衰竭、晕厥甚至猝死）、周围神经病变、皮肤紫癜和瘀斑（累及眼周可表现为熊猫眼）及出血倾向（机制可能与X因子缺乏有关），另还有直立性低血压、巨舌、肝脾大、胃轻瘫、便秘、贫血等表现。合并骨髓瘤的患者还可表现为骨痛、高钙血症等。

2）AA型淀粉样变性：一般继发于慢性炎症性疾病，如类风湿关节炎、炎性肠病、结核等，最常见累及的脏器为肾脏，其次为胃肠道，少数可累及心脏、周围神经、肾上腺、舌体。

3）老年性系统性淀粉样变性：表现为心律失常、心力衰竭。因此中老年患者，出现不明原因水肿、蛋白尿、低血压、皮肤紫癜/熊猫眼、神经症状、巨舌等临床表现时，须排查淀粉样变性。

（2）诊断：肾淀粉样变性诊断金标准为病理证实存在淀粉样蛋白在肾脏沉积。光镜下淀粉样物质可沉积于肾脏各部位，肾小球病变为主，肾小管间质及小血管管壁均可受累。初期表现为系膜区无细胞性增宽，晚期为大量无结构的淀粉样物质沉积、呈嗜伊红均质状。少数毛细血管袢可出现"毛发样""梳齿样"改变。刚果红染色阳性，偏振光显微镜下呈苹果绿双折光现象。而淀粉样物质的分类则是分型的关键，轻链 κ/λ 染色可鉴别出 AL 型淀粉样变性，但也可能出现假阴性。抗 AA 蛋白抗体染色阳性提示 AA 型淀粉样变性。上述2种染色均得到阴性结果，则需考虑遗传性淀粉样变性诊断，对难以确诊的淀粉样变性前体蛋白可应用质谱蛋白组学技术来诊断。如患者无条件行肾穿刺活检明确病理诊断，也可通过皮肤、直肠黏膜等部位活检进行刚果红和轻链染色辅助诊断。纤维样肾小球肾炎刚果红染色可为阳性，加染 DNAJB9 可以辅助鉴别。

3. 治疗　怀疑淀粉样变性应按照分级管理，建议转上级医院明确诊断和制订治疗方案。治疗前应明确淀粉样变性的分型、病因和危险分层。AL型淀粉样变性的患者需根据体力状态、心功能状态、N-末端脑钠肽前体（NT-proBNP）、心肌肌钙蛋白T（cardiac troponin T，cTNT）、脉氧水平、总胆红素水平、血压水平及Mayo分期系统等分为低危组、中危组、高危组。仔细评估受累脏器情况，临床分析预后的分期系统常用的为波士顿大学分期系统（BNP＋心肌肌钙蛋白I）及2012版Mayo医学中心分期系统（NT-proBNP、cTNT和血清游离轻链差值）。

（1）AL型淀粉样变性：以减少死亡率为治疗目标。根据患者一般状况确定患者是否符合自体外周血干细胞移植（autologous peripheral blood stem cell transplantation，ASCT）标准，符合标准的患者在诱导治疗后行ASCT可改善预后。而最常用的化疗方案包括硼替佐米（环磷酰胺、硼替佐米和地塞米松）、美法仑（美法仑和地塞米松）、沙利度胺（环磷酰胺、沙利度胺和地塞米松）以及来那度胺（来那度胺和地塞米松）方案等。Andromeda试验表明，在硼替佐米为基础的方案上加用达雷妥尤单抗可加强疗效。

（2）AA型淀粉样变性：治疗目的是治疗炎症病因，并根据检测血清淀粉样蛋白A（serum amyloid A，SAA）的血浆浓度/C反应蛋白水平来评估炎症是否得到控制。透析相关的淀粉样变性唯一有效的方法是肾移植手术。移植后血清β_2微球蛋白的水平可快速下降，局部注射激素可早期缓解腕管综合征的症状。

（3）遗传性淀粉样变性：一般进展缓慢，尚无对应有效的治疗方式。

4. 预后　目前，肾淀粉样变性总体治疗效果欠佳，预后不良，心源性猝死是AL型淀粉样变性患者的主要死亡原因。大部分患者常因误诊和延迟诊断造成就诊时一般状况较差，无法耐受正常剂量化疗，增加治疗的难度。早期诊断对于淀粉样变性至关重要。

（二）单克隆免疫球蛋白相关肾损害

单克隆免疫球蛋白（M蛋白）可以导致多种肾损害（图5-15）。具有肾脏意义的单克隆免疫球蛋白病（monoclonal gammopathy of renal signifificance，MGRS）的致病方式有2种。

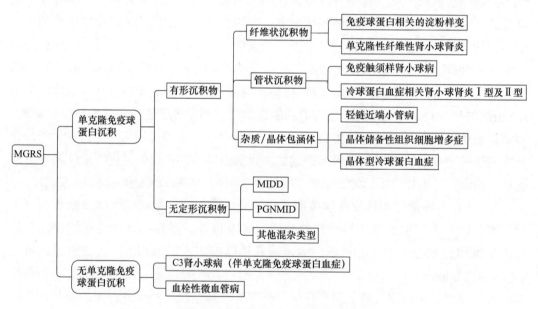

图 5-15　单克隆免疫球蛋白相关肾脏损害的病理分类

注：MGRS. 具有肾脏意义的单克隆免疫球蛋白病；MIDD. 单克隆免疫球蛋白沉积病；PGNMID. 伴单克隆免疫球蛋白沉积的增生性肾小球肾炎

1. 分类

（1）单克隆免疫球蛋白沉积：单克隆免疫球蛋白直接沉积致病根据沉积物形态的不同分为有形沉积物和无定形沉积物。

1）有形沉积物：主要为产生纤维状沉积物的AL型/AH型/AHL型淀粉样变性。产生微管状沉积物的单克隆（1型）冷球蛋白血症等。产生晶体包涵体的轻链近端小管病等。

2）无定形沉积物：主要包括单克隆免疫球蛋白沉积病（MIDD）（轻链沉积病、重链沉积病或轻重链沉积病）及伴单克隆免疫球蛋白沉积的增生性肾小球肾炎（PGNMID）。此外还有骨髓瘤患者大量游离轻链从肾小管滤过并堵塞肾小管，可导致管型肾病等。

（2）无单克隆免疫球蛋白沉积：单克隆免疫球蛋白不沉积于组织，通过激活补体或其他因子导致肾损伤。如激活补体途径导致C3肾炎，POEMS综合征通过激活血管内皮生长因子途径导致内皮损伤和肾脏病变。慢性肾脏病患者合并M蛋白血症时，肾活检证实仅约40%为单克隆免疫球蛋白相关肾损害，其中约50%为轻链型淀粉样变性。因此，确诊单克隆免疫球蛋白血症相关肾损害必须做肾活检，同时肾组织行免疫球蛋白亚型和轻链亚型的染色。

2. 治疗　对于恶性血液肿瘤患者应给予化疗，但对于无恶性肿瘤基础的单克隆免疫球蛋白肾损害患者［如意义未明的单克隆免疫球蛋白血症（MGUS）患者］，是否应当给予化疗曾长期存在争议。2012年，梅奥医院学者Nelson首次提出具有肾脏意义的单克隆免疫球蛋白病（monoclonal gamapathyof renal significance，MGRS）的概念，即对于良性（如MGUS）或低度恶性的单克隆免疫球蛋白病（如惰性淋巴瘤）患者，一旦单克隆免疫球蛋白导致肾损害，应当改变仅观察、等待的方案，积极针对病因给予化疗或干细胞移植治疗。该概念的提出改进了此类患者的治疗和预后。

二、实战病例

患者，男性，56岁。因"水肿伴舌肥大3月余，加重伴胸闷气促1个月"入院。患者3个月前开始无诱因出现舌体肥大，言语不清，逐渐加重，并合并四肢水肿，下肢显著，双侧髋关节、膝关节疼痛，伴双上肢麻木，患者未予以重视。1个月前舌体肥大加重，出现进食障碍，偶有饮水时呛咳，口腔科就诊无果。半月前在当地查尿蛋白（++），尿蛋白定量1143.4 mg/d，血白蛋白28 g/L。血肌酐59.2 μmol/L。病程中间断腹泻，黄稀便，3～4次/天。近1个月，活动后感胸闷气促，休息后可缓解。夜间不能平卧，需半卧位。入院时体格检查，体温36.8℃，脉搏91次/分，呼吸20次/分，血压100/51 mmHg，神志清晰，精神欠佳，双侧腋下及腹股沟可触及多个淋巴结肿大，质韧，活动度可，舌体明显肥大，双下肺闻及少许湿啰音，腹部平软，无压痛，双下肢轻度水肿。四肢肌张力正常，双手握力减弱，下肢肌力4级。双侧膝反射减弱。

（一）接诊医师该怎么办

1. **识别关键信息**   对于多系统受累的肾病患者要排除系统疾病。该患者多系统受累，存在单纯蛋白尿伴舌体肥大、血压偏低和心功能不全的临床表现。肾脏病合并舌体肥大和心功能受损，应考虑淀粉样变性的可能。

2. **面对患者时的注意事项**

（1）生命体征：早期淀粉样变性患者的生命体征常无异常，部分患者血压偏低，有直立性低血压，严重者可出现心功能不全，心率快，呼吸频率增加。该患者平卧时症状加重，坐位时好转，支持心功能不全的诊断。

（2）体格检查：注意患者有无皮肤紫癜瘀斑、熊猫眼（眼周瘀斑）、舌体肥大、四肢肌力及痛温觉改变、肝脾大；心功能衰竭时肺部可出现啰音。

（3）辅助检查：部分患者合并正细胞正色素性贫血、球蛋白升高、心电图可出现低电压趋势（与高血压导致的心肌肥厚伴高电压趋势不同，淀粉样变性时为心肌肥厚伴低电压趋势）、凝血功能异常。

3. **明确诊断方法**

（1）除查血常规、血生化、尿常规、凝血功能之外，应送检血免疫球蛋白IgG、IgA、IgM，血单特异性游离轻链κ、λ、免疫固定电泳，24小时尿蛋白定量，尿游离轻链、尿本周蛋白。此例患者血单特异性游离轻链κ 4850 mg/L，λ 47 mg/L，κ/λ 32.99，免疫固定电泳：可见IgG-λ单克隆条带。

（2）肌钙蛋白I、肌钙蛋白T，BNP、NT-proBNP、心电图、心脏超声、心脏MRI。该患者心脏超声显示左心室舒张功能减低，室间隔厚度增加（11 mm）；肌钙蛋白I 0.02 ng/ml，NT-proBNP升高（2394.3 pg/ml），提示心脏受累。

（3）行骨髓穿刺骨髓细胞学检查、骨髓流氏细胞学检查、骨活检（含免疫荧光轻链κ、λ染色，刚果红染色）。该患者骨髓穿刺涂片显示大致正常骨髓象；骨髓流式细胞学显示单克隆浆细胞（表达κ）占0.11%；骨活检显示骨髓增生活跃，排除骨髓瘤。

（4）如无禁忌证应行肾活检穿刺活检（刚果红染色、κ、λ染色、A蛋白染色），考虑遗传性淀粉样变性时检测白细胞趋化因子2（LECT2），溶菌酶（Lysozyme），载脂蛋白A（ApoA）及甲状腺运载蛋白（transthyretin）等。

（5）如有肾活检禁忌证，则可行皮肤脂肪活检或直肠镜取直肠黏膜组织，行刚果红染色及κ、λ轻链染色。该患者基础状态较差，低血压，行皮肤脂肪活检进行轻链及刚果红染色提示：κ轻链阳性，λ轻链阴性，刚果红阳性，诊断为系统性AL型淀粉样变性。

（6）其他检查：全身骨骼低剂量CT明确有无溶骨、胸部CT、必要时胃肠镜检查、肌电图、神经传导检查，以及相应可以脏器受累的组织活检。该患者肌电图、运动神经传导检测提示下肢肌源性受损伴周围神经损伤。

（二）上级医师会怎么办

1. 可能的交代　向患者家属交代病情，对存在低血压和心脏受累的患者应着重强调晕厥、摔倒及猝死的风险，应下病重通知单，签署抢救知情同意书。

2. 可能的治疗　给予一般支持治疗和对症处理，以维持生命体征为首要原则。水肿但血压偏低的患者，应避免过量使用利尿药。进一步可开始化疗或转血液科进一步治疗。

该患者因经济条件较差，选择在肾内科开始应用沙利度胺联合地塞米松的治疗方案。

三、诊疗流程

肾脏淀粉样变性的诊疗流程见图5-16。

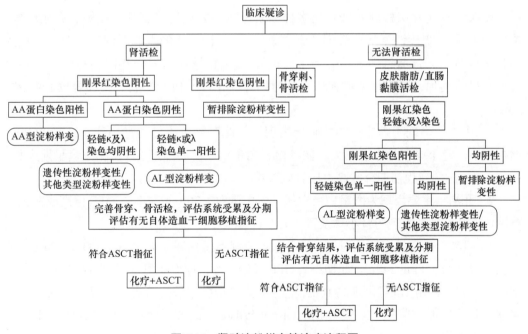

图5-16　肾脏淀粉样变性诊疗流程图

注：ASCT. 自体外周血干细胞移植

（金　英　程　震）

第八节　糖尿病肾病

一、概述

糖尿病是全球突出的公共健康问题，已严重威胁人类健康。近年来，随着经济高速发展、生活方式改变，我国糖尿病患者数量也大幅攀升。调查研究数据显示，我国成年人糖尿病患病人数约1.298亿，平均每10个成年人中就有1例糖尿病患者。糖尿病肾病（diabetic kidney disease，DKD）是糖尿病最常见、最严重的慢性微血管并发症，30%～40%的糖尿病患者并发糖尿病肾病，约50%的糖尿病肾病患者最终进展为终末期肾病（ESRD），需要行肾脏替代治疗。在美国等发达国家，糖尿病肾病已成为导致终末期肾病的首位病因，给社会带来极大的疾病负担。

（一）临床表现与分期

糖尿病肾病发病机制复杂，受多种因素影响，如遗传易感性、血糖、高血压病、蛋白摄入量、脂代谢紊乱、吸烟及蛋白尿等。1型糖尿病的发病时间较为明确，自然病程进展典型。目前将其进展分为Ⅰ～Ⅴ期。2型糖尿病的发病年龄相对较大，心血管死亡风险增加，并发症如高血压、动脉粥样硬化性心血管疾病、肥胖等较1型糖尿病多。

1. Ⅰ期　出现于糖尿病相关临床表现后。此期肾血流量和肾小球滤过率（GFR）增加50%，肾小球和肾小管肥大。偶有微量白蛋白尿。高血压在1型糖尿病早期少见，但2型糖尿病的病程初期合并高血压者较多见。

2. Ⅱ期　主要表现为微量白蛋白尿（尿白蛋白>30 mg/24 h），GFR偏高或在正常范围内。肾脏病理表现为肾小球及肾小管基底膜增厚，系膜基质增生。

3. Ⅲ期　为显性肾脏病时期，实验室检查显示蛋白尿（尿蛋白>500 mg/24 h）及白蛋白尿（>200 mg/24 h）。此期患者GFR开始下降，但血肌酐水平仍可维持在正常范围内。1型糖尿病患者可出现高血压，且程度较2型糖尿病患者更为严重。肾活检主要表现为弥漫性或结节样〔K-W（Kimmelstiel-Wilson）结节〕肾小球硬化，入球小动脉和出球小动脉透明变性及小管间质纤维化，与肾功能减退密切相关。

4. Ⅳ期　糖尿病肾病晚期，表现为大量蛋白尿（3.5 g/24 h）、高血压、肾功能进行性下降。

5. Ⅴ期　肾衰竭期。有严重高血压、低蛋白血症、水肿及尿毒症症状。病理表现为肾小球广泛硬化，肾小管萎缩及肾间质纤维化。

（二）病理表现

光镜下，在糖尿病肾病早期可见肾小球肥大，基底膜轻度增厚，系膜基质轻度增生。随着疾病进展，基底膜弥漫增厚，系膜基质及系膜细胞增生（图5-17a），形成典型的K-W结节（图5-17b）。同时可见内皮下纤维蛋白帽、球囊滴、小动脉透明变性（图5-17c、d）、肾小管萎缩、间质炎症细胞浸润及纤维化、肾乳头坏死等。免疫荧光法可见IgG沿肾小球毛细血管袢、肾小球基底膜和肾小管基底膜弥漫线样沉积，可伴有IgM、C3等沉积。系膜区及K-W结节中偶见IgG、IgM或C3沉积。电镜下早期见肾小球基底膜增厚，系膜区扩大，基质增多。晚期可见结节形成，与光镜下所见K-W结节吻合，另可见足突融合等病变。

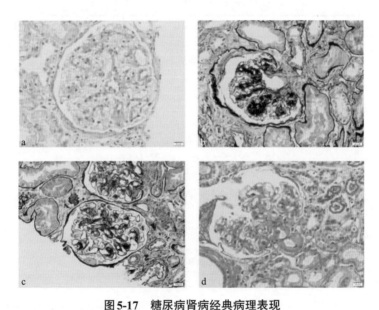

图5-17 糖尿病肾病经典病理表现

注：a. 系膜细胞和系膜基质增生（PAS染色）；b. K-W结节形成（PASM染色）；c. 球囊滴（PASM染色）；d. 小动脉透明变性（PAS染色）

2010年国际肾脏病理学会研究委员会（Research Committee of the Renal Pathology Society，RPS）发布了最新的糖尿病肾病肾小球病理分型国际标准，将糖尿病肾病分为4型（表5-5），并对小管间质损伤进行评分（表5-6）。

表 5-5 糖尿病肾病病理分型

分型	描述	标准
I 型	轻度或非特异性光镜改变，电镜显示基底膜增厚	病理改变未达 II、III、IV型标准 GBM>395 nm（女性） GBM>430 nm（男性）

（待　续）

（续　表）

分型	描述	标准
Ⅱa型	轻度系膜基质增生	病理改变未达Ⅲ、Ⅳ型标准 系膜增生>25%，系膜增生面积<毛细血管袢腔面积
Ⅱb型	重度系膜基质增生	病理改变未达Ⅲ、Ⅳ型标准 系膜增生>75%，系膜增生面积>毛细血管袢腔面积
Ⅲ型	结节性硬化（K-W结节）	病理改变未达Ⅳ型标准 至少有1个确定的K-W结节
Ⅳ型	晚期糖尿病肾小球硬化	肾小球硬化>50% 可出现Ⅰ～Ⅲ型病理改变

注：GBM. 肾小球基底膜

表5-6　糖尿病肾病小管间质及血管评分标准

病灶	诊断标准	评分
小管间质病变		
间质纤维化与小管萎缩（IFTA）	无	0
	<25%	1
	25%～50%	2
	>50%	3
间质炎症	无	0
	与IFTA相关的炎性浸润	1
	无IFTA区域也有炎性浸润	2
血管病变		
动脉透明变性	无	0
	1个部位动脉透明变性	1
	超过1个部位动脉透明变性	2
大血管	—	有/无*
动脉硬化	无内膜增厚	0
	内膜增厚未超过中膜厚度	1
	内膜增厚超过中膜厚度	2

注：*. 只评定，不参与评分

（三）诊断和鉴别诊断

糖尿病肾病的诊断主要依靠病史、临床表现及实验室检查。患者符合美国糖尿病学会（American diabetes association，ADA）2020年制定的糖尿病诊断标准，有明确的糖尿病病史，同时糖尿病与尿蛋白、肾功能变化存在因果关系，并排除其他原发性、继发性肾小球疾病及系统性疾病，符合以下情况之一者，可诊断为糖尿病肾病。①随机尿白蛋白/肌酐比值（urinary albumin to creatinine ratio，UACR）≥30 mg/g或尿白蛋白排泄率（urinary albumin excretion rate，UAER）≥30 mg/24 h，且在3~6个月重复检查UACR或UAER，3次中有2次达到或超过临界值，排除感染等其他干扰因素；②估算肾小球滤过率（eGFR）＜60 ml/（min·1.73 m²）达3个月以上；③肾活检符合糖尿病肾病病理改变。需注意糖尿病视网膜病变是诊断糖尿病肾病的重要依据，但并非诊断2型糖尿病导致糖尿病肾病的必备条件。

如果出现以下情况，虽有明确的糖尿病病史，也应除外糖尿病合并其他慢性肾脏病。①糖尿病病程较短，特别是5年以下1型糖尿病病史；②无糖尿病视网膜病变；③GFR短期内快速下降；④快速增多的蛋白尿或肾病综合征；⑤顽固性高血压；⑥尿沉渣镜检红细胞增多；⑦存在其他系统的症状和体征；⑧首次应用ACEI/ARB后2~3个月，GFR下降＞30%；⑨既往曾有非糖尿病的肾脏病史。应行肾穿刺活检以明确诊断。

（四）治疗要点

糖尿病肾病的治疗主要强调早期干预各种危险因素，包括改善生活方式，积极控制血糖、血压，调节脂质代谢紊乱等。不同病期、不同患者治疗的侧重点有所不同。患者需根据自身情况进行合理、规律、适度的运动；控制体重指数（body mass index，BMI）在18.5~24.9 kg/m²；戒烟；每日食盐摄入量＜5 g。所有患者均需严格控制血糖，建议遵循个体化原则，对糖化血红蛋白目标值进行分层管理，避免低血糖发生。

1. 降糖治疗　二甲双胍是2型糖尿病肾病患者控制血糖的首选和基础药物，肾功能不全时需调整用量或停用。胰高血糖素样肽1（glucagon like peptide 1，GLP 1）受体激动剂可应用于糖尿病肾病CKD1~3期患者，不建议ESRD患者使用。二肽基肽酶4（dipeptidyl peptidase 4，DPP 4）抑制剂可能降低糖尿病肾病进展风险，但对ESRD等肾脏终点事件的影响尚缺乏证据。糖尿病肾病患者使用二甲双胍后血糖不达标，推荐优选钠-葡萄糖共转运蛋白2（sodium-glucose cotransporter 2，SGLT2）抑制剂，肾功能不全时需调整用量或停用。自我血糖监测有助于提高糖尿病肾病治疗效果，持续血糖监测（continuous glucose monitoring，CGM）有助于降低低血糖发生的风险，血糖在目标范围内的时间百分比（time in range，TIR）和糖化血红蛋白（glycosylated hemoglobin，HbA1c）可作为监测血糖控制水平的重要参数。

2. 血压控制　推荐糖尿病肾病患者血压控制靶目标为：65周岁及以上患者血压＜140/90 mmHg，65周岁以下患者血压＜130/80 mmHg。在排除禁忌证的前提下，降压药物首选ACEI/ARB，双倍剂量可能获益更多，但不推荐ACEI与ARB联合应用。治疗期间应定期随访尿白蛋白/肌酐比值（UACR）、血清肌酐、血钾水平。当血压无法达标时，可联用不同机制降压药物，推荐二氢吡啶类钙通道阻滞剂或β受体阻滞剂与ACEI/ARB联合应用。

3. 调脂治疗　糖尿病肾病患者应进行脂代谢紊乱的评估，如异常，建议使用他汀类药物，根据肾功能调整选择药物。对糖尿病维持性透析患者，目前未发现他汀类药物可使患者获益，建议已使用他汀类药物的患者可继续使用。

4. 其他　对于已合并高血压、动脉粥样硬化、心脑血管并发症、其他微血管病、神经病变和营养不良的患者应给予相应处理。当患者 eGFR<15 ml/（min·1.73 m^2），伴有严重且不易控制的充血性心力衰竭、胃肠道症状、高血压等，应根据条件选择肾脏替代治疗。

（五）预后

影响糖尿病肾病预后的主要因素包括遗传因素、种族差异、糖尿病类型、蛋白尿程度、高血压、血糖控制、高血脂，以及合并出现的动脉粥样硬化、眼底病变等的严重程度。其他如胰岛素耐受、高胰岛素血症、血小板聚集功能异常也是重要的独立危险因素。

二、实战病例

患者，男性，66岁。因"多饮、多食、多尿、消瘦10年，双下肢水肿1年"入院。患者10年前出现多饮、多食、多尿，伴体重下降，测空腹血糖9.8 mmol/L，诊断为2型糖尿病，给予"二甲双胍、格列吡嗪"等多种口服降糖药物维持治疗。1年前出现双下肢水肿，加重1个月。病程中无肉眼血尿、无畏寒、发热、皮疹及关节痛。近1个月来体重增加4 kg，饮食欠佳，尿量减少，800～900 ml/d。既往有高血压病史8年，最高160/110 mmHg，服用"氨氯地平、厄贝沙坦"治疗，血压控制尚可。

（一）接诊医师该怎么办

1. 启动肾脏病评估　完善体格检查及实验室检查，实验室检查包括尿常规、尿糖、24小时尿蛋白、UACR、肝肾功能、血脂、血糖、糖化血红蛋白、双肾B超。

该患者尿蛋白（+++），尿红细胞15个/高倍视野，尿糖（++），24小时尿蛋白定量4.5 g，UACR 845 mg/g；血浆白蛋白24 g/L；血肌酐161 µmol/L，尿素氮15.5 mmol/L，尿酸453 µmol/L；胆固醇5.8 mmol/L，甘油三酯2.6 mmol/L；空腹血糖10.8 mmol/L；糖化血红蛋白7.8%；双肾B超显示，双肾形态大小正常，左肾107 mm×45 mm，右肾110 mm×42 mm。综合上述指标诊断为肾病综合征。

2. 继发性因素　肾病综合征患者还需排查免疫球蛋白、补体、自身抗体、肿瘤指标、肝炎病毒等继发性因素。该患者上述检查均为阴性，结合前述，考虑患者糖尿病肾病可能性大。

（二）上级医师会怎么办

1. 可能的询问　①生命体征；②体格检查发现；③既往史：有无眼底出血、周围神经病变；④实验室检查；⑤是否有肾活检必要。

该患者完善眼科及神经科检查后，未发现糖尿病眼底和周围神经病变的证据。考虑该患者的诊断为糖尿病肾病，且存在镜下血尿、但糖尿病导致其他器官受累不典型（眼底和周围神经、自主神经），因此具有肾活检指征。

该患者肾活检病理诊断为糖尿病肾病（Ⅲ型）。结合病史、查体及辅助检查，患者诊断为糖尿病肾病Ⅳ期，慢性肾病3期，2型糖尿病，高血压2级。

2. 治疗方案　①一般治疗：包括卧床休息，饮食治疗，氯化钠摄入量<5 g/d，限制蛋白质饮食，给予优质低蛋白饮食0.6 g/（kg·d），适当补充α-酮酸；②对症治疗：包括利尿消肿，可给予氢氯噻嗪利尿，效果欠佳可改为呋塞米，但应注意电解质紊乱和其他并发症；③血糖控制方面：患者血糖控制不佳，改口服药物为胰岛素治疗；④积极控制血压的同时予他汀类药物调脂治疗。

三、诊疗流程

糖尿病肾病的诊疗流程见图5-18。

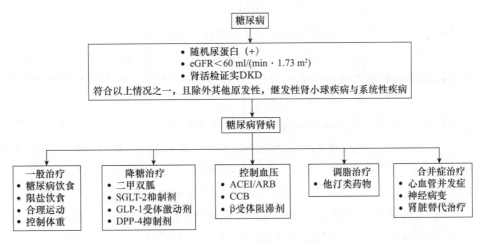

图5-18　糖尿病肾病的诊疗流程

注：DKD. 糖尿病肾病；eGFR. 估算肾小球滤过率；SGLT-2. 钠-葡萄糖共转运蛋白2；GLP-1. 胰高血糖素样肽1；DPP-4. 二肽基肽酶4；ACEI. 血管紧张素转化酶抑制剂；ARB. 血管紧张素受体阻滞药；CCB. 钙离子通道阻滞剂

（戚超君　王　琴）

第九节 高尿酸和肥胖相关肾脏疾病

一、概述

(一)高尿酸相关肾脏疾病

高尿酸血症(hyperuricemia)是指非同日2次空腹血尿酸水平均高于420 μmol/L(7 mg/dl),由尿酸生成和(或)排泄障碍所致。高尿酸相关肾脏疾病包括急性尿酸性肾病、慢性尿酸性肾病及尿酸性尿路结石。

1. 急性尿酸性肾病 急性尿酸性肾病(acute uric acid nephropathy)是指血尿酸骤然显著升高,高浓度的尿酸经肾小球滤过,超过近端肾小管的重吸收能力并在尿液中析出,引起肾内、外梗阻。血容量不足、尿流率降低及酸性尿是急性尿酸性肾病重要的诱发或加重因素。

急性尿酸性肾病多见于肿瘤溶解综合征,通常发生在淋巴瘤、白血病等患者接受化疗后1~2天,常见的症状为恶心、呕吐、腰痛、腹痛、少尿甚至无尿,重者可昏睡,甚至惊厥。同时多伴有溶瘤综合征的表现,如高钾血症、高磷血症、乳酸酸中毒和低钙血症等。尿液分析可见大量尿酸晶体,但由于阻塞肾单位无法排出,尿中尿酸盐晶体可能并不明显。肾脏病理可见肾小管不同程度变性、坏死。肾小球无明显病变或毛细血管袢缺血皱缩。偏振光显微镜下可见肾小管腔内尿酸结晶沉积。

当肿瘤放、化疗病史者出现少尿型急性肾损伤伴血尿酸显著升高(>900 μmol/L)时,应考虑急性尿酸性肾病的诊断。急性尿酸性肾病的诊断一般不需肾脏病理学检查,但当无法与药物引起的急性间质性肾炎区别时,可考虑行肾活检。

急性尿酸性肾病的主要防治措施包括:①抑制尿酸生成,可选用别嘌醇或非布司他,至少应在肿瘤放、化疗前48~72 h服用,将血尿酸控制在300 μmol/L以下;②适当补液或饮水,若无禁忌证,放、化疗期间每天液体摄入量应不低于3000 ml,使尿流率达到80~100 ml/h,以利磷酸盐和尿酸排泄;③碱化尿液,如碳酸氢钠,使尿pH维持在6.5~7.0;④血液透析治疗适用于已发生肾衰竭者。大多数急性尿酸性肾病患者经积极对症或透析治疗后,肾功能可以完全恢复。

2. 慢性尿酸盐肾病 慢性尿酸盐肾病(chronic urate nephropathy)的发生与尿酸盐结晶在髓质肾小管和间质中沉积,尿酸诱发肾脏固有细胞的炎症反应,以及激活局部肾素-血管紧张素-醛固酮系统,损伤毛细血管内皮细胞,减少血管内皮细胞一氧化氮合成等有关。

慢性尿酸盐肾病主要临床表现为肾间质性损害,如夜尿增多、多尿、尿比重降低等。多伴有痛风性关节炎和痛风石，但肾损害程度与痛风性关节炎的严重程度可不平行。部分患者出现少量蛋白尿，一般不超过1 g/d，可有镜下血尿，部分患者有尿路结石。随病情进展，可出现缓慢的肾功能减退。肾脏病理的特征性表现为，肾间质和肾小管内出现双折光的针状尿酸盐结晶，结晶体周围有单个核细胞浸润，肾小管上皮细胞可有坏死、萎缩，肾间质呈不同程度纤维化，其中以肾髓质更为常见。

高尿酸血症/痛风患者出现肾小管功能障碍，提示存在慢性尿酸性肾病，在排除其他慢性肾脏病（CKD）后可考虑该诊断，但通常很难与合并高尿酸血症的其他慢性肾脏病鉴别，肾活检发现肾组织中有尿酸盐结晶沉积对鉴别诊断的作用有限。

慢性尿酸性肾病的主要防治措施包括：①合理饮食，避免经常摄入高嘌呤类食物和长期高果糖饮食，心、肾功能正常者应多饮水，使每天尿量保持在2～3 L/d，多食蔬菜、水果等碱性食物，限酒或戒酒；②碱化尿液，可选用口服碳酸氢钠，使尿pH维持在6.2～6.8；③降尿酸药物治疗，CKD合并痛风史者，按照痛风的治疗原则积极降尿酸治疗，使血尿酸值控制在360 μmol/L以下；合并严重痛风（如痛风石、慢性关节炎、痛风频繁发作）的患者应更严格控制血尿酸水平，治疗目标值<300 μmol/L，但不建议降至180 μmol/L以下；对无症状性高尿酸血症合并CKD的患者的降尿酸药物治疗尚有争议。一般认为，CKD G2期及以上、血尿酸超过480 μmol/L时应开始降尿酸药物治疗，使血尿酸值<360 μmol/L。

降尿酸药物选择应根据肾功能、尿酸排泄量等情况而定，可选择抑制尿酸合成类制剂（如别嘌醇、非布司他），以及促尿酸排泄的药物（如苯溴马隆、丙磺舒），后者在肌酐清除率低于30 ml/min、有尿酸性尿路结石或24小时尿酸排泄量超过700 mg时不宜使用，应用过程中应注意饮水。

3. 尿酸性肾石症　尿酸性肾石症（uric acid nephrolithiasis）由尿酸盐在肾实质和尿路中析出、沉淀所致，占所有尿路结石的5%～10%，仅次于草酸钙结石。持续性酸性尿、高尿酸尿症及尿量不足，是引起尿酸性尿路结石的3个主要因素。

尿酸性肾石症常表现为腰痛和血尿，亦可无任何症状。不少患者有尿结石排出史。结石常为多发性，易形成鹿角形结石。约25%的患者有痛风发作史，约50%的患者有家族性尿酸结石史。尿pH多低于5.5，可有不同程度血尿和少量蛋白尿，尿沉渣可见尿酸结晶，部分患者血尿酸升高。肾脏B超可见高回声区伴声影；纯尿酸结石在X线片上不显影，但若尿酸结石合并草酸钙或磷酸钙成分而形成混合结石，则X线可见结石影。CT有助于尿酸性肾石症的诊断，双能CT扫描有助于区分尿酸结石和钙结石。

尿酸性肾石症的诊断主要根据上述影像学检查，进一步根据尿结石成分分析和是否可透X线，明确诊断是否为尿酸性结石。应注意与其他透X线的结石进行鉴别及与泌尿系统肿瘤进行鉴别。

尿酸性肾石症的主要治疗措施包括：①一般疗法，如增加液体摄入、限制高嘌呤饮食及适当运动；②溶石疗法，主要措施是碱化尿液，使尿pH应保持在6.5～6.8。适用于无尿路梗阻，或者仅有部分梗阻但尚无明显尿路积水、无尿路感染的纯尿酸结石患者；③若合并痛风或尿尿酸排泄量＞1000 mg/d者，可给予抑制尿酸生成类药物别嘌醇或非布司他等，但不宜应用促进尿酸排泄类降尿酸药；④其他治疗包括体外冲击波碎石术或经皮肾镜取石术等，疗效与结石成分、结构和位置有关。

（二）肥胖相关性肾病

肥胖相关性肾病（obesity-related glomerulopathy，ORG）是指由肥胖直接导致的肾脏损害。随着肥胖在世界范围内的增加，ORG在肾脏病中所占的比例也在逐年增加。

ORG的发病机制尚未完全明确，一般认为与血流动力学障碍（高压力、高灌注、高滤过）、胰岛素抵抗、交感神经系统和肾素-血管紧张素-醛固酮系统（RAAS）过度激活、脂质代谢异常和线粒体功能紊乱等有关。

ORG的病理形态学改变主要有2种，一种为单纯性肥胖相关性肾小球肥大，病理改变轻微，光镜下可见肾小球肥大、血管极系膜基质增加，但无肾小球硬化；另一种为肥胖相关性局灶性节段性肾小球硬化症（FSGS）伴肾小球肥大，后者的病理改变较前者严重，光镜下典型的肾脏组织特征包括肾小球肥大、血管极周围局灶性节段性硬化症伴玻璃样变，以及系膜增加。电镜下足细胞的改变多样，但通常比较轻微，可见足细胞肿胀和胞质空泡化、足突融合、微绒毛萎缩等。

ORG患者通常有肥胖史和家族史，常伴有其他代谢性疾病（如高脂血症、高尿酸血症、糖尿病、高血压及睡眠呼吸暂停综合征等）。ORG起病隐匿，早期主要表现为肾小球滤过率增加和微量蛋白尿，随着疾病进展，逐渐出现显性蛋白尿，ORG虽可出现肾病范围蛋白尿，但肾病综合征少见。少数患者合并镜下血尿。ORG进展相对缓慢，少数患者可发生肾功能不全。

ORG目前尚无统一诊断标准，需结合临床、实验室检查及肾活检病理结果，并排除其他肾脏疾病作出诊断。肾病患者具有以下特征时需考虑ORG：①肥胖［我国标准体重指数（BMI）≥28 kg/m²，男性腰围≥85 cm，女性腰围≥80 cm］；②出现以中分子蛋白为主的少量至中等量的蛋白尿；或者出现大量蛋白尿但无明显水肿、低蛋白血症等肾病综合征表现；③肾活检光镜下显示肾小球体积明显增大，伴或不伴FSGS，电镜下可见上皮细胞足突融合且范围局限；④除外其他肾脏疾病。

ORG的治疗以减轻体重和应用ACEI/ARB阻断RAAS为主要方法，辅以改善胰岛素抵抗、降压、降脂等措施，减少蛋白尿，延缓肾功能进展。

二、实战病例

患者，男性，65岁。因"反复双足关节肿痛10余年，泡沫尿2年"入院。患者10余年前出现双足关节红肿疼痛，以右踇趾关节为著，外院诊为痛风，给予"别嘌醇，止痛药膏"治疗。患者高嘌呤饮食后反复出现足关节红肿疼痛，自行不规律应用"别嘌醇，止痛药膏"，血尿酸控制不佳。2年前外院尿常规提示蛋白尿，血肌酐150 μmol/L，未特殊处理。最近数月自觉泡沫尿增多，为进一步诊治收治入院。有高血压病史2年，服用"氯沙坦"治疗。

（一）接诊医师该怎么办

1. 体格检查　体温36.6℃，血压160/80 mmHg。双侧耳廓可扪及痛风石。心脏无明显杂音，双肺未闻及干、湿啰音。双足关节红肿、皮温升高，有触痛。双下肢水肿阴性。

2. 实验室检查　尿蛋白（＋），尿隐血（－），尿比重1.015，尿pH 6.5；24小时尿蛋白0.68 g；尿NAG、尿α_1微球蛋白、尿β_2微球蛋白升高；血红蛋白86 g/L；血肌酐218 μmol/L，血尿酸840 μmol/L；血钾6.1 mmol/L，血钠139 mmol/L，血钙2.16 mmol/L，血磷1.24 mmol/L，二氧化碳结合力18 mmol/L；甲状旁腺激素60 pg/ml。自身免疫学、肿瘤标志物、肝炎、血糖、红细胞沉降率、抗O试验等指标未见明显异常。

3. 影像学检查　肾脏超声提示双肾实质回声增强，左肾86 mm×34 mm，右肾87 mm×39 mm。X线片见足部跖趾关节软骨缘有不整齐穿凿样透亮缺损。

（二）上级医师会怎么办

1. 该病例的诊断思路

（1）疾病的分期：该患者有10余年的痛风史，发现血肌酐升高2年，双肾体积偏小，伴有贫血，因此该患者存在慢性肾功能不全。根据CKD-EPI公式计算eGFR为28 ml/（min·1.73 m²），为CKD 4期。

（2）肾功能不全的原因：该患者自身免疫学、肿瘤标志物、肝炎、血糖等指标未见明显异常，可除外自身免疫性疾病、肿瘤、糖尿病、肝炎、肿瘤等导致的肾功能不全。患者高血压病史为2年，高血压肾损害的可能性小。患者无长期服用镇痛药等肾毒性药物史，可除外药物性肾损伤。尿NAG、尿α_1微球蛋白和尿β_2微球蛋白等小管性蛋白升高，提示存在肾小管损伤，考虑长期高尿酸血症所致肾损害。患者反复发作足小关节肿痛10余年，抗O试验，类风湿因子等风湿指标均阴性，典型关节X线片结果除外类风湿关节炎等，符合痛风性关节炎表现。

（3）并发症：完善贫血的相关检查后，患者出现的贫血和高钾血症，考虑为慢性肾脏病的并发症。

该患者最终诊断为：痛风，痛风性关节炎，慢性痛风性肾病；慢性肾脏病4期；高钾血症；肾性贫血；高血压病（3级，极高危）。

2. 该患者的治疗原则

（1）一般治疗：低盐，低嘌呤，低蛋白［0.6～0.8 g/（kg·d）］饮食，热量摄入

35 kcal/（kg·d）。心功能允许情况下适量多饮水；限酒或戒酒。

（2）高尿酸血症的治疗：给予非布司他抑制尿酸合成；碳酸氢钠可碱化尿液。

（3）CKD及其并发症的治疗：积极治疗高钾血症；治疗肾性贫血（促红细胞生成素，必要时补充铁剂）；治疗高血压（暂停氯沙坦，可改用钙通道阻滞剂）。

三、诊疗流程

痛风和高尿酸血症的基层管理流程见图5-19。

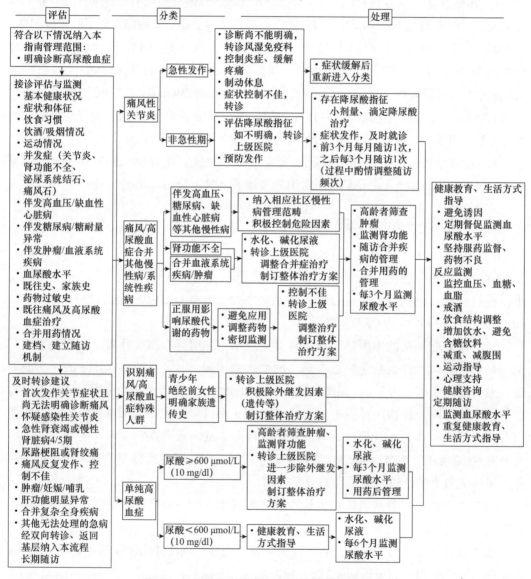

图5-19　痛风和高尿酸血症的基层管理流程图

（游怀舟）

第十节 肿瘤患者的肾脏问题

一、概述

肿瘤本身及其治疗过程中可并发多种肾脏相关问题，包括急性肾损伤（acute kidney injury，AKI）、不同程度蛋白尿及慢性肾脏病（chronic kidney disease，CKD）。

（一）流行病学

AKI、CKD均是肿瘤患者的常见并发症。肿瘤患者AKI的发生率为17%～32%，约10%的患者需要肾脏替代治疗。不同肿瘤患者AKI的发病率略有差别，其中风险较高的是骨髓瘤、泌尿系统肿瘤（肾癌与膀胱癌）、白血病。在肿瘤治疗过程中同样可以出现AKI，其中急性白血病化疗、造血干细胞移植、肾细胞癌肾切除术后出现AKI风险较高。肿瘤患者出现CKD的原因复杂，CKD3期以上的发生率可达13.0%～38.3%。

（二）发病机制与临床表现

根据肾脏病变的定位，可较清晰地显示肿瘤及其治疗过程中不同类型的肾损害及其机制。

1. 肾前性病因 主要导致AKI。化疗导致的胃肠道症状（呕吐、进食困难）、化疗期间利尿药的使用、肿瘤本身与药物导致的高钙血症等均可导致AKI，此外非甾体抗炎药（NSAIDs）、血管紧张素转化酶抑制剂（ACEI）/血管紧张素Ⅱ受体阻滞剂（ARB）均可在此时加重肾脏灌注不足，从而诱发AKI。通过积极处理始动因素，如纠正容量不足、电解质紊乱、停用可疑药物后，肾功能可较快恢复。

2. 肾后性病因 主要导致AKI。泌尿与生殖道肿瘤、胃肠道肿瘤腹腔转移的患者出现少尿性AKI时，需首先除外肾后梗阻性。常见肿瘤包括膀胱癌、前列腺癌，子宫癌或子宫颈癌。此时，应请泌尿外科积极处理肾后性梗阻，可有效解决AKI。

3. 肾性病因 临床表现可为肾功能异常、蛋白尿，偶有血尿。多种因素均可造成肾实质损害，根据病因不同其临床表现有所不同。

（1）肿瘤直接浸润：淋巴瘤、急性白血病、多发性骨髓瘤可直接浸润肾间质导致肾功能异常。

（2）继发免疫反应：肿瘤通过继发免疫反应造成副肿瘤性肾小球疾病，以膜性肾病（肺癌、前列腺癌或胃肠道癌等常见）和微小病变型肾病（多与霍奇金淋巴瘤有关，少数可与其他淋巴细胞增殖性疾病及实体瘤有关）多见。此外，膜增生性肾小球肾炎、增生性/新月体性肾小球肾炎与IgA血管炎等也有报道。

（3）肿瘤代谢产物或抗肿瘤药物：可造成肾小管梗阻，如溶瘤综合征（尿酸结晶、黄嘌呤结晶、次黄嘌呤结晶、磷酸钙结晶）、管型肾病（轻链管型）、大剂量MTX治疗（MTX在肾小管重结晶）导致的肾小管内部阻塞，从而表现为AKI。

（4）肿瘤相关治疗：化疗、放疗、免疫治疗、靶向治疗、手术等导致的肾损伤。①肾小管损伤：多见于常规化疗药物铂类、培美曲塞等，可造成肾小管损伤，出现急、慢性肾功能不全；②间质性肾炎：免疫治疗［如细胞毒性T淋巴细胞相关蛋白4（CTLA-4）、程序性死亡-1（PD-1）/程序性死亡-配体1（PD-L1）单抗等］诱发肾脏免疫反应造成AKI或AKD，以间质性肾炎常见；③肾小球病变：双膦酸盐α/β/γ-干扰素、西罗莫司等药物可造成不同程度蛋白尿，肾活检呈局灶节段肾小球硬化（FSGS）样病变。检查点抑制剂也有少量诱发狼疮性肾炎、膜性肾病等的报道；④血栓性微血管病（TMA）样改变：作用于血管内皮生长因子（VEGF）通路的靶向治疗可引起高血压、蛋白尿，肾脏病理呈现TMA样表现；吉西他滨或造血干细胞移植（HCT）时，也可出现类似TMA的表现；⑤放射性肾病：常见于腹腔、盆腔肿瘤放疗0.5～1年后，常表现为慢性间质性肾炎；⑥上述可导致肾损害的抗肿瘤药物与其他肾毒性药物（如含碘对比剂、NSAIDs）同时或相隔不久使用时，肾脏毒性风险可能增加。⑦因肾细胞肾癌行肾切除术后，肾实质减少导致肾功能下降。若CKD的患者行部分或根治性肾切除术，则AKI风险将明显升高。

（三）诊疗要点

在诊断过程中，患者的病史（尤其是用药史）、症状及体征的梳理至关重要。肾前性病因造成的AKI可通过出入量梳理找到线索。遇到肾后性梗阻的患者时，需要考虑肿瘤压迫泌尿道可能，有时可由此意外发现潜在肿瘤。原因不明的蛋白尿患者，需要考虑肿瘤继发肾脏疾病的患者，需要筛查血液系统肿瘤（血、尿固定免疫电泳等）除外副蛋白肾损害。即使病理明确的膜性肾病或微小病变患者，在治疗反应不佳时也应当考虑是否存在潜在肿瘤病灶。在明确诊断的肿瘤患者后续相关化疗过程中，需要密切监测肾功能、尿常规（尤其是尿蛋白）变化，以便及时发现药物导致的肾毒性，并及时调整化疗药物的种类与剂量。当通过无创手段难以明确肿瘤患者肾损害原因且将影响肾脏疾病处理及肿瘤的治疗安排时，应积极争取肾活检。

治疗主要原则：对于高度怀疑肿瘤导致肾脏病变，应尽早去除肿瘤；对于可疑的致病药物，如可能则尽早停用；而由肿瘤或抗肿瘤药物诱发的免疫反应，如急性/亚急性间质性肾炎、膜性肾病、增生性肾小球肾炎，在去除可疑因素后病情仍无改善，则可以考虑启动免疫抑制剂或生物制剂等治疗。针对肾脏的治疗方案应兼顾肿瘤，尽可能选择对于肿瘤影响小的药物，如糖皮质激素和利妥昔单抗等。

肿瘤患者出现肾脏问题后的诊断和治疗不同于普通肾病患者。对于肿瘤晚期、抗肿瘤手段有限的患者，如怀疑抗肿瘤药物造成的肾损害而需抉择是否停药时，应充分评估肿瘤治疗对于全身与肾脏的风险和获益，建议肾脏与肿瘤科医师、患者及家属共同讨论，以便作出对患者最有利的医疗决策。

二、实战病例

患者，男性，29岁。因"腹泻、水肿2个月"就诊。2个月前出现无诱因腹泻，每天10余次水样便，无发热、腹痛。此后2周出现凹陷性、对称性水肿，累及颜面部、双下肢大腿根部以下，伴尿量减少、尿中泡沫增多、腹胀、纳差，食量减少约50%。1个月前于我院基本外科因胃肠道间质瘤（gastrointestinal stromal tumor, GIST）术后随诊，测血压140/100 mmHg；查血常规正常；谷丙转氨酶17 U/L、白蛋白19 g/L、乳酸脱氢酶298 U/L、血钾3.8 mmol/L、血钙1.88 mmol/L，肌酐172 μmol/L（4个月前98 μmol/L）、尿素氮8.74 mmol/L、血清总胆固醇9.88 mmol/L、甘油三酯8.44 mmol/L、高密度脂蛋白胆固醇1.08 mmol/L、低密度脂蛋白胆固醇4.23 mmol/L。

（一）接诊医师该怎么办

1. **启动肾脏相关评价** 对于水肿、低蛋白血症合并高血压、近期血肌酐升高的患者，应到考虑新近出现的肾脏问题导致尿蛋白升高、继而出现水肿、血白蛋白减低。应当启动肾脏相关评估，明确是否存在肾病综合征及相关并发症。

（1）肾病综合征典型表现：大量蛋白尿、低蛋白血症，可同时存在水肿、高脂血症。

（2）肾病综合征常见并发症：急性肾损伤、血栓栓塞、感染、代谢紊乱。

该患者查尿常规＋沉渣，尿比重1.035、蛋白质＞3.0 g/L、红细胞83个/μl、异常红细胞比例80%；24小时尿蛋白6.75 g，血白蛋白19 g/L、血脂明显升高，肾病综合征诊断成立。病史中存在明确的肾前性因素（腹泻、进食减少）可能是肾功能异常的原因，然而在积极纠正肾前性因素后监测肾功能仍未恢复，应到考虑是否存在肾病综合征特发的急性肾衰竭或肾实质本身问题造成的肾损伤。

2. **肾病综合征原因的寻找** ①可继发肾病综合征的疾病包括肿瘤、自身免疫性疾病、遗传性疾病、感染（乙型肝炎/丙型肝炎/艾滋病病毒），不同病因造成的肾脏病理学改变不同；②原发性肾脏疾病中以膜性肾病、微小病变型肾病和局灶节段性肾小球硬化为常见的肾病中综合征原因。

该患者抗磷脂酶A2受体（PLA2R）抗体阴性，免疫球蛋白中IgG降低（2.01 g/L），其余正常，补体正常，抗核抗体（ANA）、抗双链DNA（dsDNA）抗体、抗可溶性核抗原、血清及尿液免疫固定电泳（－），血液肿瘤标志物均正常；腹盆腔增强CT可见回肠末段、盲肠及升结肠起始部肠壁增厚伴水肿；胸、腹、盆腔积液。

（3）相关联想：肾病综合征患者可存在多发血栓、栓塞形成，其中肾静脉血栓形成并不罕见，且可加重肾病综合征患者蛋白尿的程度，因此须行肾静脉超声检查。

3. 治疗措施　①纠正容量异常，保证入量满足生理需求；②合理使用利尿药，实现出入量动态平衡，患者体重应缓慢下降，以<0.5 kg/d为宜，老年人可进一步放缓脱水速度；③纠正高血压，在肾脏病变性质及肾功能走向均不明确时，应首选不影响肾功能的降压药物，如钙通道阻滞剂、α受体拮抗剂等；④对患者进行预防感染的宣教，加强个人卫生和呼吸道的管理。

（二）上级医师会怎么办

1. 问诊重点　①生命体征；②体格检查结果；③既往史和用药史。

该患者2年前发现腹部巨大包块，胃镜及病理诊断GIST。因瘤体过大且包绕胰腺，当时无法手术，故选择伊马替尼治疗，复查腹盆腔增强CT显示肿瘤缩小。1年前因肿瘤缩小速度变慢，加用舒尼替尼。6个月后肿瘤进一步缩小，遂手术切除腹部肿物并行部分肠道切除吻合术。术后使用舒尼替尼维持治疗。服用舒尼替尼期间，患者每天排3～4次不成形便，未监测血压和尿常规变化。

2. 进一步评估　①评估肿瘤进展情况；②寻找可疑导致肾损害的药物；③评估肾活检的必要性。

舒尼替尼为抗肿瘤靶向药物中的抗血管生成酪氨酸激酶抑制剂，作用于VEGF通路。腹泻是其常见胃肠道不良反应。肾脏相关临床表现主要为高血压、蛋白尿，肾脏病理改变包括足细胞损害、内皮细胞损伤及TMA样肾脏病变。

该患者肿瘤标志物均阴性，腹部CT未见新发肿瘤病灶。肿瘤科会诊：肿瘤评估完全缓解（CR）。肾活检结果，节段性系膜细胞增生和系膜基质增多；大部分毛细血管袢扩张，袢腔内可见大量泡沫细胞，肾小球基底膜（GBM）未见明显增厚，部分节段可见内疏松层明显肿胀、增宽，偶见系膜插入及双轨形成；内皮下可见大块、浓淡不一的血浆蛋白渗出；硬化节段可见足细胞增生（图5-20）。

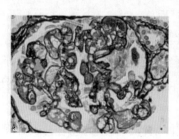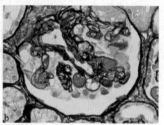

图5-20　患者肾穿刺活检病理改变

注：a. 节段性硬化（黄色箭头）；泡沫细胞（橙色箭头）；b. 内皮细胞肿胀（黄色箭头）；内皮下渗出（橙色箭头）

3. 治疗调整 ①停用致病药物；②控制血压，调整降压药；③对症支持治疗。

在本例治疗过程中，与肿瘤科医师、患者及其父母讨论后，停用舒尼替尼，改用伊马替尼。同时根据患者病变原因为抗血管生成通路受干扰、肾脏病理存在内皮病变，调整降压药为厄贝沙坦。

2个月后门诊随诊，患者血压恢复正常，停用降压药，复查血生化：白蛋白33 g/L，肌酐102 μmol/L，总胆固醇3.98 mmol/L，甘油三酯1.06 mmol/L，低密度脂蛋白胆固醇2.02 mmol/L。24小时尿蛋白3.19 g。

三、诊疗流程

肿瘤患者肾脏异常的诊治流程见图5-21。

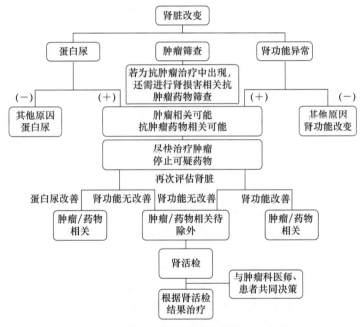

图5-21　肿瘤患者肾脏异常的诊治流程图

（郑　可）

参 考 文 献

［1］中国狼疮肾炎诊断和治疗指南编写组. 中国狼疮肾炎诊断和治疗指南. 中华医学杂志, 2019, 99（44）: 3441-3455.

［2］梅长林, 余学清. 内科学肾脏内科分册. 北京: 人民卫生出版社, 2015.

［3］Anders HJ, Saxena R, Zhao MH, et al. Lupus nephritis. Nat Rev Dis Primers, 2020, 6(1): 7.

［4］ Kidney Disease: Improving Global Outcomes (KDIGO) Glomerulonephritis Work Group. KDIGO clinical practice guidelines for glomerulonephriti. Kidney Int Suppl (2011), 2012, 2(2): 221-232.

［5］ Bajema IM, Wilhelmus S, Alpers CE, et al. Revision of the international society of nephrology / renal pathology society classification for lupus nephritis: clarification of definitions,and modified national institutes of health activity and chronicity indices. Kidney Int, 2018, 93(4): 789-796.

［6］ Kidney Disease: Improving Global Outcomes (KDIGO) Glomerular Diseases Work Group. KDIGO 2021 clinical practice guideline for the Management of Glomerular Diseases. Kidney Int, 2021, 100(4S): S1-S276.

［7］ Bossuyt X , Tervaert C,Arimura Y, et al. Position paper: Revised 2017 international consensus on testing of ANCAs in granulomatosis with polyangiitis and microscopic polyangiitis. Nat Rev Rheumatol, 2017,13(11): 683-692.

［8］ 王海燕. 肾脏病学. 3版. 北京：人民卫生出版社，2008.

［9］ 中华医学会风湿病学分会. 系统性硬化病诊断及治疗指南. 中华风湿病学杂志，2011，15（4）：256-259.

［10］ Dauden E, Castaneda S, Suarez C, et al. Clinical practice guideline for an integrated approach to comorbidity in patients with psoriasis. J Eur Acad Dermatol Venereol, 2013, 27(11): 1387-1404.

［11］ 中华医学会风湿病学分会. 抗磷脂综合征诊断及治疗指南. 中华风湿病学杂志，2011，2（6）：407-410.

［12］ Sciascia S, Cuadrado MJ, Khamashta M, et al. Renal involvement in antiphospholipid syndrome. Nat Rev Nephrol, 2014, 10(5): 279-289.

［13］ Scully M, Cataland S, Coppo P, et al. Consensus on the standardization of terminology in thrombotic thrombocytopenic purpura and related thrombotic microangiopathies. J Thromb Haemost, 2017, 15: 312-322.

［14］ Goodship TH, Cook HT, Fakhouri F, et al. Atypical hemolytic uremic syndrome and C3 glomerulopathy: conclusions from a "Kidney Disease: Improving Global Outcomes" (KDIGO) Controversies Conference. Kidney Int, 2017, 91: 539-551.

［15］ 乐偲，陈丽萌. 中国第一批罕见病目录释义：非典型溶血尿毒症综合征. 北京：人民卫生出版社，2018：24-26.

［16］ 杨绍基. 传染病学. 北京：人民卫生出版社，2005：262-296.

［17］ KDIGO 2021 Clinical Practice Guideline for the Management of Glomerular Diseases. https://kdigo.org/wp-content/uploads/2017/02/KDIGO-2021-Glomerular-Diseases-Guideline.pdf

［18］ 中华医学会肝病学分会，中华医学会感染病学分会. 丙型肝炎防治指南（2019年版）. 临床肝胆病杂志，2019，5（12）：2670-2686.

［19］ Kidney Disease: Improving Global Outcomes (KDIGO) Hepatitis C Work Group. KDIGO 2018 clinical practice guideline for the prevention, diagnosis, evaluation, and treatment of hepatitis C in chronic kidney disease.Kidney Int Suppl (2011), 2018, 8(3): 91-165.

［20］ Satoskar AA, Parikh SV, Nadasdy T. Epidemiology, pathogenesis, treatment and outcomes of infection-associated glomerulonephritis. Nat Rev Nephrol, 2020, 16(1): 32-50.

［21］ Nasr SH, Radhakrishnan J, D'Agati VD. Bacterial infection-related glomerulonephritis in adults. Kidney Int, 2013, 83(5): 792-803.

［22］ Rovin BH, Adler SG, Barratt J, et al. Executive summary of the KDIGO 2021 Guideline for the Management of Glomerular Diseases. Kidney Int, 2021, 100(4): 753-779.

［23］Nast CC. Infection-related glomerulonephritis: changing demographics and outcomes. Adv Chronic Kidney Dis, 2012, 19(2): 68-75.

［24］中国医师协会血液科医师分会, 中华医学会血液学分会, 中国医师协会多发性骨髓瘤专业委员会. 中国多发性骨髓瘤诊治指南（2020年修订）. 中华内科杂志, 2020, 59（5）: 341-346.

［25］多发性骨髓瘤肾损伤诊治专家共识协作组. 多发性骨髓瘤肾损伤诊治专家共识. 中华内科杂志, 2017, 56（11）: 871-875.

［26］Rajkumar SV, Dimopoulos MA, Palumbo A, et al. International myeloma working group updated criteria for the diagnosis of multiple myeloma . The Lancet Oncology, 2014, 15(12): e538-e548.

［27］Kumar S, Paiva B, Anderson KC, et al. International myeloma working group consensus criteria for response and minimal residual disease assessment in multiple myeloma. The Lancet Oncology, 2016, 17(8): e328-e346.

［28］Dimopoulos MA, Sonneveld P, Leung N, et al. International myeloma working group recommendations for the diagnosis and management of myeloma-related renal impairment. J of clin oncol, 2016, 34(13): 1544-1557.

［29］Nuvolone M, Merlini G, Systemic amyloidosis: novel therapies and role of biomarkers. Nephrol Dial Transplant, 2017, 32(5): 770-780.

［30］Mohamed N, Nasr SH. Renal Amyloidosis. Surg Pathol Clin, 2014, 7(3): 409-425.

［31］中国系统性轻链型淀粉样变性协作组, 国家肾脏疾病临床医学研究中心, 国家血液系统疾病临床医学研究中心. 系统性轻链型淀粉样变性诊断和治疗指南（2021年修订）. 中华医学杂志, 2021, 101（22）: 1646-1656.

［32］Merlini G, Dispenzieri A, Sanchorawala V, et al. Systemic immunoglobulin light chain amyloidosis. Nat Rev Dis Primers, 2018, 4(1): 38.

［33］Leung N, Bridoux F, Nasr SH. Monoclonal gammopathy of renal significance. N Engl J Med. 2021, 384(20): 1931-1941.

［34］Klomjit N, Leung N, Fervenza F, et al. Rate and predictors of finding monoclonal gammopathy of renal significance (MGRS) lesions on kidney biopsy in patients with monoclonal gammopathy. J Am Soc Nephrol, 2020, 31(10): 2400-2411.

［35］Kidney Disease: Improving Global Outcomes (KDIGO) Diabetes Work Group. KDIGO 2020 clinical practice guideline for diabetes management in chronic kidney disease. Kidney Int, 2020, 98(4S): S1-S115.

［36］中华医学会肾脏病学会专家组. 糖尿病肾脏疾病临床诊疗中国指南. 中华肾脏病杂志, 2021, 37（3）: 255-304.

［37］Penno G, Solini A, Bonora E, et al. Clinical significance of nonalbuminuric renal impairment in type 2 diabetes. J Hypertens., 2011, 29(9): 1802-1809.

［38］中华医学会, 中华医学会杂志社, 中华医学会全科医学分会, 等. 痛风及高尿酸血症基层诊疗指南（2019年）. 中华全科医师杂志, 2020, 19（4）: 293-303.

［39］Christiansen CF, Johansen MB, Langeberg WJ, et al. Incidence of acute kidney injury in cancer patients: a Danish population-based cohort study. Eur J Intern Med, 2011, 22(4): 399-406.

［40］Kitchlu A, McArthur E, Amir E, et al. Acute kidney injury in patients receiving systemic treatment for cancer: a population-based cohort study. J Natl Cancer Inst, 2019,111(7): 727-736.

［41］Iff S, Craig JC, Turner R, et al. Reduced estimated GFR and cancer mortality. Am J Kidney Dis, 2014, 63(1): 23-30.

[42] Na SY, Sung JY, Chang JH, et al. Chronic kidney disease in cancer patients: an independent predictor of cancer-specific mortality. Am J Nephro, 2011, 33(2): 121-130.

[43] Zheng K, Qiu W, Wang H, et al. Clinical recommendations on diagnosis and treatment of immune checkpoint inhibitor-induced renal immune-related adverse events.Thorac Cancer, 2020,11(6): 1746-1751.

[44] Izzedine H, Perazella MA. Thrombotic microangiopathy, cancer, and cancer drugs. Am J Kidney Dis, 2015, 66(5): 857-868.

[45] Sendur MA, Aksoy S, Yaman S, et al. Administration of contrast media just before cisplatin-based chemotherapy increases cisplatin-induced nephrotoxicity. J BUON, 2013, 18(1): 274-280.

第六章　肾血管疾病及高血压

第一节　肾动脉狭窄及缺血性肾病

一、概述

（一）基本概念

1. 肾动脉狭窄　肾动脉狭窄（renal artery stenosis，RAS）是指单侧或双侧肾动脉主干或主要分支狭窄≥50%，引起一侧或双侧肾脏缺血，导致一系列肾脏病理变化和临床表现的疾病。从广义上来说，肾动脉狭窄按程度分为轻度（＜50%）、中度（50%～70%）及重度（＞70%）。目前普遍认为，当肾动脉狭窄程度≥50%时，才具有一定临床意义。因此，在临床上，肾动脉狭窄以程度≥50%为标准。但轻度（＜50%）肾动脉狭窄仍需要关注，并积极查找病因，主要目的是使患者血压控制达标、肾功能长期稳定及并发症缓解。不建议对轻度肾动脉狭窄患者进行过多的干预，主要给予药物治疗，要求患者改变不良的生活习惯（如戒烟、适当增加体育锻炼、减少脂肪摄入），并对高血压、糖尿病等原发病进行积极控制。

肾动脉狭窄会导致相应支配区域的肾缺血，引起肾素-血管紧张素-醛固酮系统（renin-angiotensin-aldosterone system，RAAS）激活，通过血管收缩、水钠潴留、氧化应激、交感神经兴奋及内皮功能失调等一系列机制引起血压升高。肾动脉狭窄的患病率在高血压患者中为1%～5%，在继发性高血压患者中高达20%以上。在老年人中，肾动脉狭窄相当常见，年龄＞65岁的高血压患者约7%合并肾动脉狭窄，且男性高于女性。基于我国高血压患病率的流行病学调查结果，18岁以上人群高血压的患病率约为27%，随着我国人口老龄化来临，肾动脉狭窄的患病率将不断增加，但肾动脉狭窄的临床表现并无特异性，导致大量肾动脉狭窄患者被漏诊或误诊。因此，要求临床医师在高血压人群中准确鉴别出肾动脉狭窄患者并予以适当的治疗。

在西方国家，肾动脉狭窄的病因以动脉粥样硬化为主（约占90%），其次为纤维肌发育不良（fibromuscular dysplasia，FMD）（约占10%）。在我国，肾动脉狭窄的病因构成有所不同，以动脉粥样硬化最常见（约占81.5%），其次为多发性大动脉炎（约占12.7%），纤维肌发育不良（约占4.2%）比例较低。但在年龄≤40岁的肾动脉狭窄患者中，大动脉炎约占60%，纤维肌发育不良约占24.8%，且在女性大动脉炎和纤维肌发育不良患者明显多于男性患者。因此，在病因诊断中，我国医师要重视患者的发病年龄和性别。肾动脉狭窄的其他病因有肾动脉血栓形成或栓塞、肿瘤压迫周围器官或组织、外伤血肿、结节性多动脉炎、先天性肾动脉发育异常及放疗后瘢痕等。

2. 缺血性肾病 缺血性肾病（ischemic nephropathy，IN）是由单侧/双侧肾动脉主干或其主要分支严重狭窄或阻塞，引起肾动脉的血液无法正常流动，导致肾功能进行性损害、肾小球滤过功能下降的一种慢性肾脏疾病。肾动脉狭窄是缺血性肾病最主要的原因，也是肾功能快速下降的重要原因。缺血性肾病患者可出现夜尿增多、尿中泡沫增多、肾脏体积逐渐缩小及肾功能缓慢进行性下降等临床表现。如果肾动脉持续阻塞，将导致炎症和促纤维化路径激活，使肾脏发生不可逆的损伤，一部分患者病情进行性加重，甚至发生肾动脉闭塞，肾功能逐渐恶化而进入终末期肾病。

（二）诊断与鉴别诊断

肾动脉狭窄引起的缺血性肾病的临床表现常不典型，除高血压和肾功能损害外，缺乏特异性。患者的临床表现往往与肾动脉狭窄引起的血流动力学改变程度，病变的发生、发展速度，以及狭窄的程度和性质相关。临床上，患者常因难以控制的高血压就诊，部分患者表现为恶性高血压，后期可因血压控制不理想出现多器官损害。而急进性高血压患者可出现眼底出血、视盘水肿、肺水肿甚至脑出血等其他严重并发症。部分患者还可反复发作急性肺水肿，主要与肾动脉狭窄引起的肾素增高相关。此外，有些患者由于醛固酮水平增高，会出现低血钾、肢体瘫痪或心律失常等表现。动脉粥样硬化患者还可能出现心绞痛、心肌梗死等冠状动脉粥样硬化的临床表现。一部分患者可于上腹部或脐两侧闻及粗糙的收缩期杂音或双期杂音，也可能出现双上肢动脉压差增大、四肢末端皮肤温度降低及动脉搏动减弱甚至消失等表现。

肾皮质坏死（renal cortical necrosis，RCN）是缺血性肾病的特殊类型，因肾脏血管痉挛、损伤或血管内血栓形成导致肾动脉血流灌注明显减少，造成肾皮质结构呈斑片状或弥漫性破坏，虽然有些患者的病变呈局灶性改变，但大多数患者的坏死范围广泛。肾皮质坏死可发生于任何种族、性别及年龄。在所有的肾皮质坏死病因中，胎盘早剥最常见，占50%以上；其次是感染中毒性休克，占30%～40%。肾皮质坏死的治疗主要集中于原发病的治疗及透析等支持治疗。最终，30%～50%的肾皮质坏死患者进入终末期肾病，需要行透析或肾移植等肾脏替代治疗。

肾动脉狭窄和缺血性肾病患者的实验室检查可见轻度蛋白尿，肾功能正常或肾功能受损，50%以上的患者周围血浆肾素水平升高，部分患者因高醛固酮血症引起低钾血症。大动脉炎患者尚缺乏特异性的血清标志物，目前常用的指标包括红细胞沉降率、C反应蛋白等急性时相反应物，以及白介素（interleukin，IL）-6等细胞因子。

肾动脉狭窄引起的缺血性肾病主要依靠影像学检查确诊。对于以下患者，应考虑影像学检查：①持续高血压达2级或以上，伴有冠心病、四肢动脉狭窄及颈动脉狭窄等。②脐周血管杂音伴高血压。③高血压合并轻度低血钾。④既往稳定的高血压突然难以控制。⑤顽固性或恶性高血压。⑥重度高血压患者左心室射血分数正常，但反复出现一过性肺水肿。⑦不明原因的肾功能缓慢进行性减退或非对称性肾萎缩。⑧服用ACEI或ARB后出现血肌酐明显升高或伴有血压显著下降。当高血压患者具备以上一项或多项临床特点时，需要高度警惕肾动脉狭窄，并进行专业检查，以明确诊断。

　　临床医师还可通过血管超声和超声造影、磁共振血管造影、螺旋CT肾动脉成像（CTRA）、肾动脉数字减影血管造影（digital subtraction angiography，DSA）及放射性核素等辅助检查来判断肾动脉狭窄并评估肾功能。其中，肾动脉DSA是诊断肾动脉狭窄和缺血性肾病的"金标准"，但其为有创性操作且技术相对复杂、对比剂的使用剂量较大，肾损害的风险也较大，不作为首选的常规诊断方法。

　　在临床上，肾动脉狭窄还应与原发性高血压性肾损害、肾实质性高血压、肾素瘤、原发性醛固酮增多症、Liddle综合征及嗜铬细胞瘤等疾病相鉴别。

（三）治疗要点

　　对于肾动脉狭窄患者，首先，应明确病因，确定是否存在动脉粥样硬化、大动脉炎、纤维肌发育不良及其他罕见原因；其次，应明确肾动脉狭窄的特点和程度、判断缺血性肾病的轻重程度及肾脏的大小、形态和功能；最后，对肾性高血压和肾功能进行评估，根据评估结果制订相应的治疗方案。

　　肾动脉狭窄引起的缺血性肾病的治疗包括药物治疗和血管重建。目的是去除病因、控制高血压、防治并发症、保护肾功能、防止或延缓缺血性肾病进展及尽量避免终末期肾病的发生。

　　1. 药物治疗　药物治疗是肾动脉狭窄及缺血性肾病治疗的基石。

　　（1）不同病因的药物治疗

　　1）动脉粥样硬化：主要针对动脉粥样硬化进展的危险因素，包括改变不良的生活习惯（如戒烟、戒酒、控制血压及减轻体重等）及抗血小板治疗等，重点是降脂治疗。如果肾动脉狭窄已导致肾血管性高血压和（或）缺血性肾病，应将此类患者归为极高危人群，建议强化降脂治疗。此外，粥样硬化性肾动脉狭窄患者在置入支架后需要强化降脂治疗，较常规降脂治疗的获益更大。抗血小板治疗可以预防动脉粥样硬化血栓形成，减少心脑血管事件的发生和介入治疗后的血管再狭窄。

　　2）大动脉炎：如果大动脉炎处于活动期，尤其是急性期，需要行积极的抗感染治疗。多数相关指南推荐初始治疗采用糖皮质激素，部分患者需要联合免疫抑制剂来诱导和维持炎症缓解，常用的免疫抑制剂有甲氨蝶呤、硫唑嘌呤、环磷酰胺及吗替麦考酚酯等。一些新开发的生物制剂也被应用于大动脉炎的抗感染治疗，如肿瘤坏死因子-α抑制剂、IL-6受体拮抗剂等。

　　（2）肾血管性高血压：药物治疗是基础治疗，可选用的药物有ACEI/ARB、钙通道阻滞剂、β受体阻滞剂及利尿药等。钙通道阻滞剂是治疗肾血管性高血压安全有效的药物。β受体阻滞剂是有一定的降压作用，可以选用。ACEI/ARB是最有针对性的降压药物，但此类药物有可能使单功能肾或双侧肾动脉狭窄患者的肾功能恶化。因此，针对单侧肾动脉狭窄，可应用ACEI/ARB或钙通道阻滞剂，用于改善高肾素状态，同时应注意从小剂量开始，逐步根据血压情况及时调整剂量。针对双侧肾动脉狭窄，慎用ACEI/ARB，以免导致双侧肾缺血加重，造成急性肾损伤。若患者耐受性良好，在密切监测的情况下也可以使用ACEI/ARB，若服用ACEI/ARB后患者尿量锐减或血肌酐快速上升超过44.2 μmol/L（0.5 mg/dl），应立刻减量或停药。利尿药可激活肾素释放，一般不主张用于肾血管性高血压，但患者若合并肺水肿或心力衰竭，仍可选用。

（3）其他疾病：糖尿病患者制订合理的降糖方案使血糖稳定达标，缺血性心血管病也需要积极治疗，积极纠正电解质紊乱、酸碱代谢失衡、贫血及高尿酸血症，避免药物引起的肾损伤，积极防治并发症。

2. 血管重建　肾动脉狭窄血管重建的主要目标有控制高血压、预防高血压并发症、保护肾功能及治疗肾动脉狭窄相关的慢性心力衰竭、反复发作的急性肺水肿和心绞痛等疾病。

血管重建的临床指征包括：①严重高血压、恶性高血压、难治性高血压；②单功能肾严重肾动脉狭窄或双侧严重肾动脉狭窄合并肾功能不全；③反复急性肺水肿。对于肌纤维发育不良患者，目前不推荐单独使用药物治疗，因为此类患者对球囊扩张术一般反应良好。

肾动脉狭窄的血管重建策略应遵循个体化原则。近年来，多位研究者在动脉粥样硬化性肾动脉狭窄患者中进行了一系列大型随机对照研究，均未发现血管重建对血压控制、延缓肾功能进展及提高生存率的有利影响。因此，2018年欧洲心脏病学会（European Society of Cardiology，ESC）发布的相关指南不推荐动脉粥样硬化性肾动脉狭窄患者常规进行血管重建，仅推荐反复发作的肺水肿、心力衰竭、肾动脉纤维肌发育不良患者进行血管重建。此外，缺血性肾病进展到慢性肾脏病、肾萎缩<7 cm及透析治疗>3个月的患者进行血管重建的获益较少。

目前，一般推荐经皮介入治疗作为肾动脉血管重建的首选方法。介入治疗包括经皮腔内血管成形术（percutaneous transluminal angioplasty，PTA）和支架置入术。血管外科直视手术仅适用于某些特殊情况，如病变不适合行介入治疗、病变肾动脉附近的腹主动脉需要外科重建、介入治疗失败的补救措施、对比剂严重过敏及服用抗血小板药物有禁忌等。

二、实战病例

患者，男性，70岁。2020年4月，患者因"心前区不适"就诊于中国医学科学院阜外医院，同时发现肾功能异常，血肌酐182 μmol/L；2020年5月，患者行支架置入术（冠状动脉支架1个、肾动脉狭窄支架1个、右下肢动脉血管支架4个）后血肌酐略有下降，但出现双下肢肌肉及双足趾疼痛，行走受限；2020年8月25日，患者于门诊复查血生化，结果显示，尿素10.13 mmol/L，血肌酐163.40 μmol/L，胱抑素C 2.28 mg/L，为系统诊治入院。患者高血压病史达30年，服用"硝苯地平控释片（60 mg，1次/天）＋酒石酸美托洛尔片（25 mg，2次/天）"，血压控制欠佳；冠心病病史达14年，2006年于首都医科大学附属北京安贞医院行冠状动脉旁路移植术，长期服用"利伐沙班片（5 mg，隔天1次）＋硫酸氢氯比格雷片（75 mg，1次/天）＋单硝酸异山梨酯缓释片（40 mg，1次/天）"；糖尿病病史达8年，平素口服"瑞格列奈片（2 mg，1次/天）"，血糖控制较理想。入院查体发现，血压211/98 mmHg，双足发绀。

　　患者因"血肌酐升高4个月"于2020年8月27日收入院。入院后行实验室检查：①血生化显示，尿素12.86 mmol/L，血肌酐179.00 μmol/L，胱抑素C 1.00 mg/L，甘油三酯1.24 mmol/L，总胆固醇3.63 mmol/L，血糖6.37 mmol/L；②糖化血红蛋白6.30%；③尿常规显示，红细胞5.50/μl，白细胞8.40/μl，管型6.16/μl，葡萄糖（＋＋），隐血（＋），蛋白质（＋），酮体（±）。

（一）接诊医师该怎么办

　　1. 病情评估　患者血肌酐升高超过3个月，可诊断为慢性肾脏病。基于慢性肾脏病的原因，结合病史和查体，患者多发动脉粥样硬化，曾因肾动脉狭窄行支架置入术，尿常规有形成分较少，考虑肾动脉狭窄引起的缺血性肾病可能性大。但由于其4个月前曾行多个支架置入治疗，胆固醇结晶肾损害或造影剂肾病也不能完全除外，需要进行鉴别诊断。

　　2. 诊疗注意事项

　　（1）生命体征监测：监测血压、心率/脉率、血氧饱和度及体温等情况。

　　（2）完善实验室检查：①慢性肾脏病其他病因的评估，包括血生化、血常规、尿常规、便常规、凝血功能、免疫系统疾病筛查及感染四项检查等；②心脏评估，既往冠心病病史，需要完善N-末端脑钠肽前体、肌钙蛋白及肌酸激酶检查等；③患者血压接近恶性高血压水平，还需要除外其他高血压继发性因素（如肾素、血管紧张素、醛固酮水平及甲状腺功能等）。

　　（3）完善辅助检查：①肾脏评估，泌尿系统超声，评估双肾大小；患者曾行右侧肾动脉支架置入术，可行肾动态显像评估分肾功能。②患者曾多发动脉粥样硬化，需要完善心脏、下肢血管及肾动脉彩色多普勒超声。③患者血压明显升高，需要行肾上腺计算机体层成像（computed tomography，CT）检查。

　　3. 给予初步治疗　吸氧，积极控制血压、血糖、血脂，改善冠状动脉的血供，纠正心力衰竭。

　　患者入院后经卡托普利、硝苯地平等积极的降压治疗，血压控制于140/90 mmHg，但夜间常间断发作胸部憋闷和呼吸困难，发作时不能平卧。

（二）上级医师会怎么办

　　1. 可能的询问　①生命体征；②查体发现；③既往疾病；④实验室检查结果回报；⑤辅助检查结果。

　　（1）实验室检查结果回报：24小时尿蛋白定量 1.722 g，外周血肾素测定 57.8 U/ml（较正常值升高），醛固酮 409 pg/ml（较正常值升高），N-末端脑钠肽前体 13 913 pg/ml；肌钙蛋白、心肌酶谱、甲状腺功能三项结果正常。

　　（2）辅助检查结果：①泌尿系统超声显示，双肾长径为 9 cm。②肾血管超声显示，右侧肾动脉支架置入术后，支架内血流通畅；左侧肾动脉见斑块合并狭窄（狭窄率约60%）；双侧肾动脉血流阻力指数增高。③胸部CT显示，肺水肿。④心脏超声显示，经皮冠状动脉介入术后，双心房增大，主动脉瓣反流（轻度），二尖瓣反流（轻度），三尖瓣反流（轻度），肺动脉高压（轻度），射血分数61%。⑤双侧下肢血管彩色多普勒超声显示，双下肢动脉符合硬化改变伴斑块，左下肢股浅静脉闭塞。⑥颈部血管彩色多普勒超声显示，双侧颈动脉内膜增厚伴斑块（多发），右侧锁骨下动脉见斑块。⑦双肾动态显像显示，左肾肾小球滤过率为 13.46 ml/（min·1.73 m^2），右肾肾小球滤过率为 12.76 ml/（min·1.73 m^2）。⑧心电图显示，ST-T改变。⑨双侧肾上腺CT未见明显异常。

　　（3）诊断：患者无肾炎等肾脏病证据，彩色多普勒超声提示双肾偏小、多发动脉粥样硬化，诊断为肾动脉狭窄引起的肾损害可能性大。患者血压迅速控制后出现急性心力衰竭、肺水肿表现，最终诊断为Pickering综合征（肾动脉狭窄相关的一过性肺水肿，为心肾综合征的特殊类型，可能与肾脏血流灌注短期迅速减少导致的循环过负荷有关）。

　　2. 可能的交代　向患者家属交代病情，签署抢救同意书。

　　3. 可能的治疗　①加强药物治疗：平稳降压，避免靶器官损伤，保护肾功能。②血管重建：患者右侧肾动脉支架置入术后，支架内血流通畅；左侧肾动脉存在斑块合并狭窄（狭窄率约60%），有间断胸部憋闷、气短症状和肺水肿，符合Pickering综合征诊断，符合介入治疗指征，可进行血管重建。③肾脏替代治疗：若肾损害不可逆，必要时可行血液透析等治疗。

　　4. 实际的治疗　患者有介入治疗的指征，但肾功能较差，其对造影剂引起肾损害的顾虑较大，拒绝行血管重建。因此，在以往治疗的基础上加用"富马酸比索洛尔，5 mg，1次/天"减慢心率、减轻心脏耗氧量，给予"重组人脑利钠肽"减轻心脏负荷，加用"沙库巴曲缬沙坦钠片"纠正心力衰竭。经积极治疗后，患者夜间胸部憋闷、气短症状缓解。

5. 随访情况　患者于2020年10月和2021年1月因Picketing综合征发作分别入院治疗，均经纠正心力衰竭后好转出院。2021年1月至今，患者病情稳定，血压控制良好，肾功能稳定，未再出现Picketin综合征的表现。

三、诊疗流程

肾动脉狭窄的诊疗流程见图6-1。

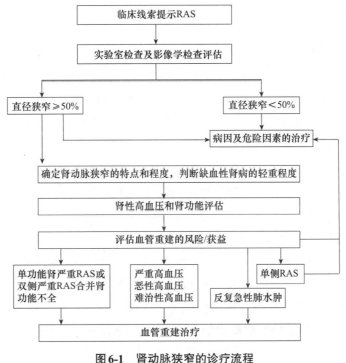

图6-1　肾动脉狭窄的诊疗流程

注：RAS. 肾动脉狭窄

（于　磊）

第二节　高血压的发病机制和作用于肾素－血管紧张素－醛固酮系统的药物

高血压即成人收缩压（systolic pressure，SBP）≥ 140 mmHg和（或）经过反复检查后舒张压（diastolic pressure，DBP）≥90 mmHg。SBP≥140 mmHg和DBP＜90 mmHg可诊断为单纯性收缩期高血压。高血压分为原发性高血压和继发性高血压。原发性高血压是指无明确继发原因引起的血压升高。高血压的发病机制复杂，涉及许多方面，包括遗传背景、环境、生活方式及饮食习惯等。本节对高血压的发病机制进行简述，主要从肾脏角度讨论肾脏在高血压发生中的可能机制，如肾脏机制（水钠潴留因素，又称肾脏-体液因素）、神经机制（神经内分泌因素）等，重点概述激素机制［肾素-血管紧张素-醛固酮系统（renin-angiotensin-aldosterone system，RAAS）］及作用于RAAS的药物。

一、高血压的发病机制

（一）肾脏机制

肾脏-体液因素在慢性血压调节中起主导作用。能直接影响肾脏-体液调节系统的因素有神经、体液、肾动脉压及肾脏本身的病变等；而有关心排血量、周围阻力及细胞外液量等影响血压的变量，仅是肾脏调节水钠平衡时产生的血流动力学变化表现，对血压的最终水平不起决定作用。

无论是肾脏排钠激素（前列腺素、激肽酶）分泌减少或潴钠激素（18-羟脱氧皮质醇、醛固酮）释放增加、肾小球有超微结构病变，还是交感神经亢进使血管阻力增加，均可引起肾脏水钠潴留，增加心脏水负荷，通过全身血流自身调节使外周血管阻力和血压升高，继而肾脏会增加对钠和水的排泄，维持体液量平衡，即压力-利尿肽机制，再将潴留的钠和水排泄出去，从而使血压恢复正常。也可以通过排钠激素分泌增加，如内源性类洋地黄物质，在调节水钠平衡的同时使外周血管阻力增加，导致血压升高。

高钠饮食加遗传性或获得性肾脏排钠能力下降是许多高血压患者的基本病理生理异常。钠摄入通过容量依赖性机制增加血压：钠摄入过多会增加体液量和前负荷，进而增加心排血量，从而导致高血压；肾脏的水钠潴留通过增加容量负荷而增加心排血量，同时RAAS和交感神经系统激活也参与其中，从而使外周血管阻力增加、血压升高。

（二）神经机制

各种原因导致的交感神经系统活性亢进是高血压的重要发病机制之一。交感神经活性增加与心率、心排血量、外周阻力、血浆和尿去甲肾上腺素（norepinephrine，NE）水平、区域去甲肾上腺素溢出及外周神经节后交感神经异常放电有关。大脑皮质下神经中枢功能改变、多种神经递质（如肾上腺素、去甲肾上腺素、多巴胺、5-羟色胺及脑钠肽等）的浓度和活性改变，使交感神经系统活性亢进、血浆儿茶酚胺水平升高、阻力小动脉收缩增加，最终导致血压升高。

肾脏的交感神经作为全身交感神经的重要组成部分，在高血压的发病机制中起重要作用。肾脏交感神经传出活性增加可降低肾血流灌注和肾小球滤过率，增加肾小管的钠重吸收，导致钠潴留，进而刺激RAAS。反之，肾脏的病理过程（如肾组织缺血、损伤、炎性反应及纤维化等）可通过传入神经将信号传入中枢系统，进而增加中枢交感神经的传出活性，增加外周血管阻力。

交感神经系统活性亢进不仅发生在早期原发性高血压中，也参与其他原因引起的高血压，包括与肥胖相关的高血压、睡眠呼吸暂停等。中枢和外周神经机制都调控交感神经活性亢进。情绪和压力也会激活交感神经-肾上腺活动并升高血压。

（三）激素机制（肾素-血管紧张素-醛固酮系统）

1. 概述　RAAS由一系列激素和相应的酶组成，组成RAAS的主要成分有肾素、血管紧张素及醛固酮。RAAS包括经典（全身性）RAAS和局部RAAS：全身性RAAS在人体的内分泌调节系统中发挥重要作用，通过对人体血容量和外周阻力的控制，进一步调节血压、水和电解质的平衡，确保人体内环境稳定；局部RAAS对心血管系统同样有重要作用，可能在高血压的发生和维持中发挥更大的影响。

2. 解剖基础

（1）全身性RAAS：首先，肾素是全身性RAAS的第一种酶，在肾小球的球旁细胞中产生（在细胞核中，肾素原转录后被高尔基体包装成分泌颗粒，一部分转化为具有活性的肾素，并通过肾静脉入血）。近年来，多项研究证实，肾素原转化为肾素存在于肾外位点（包括卵巢、胎盘、睾丸、肾上腺及视网膜等）。血管紧张素原是唯一已知的肾素底物，主要由肝脏合成并释放到血液循环中。血管紧张素原是一种α_2-球蛋白，属于丝氨酸蛋白酶抑制剂超家族。

其次，肾素激活从肝脏产生的血管紧张素原，生成血管紧张素 I（angiotensin I，Ang I），然后经肺循环的血管紧张素转换酶（angiotensin-converting enzyme，ACE）生成Ang II。Ang II是RAAS的主要效应物质，作用于Ang II受体，使小动脉平滑肌收缩，刺激肾上腺皮质球状带分泌醛固酮，通过交感神经末梢突触前膜的正反馈使去甲肾上腺素分泌增加，导致血压升高。

此外，醛固酮是人体内重要的盐皮质激素，主要由肾上腺皮质球状带合成，其作用是保钠和排钾，可以促进肾小管重吸收钠，并排泄钾，与下丘脑分泌的抗利尿激素相互协调，共同维持人体内水和电解质的平衡，在血压调节中发挥一定作用。

（2）局部RAAS：近年来，有研究发现，心、肾、血管壁、中枢神经及肾上腺也有RAAS的各种组成成分。局部RAAS对心脏、血管的功能和结构的影响被认为可能在高血压的发生和发展中发挥更大作用。

3. 激素相关作用及调节机制　RAAS激素（肾素、血管紧张素及醛固酮）彼此间存在一定的相互作用。肾素通过作用于血管紧张素原亮氨酸和缬氨酸之间的肽键，水解其为Ang I。十肽Ang I在肺毛细血管、内皮细胞及肾上皮细胞中被内皮结合的ACE进一步切割，去除Ang I的2个C端氨基酸，将血管紧张素 I转化为八肽的Ang

Ⅱ。Ang Ⅱ又通过Ang Ⅱ 1型受体（angiotensin Ⅱ type 1 receptor，AT1R）和Ang Ⅱ 2型受体（angiotensin Ⅱ type 2 receptor，AT2R）产生相应的效应。

Ang Ⅱ受体是一种G蛋白偶联受体，有7个跨膜功能区，主要包括AT1R和AT2R。Ang Ⅱ的绝大多数生物学作用，如血管收缩、水钠潴留等，均由AT1R介导。Ang Ⅱ与血管平滑肌细胞和小管上的AT1R结合，分别引起血管收缩和钠重吸收，从而导致血压升高。同时，Ang Ⅱ通过增加近端小管中的Na^+/H^+交换体和Na^+/K^+腺苷三磷酸酶（ATPase）、Henley环中的$Na^+/K^+/2Cl^-$转运体及远端肾单位和集合管中的多种离子转运蛋白的活性而具有直接的钠保留作用。Ang Ⅱ还与肾上腺上的AT1R结合以刺激醛固酮的产生，醛固酮通过激活远端肾单位的盐皮质激素受体来增加钠的重吸收，从而导致水的重吸收增加、钾的排出增多。此外，Ang Ⅱ在调节交感神经活动和口渴反应中起重要的生理作用，进而影响血容量和血压。进一步研究发现，Ang Ⅰ和Ang Ⅱ可通过多条途径产生Ang Ⅰ（1-7），其通过与G蛋白偶联的Mas受体发挥扩张血管和抑制血管平滑肌细胞增生的作用。

许多因素会调节RAAS水平，一些突出的因素有避孕药、妊娠、其他激素（如雌激素、睾酮、甲状腺及皮质醇等）、利尿药、血管扩张剂、降压药及其他药物。此外，一些肿瘤，如肾癌（如肾素瘤、肾母细胞瘤及肾细胞癌等），也会提高肾素水平等。

二、作用于肾素-血管紧张素-醛固酮系统的药物

（一）肾素抑制剂

肾素抑制剂作用于RAAS的起始步骤，通过阻断RAAS的关键限速酶，拮抗肾素的含量或活性，以及调节Ang Ⅰ、Ang Ⅱ和醛固酮水平相应下降而发挥降压作用。肾素抑制剂并不影响ACE活性、血管紧张素（angiotensin，AT）受体、缓激肽及P物质等，不会产生ACEI和ARB的诸多不良反应。有学者指出，抑制肾素在理论上可能具有超过ACEI或ARB的潜在获益，但目前肾素抑制剂的研发和应用面临一系列困难，第一代肽类肾素抑制剂［如雷米克林（leimikiren）、依那克林（enalkiren）等］因分子量较大、降压作用弱及作用时间短等缺点导致临床应用受限。2007年，第二代非肽类口服肾素抑制剂阿利吉仑（aliskiren）获得美国食品药品监督管理局（Food and Drug Administration，FDA）的上市批准，其分子量低、半衰期长且能高度选择性地抑制肾素，可比ACEI更好地减少Ang Ⅱ的生成。该药单独或与其他抗高血压药物联用治疗高血压，可平稳地降低轻度和中度高血压，且耐受性良好，但其长期疗效和安全性还有待进一步验证。总之，肾素抑制剂的临床应用经验仍然有限。

（二）血管紧张素转化酶抑制剂

ACEI的临床应用广泛。其降压作用主要是通过竞争性抑制ACE的酶活性，进而

抑制血液循环及组织中Ang Ⅱ的生成，降低心脏前、后负荷，降低收缩压和舒张压。另外，ACEI也可作用于激肽释放酶-激肽系统，升高缓激肽水平，有助于ACEI的血管舒张、抗血栓形成、抗动脉粥样硬化及抗增生等作用。这些作用可能与缓激肽依赖性一氧化氮（nitric oxide，NO）和血管活性前列腺素的释放增加有关。值得注意的是ACEI的器官保护作用，其可增加冠状动脉、脑及肾脏的血流量，对心脏、脑及肾脏有保护作用。特别是对于肾脏，ACEI可降低肾血管阻力、增加肾血流量、促进钠和水的排泄。ACEI主要对肾脏中的细胞发挥作用并改变肾小球的血流动力学，还可以防止微量白蛋白尿进展，减少肾小球疾病确诊患者的蛋白尿，预防或延缓肾功能不全患者进展至终末期肾病。目前，应用于临床的ACEI主要有第一代含巯基类ACEI（如卡托普利）、第二代含羧基类ACEI（如依那普利、培哚普利及雷米普利等）及第三代含磷酰基类ACEI（如福辛普利）。值得注意的是，Ang Ⅰ转变为Ang Ⅱ的过程除了ACE途径外，还有非ACE途径（如糜蛋白酶途径）。多数学者认为，这种多途径代谢影响了ACEI的临床疗效。同时，长期应用ACEI，患者会出现"醛固酮逃逸"现象，也会削减ACEI的降压作用。大多数患者对ACEI通常耐受性良好，但仍会出现一些显著的不良反应（常见的有干咳、血管性水肿、胎儿畸形及死亡等，主要与ACEI升高缓激肽水平有关）。另外，含巯基类ACEI的主要不良反应有味觉异常、皮疹、中性粒细胞减少、肝毒性及蛋白尿等。

（三）血管紧张素受体阻滞剂

ARB的临床应用最广泛。如前所述，AT1受体介导了大部分Ang Ⅱ的已知作用，会导致高血压和容量失调。ARB的主要药理作用为竞争性拮抗AT1受体，改善由Ang Ⅱ引起的血管收缩、水钠潴留、交感神经兴奋及细胞增生等作用，通过降低外周血管阻力而降低血压。另外，AT1受体的阻断抑制负反馈回路，导致肾素分泌增加，Ang Ⅰ、Ang Ⅱ相应增加，大量Ang Ⅱ更多地作用于AT2R，激发其促血管扩张、抗血管增生及促进凋亡等作用。有学者认为，ARB的疗效可能部分来自对AT2R的刺激，但这一结论有待进一步验证。与ACEI一样，ARB同样具有器官保护作用（如心血管保护作用），可改善冠状动脉和肾血流量、降低蛋白尿及减缓糖尿病肾病患者的疾病进展等。目前，临床常用的ARB有缬沙坦、厄贝沙坦、坎地沙坦、替米沙坦、奥美沙坦及信立坦等。ARB有诸多类似于ACEI的不良反应，如低血压、高钾血症、肾功能恶化、胎儿高发病率和死亡率等。但相较于ACEI，ARB较少出现血管性水肿和干咳等。

（四）盐皮质激素受体拮抗剂

盐皮质激素受体拮抗剂（mineralcorticoid recept antagonist，MRA）也可抑制RAAS。其竞争性拮抗醛固酮与受体的结合，导致上皮细胞中钠通道和钠钾ATP酶的表达降低，增加尿中钠的排泄，进而导致血容量减少。与其他类别的利尿药相比，MRA的降钠和降血压作用相对较弱。除降压作用外，MRA能降低心肌缺血和心力衰竭患者的发病率和死亡率，对心血管和肾脏具有一定的保护作用。

目前，临床主要应用2种甾体MRA，即螺内酯和依普利酮。螺内酯及其活性代谢物对盐皮质激素受体表现出低选择性，但效价高且半衰期长；而依普利酮没有活性代谢物，表现出高选择性，但效价低、半衰期很短。MRA常见的不良反应有高钾血症，且螺内酯对孕酮和雄激素受体具有亲和力，可能导致男性乳房发育、勃起功能障碍和女性月经周期不规律等。2021年7月，新一代非甾体MRA——非奈利酮（kerendia）经美国FDA批准上市，其对盐皮质激素受体具有高选择性，对孕酮和雄激素受体的亲和力较低，从而减少了脱靶效应。临床研究提示，其对慢性肾脏病合并2型糖尿病患者具有积极的心脏和肾脏保护作用，可减少肾功能进展、肾衰竭及心血管死亡等，同时具有较低的高钾血症风险。

（五）β受体阻滞剂

β受体阻滞剂能选择性地与β肾上腺素受体结合，从而拮抗神经递质和儿茶酚胺对β受体的激动作用。β受体阻滞剂能够通过多种机制发挥降压作用，除了通过阻断心脏$β_1$受体来降低心排血量、阻断中枢β受体及降低外周交感神经活性等作用外，还可通过阻断肾小球旁器的$β_1$受体来减少肾素分泌、抑制RAAS活性，但存在较强内在拟交感活性的药物在降压过程中并不影响肾素的分泌。常见的β受体阻滞剂有普萘洛尔、美托洛尔等。

（六）血管紧张素受体-脑啡肽酶双重抑制剂（联合治疗）

利钠肽系统是RAAS的内源性平衡物，可刺激利钠、利尿及血管舒张，并直接抑制肾素分泌。利钠肽被脑啡肽酶［中性内肽酶（neutral endopeptidase，NEP）］降解，NEP可以降解许多酶，包括血管扩张剂［如利钠肽，包括心房钠尿肽（atrial natriuretic peptide，ANP）、脑钠肽（brain natriuretic peptide，BNP）及尿舒张肽（urodilatin）］和有效的血管收缩剂（如Ang Ⅱ和内皮素-1）。血管紧张素受体-脑啡肽酶双重抑制剂（angiotesin receptor-neprilysin inhibitor，ARNI）在RAAS阻断的基础上通过抑制NEP来延长利钠肽系统的激活。目前，在中国上市的ARNI有沙库巴曲缬沙坦。临床研究显示，ARNI在治疗原发性高血压方面优于ARB（缬沙坦），在射血分数降低的心力衰竭患者中也优于ACEI（依那普利），其可降低患者的住院率和死亡率。

（汤日宁）

第三节　高血压肾病

一、概述

高血压肾病（hypertensive renal disease，HRD）是一种通常与高血压相关的疾病。高血压性肾硬化症（hypertensive nephrosclerosis，HN）的定义为在非已知病因的慢性肾脏病（chronic kidney disease，CKD）患者的肾活检中发现血管硬化的证据。组织学上，其包括小叶间和入球小动脉血管的肌内膜增生、中层增厚及内弹力层增生同时伴邻近组织肾小球硬化和肾小管萎缩。但这些病理学特征仍可在老年人的肾脏、吸烟者和肥胖者中找到，故应综合考虑这些特点，尤其是对于肾活检不能明确病因的慢性肾脏病患者，当其组织学存在肾小球硬化或血管透明变性时，可以考虑诊断为高血压肾病。目前，高血压肾病在发达国家中是仅次于糖尿病的终末期肾病（end-stage renal disease，ESRD）的第二大病因。大多数高血压患者可发展为轻至中度高血压性肾硬化症，但进展为终末期肾病的比例相对较小。然而，当血压长期不受控制或存在基础肾脏疾病时，患者发生终末期肾病的比例显著增加。

（一）分类

高血压肾病根据血压升高的程度和肾活检的组织病理学改变分为良性肾小动脉硬化和恶性肾小动脉硬化。

1. **良性肾小动脉硬化**　良性肾小动脉硬化的发生和发展与高血压的程度、持续时间呈正相关，出现临床症状的年龄一般在40～60岁，其他因素如性别、种族、合并症（主要为糖尿病）及 *APOL1* 基因变异等均可能影响疾病的发生和进程。良性肾小动脉硬化的首发症状通常为夜尿增多，反映肾小管的浓缩功能开始减退，肾血浆流量和尿渗透压可以出现不同程度的下降，但血肌酐和内生肌酐清除率基本保持正常。尿微量白蛋白检测对于高血压肾损伤引起的肾小球早期肾损伤具有重要的诊断价值，部分患者可以表现为尿常规中蛋白定性检查为阴性，但24小时尿微量白蛋白检测在30～300 mg。随着高血压病程的进展，部分患者可以出现显性蛋白尿，24小时总量一般不超过1 g且尿蛋白电泳以中、小分子为主；少数患者可表现为大量蛋白尿，但尿沉渣显微镜检查示有形成分较少。病程进展到晚期时，患者可出现肾小球滤过率下降，并逐渐进展为终末期肾病，同时伴血压过高、其他靶器官（如心脏、脑等）损害及眼底病变。肾脏的病理改变以入球小动脉和小叶间动脉受累为首，特征表现为肌内膜增厚和透明变性，最终导致血管腔狭窄，肾脏血供减少，与病变小动脉相关的肾小球和肾小管出现相应的缺血性改变。早期为节段性毛细血管基底膜缺血性皱缩、毛细血管襻塌陷，后期逐渐发展为肾小球全球硬化。肾小管上皮细胞可见颗粒和空泡变性、灶性萎缩、间质灶性淋巴及单核细胞浸润并伴有纤维化。免疫荧光试验可见血管壁血浆蛋白成分沉积，主要为免疫球蛋白M（immunoglobulin M，IgM）和补体（C1q和C3）。

　　恶性高血压分为原发性恶性高血压和继发性恶性高血压。其中，原发性恶性高血压约占60%，继发性恶性高血压约占40%。继发性恶性高血压最主要的原因为肾实质性疾病（慢性肾小球肾炎）。2011年，《中国急诊高血压管理专家共识》将恶性高血压定义为舒张压>140 mmHg（或>130 mmHg，非必需），且伴随血管损害，如视网膜出血渗出和（或）视盘水肿。恶性高血压患者的肾损害可快速进展，导致终末期肾病，甚至死亡。因此，延误治疗通常是导致恶性高血压患者使用肾脏替代治疗的常见原因。恶性高血压的病因通常有以下7种：①原发性高血压患者未行正规治疗；②肾脏血管性疾病；③肾实质疾病；④内分泌功能障碍，如嗜铬细胞瘤、库欣综合征、原发性醛固酮增多症及肾素分泌瘤；⑤主动脉缩窄；⑥药物，如苯环克利定、促红细胞生成素及环孢素；⑦中枢神经系统疾病。

　　2. 恶性肾小动脉硬化　恶性肾小动脉硬化以男性多见，发病年龄多在30～50岁。原发性恶性高血压的诊断依据主要有以下4种：①排除继发性高血压；②高血压神经视网膜病变；③血尿和蛋白尿；④肾功能进行性恶化。此类患者在充分控制血压后应尽量行肾活检，除非有明确的禁忌证。病理光镜下可见肾小动脉和细动脉增生性内膜炎、小动脉坏死及黏液样改变。典型的小动脉表现为纤维素样坏死伴细微的内皮下脂滴和透明血栓形成。小叶间动脉出现显著的内膜增生伴同心圆胶原层，常被称为"洋葱皮"改变。肾小球内可见典型的局灶、节段纤维素样坏死，可伴有局灶系膜细胞增生和新月体形成。间质表现为出血、片状炎症伴纤维化；肾小管可出现萎缩，甚至急性坏死。

（二）治疗要点

　　积极控制血压和保护肾功能是治疗高血压肾病的关键。合并高血压肾损害的患者首先应进行生活方式调整，即低钠饮食、降低体重、进行适当的锻炼、戒烟及限制饮酒等。在调整生活方式的同时积极寻找导致血压升高的其他因素，如睡眠障碍、合并使用药物的不良反应等。药物治疗包括肾素-血管紧张素-醛固酮系统（renin-angiotensin-aldosterone system，RAAS）阻滞剂（ACEI、ARB、醛固酮拮抗剂及直接肾素抑制剂）、钙通道阻滞剂、利尿药、β受体阻滞剂及α受体阻滞剂。降压药物的基本使用原则为从标准剂量起始，根据血压分级和心血管风险分层决定单药或联合药物起始，优先选择长效制剂，个体化制订治疗方案。难以控制血压的患者可采用ACEI或ARB＋钙通道阻滞剂＋噻嗪类利尿药组成的三药联合方案。

　　对于不合并心力衰竭、高血压脑病、高血压危象等高血压急症的恶性高血压患者，可在2～6 h，通过静脉降压药物使血压缓慢降至（160～170）/（100～105）mmHg或血压下降幅度<治疗前的25%。当患者存在合并症时，应在几分钟或几小时内使血压降至安全水平，待血压稳定后逐渐加用口服降压药物，并逐步将静脉用药减量，避免突然停药所致的血压反弹。对于恶性高血压导致的血栓性微血管病，应在尽量降低血压的情况下采用抗凝药物（根据肾功能采用不同剂量的阿司匹林或其他抗凝药物）、软化血管的药物（他汀类降血脂药物）及来氟米特治疗血管炎症，疗程为1～3年，可使患者的肾功能好转。如果患者有新月体，可加用激素等。

二、实战病例

> 患者，男性，32岁，因"高血压、肉眼血尿、肾功能减退1周"入院。患者1年前出现泡沫尿，无水肿，无夜尿，未进行诊治。1周前晨起发现全程无痛性鲜红色肉眼血尿，无血丝、血块，无腰痛，尿量正常，至当地医院就诊，血压高达230/130 mmHg，遂给予"酚妥拉明、硝苯地平"等药物降压，48 h后血压控制在160/105 mmHg。1周后肉眼血尿逐渐消失，血压190/115 mmHg，血尿素氮14.2 mmol/L，血肌酐457 μmol/L，血尿酸595 μmol/L，双肾B型超声示左肾和右肾长径均约为9 cm，且皮质和髓质界限不清。

（一）接诊医师该怎么办

1. 识别危险征兆 血压突然显著升高，收缩压、舒张压均增高，常持续在200/130 mmHg以上。病情进展迅速，可发生剧烈头痛，往往伴有恶心、呕吐、头晕及耳鸣等症状。视力迅速减退，眼底出血、渗出或视盘水肿。肾功能急剧减退，持续性蛋白尿、血尿和管型尿，氮质血症或尿毒症。可在短期内出现心力衰竭，表现为心慌、气短、呼吸困难。高血压肾病亦易发生高血压脑病，与血压显著增高相关。恶心和呕吐可能是颅内压增高的征象。胸部不适或胸痛可能由心肌缺血或主动脉夹层所致。急性重度背痛可能由主动脉夹层所致。在极度疲劳、寒冷刺激、神经过度紧张及更年期内分泌失调等诱因促使下，易发生高血压肾病。

2. 诊疗注意事项

（1）生命体征：监测血压（包括双侧上、下肢）、心率、呼吸频率及尿量。

（2）体格检查：体位，肺部听诊有无啰音，心脏听诊有无节律异常及杂音，腹部听诊有无血管杂音，有无肢体运动障碍。直接眼底镜检查有无新鲜"火焰状"出血、渗出（棉绒斑）或视盘水肿，因为这些表现与Ⅲ级或Ⅳ级高血压性视网膜病变一致，偶尔可能与高血压脑病相关

本例患者呈端坐位，神志清楚，颈静脉充盈，双下肺闻及少许湿啰音，心率增快，心律齐，叩诊心界向左下扩大。

（3）病因寻找：继发性恶性高血压的病因有以下3种。①肾实质性疾病（原发性肾小球疾病、继发性肾小球疾病）；②肾血管疾病（肾血管性高血压、肾小动脉胆固醇栓塞、血栓性血小板减少性紫癜-溶血性尿毒症综合征）；③内分泌性高血压（嗜铬细胞瘤、库欣综合征、先天性肾上腺皮质增生、肾上腺皮质腺瘤）。

（4）药物治疗的注意事项：①尽量采用静脉制剂降血压，如α受体阻断剂，肾功能受损者应尽量避免使用硝普钠。②硝苯地平，降压快，30 min达最大效果，但在扩张血管的同时会增加颅内压，可诱发和加重高血压脑病，尽量不要使用。③利尿药，恶性高血压患者常出现血容量下降，而降压治疗可引起血容量过度降低，静脉补充血容量常可增加组织灌注。除非出现容量过多，如肾实质疾病或肺水肿，其他情况下应避免使用利尿药。④同时或稍后给予口服降压药物，多数情况下需要使用多药联合治疗。

（二）上级医师会怎么办

1. 可能的询问　①生命体征；②查体发现；③既往疾病；④心电图表现、常规胸部X线片；⑤心脏标志物（如怀疑有急性冠脉综合征）；⑥颅脑计算机体层成像（computed tomography，CT）或磁共振成像（magnetic resonance imaging，MRI）（如果存在神经系统症状、高血压性视网膜病变、恶心或呕吐）或胸腹部CT（如可疑主动脉夹层形成）；⑦实验室检查结果回报；⑧血压下降的幅度和时间。

本例患者实验室检查结果回报：血尿素氮16.3 mmol/L，血肌酐386 μmol/L，血尿酸680 μmol/L，血钾4.9 mmol/L，二氧化碳总量17 mmol/L，肝功能正常，空腹血糖正常。

2. 可能的交代

（1）向患者家属交代病情，签署抢救同意书。

（2）密切监测血压、体液平衡、血电解质、肾功能是非常必要的。初步评估的重点是心血管系统、神经系统、肾脏及眼底损害等表现，应快速鉴别卒中、心肌梗死及主动脉夹层等。

（3）恶性高血压患者的预后很差。据统计，未获得有效治疗的恶性高血压患者存活1年的比例不足25%，而存活5年以上的比例只有1%。如果获得及时有效的治疗，90%以上的恶性高血压患者可存活1年以上，80%的恶性高血压患者可存活5年以上，故应积极有效控制和监测血压。

（4）向患者家属交代肾活检的意义（鉴别原发性和肾实质性恶性高血压、明确肾实质性恶性高血压的肾脏基础疾病及判断预后）。

3. 可能的检查　肾活检的指征：排除肾血管性和内分泌性高血压，符合急性肾损伤肾脏活检的条件（血压<150/90 mmHg、血红蛋白>80 g/L、血小板>80×10^9/L），严重氮质血症患者在肾活检前可行临时无肝素透析。上级医师应根据肾活检的结果进一步确定治疗方案。

三、诊疗流程

良性肾小动脉硬化的诊断流程见图6-2。

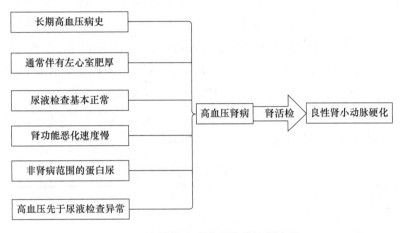

图6-2　良性肾小动脉硬化的诊断流程

（张　波）

第四节　高血压的临床评估、危险分层及治疗

高血压（hypertension）是以体循环动脉压升高为主要临床表现的心血管综合征，可分为原发性高血压和继发性高血压。原发性高血压常由多因素导致，主要是遗传因素和环境因素相互作用的结果；继发性高血压则由特定的疾病或原因造成，占所有高血压的5%～10%。

一、概述

（一）流行病学特点和发病机制

中国高血压调查的最新数据显示，2012—2015年我国18岁及以上居民高血压的患病率为27.9%（标化率为23.2%），且高血压的患病率会随着年龄增长而显著增加，男性高于女性。值得注意的是，近年来青年发生高血压的概率也开始升高。

目前，高血压的发病机制仍不明确，有多种可能的发生、发展机制，包括巨噬细胞极化、基因调控、肾素-血管紧张素-醛固酮系统（renin-angiotensin-aldosterone system，RAAS）和交感神经系统激活、中枢神经系统功能失调及肾损伤等导致的血管收缩、损伤及重构，最终引起血压持续升高。

（二）临床评估

高血压的诊断性评估包括以下3个方面：①确立高血压诊断，确定血压分级；②判断高血压的病因，并做出病因的鉴别诊断，区分原发性高血压和继发性高血压；③寻找其他心脑血管危险因素、靶器官损害及相关临床疾病，评估患者的心脑血管疾病风险。

1. 高血压的诊断和分级　我国高血压的诊断标准为在未使用降压药物的情况下，收缩压（systolic blood pressure，SBP）≥140 mmHg和（或）舒张压（diastolic pressure，DBP）≥90 mmHg，非同日3次测量诊室血压均符合上述标准。根据血压升高的水平，可进一步将高血压分为1级、2级和3级（表6-1）。

表 6-1　血压水平的分类和定义

血压水平分类	定义
正常血压	收缩压<120 mmHg 和舒张压<80 mmHg
正常高值	收缩压 120～139 mmHg 和（或）舒张压 80～89 mmHg
高血压	收缩压≥140 mmHg 和（或）舒张压≥90 mmHg
1 级高血压（轻度）	收缩压 140～159 mmHg 和（或）舒张压 90～99 mmHg
2 级高血压（中度）	收缩压 160～179 mmHg 和（或）舒张压 100～109 mmHg
3 级高血压（重度）	收缩压≥180 mmHg 和（或）舒张压≥110 mmHg
单纯收缩期高血压	收缩压≥140 mmHg 和舒张压<90 mmHg

2. 高血压的鉴别诊断　若临床发现患者起病年龄小，为突然出现的高血压，高血压严重或已控制好的高血压又重新升高，此时应高度怀疑继发性高血压。常见继发性高血压的临床特点如下。

（1）肾实质性高血压：有肾实质性疾病史，血尿、蛋白尿及肾功能减退，多发生在高血压前或同时出现，伴颜面水肿、贫血、夜尿增多等表现。可通过血常规、尿常规、肾功能及泌尿系统的影像学检查等发现疾病线索。必要时，在血压控制的前提下行超声引导下肾穿刺活检，取得病理诊断以确认。

（2）肾血管性高血压：30岁前或50岁后突然发生高血压，肾功能不全进展快，常规药物难以控制和腹部或肋脊角处有时可闻及血管杂音，使用ACEI治疗后迅速出现肾功能恶化，可通过肾动脉超声、肾动脉造影等方法协助诊断。

（3）原发性醛固酮增多症：多为轻、中度高血压伴低血钾，并有代谢性碱中毒、低肾素及高醛固酮血症，血醛固酮/肾素比值增高。肾上腺薄层计算机体层成像（computed tomography，CT）有助于确定病变的部位和性质，选择性双肾上腺静脉血激素水平测定对于诊断困难者有较大价值。

（4）嗜铬细胞瘤：阵发性高血压或持续性高血压阵发性加剧，多种诱因（如情绪激动等）可诱导发作，发作时伴剧烈头痛、心悸、多汗，以及血和尿肾上腺素、去甲肾上腺素、多巴胺水平显著增高。肾上腺超声、薄层CT、^{131}I-间碘苄胍（metaiodoben-zylguanidine，MIBG）核素显像等检查可显示肿瘤部位。

（5）皮质醇增多症：除高血压外，多伴有满月脸、向心性肥胖、皮肤紫纹及血糖升高等表现。血皮质醇和促肾上腺皮质激素（adrenocorticotropic hormone，ACTH）水平及其节律测定、小剂量地塞米松抑制试验有助于可疑患者的筛查；大剂量地塞米松抑制试验、蝶鞍区磁共振成像（magnetic resonance imaging，MRI）及肾上腺薄层CT等检查有助于定位诊断。

3. **高血压的心血管风险分层** 高血压患者常合并多种心血管危险因素 [包括年龄（男性＞55岁，女性＞65岁）、吸烟或被动吸烟、糖耐量受损、血脂异常、早发心血管疾病家族史、向心性肥胖及高同型半胱氨酸血症]。高血压和这些危险因素往往会导致心脏、颅脑、肾脏、大血管及眼底等各个靶器官发生损伤，进而导致各种临床合并症或并发症，与预后密切相关。因此，高血压患者的诊断和治疗不能只根据血压水平，必须对患者的心血管综合风险进行分层，目前分为低危、中危、高危及很高危4个层次（表6-2）。

表 6-2　高血压患者的心血管风险分层

其他心血管危险因素和疾病史	SBP 130～139 mmHg 和（或）DBP 85～89 mmHg	SBP 140～159 mmHg 和（或）DBP 90～99 mmHg	SBP 160～179 mmHg 和（或）DBP 100～109 mmHg	SBP≥180 mmHg 和（或）DBP≥110 mmHg
无	无	低危	中危	高危
1～2 个其他危险因素	低危	中危	中 / 高危	很高危
≥3 个其他危险因素，靶器官损害，或 CKD 3 期，无并发症的糖尿病	中 / 高危	高危	高危	很高危
临床并发症，或 CKD≥4 期，有并发症的糖尿病	高 / 很高危	很高危	很高危	很高危

注：SBP. 收缩压；DBP. 舒张压；CKD. 慢性肾脏病

（三）治疗

1. **以生活方式干预为主的非药物治疗** 以生活方式干预为主的非药物治疗是高血

压的基础治疗，主要措施包括：①减少钠的摄入（<6 g/d），并增加钾的摄入；②控制体重，使体重指数<24 kg/m²；③戒烟，避免被动吸烟；④不饮酒或限制饮酒；⑤适当增加运动量；⑥减轻精神压力。

2. 药物治疗

（1）启动药物治疗的时机：高血压低危患者行1～3个月以生活方式干预为主的非药物治疗、中危患者行数周以生活方式干预为主的非药物治疗后，血压仍不能满意控制，应启动药物治疗。

（2）降压目标：①对于一般高血压患者，血压降至140/90 mmHg以下；②对于合并慢性肾脏病的患者，无蛋白尿者血压控制在140/90 mmHg以下，合并蛋白尿者血压控制在130/80 mmHg以下；③腹膜透析和血液透析（透析前）患者的血压控制目标为140/90 mmHg以下（含药物治疗状态下），年龄>60岁的患者可放宽至150/90 mmHg以下；④对于合并糖尿病、冠心病、心力衰竭的患者，如果能耐受，血压应降至130/80 mmHg以下；⑤对于65～79岁的患者，血压应降至150/90 mmHg以下，如果可耐受，可进一步降至140/90 mmHg以下；⑥对于80岁及以上的患者，血压应降至150/90 mmHg以下。

（3）降压药物的选择

1）钙通道阻滞剂（calcium channel blocker，CCB）：临床最常用的是二氢吡啶类CCB，适用于老年高血压、单纯收缩期高血压、稳定型心绞痛、颈动脉粥样硬化及周围血管病患者，但心动过速和心力衰竭患者慎用，常见的不良反应有头痛、面部潮红、踝部水肿、心动过速及牙龈增生。

2）ACEI和ARB：适用于伴有心力衰竭、心肌梗死后、糖尿病及慢性肾脏病的高血压患者。双侧肾动脉狭窄患者、孕妇、肌酐≥265 μmol/L的严重肾功能不全患者及高钾血症患者禁用。不良反应有低血压、皮疹及血管神经性水肿等。ACEI易引起干咳，若无法耐受，可换用ARB。

3）利尿药：适用于老年高血压、单纯收缩期高血压及合并心力衰竭的患者，痛风患者慎用。噻嗪类利尿药的主要不良反应为低钾血症，建议从小剂量开始使用；患者合并严重的心力衰竭或慢性肾功能不全时可能需要应用袢利尿药，建议转诊至上级医院进一步诊治。保钾利尿药如醛固酮受体拮抗剂常用于治疗继发性或顽固性高血压，但其与ACEI/ARB合用时需要注意发生高钾血症的风险。

4）β受体阻滞剂：适用于伴有快速性心律失常、冠心病、慢性心力衰竭、交感神经活性增加及高动力状态的高血压患者。缓慢性心律失常、哮喘患者禁用，慢性阻塞性肺疾病、周围血管病、糖脂代谢异常患者慎用。常见的不良反应有疲乏、肢体冷感等。高选择性β₁受体及α/β受体阻滞剂可减少对糖脂代谢的影响。长期应用β受体阻滞剂者突然停药可出现撤药综合征。

5）α受体阻滞剂：适用于高血压伴前列腺增生和难治性高血压患者。有直立性低血压病史患者禁用，心力衰竭患者慎用。一般入睡前给药，注意预防直立性低血压发生。

6）降压药物的联合治疗：对于血压≥160/100 mmHg的中危患者或高于目标血压20/10 mmHg的高危患者，需要考虑2种降压药物联合起始治疗，也可以直接选用单片复方制剂。

（4）慢性肾脏病合并高血压的用药：初始治疗应包括一种ACEI/ARB，其具有独立于降压作用以外的降低尿蛋白、延缓肾功能减退的作用，限钠或加用利尿药可增加疗效。用药后血肌酐较基础值升高<30%时仍可谨慎使用，超过30%时可考虑减量或停药。用药后患者若血压不达标，可增加剂量（更有利于降低尿蛋白）或联合应用利尿药或CCB，但不建议ACEI和ARB联合应用。CCB的肾脏保护作用主要依赖于降压作用。若患者的肾小球滤过率>30 ml/（min·1.73 m²），可联合应用噻嗪类利尿药；若患者的肾小球滤过率<30 ml/（min·1.73 m²），可联合襻利尿药，但均应从低剂量开始，因为利尿过快可导致低血压或肾小球滤过率快速下降。

（5）终末期肾病与难治性高血压的用药：难治性高血压是指在改善生活方式的基础上，合理联合应用≥3种降压药物（包括利尿药）后，在一定时间内（至少>1个月）血压仍未达到目标水平，或服用≥4种降压药物血压才能有效控制的高血压。相比于普通高血压，难治性高血压有更高的慢性肾脏病进展风险，且慢性肾脏病患者中难治性高血压所占比例较高。此时，建议核查患者的治疗依从性，再次排除继发性高血压，强化生活方式的干预，尤其是减少钠的摄入（<6 g/d），停用可能拮抗降压作用的合用药物，并调整降压联合方案。若ACEI/ARB、CCB、利尿药联合应用的效果欠佳，可加量至最大耐受剂量；若效果仍不理想，可加用第四种降压药物，可在醛固酮受体拮抗剂、β受体阻滞剂、α受体阻滞剂或交感神经抑制剂中选择。其中，对于使用ACEI/ARB最大耐受剂量的患者，应增加监测血钾和血肌酐水平的频率。对于因终末期肾病行透析的患者，药物的剂量调整还需要考虑血流动力学的变化和透析对药物的清除情况，应避免在透析血容量骤减阶段使用降压药物，以免发生严重的低血压。

（四）转诊指征

若患者存在突然发生、症状严重、难治性、怀疑继发性因素及明显靶器官功能障碍的高血压，以及孕产妇发生高血压，需要及时进行转诊。

二、实战病例

患者，女性，61岁，7年前于健康体检时发现血压升高达156/95 mmHg，无其他不适症状，未诊治。近期经常加班，因"劳累后头晕"就诊。

既往史：糖尿病史3年，未服药。

家族史：母亲患有高血压。

体格检查：诊室血压175/97 mmHg；24 h动态血压显示，全天血压呈非杓型分布，晨起血压高；心率96次/分；腰围101 cm；体重指数26.2 kg/m^2；一般情况尚可，心肺听诊无异常。

辅助检查：心电图显示窦性心律，左心室肥厚；颈动脉超声显示双侧颈动脉内膜增厚；心脏超声显示左心房、左心室增大，室壁运动正常，射血分数为65%；冠状动脉计算机体层血管成像（computed tomography angiography，CTA）显示前降支近段35%狭窄，右侧冠状动脉中段45%狭窄；双肾动脉超声及肾上腺薄层CT显示无异常。

实验室检查：血生化显示，血肌酐97 μmol/L，总胆固醇6.0 mmol/L，低密度脂蛋白胆固醇3.8 mmol/L，甘油三酯3.0 mmol/L，钾3.9 mmol/L，空腹血糖7.0 mmol/L，糖化血红蛋白7.5%；肾素血管紧张素测定（立位）显示，肾素81.5（4.0～38.0）pg/ml，血管紧张素Ⅱ374.3（49.0～252.0）pg/ml，醛固酮167.6（40.0～310.0）pg/ml，血皮质醇节律及儿茶酚胺水平无异常。

（一）接诊医师该怎么办

1. 分析患者疾病的临床特点　老年女性，慢性病程，未严格控制高血压，高血压合并2型糖尿病，超重，高脂血症，靶器官损害，血RAAS明显激活。

2. 完善患者的进一步检查　根据相关指南对高血压诊断性评估的要求，本例患者还需要完善以下内容：①在病史方面，进一步询问患者有无早发心血管疾病家族史，居住地域、职业、吸烟及饮酒等重要的疾病影响因素和心血管危险因素；②同型半胱氨酸血症检测；③在体格检查方面，注意心率是否增快、心界是否扩大、脐周有无血管杂音及四肢动脉搏动是否对称，必要时检测四肢血压，明确有无四肢肌力下降及水肿；④对于高血压合并糖尿病的患者，应重视肾脏方面的评估，尿常规、尿微量白蛋白检测及估算的肾小球滤过率是评估肾损害最常用的检查；⑤进行眼底检查可了解高血压、糖尿病对靶器官损伤的严重程度，也是在病程中出现蛋白尿的患者重要的病因鉴别诊断依据之一；⑥进行尿钠检测及钠负荷试验，可明确是否为钠敏感性高血压。

3. 做出初步诊断和进行心血管风险分层　根据各项检查结果，本例患者被诊断为：①高血压2级（很高危），高血压性心脏病，心功能Ⅰ级；②2型糖尿病；③冠状动脉粥样硬化；④混合型高脂血症。

4. 思考降压方案及其制订依据　①首先考虑本例患者为原发性高血压，已合并其他多个心血管危险因素和靶器官损伤，完善尿常规等检查除外继发性高血压；②对于

2级及以上高血压患者、高危患者、血压高于目标值20/10 mmHg的患者，起始应联合应用不同作用机制的药物；③高血压合并糖尿病的治疗应以RAAS阻滞剂为基础，不仅具有降压作用，且有降低尿蛋白、改善胰岛素抵抗等作用；④二氢吡啶类CCB适用于老年高血压患者，特别是伴有冠状动脉及颈动脉粥样硬化的患者；⑤RAAS阻滞剂＋二氢吡啶类CCB有协同降压的作用，前者能减轻后者导致的踝部水肿、反射性交感神经张力增加及心率加快等不良反应。近年来，有研究（如ACCOMPLISH研究）发现，RAAS阻滞剂＋二氢吡啶类CCB的降压效果高于RAAS阻滞剂＋利尿药，对心血管高危患者有更好的降低心血管疾病发病率和死亡率的作用。

（二）上级医师会怎么办

本例患者在7年前已发现高血压，未进行治疗，导致左心室肥厚、冠状动脉硬化斑块形成及颈动脉内膜增厚等心血管病变，应在改善生活方式的基础上，根据高血压的总体风险水平决定使用哪种降压药物，同时干预可纠正的危险因素、靶器官损害及并存的临床疾病。

1. **注意要点**　①生活方式干预的非药物治疗：本例患者应行低钠、低脂、糖尿病饮食，适当增加运动，减轻体重，避免劳累等；②高血压合并糖尿病、向心性肥胖、血脂异常等多种代谢性心血管危险因素，使心脑血管事件风险显著增加，需要联合相关药物进行干预；③早期有效的降压治疗对控制心血管事件具有重要意义。血压不仅要达标，更要及早达标，高危的高血压患者早期达标获益更多；④相对于自由联合，固定复方制剂是更优化和提高患者依从性的选择，首选RAAS阻滞剂＋二氢吡啶类CCB固定复方制剂；⑤老年患者使用降压药物后的安全性问题同样不可忽视，应重点关注用药后血肌酐是否较基础值升高超过30%及是否出现高钾血症等不良反应。

2. **治疗及随访情况**　完善了进一步的检查，除外继发性高血压，在改善生活方式的同时，本例患者接受了固定复方制剂氨氯地平/缬沙坦片（5/80 mg，1次/天），联合阿司匹林肠溶片、阿托伐他汀钙片及二甲双胍片治疗。2周后复诊，患者诉偶有心悸，查血肌酐95 μmol/L，诊室血压140/90 mmHg，家庭血压监测平均135/85 mmHg，遂加用关托洛尔缓释片（47.5 mg，1次/天）。2周后再次复诊，患者无不适症状，诊室血压130/80 mmHg，家庭血压监测平均128/78 mmHg，血糖、血脂控制良好，尿微量白蛋白检测结果保持阴性。

三、诊疗流程

高血压的诊疗流程见图6-3。

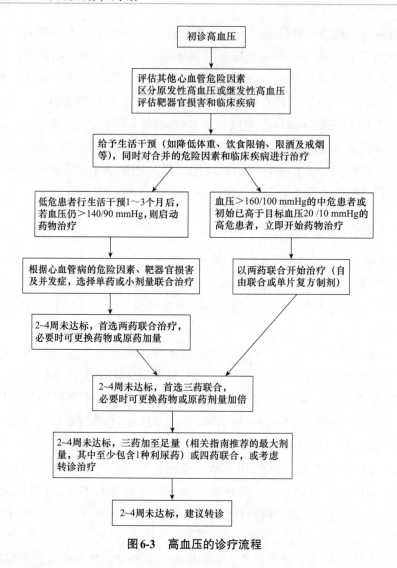

图6-3 高血压的诊疗流程

（丁晓凯）

参 考 文 献

［1］中国医疗保健国际交流促进会血管疾病高血压分会专家共识起草组. 肾动脉狭窄的诊断和处理中国专家共识. 中国循环杂志, 2017, 9: 835-844.

［2］中华医学会. 肾脏病学进展. 北京: 中华医学电子音像出版社, 2020.

［3］中华医学会超声医学分会血管与浅表学组. 肾动脉狭窄的超声诊断专家共识. 中华医学超声杂志（电子版）, 2021, 6: 543-553.

［4］大动脉炎性肾动脉炎诊治多学科共识中国专家组. 中国大动脉炎性肾动脉炎（TARA）诊治多学科专家共识. 复旦学报（医学版）, 2019, 6: 711-725.

［5］Prince M, Tafur JD, White CJ. When and how should we revascularize patients with atherosclerotic renal artery stenosis? JACC Cardiovasc Interv, 2019, 12(6): 505-517.

［6］中华医学会，中华医学会杂志社，中华医学会全科医学分会，等. 高血压基层诊疗指南（实践版·2019）. 中华全科医师杂志，2019（8）：723-731.

［7］Saxena T, Ali AO, Saxena M. Pathophysiology of essential hypertension: an update. Expert Rev Cardiovasc Ther,2018,16: 879-887.

［8］Atlas SA.The renin-angiotensin aldosterone system: pathophysiological role and pharmacologic inhibition.J Manag Care Pharm, 2007, 13: 9-20.

［9］Mirabito CKM,Bovée DM, Danser AHJ.The renin-angiotensin-aldosterone system and its therapeutic targets.Exp Eye Res, 2019, 186: 107680.

［10］Sol C, Maria VPG, Alberto O. Hypertensive nephropathy: a major roadblock hindering the advance of precision nephrology. Clin Kidney J, 2020, 13(4): 504-509.

［11］中国医师协会急诊医师分会，中国高血压联盟，北京高血压防治协会. 中国急诊高血压诊疗专家共识（2017修订版）. 中国急救医学，2018，38（1）：1-13.

［12］中国医师协会肾脏内科医师分会，中国中西医结合学会肾脏疾病专业委员会. 中国肾性高血压管理指南2016（简版）. 中华医学杂志，2017，97（20）：1547-1555.

［13］Zhang B, Xing C, Yu X, et al. Renal thrombotic microangiopathies induced by severe hypertension. Hypertens Res, 2008, 31(3): 479-483.

［14］国家心血管病中心. 国家基层高血压防治管理指南2020版. 中国循环杂志，2021，36（3）：209-220.

［15］中国中医药研究促进会，中西医结合心血管病预防与康复专业委员会高血压专家委员会，北京高血压防治协会. 特殊类型高血压临床诊治要点专家建议. 中国全科医学杂志，2020，23（4）：1202-1228.

［16］中华医学会，中华医学杂志社，中华医学会全科医学分会，等. 高血压基层诊疗指南（2019年）. 中华全科医师杂志，2019，18（4）：301-313.

［17］《中国高血压防治指南》修订委员会. 中国高血压防治指南2018年修订版. 心脑血管病防治，2019，19（1）：1-44.

第七章 肾小管间质疾病

第一节　急性间质性肾炎

一、概述

急性间质性肾炎（acute interstitial nephritis，AIN）是由多种原因引起的急性间质损伤和（或）肾衰竭。AIN是院内获得性急性肾损伤（acute kidney injury，AKI）的常见原因之一（图7-1），去除病因并进行及时正确的治疗，病情多能得到较好的控制。

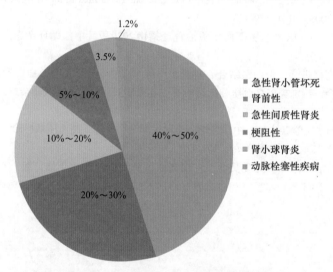

图7-1　院内获得性急性肾损伤的常见原因

（一）病因与发病机制

1. 病因　患者起病前多有应用某种药物、感染或系统性疾病病史。AIN通常由致病药物触发，目前已知的致病药物超过250种。常见的药物类别包括β-内酰胺类抗生素、A组抗结核药物、质子泵抑制药、非甾体抗炎药（NSAID）和肿瘤靶向治疗药物。AIN也见于结节病、干燥综合征、IgG₄相关疾病及肾小管间质性肾炎-葡萄膜炎综合征（tubulointerstitial nephritis and uveitis syndrome，TINU）等炎症性疾病患者。多种感染性病原体（病毒、细菌、真菌）和某些恶性肿瘤也可引起AIN。

2. 发病机制 AIN的发病机制尚不十分清楚。肾小管上皮细胞的损伤和免疫机制在疾病发病过程中可能发挥着重要作用。受损伤的肾小管上皮细胞或受刺激的组织巨噬细胞作为抗原呈递细胞，激活T淋巴细胞，招募其他炎性细胞浸润，并启动间质炎症和纤维化进程。

（二）临床表现

AIN患者临床主要表现为少尿性或非少尿性AKI，可伴有发热、皮疹及关节痛。合并发热症状者约为75%，合并皮疹者为30%～50%，外周血嗜酸性粒细胞增多者为30%～60%，三者同时出现（三联征）者仅约30%。合并肾小管功能损伤可表现为范科尼综合征（Fanconi syndrome）、肾小管性蛋白尿，以及水、电解质、酸碱平衡紊乱。NSAID所致AIN患者可合并大量蛋白尿，以及镜下血尿和白细胞。

（三）诊断与鉴别诊断

1. 诊断 AIN的诊断主要依据既往病史和临床表现，如细菌感染引起急性肾盂肾炎症状或有过敏药物应用史，1～2周后出现全身过敏反应，如皮疹、血尿、蛋白尿等，短期内出现肾衰竭，以及可排除其他原因所致的外周血和尿液中嗜酸性粒细胞增多。

肾活检仍是诊断AIN的"金标准"。光学显微镜下其特征性病理表现为间质炎性细胞浸润，可有局灶分布的肾小管上皮细胞损伤、间质水肿和纤维化，肾小球及血管病变大多轻微或病变不明显。免疫荧光检测结果多为阴性，有时可见IgG、C3沿肾小管基底膜呈线样或颗粒状沉积。电子显微镜下可见肾小管基底膜不连续，部分增厚，基底膜分层。

2. 鉴别诊断 AIN应重点与急性肾小管坏死（acute tubular necrosis，ATN）相鉴别，后者的病理表现为肾小管上皮细胞坏死、脱落，细胞浸润及肾间质水肿不明显。

（四）治疗要点

AIN的治疗主要是去除病因及支持治疗，包括：①监测生命体征及尿量；②保持体内容量平衡；③纠正水、电解质、酸碱平衡紊乱；④加强营养支持治疗；⑤避免感染；⑥如发生AKI，必要时需行血液净化等。对于肾功能持续无改善，或病理可见肾间质炎性细胞浸润明显而纤维化不明显者，可加用糖皮质激素［醋酸泼尼松0.5～1.0 mg/（kg·d）］，1个月后逐步减量，治疗时间不超过3个月。

（五）预后

AIN患者的预后依病情轻重而定，多数药物相关性AIN预后良好，在去除诱因后，急性损伤的肾功能将逐渐恢复正常。

导致AIN预后不良的因素有：①既往有基础慢性肾脏病；②起病年龄大，尤其是伴有高血压、糖尿病的患者；③肾小管上皮细胞受损严重；④肾间质炎性细胞弥漫性浸润；⑤肾间质病变为纤维化改变；⑥肾损伤持续时间长，病程迁延不愈者。

二、实战病例

患者，男性，39岁。因"反复咳嗽10余天，皮疹、关节痛、血尿、尿量减少3天"入院。患者10余天前受凉后出现咳嗽，在当地诊所予以"静脉滴注青霉素960万U/天，连用5天"后症状好转停药。4天前患者再次出现咳嗽、气促，当地医院予以"阿莫西林2.0 g，静脉滴注"，输注过程中患者出现腰痛，未予重视。用药第2天开始出现全身大小不等的红色丘疹，突出皮面，伴有瘙痒，部分皮疹表面脱屑；同时出现发热，体温最高达39.6 ℃，无畏寒、寒战等症状；双膝关节疼痛，无明显红肿；起病后排肉眼血尿1次，尿量约100 ml，尿量较前有所减少。遂停用阿莫西林，其后患者皮疹较前减少，体温波动在38.5～39.0℃，仍有间断双膝关节疼痛、肉眼血尿，就诊时尿量为300～500 ml/d，无呕吐、腹泻，无泡沫尿，无尿频、尿急、尿痛及排尿不尽等。自患病以来，患者饮食、睡眠基本正常，大便正常，体重增加2 kg。既往体健，否认高血压、心脏病、糖尿病、肾脏病史，否认结核、病毒性肝炎等传染病史，无外伤及手术史，否认食物及药物过敏史。久居原籍，否认疫水及有毒物、放射性物质接触史，无烟酒等不良嗜好。家族史无特殊。

（一）接诊医师该怎么办

1. 仔细询问病情，排除其他诊断　问诊应包括起病特点、诱因，有无感染或应用某些药物、接触毒物等病史，皮疹的特点，关节痛的部位，有无红、肿、热、痛及功能障碍，血尿是否伴随尿频、尿急、尿痛、排尿不尽、腰痛等症状。临床常见尿量减少的原因包括腹泻、呕吐、感染、大量出汗、剧烈运动、创伤、饮食异常、应用某些药物等，特别要询问是否有血压下降的情况。既往史中注意询问患者有无结石病史、心脏病史及慢性肾脏病史等。

2. 诊疗注意事项

（1）体格检查：尿量减少、腰痛患者的常规体格检查主要包括血压、心脏检查、双肾及输尿管检查。

本例患者的体格检查结果如下。体温38.5 ℃，呼吸20次/分，脉搏96次/分，血压120/70 mmHg；急性病容，全身皮肤、黏膜无黄染，全身散在红色丘疹，以四肢及胸腹部皮肤为主，皮疹突出皮面，压之不褪色，部分有脱屑；浅表淋巴结未及肿大，双眼睑轻度水肿，心、肺、腹部查体无异常发现；双肾区叩痛（＋），双下肢无水肿，神经系统检查阴性。

（2）辅助检查：包括尿常规、尿渗透压、血常规、嗜酸性粒细胞、肝肾功能、泌尿系统彩色多普勒超声等检查。

本例患者辅助检查结果如下，血常规：白细胞计数$9.2×10^9$/L，中性粒细胞百分比68%，嗜酸性粒细胞百分比12.2%，血红蛋白126 g/L，血小板计数$154×10^9$/L；尿常规：蛋白（±），镜检红细胞（＋＋）/HP，白细胞（＋）/HP，尿比重1.010，细胞管型0~3个/HP；尿渗透压206 mOsm/L；肝肾功能：白蛋白39 g/L，球蛋白16 g/L，谷草转氨酶12 U/L，谷丙转氨酶10 U/L，尿素氮20.6 mmol/L，肌酐962 μmol/L，血糖4.9 mmol/L；泌尿系统彩色多普勒超声：左肾114 mm×52 mm，右肾108 mm×50 mm。

（3）相关联想：患者应考虑哪个系统的疾病？

患者突然出现发热、皮疹、关节痛、血尿、尿量减少、腰痛等症状，起病前有药物应用史，心、肺、腹部检查无异常发现，无心脏病、糖尿病及肝病等疾病史，故考虑肾脏疾病的可能性大。此外，肉眼血尿在间质性肾炎中极罕见，需要与外科血尿（肿瘤、结石）、肾小球疾病［新月体性肾小球肾炎（crescentic glomerulonephritis，RPGN）］等常见肉眼血尿病因相鉴别。

3. 处理

（1）为进一步明确病因，患者还应进行以下检测：免疫球蛋白、补体、抗核抗体（ANA）系列、抗中性粒细胞胞质抗体（ANCA）、抗肾小球基底膜抗体、尿N-乙酰-β-葡萄糖苷酶（N-acetyl-β-glucosaminidase，NAG）、尿视黄醇结合蛋白（retinol-binding protein，RBP）检测。

本例患者检测结果：免疫球蛋白、补体均正常；ANA、抗双链DNA（dsDNA）抗体、抗Sm抗体、ANCA、抗肾小球基底膜抗体均为阴性；尿NAG 98 U/L，尿RBP 0.8 mg/L。

（2）为进一步明确病因和病理类型，检查凝血功能正常后，进行肾活检。本例肾病理检查结果为急性间质性肾炎。

（3）去除病因：立即停止可能引起本病的可疑药物。

（4）支持治疗：观察每日尿量、尿比重、尿渗透压、尿酶及生物标志物（NAG、RBP、NGAL、KIM1）、体重、血压变化，保持容量平衡，纠正水、电解质紊乱，维持酸碱平衡，加强营养支持，避免感染。

（5）应用糖皮质激素：泼尼松0.5 mg/（kg·d），清晨顿服，1个月内逐渐减量至停用。

（6）必要时可启动血液净化治疗。

（二）上级医师会怎么办

1. 可能的询问　如何对不同原因导致的急性间质性肾炎的病因进行治疗？

（1）药物引起的急性间质性肾炎：停止相关药物，并短期应用糖皮质激素进行治疗。

（2）感染导致的急性间质性肾炎：控制感染，处理肾功能损伤等并发症。

（3）特发性急性间质性肾炎：对于病情较重或伴有肉芽肿的特发性急性间质性肾炎患者，应及早使用中等剂量的激素治疗，必要时可使用甲泼尼龙冲击治疗。若治疗无效或停药后复发，可考虑应用其他免疫抑制剂治疗（如环磷酰胺等），但应注意这些药物的不良反应。

（4）系统性疾病导致的急性间质性肾炎：大剂量激素可迅速改善肾功能，但多需长期维持，以避免复发。

2. 可能的交代　向患者家属交代病情，签署抢救同意书和血液净化治疗知情同意书。

3. 治疗调整

（1）AIN血液净化治疗的适应证：少尿型合并严重电解质紊乱或酸碱失衡的AIN患者应及早开始血液净化治疗；非少尿型而临床情况稳定者，无须紧急血液净化治疗，可在非手术治疗下等待肾功能恢复，如非手术治疗效果欠佳，应尽早开始血液净化治疗；部分抗肾小球基底膜抗体阳性及自身免疫性疾病引起的AIN患者，可联合应用血浆置换。

（2）AIN血液净化治疗的时机和方式选择

1）强调血液净化早期进行，尤其对于病情复杂、合并多器官衰竭和少尿型AKI的患者应尽早进行。对于此类患者，应根据临床病情决定血液净化的治疗时机，而非单纯依靠检查指标结果是否达到急性肾衰竭水平。

2）应根据患者病情选择血液净化方式，并根据具体情况选择不同的透析剂量、透析器和抗凝剂。连续性血液净化（continuous blood purification，CBP）是指所有连续、缓慢清除溶质、水分、炎性介质和毒素，调节内环境，对器官功能起保护和支持作用的各种血液净化技术。其中连续静脉-静脉血液滤过和连续高容量血液滤过是治疗急性肾衰竭最常用的治疗模式。

本例患者在治疗过程中进行3次血液透析滤过治疗。治疗10天后，患者尿量逐渐增加，达到3500 ml/d，皮疹逐渐消退，腰痛缓解。复查尿常规：蛋白（-），红细胞2～5个/HPF，白细胞3～5个/HPF，尿渗透压611 mOsm/L，尿NAG 21 U/L，RBP 0.3 mg/L。血常规正常，肾功能逐渐恢复至尿素氮8.3 mmol/L，肌酐184 μmol/L。

三、诊疗流程

AIN的疗流程见图7-2。对于不能完成肾活检的患者，在排除禁忌证后，可以考虑经验性使用糖皮质激素。

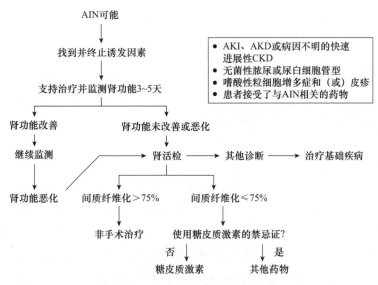

图 7-2　急性间质性肾炎的诊疗流程

注：AIN. 急性间质性肾炎；AKI. 急性肾损伤；AKD. 急性肾脏病；CKD. 慢性肾脏病

（汪　燕）

第二节　慢性间质性肾炎

一、概述

慢性间质性肾炎（chronic interstitial nephritis，CIN）又称慢性肾小管间质性肾炎，是一组以肾小管萎缩、间质纤维化伴炎性细胞浸润为主要病理表现的慢性肾脏病。

（一）病因

导致 CIN 的病因包括：①药物和毒物，如镇痛药、别嘌醇、免疫抑制剂（环孢素、他克莫司等）、含马兜铃酸的中药（如关木通）、造影剂、重金属（铜、铅、镉、砷等）；②免疫性疾病，如干燥综合征、系统性红斑狼疮、血管炎、肉芽肿性血管炎等；③代谢性疾病，如高钙血症、高尿酸血症、低钾血症等；④慢性肾脏感染；⑤尿路梗阻与反流；⑥遗传性疾病，如多囊肾、家族性间质性肾炎等；⑦肿瘤和血液系统疾病，如多发性骨髓瘤、淀粉样变性等；⑧特发性。

CIN 起病隐匿，疾病早期以肾小管功能损害为主要表现，但肾小球和肾小管病理改变较轻微。随着疾病的进展，受损肾间质区域的肾小球可出现硬化、萎缩。

（二）临床表现

CIN 的临床表现常包括多尿、夜尿增多，可伴不同程度乏力、纳差、贫血、高血压，以及肾小管功能障碍相关实验室检查异常，如出现尿浓缩功能障碍、肾小管酸中毒、范科尼综合征，以及酸碱、电解质紊乱等。尿蛋白多轻微，每日尿蛋白排出量多小于 1 g，至疾病后期则表现为慢性肾衰竭。

（三）诊断与鉴别诊断

临床上需综合患者病史、临床表现、实验室检查、影像学检查、肾脏病理结果等诊断 CIN。包括：①存在导致 CIN 的诱因，如长期接触相关药物或毒物，以及伴有相关遗传或代谢性疾病、自身免疫性疾病、血液系统疾病、慢性尿路感染或梗阻等；②临床表现以肾小管功能损害为主，比肾小球功能损害更为突出；③尿液检查表现为肾小管功能受损，如小分子蛋白尿，尿视黄醇结合蛋白（RBP）、β_2 微球蛋白升高，尿 N-乙酰 β-D 氨基葡萄糖苷酶（NAG）也可升高，亦可出现肾性糖尿、氨基酸尿、低比重尿，以及酸碱、电解质紊乱等，合并肾小管酸中毒时可出现代谢性酸中毒和低钾血症；④影像学检查，B 超、X 线片、CT、放射性核素可见双肾缩小；⑤肾脏病理改变主要为肾间质纤维化、淋巴细胞、单核细胞浸润，肾小管萎缩、管腔扩张，肾小管基底膜增厚。免疫荧光显示肾小球、肾小管基底膜无免疫球蛋白和补体沉积，有时可见补体C3 在萎缩的肾小管基底膜呈非特异性沉积。由免疫因素介导的 CIN 在肾小管基底膜可见免疫球蛋白和补体沉积。

肾脏病理对 CIN 确诊有重要意义。当 CIN 与良性小动脉肾性硬化症、慢性肾炎、糖尿病肾病早期等鉴别困难时，建议行肾穿刺活检。

（四）治疗

CIN 的治疗原则包括：①积极去除致病因素，如停用相关药物、毒物，解除尿路梗阻及反流；②对症支持，如纠正电解质和酸碱平衡失调、纠正肾性贫血、控制高血压；③延缓肾衰竭进展，如给予优质低蛋白饮食，无禁忌证者可使用肾素-血管紧张素系统抑制剂；④根据病情酌情使用免疫抑制剂，对药物过敏及自身免疫性疾病所致的CIN 可酌情给予免疫抑制治疗。

（五）预后

CIN 的预后与病因、间质纤维化及肾功能受损程度密切相关。去除病因可稳定肾功能，延缓 CIN 进展。干燥综合征的肾损害预后较好，较少发展为终末期肾病。镇痛药性 CIN 的预后较差。

二、实战病例

患者，女性，61岁，因"口干、多尿、夜尿增多1年"于门诊就诊。患者入院前1年感到口干，饮水量增加，尿量增加（达2700～3200 ml/d），夜尿每晚3～4次，逐渐出现恶心、呕吐、纳差、乏力。否认高血压、糖尿病、冠状动脉性心脏病、肾盂肾炎病史，否认长期服用中药史。因"头痛"长期口服"去痛片"治疗。体格检查：血压146/87 mmHg，慢性病容，轻度贫血貌，心、肺、腹部查体无异常，双下肢无水肿。血常规：血红蛋白94 g/L；肾功能：肌酐152 μmol/L，血尿素氮10.1 mmol/L，二氧化碳结合力16 mmol/L；白蛋白39 g/L，尿酸325 μmol/L；血电解质：钾2.9 mmol/L，钙2.24 mmol/L，磷1.32 mmol/L；空腹血糖6.7 mmol/L；尿常规：pH 7.0，尿比重1.009，尿糖（＋），尿蛋白（＋），尿红细胞0～2个/HP。

（一）接诊医师该怎么办

1. 仔细询问病情，排除其他诊断　对于夜尿增多、多尿患者的问诊要点，除上述出现的口干、恶心、呕吐、纳差、乏力外，主要包括：①泌尿系统表现，如每日尿量、夜尿次数和总量，有无排泡沫尿、血尿，有无尿频、尿急、尿痛、腰痛；②肾外表现，如有无眼干、脱发、皮疹、关节疼痛和畸形；③既往史，如有无高血压、糖尿病、肾盂肾炎、肾结石、慢性肾炎等；④药物毒物接触史，如有无长期镇痛药、中药、长期化学物品或重金属接触等病史。

2. 诊疗注意事项　患者发病呈慢性病程（＞3个月），表现为夜尿增多和尿量增加，伴口干、多尿、恶心、呕吐、纳差，查体呈贫血貌，心、肺、腹部查体无异常，辅助检查示肌酐升高、蛋白尿、轻度贫血、低钾血症、酸中毒可能。因此，诊断首先考虑为慢性肾脏病，可能合并肾小管酸中毒。

病因方面需考虑与以下疾病相鉴别：①CIN；②慢性肾小球肾炎；③糖尿病肾病；④高血压性肾病。

（二）上级医师会怎么办

1. 可能的询问　需要补充哪些检查。

尿NAG、尿RBP、β₂微球蛋白、尿微量白蛋白、24小时尿蛋白定量、24小时尿钾、血气分析、甲状旁腺激素（parathyroid hormone，PTH）、糖化血红蛋白、口服葡萄糖耐量试验（oral glucose tolerance test，OGTT）、自身免疫全套、抗中性粒细胞胞质抗体（antineutrophil cytoplasmic antibody，ANCA）、免疫固定电泳、血清蛋白电泳、希尔默试验（Schirmer试验）、泪膜破碎时间、角结膜染色、肾脏彩色多普勒超声；如条件许可，进一步行肾活检明确肾脏病理。

本例检查结果如下。尿NAG 54 U/L，尿RBP 2.7 μg/L，尿β$_2$微球蛋白1.2 mg/L，尿微量白蛋白310 mg/L，尿蛋白定量0.53 g/24 h。24小时尿钾浓度 32 mmol/L。OGTT空腹血糖6.0 mmol/L，2小时血糖7.7 mmol/L。血气分析：pH 7.23，氧分压（partial pressure of oxygen，PO$_2$）100 mmHg，二氧化碳分压（partial pressure of carbon dioxide，PCO$_2$）32 mmHg，碳酸氢盐（HCO$_3^-$）15 mmol/L，剩余碱（BE）3.1 mmol/L。糖化血红蛋白5.4%。PTH 96 pg/ml。自身免疫全套、ANCA、免疫固定电泳、血清蛋白电泳、Schirmer试验、泪膜破碎时间、角结膜染色均未见异常。双肾彩色多普勒超声：左肾100 mm×49 mm，右肾94 mm×47 mm，皮质回声增强，皮髓界限不清。其余检查结果正常。

肾脏病理显示肾小球病变轻微，可见球性硬化（2/15），肾间质多灶性纤维化伴淋巴单核细胞浸润，肾小管多灶性萎缩、管腔扩张，肾小管基底膜广泛增厚；免疫荧光试验提示肾小球、肾小管基底膜未见免疫球蛋白和补体；电子显微镜下可见局部足细胞足突融合，肾小球、肾小管未见电子致密物沉积。

2. 诊断评估　根据后期结果判断，该患者符合CIN、CKD 3期、代谢性酸中毒。结合患者长期使用"去痛片"病史，考虑镇痛药性肾病可能性较大。

3. 治疗策略

（1）去除病因：停用镇痛药。

（2）纠正并发症：促红细胞生成素或低氧诱导因子脯氨酰羟化酶抑制剂（hypoxia-inducible factor prolyl hydroxylase inhibitor，HIF-PHI）纠正贫血，枸橼酸钾或碳酸氢钠纠正代谢性酸中毒，补钾、降压治疗。

（3）抑制肾间质纤维化、延缓肾脏病进展：给予患者优质低蛋白饮食、血管紧张素转化酶抑制剂或血管紧张素受体阻滞药阻断肾素-血管紧张素系统。

三、诊疗流程

CIN的诊疗流程见图7-3。

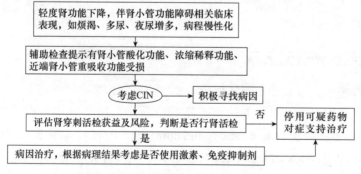

图7-3　慢性间质性肾炎的诊疗流程

注：CIN. 慢性间质性肾炎

（阮一平　洪富源）

第三节　肾小管酸中毒

一、概述

肾小管酸中毒（renal tubular acidosis，RTA）是由各种病因导致肾脏酸化功能障碍而产生的一种临床综合征，其本质为近端肾小管碳酸氢盐（HCO_3^-）重吸收障碍和（或）远端肾小管泌 H^+ 功能障碍。RTA主要表现为血浆阴离子隙正常的高氯性代谢性酸中毒，而肾小球滤过率相对正常。

目前，RTA多按病变部位、病理生理变化及临床表现进行综合分型。①Ⅰ型：远端RTA，指远端肾小管泌 H^+ 功能障碍发生的酸中毒；②Ⅱ型：近端RTA，指近端肾小管 HCO_3^- 重吸收障碍发生的酸中毒；③Ⅲ型：兼有Ⅰ型和Ⅱ型RTA的特点，指远端与近端之间而靠近远端的肾小管功能障碍发生的酸中毒；④Ⅳ型：高血钾型RTA，指肾小管泌 H^+ 和泌 K^+ 功能均发生障碍引起的酸中毒。

肾小管受损部位不同，RTA的临床表现也不同，分型诊断并不容易（表7-1）。但若患者出现慢性高氯性酸中毒、低钾、低钠、低钙及低磷等电解质紊乱和骨关节病变等情况时，应考虑RTA的可能。此外，对病因不明的周期性瘫痪、肾结石或钙化、佝偻病、骨或关节疼痛、慢性肾盂肾炎、尿崩症，以及患者有肝硬化、自身免疫性疾病时，均应警惕RTA。

RTA的治疗原则是早发现和早治疗，治疗原发病，减少并发症，改善预后。

表 7-1　不同类型 RTA 的鉴别诊断

	Ⅰ型	Ⅱ型	Ⅲ型	Ⅳ型
血钾	N 或 D	N 或 D	N 或 D	I
尿阴离子隙	+	−	+	+
尿 pH	>5.5	<5.5	>5.5	<或>5.5
NH_4^+	D	N	D	D
K^+ 排泄分数	I	N 或 I	I	D
Ca^{2+} 排泄	I	N	I	I
枸橼酸排泄	D	N	D	D
体内酸碱平衡的情况下 HCO_3^- 排泄分数	<5%	>10%	>5%	<5%

（待　续）

（续　表）

	Ⅰ型	Ⅱ型	Ⅲ型	Ⅳ型
U-BPCO$_2$	<20 mmHg	>20 mmHg	<20 mmHg	<或>20 mmHg
其他肾小管缺陷	无	常有	无	无
肾钙化/结石	常有	无	常有	常有
骨累及	极少	常有	极少	极少

注：N. 正常；I. 增加；D. 减少；U-BPCO$_2$. 尿液到血液二氧化碳分压梯度

二、实战病例

患者，女性，31岁，因"突发四肢瘫痪伴吞咽和呼吸困难6 h"入院。在办理入院的过程中，其呼吸困难进一步加重并出现意识障碍，遂给予经气管插管机械通气，同时查血钾1.36 mmol/L，并行血气分析，被诊断为2型呼吸衰竭，经积极补钾后好转，2天后顺利拔管。患者在病程中无发热、皮疹，无呕吐、腹痛、腹泻，无黑粪，无咳嗽、咳痰，无水肿、少尿。

本例患者为年轻女性，突发四肢瘫痪伴吞咽和呼吸困难6 h入院，入院后即出现2型呼吸衰竭，伴严重低钾血症，经补钾后症状迅速好转，提示可能为低钾血症引起的呼吸肌和骨骼肌麻痹。

（一）接诊医师该怎么办

1. 病情评估　低钾血症纠正后，本例患者顺利拔除气管插管，并再次查体和完善实验室检查。

体格检查：体温、脉搏、呼吸、血压均正常；发育正常，营养状况良好，皮肤黏膜未见出血点，全身浅表淋巴结不大，甲状腺不肿大，心律齐，无杂音，双肺呼吸音清；全腹平软，肝、脾肋下未触及，移动性浊音阴性，双下肢不肿，四肢肌力5级，神经系统无阳性发现。

实验室检查：①血常规显示，血红蛋白87 g/L；②尿常规显示，尿比重1.015，尿pH 8.0，尿蛋白、尿隐血、尿白细胞均呈阴性；③肝功能显示，白蛋白/球蛋白42/36 g/L，总胆红素/结合胆红素13.1/3.7 μmol/L，谷丙转氨酶/谷草转氨酶29/33 U/L，碱性磷酸酶71 U/L；④乙肝五项、丙肝抗体显示，均呈阴性；⑤肾功能显示，血清肌酐62 μmol/L，血尿素氮3.7 mmol/L，尿酸233 μmol/L；⑥血电解质显示，钠141 mmol/L，钾3.3 mmol/L，氯117 mmol/L，二氧化碳结合力19 mmol/L，阴离子隙10，钙2.3 mmol/L，磷1 mmol/L，镁0.9 mmol/L；⑦动脉血气分析显示，血pH 7.342，二氧化碳分压25.9 mmHg，氧分压

113 mmHg，碳酸氢根 15.7 mmol/L，碱剩余 7.5 mmol/L；⑧胸部 X 线片正常；⑨腹部 B 超显示，肝、胆、胰、脾、肾未见异常；⑩心电图显示，低钾血症。

2. 低钾血症的病因寻找　本例患者仍呈低血钾状态，伴有轻度贫血。血气分析提示，高氯且正常阴离子隙型代谢性酸中毒，不伴钠、钙、镁等其他电解质失调。低钾血症的发生缘于以下 3 种情况。

（1）摄入减少、分布异常及丢失过多：本例患者病程中无消化道病史，存在摄入减少的可能性不大，且患者营养状况良好，白蛋白正常，不存在长期营养不良的情况。如果没有长期营养不良或恶病质等因素，单纯因摄入减少引起的低钾血症很难发展到呼吸肌麻痹、呼吸衰竭的程度。

（2）分布性低钾：见于各种促使血清钾转移到细胞内的情况，包括输注葡萄糖注射液的同时使用较大剂量的胰岛素、急性碱中毒、应用较大剂量的 β 受体激动剂（如沙丁胺醇、特布他林）等。本例患者没有上述病史和用药史。

（3）丢失过多或周期性瘫痪：是临床上最常见的低钾血症原因。但本例患者没有家族史，没有明确的既往史，无法确定也不能排除，需要进一步除外其他可能。钾丢失过多是低钾血症最常见的原因，正常情况下，90% 的钾通过尿液排出。因此，为判断低钾血症原因，必须行尿液检查。

3. 相关联想　甲状腺功能亢进症常合并周期性瘫痪，需要检查甲状腺功能以除外甲状腺功能亢进症。本例患者同时存在贫血，需要兼顾贫血原因的检查。

（二）上级医师会怎么办

1. 可能的询问　①生命体征；②查体发现；③既往疾病；④实验室检查结果回报。

本例患者的甲状腺功能：T_3、T_4、游离 T_3、游离 T_4 及促甲状腺激素全部正常。血清铁、铁蛋白、维生素 B_{12}、叶酸正常，粪便隐血试验呈阴性。连续多次复查尿常规：尿 pH 均为 7.0～8.0，其余指标正常。24 小时尿生化分析：尿量 2.46 L，钠 179.5 mmol，钾 55.7 mmol，氯 170.2 mmol，钙 5.6 mmol，磷 8.3 mmol，镁 2.91 mmol，肌酐 10 355 μmol，尿氨基酸、尿糖检测均呈阴性。尿酸化功能：pH 7.7，碳酸氢根 0.7 mEq/L，可滴定酸 6.1 mEq/L，铵根 51 mEq/L，净酸排泄率 52.8 mEq/L。

在血钾为 3.0～3.5 mmol/L 时，24 小时尿钾＞40 mmol 为肾性失钾的明确证据。临床医师也可使用随机尿电解质分析快速确定患者是否为肾性失钾，若随机尿钾＞40 mmol/L，也可诊断为肾性失钾。

结合本例患者的病史及上述实验室检查结果，支持经肾失钾。

2. 进一步评估

（1）肾性失钾的常见原因

　　1）盐皮质激素过多：①内源性盐皮质激素过多，如库欣综合征、原发性醛固酮增多症及继发性醛固酮增多症（继发于容量减低、充血性心力衰竭、肝硬化及呕吐）等；②外源性盐皮质激素过多，如用于免疫抑制治疗的糖皮质激素类药物、甘草类拟盐皮质激素等。

　　2）少见的先天性原因（小管转运缺陷）：包括Bartter综合征、Gitelman综合征、Liddle综合征，以及使用噻嗪类、髓袢类和渗透性利尿药也会造成严的重低钾血症。但上述疾病存在低钾血症的同时，每种疾病都各有其特定的伴随特征，一般是伴随或多或少的碱中毒，有的则有明确的高血压（如原发性醛固酮增多症、继发性醛固酮增多症及Liddle综合征等）。

　　（2）代谢性酸中毒的原因：本例患者实验室检查发现的另一重要线索为代谢性酸中毒。本例患者呈高氯且正常阴离子隙型。

　　高氯性酸中毒的原因包括RTA（Ⅰ型、Ⅱ型、Ⅲ型、Ⅳ型）、原发性甲状旁腺功能亢进症及药物性肾损害等，肾性以外的原因可能是经胃肠道丢失碳酸氢根（急慢性腹泻、长期使用缓泻药）。

　　（3）低钾伴高氯性酸中毒的原因探究：低钾伴高氯性酸中毒并非RTA特有，经消化道失液可造成同样的表现，鉴别要点如下。

　　1）病史：如明确的腹泻史。

　　2）肾小管酸化功能检查：①尿铵根离子测定。消化道失液（如长期使用缓泻药）会造成碳酸氢根大量丢失，引起代谢性酸中毒，肾脏将进行代偿，主要以增加铵根（氯化铵）排出的形式来增加净酸排泄。②尿阴离子隙（urine anion gap，UAG）检查。该方法简便、可靠，$UAG = Na^+ + K^+ - Cl^-$（正常值为$-10 \sim 10$ mmol/L）。肾脏代偿性排铵（肾外型高氯性酸中毒）将使UAG偏向负值（< -10 mmol/L），而原发性肾脏排铵或重吸收碳酸氢根障碍将使UAG升高（> 10 mmol/L）。

　　本例患者无腹泻过程，UAG为$179.5 + 55.7 - 170.2 = 65$ mmol/L，也支持肾原发性高氯性酸中毒。至此，本例患者RTA诊断明确。

　　3. 可能的交代　确诊RTA并不代表本例患者的诊断到此结束。

　　（1）RTA分型：本例患者的尿液分析不支持Fanconi综合征的诊断，但Ⅱ型RTA也可不表现为Fanconi综合征，其临床表现要比Ⅰ型RTA轻，血钾很少低于2.0 mmol/L，在明确代谢性酸中毒的情况下，尿pH持续> 5.5可直接诊断为完全性远端RTA（Ⅰ型RTA），本例患者尿碳酸氢根较低也支持这一诊断。

　　本例患者所有症状和体征的根本原因是Ⅰ型RTA。

　　（2）Ⅰ型RTA的病因：以往将找不到病因的RTA被称为特发性RTA，但随着分子遗传学研究进展，有研究发现，有些特发性RTA是由肾小管细胞中的某些酶基因突变所致，故被归至遗传性RTA范畴，而由后天已知疾病引起的RTA则为继发性RTA。

肾毒性药物（两性霉素B、锂剂）的使用也可引起RTA，肾移植和慢性梗阻性肾病也可造成Ⅰ型RTA，本例患者并不存在上述情况。多种结缔组织病都可导致继发性Ⅰ型RTA，尤其是干燥综合征和系统性红斑狼疮，甚至有可能作为首发表现，故下一步检查的重点应该是自身抗体检查，必要时进行肾活检。

继续追问病史，本例患者无皮疹、光过敏、关节痛、长期发热及口腔溃疡等表现，但有口干、眼干症状，既往未就诊。查体：角膜透明，齿列健全，腮腺无明显肿大。免疫全套：抗核抗体（ANA）1∶640阳性，抗核糖核蛋白（RNP）抗体（＋），抗SM抗体（－），抗SSA抗体（＋），抗SSB抗体（－），抗Jo-1抗体（－），抗硬皮病70（Scl-70）抗体（－），抗线粒体抗体M2（AMA-M2）（－），抗双链DNA（－），抗心磷脂抗体（－）。红细胞沉降率96 mm/h，补体正常。血清蛋白电泳见多克隆性免疫球蛋白增高，无单峰。根据本例患者Ⅰ型RTA、多克隆性高球蛋白血症、有口干和眼干史、ANA和抗SSA阳性，拟诊干燥综合征（Sjögren综合征）。Schirmer试验阳性：反复<5 mm/5 min。唇腺活检：可见成簇的淋巴细胞、浆细胞浸润，有1个以上约50个淋巴细胞聚集的浸润灶。

本例患者的最终诊断：干燥综合征、Ⅰ型RTA、2型呼吸衰竭。

4. 治疗调整 纠正酸中毒、低钾血症。给予本例患者Albright合剂（枸橼酸钾98 g/枸橼酸140 g加水至1000 ml），20 ml/次，3次/天，口服。因其表现为单纯RTA，肾功能正常，无明显肾小球肾炎表现，故未服用激素或免疫抑制剂。出院时，其电解质和动脉血气分析基本正常。随访3个月，本例患者坚持服用Albright合剂，未再发生明显的低钾血症。

三、诊疗流程

各型RTA的特点均为代谢性酸中毒、血阴离子间隙正常，并伴高氯血症。RTA的分型诊断可通过评估UAG来鉴别，且可以用UAG来评估尿铵的分泌量。在生理条件下，UAG一般为正值；在代谢性酸中毒的条件下，尿铵排泄增加，伴氯增加，故UAG负值增加，除Ⅱ型RTA外，其他类型RTA的UAG均为正值。

如果UAG为正值，下一步看血钾水平，若血钾正常或低于正常值，给予氯化铵负荷或呋塞米，尿pH仍无法降到5.5以下，则可诊断为Ⅰ型RTA；若血钾水平高于正常值，给予氯化铵负荷，尿pH升高到5.5以上，则可诊断为Ⅲ型RTA；尿pH低于5.5，则可诊断为Ⅳ型RTA（图7-4）。

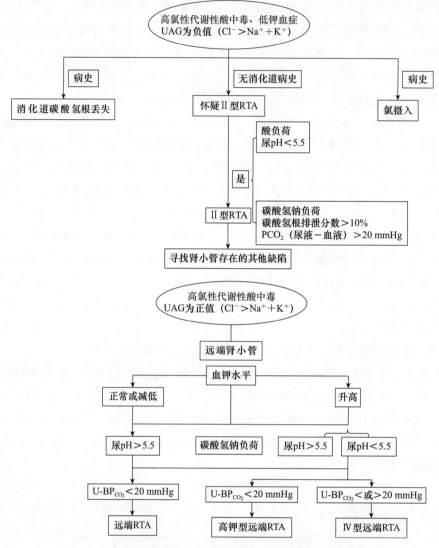

图7-4　通过UAG诊断代谢性酸中毒的流程

注：UAG. 尿阴离子隙；RTA. 肾小管酸中毒；PCO_2. 二氧化碳分压；
$U\text{-}BP_{CO_2}$. 尿液到血液二氧化碳分压梯度

（刘秀娟）

参 考 文 献

［1］ Nussbaum EZ, Perazella MA. Diagnosing acute interstitial nephritis: considerations for clinicians. Clinical Kidney Journal, 2019, 12(6): 808-813.

［2］ Moledina DG, Perazella MA. Drug-induced acute interstitial nephritis. Clinical Journal of the American Society of Nephrology, 2017, 12(12): 2046-2049.

［3］ Joyce E, Glasner P, Ranganathan S, et al. Tubulointerstitial nephritis: diagnosis, treatment, and monitoring. Pediatr Nephrol, 2017, 32(4): 577-587.

[4]　Ruebner RL, Fadrowski JJ. Tubulointerstitial nephritis. Pediatr Clin North Am, 2019, 66(1): 111-119.

[5]　Oliva-Damaso N, Oliva-Damaso E, Payan J. Acute and chronic tubulointerstitial nephritis of rheumatic causes. Rheum Dis Clin North Am, 2018, 44(4): 619-633.

[6]　Edyta G, Kazimierz C. Renal tubular cidosis-underrated problem? Acta Biochim Plo, 2012, 59(2): 213-2171.

[7]　Soriano JR. Renal tubular acidosis: the clinical entity. J Am Soc Nephrol, 2002, 13: 2160-2170.

第八章 遗传相关肾脏疾病

第一节 常染色体显性遗传多囊肾病及其他遗传性肾囊肿性疾病

一、概述

（一）常染色体显性遗传多囊肾病

常染色体显性遗传多囊肾病（autosomal dominant polycystic kidney disease，ADPKD）是最常见的遗传性肾脏病，发病率为1/1000～1/400。其主要病理特征是双肾广泛形成囊肿，囊肿进行性生长，最终破坏肾脏的结构和功能。ADPKD是终末期肾病（end-stage renal disease，ESRD）的第四大病因。

1. 病因 ADPKD由*PKD1*（位于16号染色体）和*PKD2*基因（位于4号染色体）突变引起，前者突变约占ADPKD的85%，后者约占15%。罕见有*GANAB*或*DNAJB11*基因突变的报道。

2. 临床表现 ADPKD是一种全身性疾病，其临床表现包括肾脏表现和肾外表现。肾脏表现为双肾多发液性囊肿、腹部肿块、疼痛、出血、感染、结石、蛋白尿、高血压与慢性肾衰竭；肾外表现包括肝、胰腺、脾、卵巢、蛛网膜和松果体等器官的囊肿性改变，以及心脏瓣膜异常、结肠憩室、颅内动脉瘤等非囊肿性改变。与*PKD1*基因突变相比，*PKD2*基因突变引起的ADPKD肾脏病变更轻，表现为肾囊肿更少，高血压和ESRD的发病延迟了近20年，且患者生存期更长。

3. 诊断 ADPKD的诊断包括临床资料采集（家族史、症状和体征）、影像学检查和基因突变检测。主要诊断标准：①肾皮质、髓质布满数个大小不等的液性囊肿；②明确的ADPKD家族史。次要诊断标准：①多囊肝；②肾功能不全；③腹部疝；④心脏瓣膜异常；⑤胰腺囊肿；⑥颅内动脉瘤；⑦精囊囊肿。只要符合主要诊断标准和任意一条次要诊断标准即可诊断为ADPKD。

4. 治疗 治疗的重点在于治疗并发症、缓解症状和保护肾功能。近年来，国际上有研究显示，精氨酸血管升压素V2受体拮抗剂——托伐普坦能有效抑制ADPKD患者肾囊肿的生长，延缓肾功能恶化，可用于治疗快速进展型ADPKD成年患者，但要充分评估治疗的获益和危害才可应用。

生活上的指导包括：①低盐饮食、不吃巧克力，不喝咖啡、浓茶等含咖啡因的饮料；②避免应用肾毒性药物；③避免剧烈运动和腹部受创，以免囊肿破裂出血。治疗主要针对疼痛、囊肿出血、高血压、泌尿道和囊肿感染、结石和颅内动脉瘤。对进入ESRD的APDKD患者，需采取肾脏替代治疗。血液透析和腹膜透析均适合ADPKD肾衰竭患者，也可行肾移植。

5. 生育问题　ADPKD孕妇高血压和先兆子痫的发生率较高，但血压和肾功能正常患者的妊娠过程相对良好。多次（＞3次）妊娠与ADPKD患者肾功能减退相关。

推荐所有确诊的ADPKD患者及其直系亲属自愿接受遗传咨询，讨论疾病的遗传方式、家庭成员的患病风险、影像学筛查及基因检测的作用、适应证和结果解读，以及计划生育和产前、症状前诊断等。基于基因检测技术和辅助生殖技术的进步，现代医学可以先检出ADPKD患者家系致病突变基因位点及类型，利用辅助生殖体外受精技术筛查出不带病的胚胎，并将其植入母体内，生育不遗传ADPKD的健康下一代，这一方法又称为"第三代"试管婴儿技术或胚胎植入前遗传学检测技术（preimplantation genetic test，PGT）。

6. 预后　影响ADPKD预后的因素包括基因型、性别、年龄、发病时间、高血压、血尿、蛋白尿、尿路感染、肾脏及囊肿大小、妊娠及激素等。

（二）其他遗传性肾囊肿性疾病

1. 常染色体隐性遗传多囊肾病　常染色体隐性遗传多囊肾病（autosomal recessive polycystic kidney disease，ARPKD）的发病率为1/2000。致病基因为*PKHD1*，定位于6号染色体。

（1）临床表现：ARPKD的发病时间不确定，症状从围生期到成年均可出现。临床表现多样，病情轻重不一。严重ARPKD患者常表现为双侧肾不发育综合征［波特综合征（Potter's syndrome）］（严重羊水过少、弓形腿、髋脱位、下巴凹陷，以及后移扁平耳、扁平鼻及胎肺发育不良等）。胎儿及新生儿期可表现为双侧肾增大，远端肾小管和集合管多个微小囊肿形成，30%的患病新生儿死亡。

随着年龄的增长，患者肾功能进行性恶化，主要表现为肾小管浓缩稀释及酸化功能受损，出现尿频、烦渴、尿量增多、低钠血症，代谢性酸中毒、轻度蛋白尿、糖尿和低磷血症，并伴有肝纤维化进行性加重，导致门静脉高压、胆道发育不良等，预后差。

（2）诊断：ARPKD的诊断标准包括双肾体积增大、先天性肝纤维化等典型的临床表现，隔代家族遗传史，患儿父母的肾超声表现正常。不典型的ARPKD必须靠肝活检确诊。对突变基因*PKHD1*的直接检测可确定诊断。

（3）治疗：ARPKD的治疗以对症处理为主，没有特异性延缓疾病进展的有效措施或药物。新生儿期发病的患儿病情较为严重，治疗重点在于纠正患儿呼吸衰竭。若发生肾衰竭，可给予血液透析或腹膜透析。婴儿期和青少年期的治疗主要针对高血压、肾衰竭、门静脉高压等肝胆系统症状、尿路感染等。

（4）预后：ARPKD的预后与发病时间直接相关。新生儿期起病的患者病情相对较重，婴儿期死亡率较高，能度过婴儿期的患者一般预后较好，50%～80%患者的存活期超过15年。

2. 常染色体显性遗传小管间质性肾病 常染色体显性遗传小管间质性肾病（autosomal dominant tubulointerstitial kidney disease，ADTKD）是一组由单基因突变导致、以肾小管间质损害为主要病理表现的遗传性肾病的统称。目前发现 *UMOD*、*REN*、*HNF1B* 及 *MUC1* 4个基因突变可引起该病。

（1）临床表现：ADTKD的主要临床表现为肾浓缩稀释功能障碍；尿沉渣多无异常，无或轻度蛋白尿；早期无严重高血压；夜尿增多或儿童期出现遗尿。*UMOD*基因突变患者往往合并高尿酸血症和痛风；*REN*基因突变者可合并与肾功能不平行的贫血；*HNF1B*基因突变者可合并肝、胰腺及生殖系统病变或畸形。超声显示肾大小正常或缩小。囊肿并非ADTKD的特征性表现。

（2）诊断：出现以下情况为ADTKD的疑似诊断，①常染色体显性遗传的CKD家族史，临床表现符合ADTKD；②若家族史不明确，但肾活检表现为典型的肾间质损害，且合并早发的高尿酸血症/痛风，或早发的贫血，或合并肝损害及糖尿病等。出现以下情况可确诊为ADTKD，①在至少1个家系成员中检测到4个基因中的1个发生了突变；②常染色体显性遗传的CKD家族史，临床和病理均符合ADTKD表现。需注意的是，基因检测阴性不能除外ADTKD。

（3）治疗：目前尚无有效治疗ADTKD的措施，主要为对症处理。

3. 结节性硬化复合症 结节性硬化复合症（tuberous sclerosis complex，TSC）为常染色体显性遗传病，发病率约为1/5800，仅1/3有家族史。致病基因为 *TSC1* 和 *TSC2*，分别位于9号和16号染色体。

（1）临床表现：TSC的临床表现可累及全身多个系统。皮肤典型改变为色素脱失斑、面部血管纤维瘤、指（趾）甲纤维瘤及鲨鱼皮样斑；神经系统表现为癫痫、智力低下和精神行为障碍、室管膜下巨细胞型星形细胞瘤（subependymal giant cell astrocytoma，SEGA）及肢体瘫痪等症状；肾是血管平滑肌脂肪瘤（angiomyolipoma，AML）最常发生的器官，还可发生肾囊肿和肾细胞癌；其他可表现为肺淋巴管平滑肌瘤病（pulmonary lymphangioleiomyomatosis，PLAM）、心脏横纹肌瘤、视网膜错构瘤、骨囊肿、胃肠道病变等。

（2）诊断：基因检测存在 *TSC1* 或 *TSC2* 的致病性突变，即可明确诊断TSC。若基因检测阴性，则需满足以下2项主要指标，或1项主要指标加2项次要指标也可确定诊断。主要指标包括：①色素脱失斑（≥3处，直径≥5 mm）；②面部血管纤维瘤（≥3处）或头部纤维斑块；③指（趾）甲纤维瘤（≥2处）；④鲨鱼皮样斑；⑤多发视网膜错构瘤；⑥大脑皮质发育不良（包括皮质结节和白质放射状移行线）；⑦室管膜下结节；

⑧SEGA；⑨心脏横纹肌瘤；⑩PLAM（如果与AML同时存在，则合并为1项主要指标）；⑪AML（≥2处）。次要指标包括：①"五彩"皮损（1~2 mm色素脱失斑）；②牙釉质点状凹陷（>3处）；③口内纤维瘤（≥2处）；④视网膜色素脱失斑；⑤多发性肾囊肿；⑥非肾性错构瘤。

（3）治疗：TSC缺乏特效治疗方法，重在遗传咨询及早期发现可治疗的症状或并发症。哺乳动物雷帕霉素靶蛋白（mammalian target of rapamycin，mTOR）抑制剂是TSC的特异性治疗药物，可使肾AML体积缩小。针对肾AML可给予相应的手术治疗。

4. 脑视网膜血管瘤病　又称冯希佩尔-林道综合征（Von Hippel-Lindau syndrome，VHL病），为常染色体显性遗传病，由位于3号染色体的*VHL*基因突变引起，外显率近100%。其发病率为1/45 500~1/36 000，发病年龄26.3~30.9岁。

（1）临床表现：VHL病的临床表现为全身多脏器发生肿瘤或囊肿，如中枢神经系统的血管母细胞瘤、视网膜母细胞瘤，单纯性肾囊肿、复杂性肾囊肿和肾癌，胰腺囊肿及嗜铬细胞瘤。

（2）诊断标准：①患者存在中枢神经系统血管母细胞瘤，以及视网膜血管瘤、肾细胞癌、嗜铬细胞瘤或附睾囊腺瘤；②任何一级亲属表现VHL病损害；③基因检测结果为阳性。

（3）治疗：①手术切除相应肿瘤及对症处理；②血管内皮生长因子（vascular endothelial growth factor，VEGF）及血小板衍生生长因子（plateletderived growth factor，PDGF）受体抑制剂或抗VEGF抗体可针对VHL病的肿瘤进行靶向治疗。

5. 青少年肾消耗病　青少年肾消耗病（juvenile nephronophthisis，JN）是一种常染色体隐性遗传的慢性小管间质性肾病，是导致儿童和青少年ESRD最常见的遗传性疾病。该病已发现18个致病基因（*NPHP1~18*），但仍有患者基因尚无定位。最常见的致病基因为*NPHP1*，位于2号染色体。

（1）临床表现：JN的临床表现主要与肾小管损伤有关，导致尿浓缩和保钠功能障碍。患者肾功能进行性减退，20岁前进展至ESRD。除*NPHP2*基因所致婴儿型肾体积轻度增大外，其余JN患者的肾体积多正常或缩小。肾外表现包括眼球震颤、视网膜色素变性导致的失明，以及智力障碍、小脑蚓部发育不良，先天性肝纤维化等。

（2）诊断：主要依据包括儿童或青少年起病、家族史、肾脏及肾外损害表现，以及影像学检查。基因检测是证实临床诊断的有效手段。

（3）治疗：主要为对症处理，以延缓肾功能恶化。

6. Ⅰ型口面指合征　是一种罕见的X连锁显性遗传病，致病基因为*OFD1*，位于染色体Xp22。男性患者不能存活；女性患者的肾脏表现与ADPKD很难区分，肾外表现可明确诊断。该病患者的临床表现有：①口腔异常，如舌带肥大、舌裂、腭裂、唇裂、牙齿排列紊乱；②面部异常，如鼻根增宽、鼻窦、颧骨发育不良；③指（趾）异常，如短指（趾）、并指（趾）、指（趾）弯曲、多指（趾）畸形。

7. 肝细胞核因子-1相关性肾病　肝细胞核因子（hepatocyte nuclear factor，*HNF*）-1，突变与青少年发病的成人型糖尿病（maturity-onsete diabete of the young，MODY）、肾发育异常和生殖道畸形有关。MODY是一种非胰岛素依赖的糖尿病，以常染色体显性遗传、发病年龄早为特征，确诊时患者年龄通常小于25岁。MODY是一种遗传异质性疾病，由葡萄糖激酶基因（*MODY2*）、*HNF-1α*基因（*MODY3*）、*HNF-4α*（*MODY1*）、胰岛素启动子-1基因（*MODY4*）或*HNF-1β*基因（*MODY5*）突变引起。尿道畸形一般只在*MODY5*突变引起的MODY中可见，很多患者可无葡萄糖代谢改变，仅出现肾脏表型。肾脏表现存在较大差异，包括多囊性肾发育不良、肾小球囊性发育不全合并肾盏和肾乳头异常，以及类似ADPKD的双侧肾囊肿性病变。生殖道异常包括输卵管或子宫缺失、阴道闭锁、融合异常，以及男性生殖道畸形。

8. 巴尔得-别德尔综合征　巴尔得-别德尔综合征（Bardet-Biedl syndrome，BBS）是一类纤毛相关性疾病，发病率为1/120 000，多为新生儿期发病。BBS具有遗传异质性，现已发现12个致病基因（*BBS1~BBS12*），通常为常染色体隐性遗传。

（1）临床表现：肾功能异常主要表现为尿浓缩功能下降，可引起多尿、多饮。其他临床表现为高血压、慢性肾功能不全、糖尿病、高血压、先天性心脏病、共济失调、痉挛、聋哑、肝纤维化、先天性巨结肠。

（2）诊断：BBS是一种以视网膜色素变性、肥胖、多指（趾）、智力障碍、生殖腺发育不全，且合并肾脏异常为特征的综合征，诊断需至少满足以上6个主要特征中的4个。

（3）治疗：在治疗方面应特别注意控制患者过量摄食和肥胖。慢性肾衰竭患者可接受透析和肾移植治疗。

（三）先天发育异常及获得性肾囊肿性疾病

1. 囊肿性肾发育不良　肾发育不良是肾脏未能进行正常生长发育的先天性疾病之一，是在胚胎发育过程中由于后肾组织异常分化导致的先天畸形。大多呈散发性，少数有家族倾向性，病变常在单侧。发病机制尚不清楚，可能与胚胎发育某阶段受到外界各种理化及毒物因素的影响所致。囊肿性肾发育不良（cystic dysplastic kidney，CDK）是肾发育不良的常见类型，婴儿发生率约为1/4300。多囊性肾发育不良是一种完全性肾发育不良，肾正常形态可消失，被大小不一的囊肿所取代。CDK双侧病变的婴儿不能存活，存活者多为单侧病变。

CDK的临床表现为新生儿腹部肿块，以及囊肿感染、肾结石等并发症。如单侧病变需要切除，患儿的预后取决于对侧肾功能是否受损。

2. 髓质海绵肾　髓质海绵肾（medullary sponge kidney，MSK）是一种远端集合管先天性扩张、伴有病变肾锥体增大的疾病，可发生于双肾、单肾或部分肾乳头。发病率为1/20 000~1/5000。MSK的病因不明确，多数学者认为先天性发育异常所致。

MSK的临床表现包括血尿、尿路感染、腰痛、肾钙质沉着和肾结石、肾小管功能受损。MSK常伴发其他先天性疾病，如偏身肥大、先天性幽门狭窄、马方综合征、埃勒斯-当洛斯综合征、卡罗利病、马蹄肾等。诊断主要依赖影像学检查，其中静脉肾盂造影为首选诊断方法。MSK尚无特殊治疗方法，主要为预防和治疗其并发症。

3. 单纯性肾囊肿　是成人常见的囊肿性疾病之一。其发病率随年龄上升，80岁以上人群的发生率达50%以上。单纯性肾囊肿的发病机制尚未完全阐明，多认为囊肿来源于肾小管憩室。囊肿形成的危险因素包括男性、高龄、吸烟、高血压及血肌酐升高。临床一般无症状，部分患者可扪及腹部包块，或出现血尿、微量蛋白尿、高血压、尿路感染等。若囊肿过大造成压迫，可引起血管闭塞或尿路梗阻。诊断主要依靠影像学检查，B型超声为首选方法。该病通常不需要治疗，若囊肿过大（直径>5 cm）或产生压迫症状，则需考虑B型超声引导下行囊液抽吸术及囊内注射硬化剂以对症处理，减少复发。囊肿巨大者（直径>10 cm）可采取手术治疗。

4. 获得性肾囊肿病　获得性肾囊肿病（acquired cystic kidney disease，ACKD）是指因非肾囊肿性疾病导致的肾衰竭患者中出现的囊肿性疾病，影像学检查可发现一侧肾出现4个或4个以上囊肿。ACKD主要见于尿毒症或长期透析患者，90%透析时间5年以上的患者可并发肾囊肿。ACKD患者一般无临床症状，若囊肿数量和大小持续递增，可并发腹膜后或肾内出血、血尿、囊肿感染或肾细胞癌。诊断主要依靠影像学检查，在固缩肾的基础上每侧肾出现至少4个囊肿。ACKD无须特殊处理，建议定期随访。当发生出血或癌变等并发症时需及时诊断和治疗。

二、实战病例

> 患者，女性，41岁。因"腰痛、血尿伴发热1天"入院。无明显诱因出现腰痛1天，左侧为重；血尿、发热，体温最高达38.6 ℃，伴乏力，无尿频、尿急，无恶心、呕吐，无咳嗽、咳痰。血常规：白细胞计数19.8×10^9/L，红细胞计数2.21×10^{12}/L，血红蛋白59 g/L，中性粒细胞比例90.2%；白蛋白28.3 g/L，肌酐610 μmol/L。尿常规：白细胞36个/HPF，红细胞25 000个/HPF，蛋白（＋），隐血（＋＋＋）。既往：诊断多囊肾、多囊肝12年，曾于12年前、1年前行肾囊肿穿刺引流术，1年前血肌酐约120 μmol/L。家族史：母亲患有多囊肾。育有1子，16岁，未检查过肾脏。体格检查：体温38 ℃，脉搏112次/分，呼吸23次/分，血压114/96 mmHg。中年女性，慢性病容，贫血貌；腹膨隆，肝大，质硬，可触及大小不等结节。两侧腹部可触及肿大肾轮廓，轻度压痛。脾未触及肿大，脐周无压痛、反跳痛，肠鸣音正常，左肾区叩痛阳性。双下肢无水肿。四肢肌力、肌张力正常，双侧巴宾斯基征阴性。

（一）接诊医师该怎么办

1. **识别危险征兆**　肉眼血尿的常见病因包括囊肿出血、结石、感染或癌症。本例患者肉眼血尿，短时间内血红蛋白急剧下降至59 g/L，需要急症输血，并密切监测生命体征，高度警惕失血性休克。

2. **明确肉眼血尿性质**

（1）思路：应行尿常规、尿红细胞形态检查、尿细菌培养＋药敏试验、血常规、凝血功能和泌尿系统影像学检查（超声、CT、MRI等）。

（2）实验室检查结果回报：本例患者尿常规显示，尿白细胞36个/HPF，红细胞25 000个/HPF，蛋白（＋）；尿红细胞形态检查为均一性红细胞，提示非肾小球性血尿。尿细菌培养：阴性。血常规：血红蛋白59 g/L；凝血功能：D-二聚体4.27 mg/L，纤维蛋白降解产物（fibrin degradation product，FDP）14.89 μg/ml，凝血酶原时间（prothrombin time，PT）14.2 s，国际标准化比值（international normalizedratio，INR）1.23，活化部分凝血活酶时间（activited partial thomboplastin time，APTT）40.1 s，纤维蛋白原7.63 g/L。入院超声显示肝明显增大，形态不规则，实质内探及多个大小不等的囊性暗区；双肾明显增大，下缘均达髂窝内，形态不规则，实质内探及多个大小不等的囊性暗区，右侧较大者约4.4 cm×3.2 cm，左侧较大者约8.5 cm×7.3 cm，左肾部分较大者囊内可见密集点状、絮状回声漂浮，均边界清晰，其余囊内透声可，提示为多囊肾、多囊肝；左肾较大者囊内点状、絮状回声，考虑囊内出血或感染。根据目前病史、体征及辅助检查，该患者应首先考虑非肾小球性血尿，超声检查排除泌尿系统肿瘤和结石，考虑为囊肿出血或感染；尿白细胞升高，且缺乏凝血系统功能障碍的证据，故考虑为肾囊肿出血合并感染引起的血尿。

3. **相关联想——患者发热的原因评估**　泌尿道和肾囊肿感染为多囊肾病患者发热的主要病因，女性多见，表现为膀胱炎、肾盂肾炎、囊肿感染和肾周脓肿。逆行感染为主要途径。

本例患者无尿频、尿急、尿痛，无咳嗽、咳痰，无腹痛、腹泻等临床表现，胸部CT未见明显异常。根据腰痛、发热症状、血常规、尿常规，以及C反应蛋白171.3 mg/L、降钙素原（procalcitonin，PCT）1.66 ng/ml、红细胞沉降率65 mm/h的异常，以及超声结果，考虑为多囊肾囊内出血或感染。虽然尿培养阴性，但综合考虑该患者为多囊肾囊内细菌感染，经积极抗感染治疗后体温恢复正常。1周后复查血常规：白细胞计数7.03×10^9/L，红细胞计数2.67×10^{12}/L，血红蛋白81 g/L，中性粒细胞比例67.7%；C反应蛋白17.3 mg/L；PCT 0.45 ng/ml。

（二）上级医师会怎么办

1. 可能的询问

（1）ADPKD囊肿出血和感染的鉴别：囊肿出血表现为肉眼血尿或镜下血尿，发生于30%～50%的ADPKD患者，多为自发性，也可发生于剧烈运动或创伤后。发生原因包括囊肿壁血管破裂、结石、感染或癌变等。尿常规检查可明确有无出血，出血量大可导致血红蛋白下降。如果患者出现发热、腹痛、红细胞沉降率快、C反应蛋白及PCT升高，应首先考虑急性肾盂肾炎和（或）囊肿感染。因逆行感染为主要途径，故应及时治疗膀胱炎和无症状性细菌尿。尿检正常不能排除囊肿感染和肾周脓肿。CT检查时，囊肿感染可表现为囊肿内容不均一、囊壁不规则增厚。在超声或CT引导下行囊肿穿刺术，抽出囊液做细菌培养可最终确诊囊肿感染。

本例患者囊肿出血和感染同时存在。

（2）ADPKD诊断依据：本例患者有ADPKD家族史，其母亲有多囊肾。超声显示双肾多个液性囊肿，并有多囊肝，临床诊断成立。

2. 可能的交代　ADPKD患者需要重点关注以下问题。

（1）重视疼痛：背部或肋腹部疼痛是ADPKD最常见的早期症状之一。慢性疼痛为增大的肾或囊肿牵拉肾包膜、肾蒂，压迫邻近器官所致；急性疼痛或疼痛突然加剧常提示囊肿破裂出血、结石或血块引起的尿路梗阻或合并感染。

本例患者发病初期表现为腰部剧烈疼痛，经抗感染、卧床休息、止血等积极治疗后，疼痛明显好转。

（2）关注血压：高血压是ADPKD最常见的早期表现之一，是促进肾功能恶化的危险因素之一。早期监测、治疗高血压，对ADPKD患者保护肾功能和改善预后至关重要。

本例患者平时血压未测量。入院第1周血压波动在（106～152）/（83～96）mmHg，第2周血压波动在（140～155）/（93～105）mmHg，遂给予降压药控制血压。

（3）遗传咨询：患者儿子，16岁，经肾超声检查囊肿不明显。建议患者及其子做基因检测，以明确其子有无ADPKD。若基因检测阳性，应加强相关知识的宣教，使其维持良好生活习惯，并定期检查。将来有生育需要时，可行"第三代"试管婴儿技术，即直接取卵子和精子进行体外受精，从发育的胚胎中取出细胞进行基因分析，将不含致病基因的正常胚胎植入母体子宫继续妊娠，从而阻断ADPKD致病基因传给下一代。同时建议患者母系亲属进行ADPKD筛查，以发现潜在患者。如能对ADPKD患者早期诊断和早期干预，可改善其预后，提高生存质量。

3. 治疗方案　ADPKD干预的重点在于治疗并发症、缓解症状、保护肾功能。患者入院时查白蛋白28.3 g/L，血尿素氮（blood urea nitrogen，BUN）25 mmol/L，肌酐610 μmol/L，钙1.91 mmol/L，磷1.7 mmol/L，钾3.3 mmol/L，血脂、尿酸均正常。治疗上除抗感染、止血、输血等，还包括慢性肾衰竭并发症的处理，如饮食指导，纠正贫血、低钙血症、高磷血症，监测及控制血压。

　　该患者经相应治疗后，尿色明显变淡，腰痛减轻，体温恢复正常。住院2周出院前复查结果如下。血常规：白细胞计数4.43×10^9/L，红细胞计数2.68×10^{12}/L，血红蛋白80 g/L，中性粒细胞比例66.3%；血生化：白蛋白32.7 g/L，BUN 14.9 mmol/L，肌酐267.1 μmol/L，C反应蛋白5.72 mg/L，钙1.99 mmol/L，磷1.58 mmol/L，钾4.8 mmol/L。尿常规＋沉渣：红细胞22.7个/HPF，白细胞3个/HPF，蛋白（－），隐血（＋）。

三、诊疗流程

　　ADPKD的诊疗处理流程见图8-1。

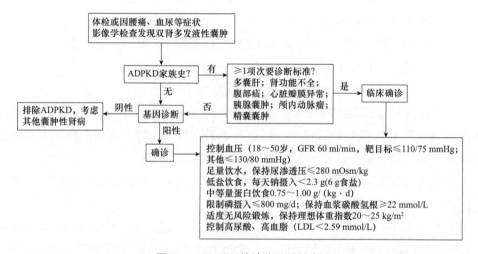

图8-1　ADPKD的诊疗处理流程

注：ADPKD. 常染色体显性遗传多囊肾病；GFR. 肾小球滤过率；LDL. 低密度脂蛋白

（刘　翔）

第二节　奥尔波特综合征和法布里病

一、概述

（一）奥尔波特综合征

　　奥尔波特综合征（Alport综合征）又称遗传性肾炎，是一种主要表现为血尿、蛋白尿、肾功能进行性减退、感音神经性聋和眼部异常的遗传性肾小球基底膜疾病。其病因是Ⅳ型胶原的不同α链的编码基因*CO4LAn*发生突变所致。

1. **主要症状与体征**　Alport综合征患者临床主要表现为肾小球源性血尿、蛋白尿、肾功能进行性减退，部分患者可合并感音神经性聋、眼部异常（前圆锥形晶状体、黄斑周围点状和斑点状视网膜病变）、食管平滑肌瘤等肾外表现。

（1）约85%的Alport综合征患者是*COL4A5*或*COL4A5*和*COL4A6*基因突变导致的X连锁显性遗传型Alport综合征（X-linked dominant Alport syndrome，XD Alport 综合征），男性患者病情较重，40岁前肾衰竭的比例达90%。

（2）约15%的Alport综合征患者是*COL4A3*或*COL4A4*基因突变导致的常染色体遗传型Alport综合征，其中以常染色体隐性遗传型Alport综合征（autosomal recessive Alport syndrome，AR Alport综合征）患者为主，AR Alport综合征患者几乎均在30岁前出现肾衰竭。常染色体显性遗传型Alport综合征（autosomal dominant Alport syndrome，AD Alport综合征）患者非常少见，有少数报道提示遗传型为*COL4A3*或*COL4A4*的基因突变，遗传学特征是患儿双亲之一也是患者，患儿同胞中1/2发病，男女患病概率相同。

2. **诊断**　Flinter曾提出"4项诊断指标"，如果血尿或慢性肾衰竭或者两者均有的患者，符合以下4项中的3项即可确诊：①血尿或慢性肾衰竭家族史；②肾组织在电子显微镜下可观察到典型病变；③进行性神经性聋；④眼部典型病变。

1996年有学者提出Alport综合征诊断的10条标准：①肾炎家族史或先证者的一级亲属，或女方的男性亲属中有不明原因的血尿；②持续性血尿，无其他遗传性肾脏病的证据；③双侧高频感音性神经性聋；④*COL4A*n（n＝3、4或5）基因突变；⑤免疫荧光学检查显示肾小球或皮肤基底膜完全或部分不表达Alport抗原簇；⑥肾组织在电子显微镜下显示肾小球基底膜广泛异常，表现为增厚、变薄和分裂；⑦眼部病变，如前圆锥形晶状体、后囊下白内障和视网膜斑点等；⑧先证者或至少2名家庭成员逐渐进展至终末期肾病；⑨巨血小板减少症或白细胞包涵体；⑩食管或女性生殖道的弥漫性平滑肌瘤。

建议对每个Alport综合征家系均进行遗传型诊断，以利于对先证者进行预后评估，以及对先证者及其家系进行遗传咨询。遗传型诊断可借助系谱图分析、组织〔肾组织和（或）皮肤组织〕基底膜α（Ⅳ）链免疫荧光染色，以及*COL4An*基因分析。

3. **治疗要点**　治疗目的是控制尿蛋白，预防肾小管上皮细胞损伤，抑制肾间质纤维化，减慢进展至肾衰竭的速度，维持肾功能。目前尚缺乏特异性治疗。主要应用药物包括：①血管紧张素转化酶抑制剂（ACEI）类药物，如卡托普利、雷米普利、依那普利等；②血管紧张素Ⅱ受体阻滞剂（ARB）和醛固酮受体拮抗剂，常用的ARB包括氯沙坦、厄贝沙坦、缬沙坦等。用药过程中需监测患者肾功能变化。对于进展至终末期肾病的患者，肾脏替代治疗和肾移植是有效的治疗措施。

（二）法布里病

法布里病（Fabry病）是一种罕见的X染色体相关的遗传性疾病，是由于Xq22染色体长臂中段编码α-半乳糖苷酶A（α-Gal A）的基因突变，导致α-半乳糖苷酶A结构和功能异常，使其代谢底物三己糖神经酰胺（Globotriaosylceramide，GL-3）和相关鞘糖脂在全身多个器官内大量堆积所导致的临床综合征。

1. 临床表现　Fabry病常表现为多器官、多系统受累，男性患者病情较重。由于α-Gal A底物GL-3的沉积是一个渐进的过程，故Fabry病的临床表现也随着年龄增长而常累及不同的器官。

（1）肾脏表现：早期表现为尿浓缩功能障碍如夜尿增多、多尿和遗尿，随病程进展可逐渐出现蛋白尿，甚至达到肾病综合征水平。肾衰竭逐步进展，30岁左右进展至终末期肾病。

（2）肾外表现：男性Fabry病患者多在12～14岁出现特征性面容，表现为眶上嵴外凸、额部隆起和嘴唇增厚。皮肤血管角质瘤常见于经典型患者，多见于"坐浴区"，即脐膝之间的外生殖器、阴囊、臀部和大腿内侧出现凸出皮肤表面的红色斑点。多数患者会出现周围神经疼痛，表现为足底和手掌难以忍受的烧灼感，并放射到四肢近端，甚至出现痛性痉挛；自主神经受累时表现为少汗或无汗；中枢神经系统受累时多表现为早发的短暂性脑缺血发作或缺血性卒中。眼部特征性的表现包括结膜血管迂曲、角膜涡状混浊、晶状体后囊混浊和视网膜血管迂曲，严重者可导致视力降低，甚至丧失。部分患者可出现进食后出现恶心、呕吐、腹胀、痉挛性腹痛和腹泻等症状，也可表现为吸收不良或便秘。心血管系统病变可表现为高血压、冠状动脉受累导致的心肌缺血、心脏瓣膜病变和肥厚型心肌病，严重者可表现为心绞痛、心肌梗死和心力衰竭。以上多为Fabry病的晚期表现和主要的死亡原因。

2. 特异性检查　外周血白细胞、血浆（血清）或培养的皮肤成纤维细胞中α-Gal A酶活性降低，血和尿中GL-3水平升高，临床上大部分患者可依此作出诊断，但确诊需要 *GLA* 基因检测。

（1）α-Gal A酶活性检测：不但可以提示诊断Fabry病，还可以反映和预测疾病的严重程度。半合子经典型男性患者缺乏该酶活性，部分仅心脏受累男性患者的α-Gal A酶活性为1%～20%；杂合子经典型女性患者α-Gal A酶可能为低活性（≤10%）、活性中等降低（20%～40%）或者活性正常。需要注意的是，约30%女性患者的α-Gal A酶活性可在正常范围，故该酶活性正常者不能除外Fabry病。

（2）血和尿GL-3检测：可作为辅助诊断Fabry病的生化诊断指标之一。男性患者血、尿GL-3，以及血浆脱乙酰基GL-3（lyso-GL-3）水平均明显高于健康人。对于诊断困难的女性患者，检测血浆lyso-GL-3水平的敏感性（82.4%）较检测血α-Gal A酶活性的敏感性（23.5%）高。

（3）典型病理改变：肾、皮肤、心肌和神经组织内广泛的糖鞘磷脂结晶沉积，偏振光下呈双折光的"十"字形，光学显微镜下可见相应的组织细胞空泡改变，电子显微镜下表现为组织细胞（如肾小球足细胞、肾小管上皮细胞、血管内皮细胞和平滑肌细胞、心肌细胞、神经节细胞，以及皮肤汗腺细胞等）胞质内充满嗜锇"髓样小体"。

（4）可提取外周血、头发毛囊或其他组织，提取DNA进行*GLA*相关基因检测协助诊断。

3. 治疗要点

（1）非特异性治疗：针对各脏器受累情况给予相应的对症处理（表8-1）。

（2）特异性治疗：即酶替代治疗，可给患者补充利用基因重组技术体外合成替代体内缺陷的α-Gal A酶。适时开始酶替代治疗可减少患者细胞内GL-3的沉积、减轻肢端疼痛和胃肠道症状、改善心肌肥厚、稳定肾功能，进而改善患者的生活质量和预后（表8-2）。

表 8-1　Fabry 病患者的非特异性治疗

体征/症状	非特异性治疗
肢体疼痛	
慢性疼痛	避免过度劳累或暴露于诱发因素
疼痛危象	卡马西平、奥卡西平、加巴喷丁、托吡酯
消化道症状	少食多餐，可给予甲氧氯普胺、H₂受体拮抗剂、胃肠动力药物治疗
肾脏疾病	
蛋白尿	ACEI/ARB
终末期肾衰竭	血液或腹膜透析、肾移植［不宜选择致病基因携带者的肾（多为亲属）作为供肾］
心脏疾病	
心绞痛	β受体拮抗剂、钙通道阻滞剂、硝酸酯制剂
心力衰竭	利尿药、ACEI/ARB、地高辛
房、室性心动过速	抗心律失常药物、抗凝药
高度房室传导阻滞、快慢综合征	永久心脏起搏
高血压	ACEI/ARB、钙通道阻滞剂等
神经系统疾病	
缺血性卒中或者短暂性脑缺血发作	卒中二级预防药物
听力丧失	听力辅助
皮肤血管角质瘤	一般无须特殊处理，如果患者要求，可考虑激光治疗

（待　续）

（续　表）

体征 / 症状	非特异性治疗
肺部疾病	
咳嗽、气道堵塞	戒烟、支气管扩张药
焦虑抑郁	推荐心理治疗，必要时给予抗精神药物

注：ACEI. 血管紧张素转化酶抑制剂；ARB. 血管紧张素受体阻滞药

表 8-2　Fabry 病开始酶替代治疗的时机

患病人群	开始酶替代治疗的时机
成人男性（年龄＞16 岁）	确诊 Fabry 病时
儿童和青少年男性	出现明显的临床症状时；若无临床症状，则考虑始于 10～13 岁
女性（所有年龄）	随访监测，若出现明显症状或器官损害进行性加重，包括慢性肢端疼痛常规治疗效果不明显、持续蛋白尿（尿蛋白＞300 mg/24 h）、肾小球滤过率＜80 ml/min、有明显心脏受累的临床表现，有脑血管意外、短暂性脑缺血发作病史或颅脑 MRI 提示缺血性改变、慢性胃肠道功能失调、肺部受累等，可考虑开始酶替代治疗

二、实战病例

患者，男性，18 岁。因"听力下降 10 年，肌酐升高 3 年"入院。患者 10 年前发现听力较同龄儿童差，3 年前肌酐升高，达 110 μmol/L，入院后查肌酐为 135 μmol/L，尿常规提示血尿、蛋白尿，24 h 尿蛋白 2.5 g。患者有一个姐姐，因蛋白尿、肾活检、基因检测确诊为 Alport 综合征；一个舅舅因尿毒症去世。

（一）接诊医师该怎么办

1. 检查　有 Alport 综合征家族史的年轻男性患者需高度怀疑 Alport 综合征。下一步需要完成的检查：①肾活检。②完善 *COL4An* 基因分析。③查体听力异常者，需要电测听测试有无感音性聋；眼科检查有无晶状体和眼底改变。④监测血压，确定是否有高血压。

2. 相关联想　患者为青少年起病且有可疑家族史，应完善家系中其他成员的患病情况调查。

3. 处理　明确诊断后应用 ACEI/ARB 治疗。需警惕高钾血症，监测肾功能变化。

（二）上级医师会怎么办

1. 可能的询问　①生命体征，如血压情况；②查体发现；③家族史，姐姐的病理及基因检测情况。

2. 可能的交代　向患者家属交代病情，告知该病尚缺乏特效药，男性患者进展可能较快，建议完善肾活检及相关基因检测。

3. 可能的治疗　密切监测肾功能进展情况及相关慢性肾脏病（chronic kidney disease，CKD）并发症，及时对症治疗，必要时启动CKD非透析治疗。

三、诊断流程

Alport综合征的诊断流程见图8-2，Fabry病的诊断流程见图8-3。

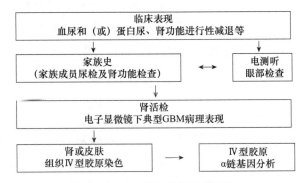

图8-2　Alport综合征的诊断流程

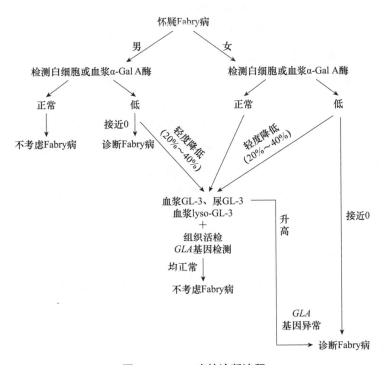

图8-3　Fabry病的诊断流程

（马　杰　李雪梅）

第三节　范科尼综合征和其他遗传性肾小管疾病

一、概述

遗传性肾小管疾病是由于遗传缺陷引起的以肾小管病变为主要表现的临床综合征，包括遗传性范科尼综合征（Fanconi syndrome，FS）、遗传性肾小管酸中毒（renal tubular acidosis，RTA）、利德尔综合征（Liddle syndrome）、Gitelman综合征、巴特综合征（Bartter syndrome）、登特病（Dent disease）、胱氨酸尿等，其中遗传性RTA较为常见。

（一）范科尼综合征

FS是遗传性或获得性近端肾小管非选择性功能缺陷性疾病。其存在近端肾小管多种转运功能障碍，临床表现包括肾性氨基酸尿、肾性糖尿、肾性磷酸盐尿、肾性碳酸盐尿，以及尿中大量物质丢失，导致酸中毒、电解质失衡等。

遗传性FS包括特发性和其他遗传性疾病引起的继发性FS。特发性FS遗传模式不一，目前已知的致病基因为FRTS（1～4）。其他遗传性疾病包括胱氨酸病、酪氨酸血症、半乳糖血症、糖原贮积病、肝豆状核变性等。获得性FS包括干燥综合征、多发性骨髓瘤、淀粉样变，以及重金属、毒物和药物中毒等。获得性FS的发病机制与近端肾小管上皮细胞内吞功能异常及能量代谢障碍相关。

近端肾小管功能受损后导致多种中小分子物质重吸收障碍。其临床表现多种多样，与其原发病的严重程度相关，主要包括：①原发性疾病表现；②尿生化异常，如氨基酸尿、肾性糖尿、磷酸盐尿、尿酸尿、碳酸氢盐尿；③血生化异常，如电解质紊乱（低钾、低钠、低磷血症）、酸中毒、低碳酸血症等；④佝偻病，如生长发育迟缓、多尿、脱水、蛋白尿。

除了根据患者病史、临床表现及实验室检查诊断外，积极寻找FS背后的病因更为重要。

FS的治疗方法包括：①根据病因积极治疗原发病；②消除致病的代谢产物或毒性物质；③补充尿中丢失的各种溶质；④纠正代谢性酸中毒、代谢性骨病。

（二）遗传性肾小管酸中毒

RTA是由于肾酸化功能障碍而产生的临床综合征，目前多按肾小管功能缺陷部位进行分类：①远端RTA（dRTA，Ⅰ型）；②近端RTA（pRTA，Ⅱ型），主要由于近端肾小管重吸收碳酸氢根障碍所致，多为常染色体隐性遗传；③混合型RTA（Ⅲ型），是指同时存在Ⅰ型和Ⅱ型RTA，主要由于碳酸酐酶Ⅱ功能缺陷所致，属于罕见常染色体隐性遗传；④高血钾型RTA（Ⅳ型），主要由于醛固酮分泌减少或抵抗引起氢和钾排泌减少。

RTA可按照病因分为原发性和继发性。原发性RTA多为肾小管先天性功能缺陷，且多与遗传有关，多为近端肾小管功能障碍；继发性RTA以干燥综合征等自身免疫性疾病、肾盂肾炎、肾毒性药物（以马兜铃酸为代表）所致多见，多为远端肾小管病变。目前已明确的RTA致病基因包括：①*SLC4A1*；②*ATP6V1B1*和*ATP6VOA4*；③*SLC4A4*；④*CA2*。

RTA的临床表现为多尿、多饮、肾性佝偻病或骨软化症、肾结石等，实验室检查提示高氯性阴离子隙（anion gap，AG）正常的代谢性酸中毒，可伴低钾血症或高钾血症、低钠血症、低钙血症。根据肾小管受损部位不同，RTA的临床表现各异，无统一的诊断标准。

RTA的治疗包括：积极治疗原发病；纠正代谢紊乱；对症支持治疗；防治并发症。

（三）其他遗传性肾小管疾病

1. 利德尔综合征　又称遗传性假性醛固酮增多症，是一种常染色体显性遗传疾病，由编码肾小管上皮钠通道的*SCNN1B*和*SCNN1G*基因突变引起。主要表现为高血压、低血钾、低血镁、代谢性碱中毒、低肾素和低醛固酮。

2. Gitelman综合征　是一种常染色体隐性遗传病，是由远曲肾小管重吸收氯化钠障碍造成的原发失盐性肾病。Gitelman综合征由*SLCl2A3*基因失活突变引起，患者多为年长儿。临床主要表现为低血钾、低氯性碱中毒、低血镁、低尿钙。

3. 巴特综合征　主要为常染色体隐性遗传，目前分为5型，发病年龄小，临床表现为低血钾、低血钠、低氯代谢性碱中毒。

4. 登特病　又称X连锁隐性低磷型佝偻病，大约2/3的患者是由于电压门控性氯离子通道5（CLC-5）的基因突变所致，临床表现为低分子量蛋白尿、高钙尿、肾钙化和肾衰竭。

5. 胱氨酸尿　是一种常染色体隐性遗传病，是由近端肾小管与空肠黏膜上皮细胞对胱氨酸及二碱基氨基酸等转运障碍所致，临床表现为特异性肾性氨基酸尿、胱氨酸结石、生长发育障碍等。

二、实战病例

患者，男性，36岁。因"四肢乏力伴发作性软瘫6个月"入院。患者于6个月前劳动后感到四肢疼痛，次日出现手足麻木、四肢无力，以下肢为主，与饮食无关。症状时轻时重，轻时稍作休息便可好转，发作重时就诊于附近医院，查血钾明显降低，补钾后症状可缓解，停药即复发，当地医院诊断为"低钾性周期性麻痹"，给予对症治疗，但患者反复出现四肢软瘫，丧失劳动能力。患者自觉起病后尿量增多，时有口渴，曾查空腹血糖正常。无尿痛、尿急、尿频及肾绞痛史。无高血压压病史，无骨关节疼痛史。既往健康，当地有食用棉籽油的习惯，家族中无类似病史。

（一）接诊医师该怎么办

1. 以低钾血症为线索寻找病因　病史和实验室检查结果提示本例患者存在低钾血症。

（1）问诊：询问患者有无相关家族史、服药史、相关毒物接触史、发病前有无诱因，列出可能导致周期性软瘫的原因。目前已知当地有食用棉籽油的习惯。

（2）体格检查：本例患者神经系统查体显示脑神经无异常，感觉无缺失，四肢肌力减低，未引出病理反射。

（3）完善动脉血气分析：本例患者的相关检查显示，血钾 2.5 mmol/L，血钠 135 mmol/L，血钙 1.90 mmol/L，血氯 110 mmo/L，碳酸氢根 17.6 mmol/L，AG 9.9 mmol/L。本例患者有低血钾、酸中毒、高氯血症，可诊断为高氯性 AG 正常的代谢性酸中毒。

2. 进一步检查　高氯性 AG 正常 RTA 患者需要完善的检查包括同步的尿常规、24 h 尿钾、血钾、血气分析，近端肾小管碳酸氢根吸收功能测定、远端肾小管尿酸化及泌氢功能测定、氯化铵负荷试验、尿 AG 等。

本例患者的检查结果如下。血 pH 7.32，尿 pH 6.8，尿酸化功能提示尿碳酸氢根排泄分数<15%，尿可滴定酸 22 mmol/L，铵根 13 mmol/L，氯化铵负荷试验 8 h 内尿 pH 均>5.5；腰椎 X 线片显示轻度骨质疏松，诊断为远端型（Ⅰ型）RTA。

（二）上级医师会怎么办

1. 可能的询问　①生命体征；②查体发现；③重点询问个人史和用药史。

进一步排查 RTA 是原发性还是继发性，需要根据患者家族史、用药史、毒物接触史、是否存在其他系统性疾病症状等做相关检查。已有研究证实，粗制棉籽油中的棉酚含量超标，食用会导致中毒，棉酚主要危害人体肾小管，造成肾小管酸中毒。

本例患者所在地有食用棉籽油的习惯，在询问患者发病前是否有棉籽油食用史后，可确诊为棉籽油中毒所致 RTA。由此诊断为继发性 RTA，远端型（Ⅰ型）RTA，

2. 治疗　积极治疗原发病，纠正代谢紊乱，防治并发症。

（1）病因治疗：停止食用棉籽油。

（2）对症治疗：①纠正酸中毒，应用碳酸氢钠或枸橼酸钾；②纠正低钾血症，多选用枸橼酸钾（常与枸橼酸或枸橼酸钠做成合剂），不宜使用氯化钾，以免加重高氯酸中毒，严重时静脉补钾；③利尿药可选用噻嗪类利尿药加保钾利尿药，增加近端肾小

管碳酸氢根重吸收。

（3）并发症治疗：①肾结石，重在预防，枸橼酸合剂可增加钙在尿中的溶解度，可预防肾结石及肾钙化；②肾性骨病，谨慎使用活性维生素D_3和钙剂治疗。

三、诊疗流程

遗传性肾小管疾病诊疗流程见图8-4。

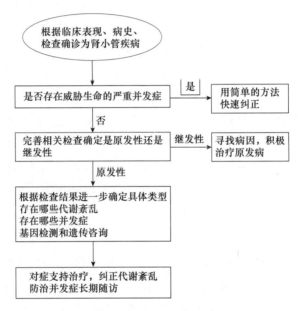

图8-4　遗传性肾小管病诊疗处理流程

（梁　伟　周　涵）

第四节　先天性泌尿系统发育异常

一、概述

（一）定义

先天性泌尿系统发育异常（congenital anomalies of the kidney and urinary tract，CAKUT）是由各种原因所致的以先天性泌尿系统解剖学异常为临床特征、表型多样的一组疾病，可导致肾病，最终导致肾衰竭。CAKUT主要由于泌尿系统在胚胎期发育缺陷所引起。CAKUT包括肾实质发育异常、肾胚胎迁移过程异常、集合系统发育异常，以及输尿管、膀胱、尿道异常。

（二）流行病学

在产前识别出的胎儿异常中，CAKUT占20%～30%，在儿童各系统先天畸形中占30%～40%，而在活产儿中的发病率为（3～6）/1000。缺陷可为双侧或单侧，同一名患儿常常同时存在不同缺陷。在所有产前肾异常中，肾积水最为常见，即上尿道扩张。约30%的肾畸形患者伴有肾外先天异常，约有200种临床综合征可同时引起CAKUT和肾外异常，后者可见于心脏、生殖器、骨骼、神经系统、消化道、呼吸道等。CAKUT家族史、高龄妊娠、肥胖、肾病或糖尿病史、药物应用、叶酸和铁缺乏等都是CAKUT的危险因素。30%～50%的儿童期慢性肾功能不全与CAKUT有关。在全球范围内，40%～50%的儿童和2%～7%的成人终末期肾病（end-stage renal disease，ESRD）由CAKUT引起。研究表明，不同的结构缺陷对肾长期存活和总死亡率有不同影响，其中肾发育不全或发育不良导致不良事件的风险最大。出生时即发生ESRD的患儿在1岁内的死亡率高达93%，存在ESRD的患儿死亡率比没有ESRD的同龄儿童高30倍。

（三）病因

1. **泌尿系统胚胎发育起源** 泌尿系统是由泄殖腔和间介中胚层发育而来，同时还有后肾原基（最终分化为肾）的分化。胎儿泌尿系统的发育始于胚胎第3周，从头部向尾部先后经历前肾、中肾和后肾3个阶段。前肾于胚胎第4周退化并被中肾替代，后者发挥排泄器官的作用并于第4个月前退化。输尿管芽起源于中肾背侧的远端中肾管，胚胎第28天左右穿过后肾中胚层并与之融合，两者相互诱导使后肾形成最终的肾，后肾中胚层形成肾单位，输尿管芽分支发育为集合系统。后肾最初位于盆腔低处，肾门朝前，胚胎第9周时完成向上迁移并紧邻肾上腺，肾动脉逐步由髂动脉分支变为主动脉分支，同时肾盂向中线旋转90°，最终到达腰椎水平，且开始形成尿。胚胎早期的尿生殖窦上端发育成膀胱，中端发育成女性尿道、男性尿道前列腺部及膜部，下端发育成女性阴道前庭及男性尿道海绵体部。

在后肾发育过程中，若输尿管芽与后肾中胚层未融合，可导致双侧或单侧肾缺如；输尿管芽与后肾中胚层相互诱导机制异常可能导致集合系统发育异常，尿路梗阻，以及由于肾缺如、实质内基质扩张、囊肿形成导致的多囊性肾发育不良。肾胚胎迁移异常可导致异位肾、马蹄肾、融合肾及肾动脉发育异常。

泌尿系统发育的过程有赖于大量信号传导因子和转录因子的共表达，包括胶质细胞源性神经营养因子（glial cell line derived neurotrophic factor，Gdnf）及其同源受体复合物（RET/GFRa 1）、Osr1、Eya1、Isl1、Foxc1、Pax2、Pax8、Gata3、Lim1、Gdf11、Sall1、Six1、BMP4及WT1等。

2. 遗传因素 大部分CAKUT患者为散发性发病，但仍有约15%的患者呈家族聚集性，说明遗传因素是导致CAKUT发生的重要因素。目前，已知与人类CAKUT相关的致病基因约50个，遗传方式以常染色体显性遗传最为常见，*HNF1β*和*PAX2*是散发性CAKUT中最常见的致病基因，在所有CAKUT患者中所占比例为5%~15%。CAKUT也常与基因拷贝数变异（copy number variation，CNV）相关，特别是合并神经发育延迟的患者。17q12微缺失综合征是CAKUT患者中最常见的CNV，此段微缺失将会导致*HNF1β*基因的丢失，致使*HNF1β*转录因子表达减少。CNV和单基因突变不能解释大多数CAKUT为散发病例。相反，多种遗传和环境因素的复杂相互作用可能占比更大。

3. 环境因素 各种环境因素在母体孕前或妊娠期，以及在婴儿出生后的早期阶段，均有可能干扰泌尿系统发育，从而直接或间接造成CAKUT的发生。例如，母亲孕期的不良饮食（低蛋白饮食、高盐或低盐饮食）、妊娠期疾病（妊娠糖尿病、孕期肥胖、贫血、营养不良）、妊娠期营养素缺乏（叶酸、维生素A、铁缺乏）、胎盘功能不良、妊娠期滥用药物、吸烟、酗酒等多方面因素均可导致CAKUT的发生。截至目前，单基因因素、CNV及子宫内不良环境因素也仅可解释约40% CAKUT患者的病因，仍有大部分患者无法用上述原因解释。故有学者推测，CAKUT可能为多因素叠加效应导致，某些基因单独存在时可能只增加CAKUT的易感性，但在环境因素刺激下，或多个基因共同作用下可导致CAKUT的发生。环境因素可通过表观遗传修饰促进CAKUT也被认为是其发病机制之一。

（四）临床表现

1. 常见分类

（1）肾先天发育异常：先天性异常的肾可能会增大、缩小、缺损、异位或合并囊肿及轮廓不规则，如先天性孤立肾、重复肾、额外肾、肾发育不全、融合肾、肾形态异常、肾旋转异常、肾异位、先天性肾囊性疾病、肾外型肾盂、肾盏异常等。

（2）先天性肾盂输尿管移行部狭窄：在儿童泌尿系统梗阻中，肾盂输尿管连接处梗阻最为常见。

（3）输尿管先天发育异常：输尿管是由外周包裹的平滑肌和多层紧密连接的上皮细胞围绕而成，这种结构决定其可以产生从肾盂传向膀胱的蠕动波。常见的输尿管畸形包括双输尿管畸形、输尿管口异位、输尿管囊肿（输尿管疝）、下腔静脉后输尿管、先天性巨输尿管等。

（4）膀胱和尿道先天发育异常：常见异常包括"梅干"腹综合征（由腹壁肌肉持续性缺失、泌尿道畸形、膀胱输尿管扩张、双侧睾丸未降导致）、重复膀胱、膀胱外翻（膀胱异位）、膀胱憩室、脐尿管囊肿、后尿道瓣膜、尿道发育不全等。

2. 临床症状　大多数患者在临床上没有明显症状，多在常规体检中发现CAKUT。如果出现症状，一般由于自身肾功能下降、压迫邻近器官造成占位效应，以及出现并发症和合并症等。

（1）占位效应：例如，小的盆腔异位肾可压迫膀胱引起尿频、尿急、尿痛，甚至持续性尿失禁，压迫血管、神经可产生下腹疼痛等不适。

（2）并发症：包括泌尿道感染、尿路梗阻和肾结石等，可产生腹痛、发热、脓尿、血尿等症状，表现为微量白蛋白尿、高血压，肾功能下降，甚至慢性肾衰竭。

（3）合并症：合并生殖系统的异常，如隐睾、子宫和阴道未发生、单角子宫和子宫阴道闭锁等；还可合并肾上腺、心脏、骨骼、眼、耳、消化道和呼吸道等异常，或作为其他综合征的肾表现，如CHARGE综合征（眼组织缺损、心缺损、后鼻孔闭锁、生长发育迟缓、生殖泌尿道异常和耳畸形）和VACTERL综合征（脊椎、肛门、心脏、气管、食管、肾和肢体异常）等临床特征。

（五）诊断

1. 病史询问和体格检查　询问有无家族史，母体孕期有无高危因素，评估有无发育异常及听力、视力异常，血压是否正常，有无反复泌尿系统感染、泌尿系统梗阻症状等。

2. 实验室检查　包括尿常规、血常规、肾功能、尿蛋白肌酐比值等检测。

3. 彩色多普勒超声　超声检查具有再现性良好、非创伤性及花费低的特点，是产前和产后首选的筛查方法，也十分适用于儿科，对于发现儿童CAKUT具有明显优势。多数先天性泌尿系统结构异常有特异性超声表现，超声检查对肾积水和输尿管扩张较为敏感，且有助于判别重复肾、重复输尿管与正常下位肾及输尿管的关系。但因超声检查不易直观地观察到输尿管的全程，当肠道有明显积气时，常会干扰检查结果；此外，超声造影技术还不够成熟，对于肾发育不良、输尿管开口异常、肾异位、肾盂输尿管重复畸形及输尿管囊肿等发育异常的诊断价值较小，故彩色多普勒超声适宜作为泌尿系统畸形的筛查和随访手段。

4. 静脉肾盂造影（intravenous pyelogram，IVP）　可作为明确诊断的方法，但目前临床上并不常用。IVP可显示肾脏位置、肾轴及外形，分辨肾盂、峡部及输尿管等结构，及其因尿路梗阻或感染所致的形态改变，同时反映肾实质功能。

5. 磁共振尿路造影（magnetic resonance urography，MRU）　作为一种无创性水成像技术，MRU能进行多方位成像及三维重建，较为全面直观地显示重复肾及重复输尿管畸形。对于尿路积水高度敏感，明确诊断率明显高于IVP。对于尿路扩张的患者，MRU既能够对扩张程度进行明确呈现，同时也能对梗阻的位置进行随时探查，以确定梗阻发生的具体原因。与传统检查相比，MRU能更好地显示输尿管开口异位，对输尿管开口异位的诊断符合率为90.5%。且兼有无X线辐射、无须碘造影剂、无须肠道准备等优点，对于肾功能明显减退、肾盂积水而显影不良、碘过敏患者更具有优势，还可作为术后随访指标。但MRU的费用较高、检查时间较长，且对儿童无扩张的输尿管及结石显示不佳。

6. CT尿路造影（computed tomography urography，CTU）　CTU是检查泌尿系统疾病精确可靠的影像学方法之一。对于肾盂和输尿管畸形，CTU能直观、准确地显示肾盂的形态、大小，以及输尿管的数目、走行、汇合部位及异位开口等细节。目前，多层螺旋CTU（MSCTU）已成为术前检查的重要手段。低剂量增强延时MSCTU成像技术较常规CTU具有检查安全、速度快、分辨率高、受检者射线剂量低的优点，尤其是在诊断复杂性泌尿系统梗阻畸形方面，MSCTU具有明显优势，其诊断正确率明显优于单纯CT扫描和超声检查。

7. 核素肾显像　肾动态显像通过连续采集图像对双肾血流灌注情况进行观察，进而获得双肾血流灌注、摄取、引流曲线和肾小球滤过率值，能够对肾功能做出定量评价。肾动态显像能在早期发现上尿路梗阻、肾血流灌注减低、肾功能受损等情况，较准确地对仍存有一定功能的患肾做出评价，尤其可对IVP检查不显影或显影较差的患肾有无功能做出判断，是目前临床上公认评价肾功能、预测梗阻解除后肾功能恢复的重要检查方法，对临床制订治疗方案及预后评估有重要价值。

8. 新型生物学标志物　除了影像学相关检查及诊断之外，近年的研究发现，一些新型的生物标志指标可用于评价肾早期受损情况，其中某些尿生物标志物对于CAKUT患儿的肾功能损害有一定的预测功能，如尿表皮生长因子（epidermal growth factor，EGF）、单核细胞趋化蛋白-1（monocyte chemotactic protein-1，MCP-1）、配对核基因2（paired box 2，PAX2）等。

9. 基因检测　目前用于检测CAKUT的新致病基因的方法有很多，主要包括候选基因研究、全基因组关联分析、CNV分析、全外显子组测序及全基因组测序等。

（六）鉴别诊断

主要需与慢性肾盂肾炎、肾结核、肾动脉狭窄等疾病相鉴别。

（七）预防和治疗

1. 一般处理

（1）产前防治：在孕妇妊娠早期就应采用综合性的保护措施。高风险人群尤其应进行遗传咨询。在遗传咨询时，要对疾病的遗传方式、基因诊断、遗传病因、个体化预防和治疗、预后等进行详细问诊，对患者生育的后代可能发生疾病进行预估和分析，进一步给出可供患者选择的方案。由于一部分CAKUT患者表现为综合征性CAKUT，在进行遗传咨询时还应注意患者是否存在其他发育异常，如眼、耳、神经、代谢、生殖系统异常等。及早发现肾外发育异常者，不仅有助于对患者进行早期干预和治疗，更能提高基因诊断效率，及早明确患者的遗传学诊断。

（2）患者及家属管理：告知患者及家属CAKUT需进行长期随访。

（3）临床评估：患者如无尿路梗阻，暂时不需要手术治疗，定期门诊专科随访即可。若出现肾功能异常，需排除梗阻性病变。梗阻性CAKUT的治疗手段主要是外科手术治疗。定期进行膀胱功能和尿动力学检测能帮助尽早排除尿路梗阻。如出现泌尿道感染症状，需及时治疗；如感染的频率或严重程度增加，必须查找原因。另外，需定期检测血压、尿常规及肾功能，避免使用肾毒性药物等。

2. 并发症及处理

（1）尿路感染：排查病因，及时治疗。

（2）高血压、蛋白尿：ACEI/ARB适用于高血压合并肾小球高滤过、蛋白尿患者。

（3）肾结石：如果尿路感染易反复，或肾功能急剧恶化及不明原因脓尿，需高度怀疑结石存在，必要时手术治疗。

（4）肾功能不全：按慢性肾功能不全治疗。

（5）酸中毒：代谢性酸中毒往往与肾功能损害不相称，与近曲小管无法重吸收碳酸氢盐和远曲小管无法泌氢相关。临床上需补充充足的碳酸氢盐治疗。

（6）出血：轻症可给予止血治疗，重症需手术治疗。

（7）骨病：防治酸中毒、调节钙磷代谢延缓骨病发生发展。

（8）手术相关并发症：建议患者定期检查，积极防治酸中毒、感染、结石、吻合口狭窄、膀胱高压等术后并发症。

3. 终末期肾病与肾脏替代治疗　终末期肾病患者的治疗手段包括血液透析、腹膜透析和肾移植，肾移植前需进行膀胱功能检测。

对于CAKUT的干预及治疗，需要产科、小儿肾内科、小儿泌尿外科及新生儿科等多个科室协同合作、联合诊治，个性化、精准化地管理此类患者。针对CAKUT患者，应逐步完善泌尿系统畸形超声的筛查，采用适宜的影像学诊断方法及血液、尿液相关生物学标志物，早期评估肾功能，以减少并延缓患儿的肾损害，这对CAKUT的发生、发展具有重要的临床意义。针对分子发病机制的靶向治疗、基因或干细胞治疗及胚胎优选是CAKUT未来的治疗方向。

二、实战病例

> 患者，男性，16岁。因"腰痛伴肉眼血尿1天"入院。患者1天前无明显诱因突感左侧腰部剧烈疼痛，呈阵发性，尿呈淡红色，伴尿频、尿痛。既往史：幼时发现左侧孤立肾，并反复泌尿系统感染病史。

（一）接诊医师该怎么办

一般情况下，先天性孤立肾无特殊症状，但合并结石、感染、梗阻、畸形时会出现相应症状。本例患者既往有先天性左侧孤立肾，现合并腰痛、肉眼血尿、尿频、尿痛等症状，故高度怀疑肾结石合并泌尿系统感染。

1. 注意事项

（1）生命体征：注意监测患者生命体征，避免出现败血症、脓毒血症、感染性休克等情况。本例患者心率97次/分，血氧饱和度98%，呼吸20次/分，血压113/78 mmHg。

（2）查体：注意心、肺、腹部体征，有无下肢水肿等。本例患者心、肺检查无特殊，腹部无压痛及反跳痛，左肾区有叩击痛，双下肢无水肿。

2. 相关诊治

（1）实验室检查：血常规、血生化、超敏C反应蛋白、尿常规、尿培养、尿细胞学、尿二代测序等。

（2）影像学检查：完善泌尿系统彩色多普勒超声、CT或MRI等检查。

（3）治疗：解痉、根据病原学抗感染治疗。

（4）鉴别诊断：需排除肾结核、泌尿系统肿瘤、急慢性肾盂肾炎等疾病。

（5）基因检测：全外显子组测序、家系验证等。

（二）上级医师会怎么办

1. 可能的询问　①生命体征；②查体发现；③既往疾病；④泌尿系统影像学检查；⑤尿常规、尿培养结果；⑥抗感染治疗反应；⑦评估是否合并泌尿系统梗阻及其他并发症情况。

2. 可能的交代　向患者家属交代病情，转泌尿外科进一步手术治疗。

3. 可能的治疗　经皮肾造口引流术或激光碎石治疗。

三、诊疗流程

CAKUT的诊疗流程见图8-5。

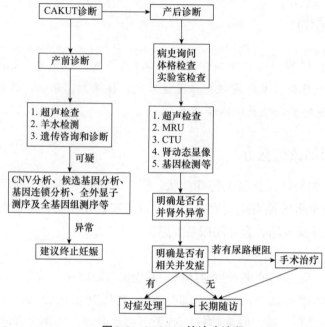

图8-5　CAKUT的诊疗流程

注：CAKUT. 先天性泌尿系统发育异常；MRU. 磁共振尿路造影；
CTU. CT尿路造影；CNV. 基因拷贝数变异

（曾　锐）

参 考 文 献

［1］王海燕，赵明辉. 肾脏病学. 4版. 北京：人民卫生出版社，2020.

［2］常染色体显性多囊肾病临床实践指南专家委员会，肾脏病相关专家小组. 中国常染色体显性多囊肾病临床实践指南（第二版）. 临床肾脏病杂志，2019，19（4）：227-235.

［3］Fouad T. Chebib, Vicente E. Torres.recent advances in the management of autosomal dominant polycystic kidney disease. Clin J Am Soc Nephrol, 2018, 13: 1765-1776.

［4］Arlene B, Chapman, Olivier D, et al. Autosomal dominant polycystic kidney disease (adpkd): executive summary from a kidney disease: improving global outcomes (KDIGO) controversies conference. Kidney Int, 2015, 88(1): 17-27.

［5］冯春月，毛建华. 遗传性肾小管酸中毒的病因及发病机制. 中华实用儿科临床杂志，2018，33（17）：1292-1295.

［6］Foreman, JW, Fanconi Syndrome. Pediatr Clin North Am, 2019, 66(1): 159-167.

［7］Cherqui S, Courtoy PJ. The renal Fanconi syndrome in cystinosis: pathogenic insights and therapeutic perspectives. Nat Rev Nephrol, 2017, 13(2): 115-131.

［8］Gao H, Yang ZS, Jin SX. Primary observations on distal renal tubule acidosis in 177 cases caused by gossypol intoxication. Zhonghua Nei Ke Za Zhi, 1985, 24(7): 419-421, 447.

［9］Queisser-Luft A, Stolz G, Wiesel A, et al. Malformations in newborn: results based on 30 940 infants and fetuses from the Mainz congenital birth defect monitoring system (1990-1998). Arch Gynecol Obste, 2002, 266(3): 163-167.

[10] Sanna-Cherchi S, Ravani P, Corbani V, et al. Renal outcome in patients with congenital anomalies of the kidney and urinary tract. Kidney Int, 2009, 76(5): 528-533.

[11] Wiesel A, Queisser-Luft A, Clementi M, et al. Prenatal detection of congenital renal malformations by fetal ultrasonographic examination: an analysis of 709 030 births in 12 European countries. Eur J Med Genet, 2005, 48(2): 131-144.

[12] van der Ven AT, Vivante A, Hildebrandt F. Novel insights into the pathogenesis of monogenic congenital anomalies of the kidney and urinary tract. J Am Soc Nephrol, 2018, 29(1): 36-50.

[13] Parikh CR, McCall D, Engelman C, et al. Congenital renal agenesis: case-control analysis of birth characteristics. Am J kidney Dis, 2002, 39(4): 689-694.

[14] Postoev VA, Grjibovski AM, Kovalenko AA, et al. Congenital anomalies of the kidney and the urinary tract: a murmansk county birth registry study. Birth Defects Res A Clin Mol Teratol, 2016, 106(3): 185-193.

[15] Sanna-Cherchi S, Westland R, Ghiggeri GM, et al. Genetic basis of human congenital anomalies of the kidney and urinary tract. J clin Invest, 2018, 128(1): 4-15.

[16] Seikaly MG, Ho PL, Emmett L, et al. Chronic renal insufficiency in children: the 2001 Annual Report of the NAPRTCS. Pediatr Nephro, 2003, 18(8): 796-804.

[17] Wühl E, van Stralen KJ, Verrina E, et al. Timing and outcome of renal replacement therapy in patients with congenital malformations of the kidney and urinary tract. Clin J Am Nephrol: CJASN, 2013, 8(1): 67-74.

[18] Collins AJ, Foley RN, Herzog C, et al. US renal data system 2012 annual data report. Am J kidney Dis, 2013, 61(1 Suppl 1): A7, e1-476.

[19] McDonald SP, Craig JC. Long-term survival of children with end-stage renal disease. N Engl J Med, 2004, 350(26): 2654-2662.

[20] Glassberg KI. Normal and abnormal development of the kidney: a clinician's interpretation of current knowledge. J Urol, 2002, 167(6): 2339-2331.

[21] Reidy KJ, Rosenblum ND. Cell and molecular biology of kidney development. Semin Nephrol 2009, 29(4): 321-337.

[22] Nicolaou N, Renkema KY, Bongers EM, et al. Genetic, environmental, and epigenetic factors involved in CAKUT. Nat Rev Nephrol, 2015, 11(12): 720-731.

[23] Sanna-Cherchi S, Kiryluk K, Burgess KE, et al. Copy-number disorders are a common cause of congenital kidney malformations. Am J Hum Genet, 2012, 91(6): 987-997.

[24] Mefford HC, Clauin S, Sharp AJ, et al. Recurrent reciprocal genomic rearrangements of 17q12 are associated with renal disease, diabetes, and epilepsy. Am J Hum Genet, 2007, 81(5): 1057-1069.

[25] Guarino N, Tadini B, Camardi P, et al. The incidence of associated urological abnormalities in children with renal ectopia. J Urol, 2004, 172(4 Pt 2): 1757-1759.

[26] Pagon RA, Graham JM, Zonana J, et al. Coloboma, congenital heart disease, and choanal atresia with multiple anomalies: CHARGE association. J Pediatr, 1981, 99(2): 223-227.

[27] van der Ven AT, Connaughton DM, Ityel H, et al. Whole-exome sequencing identifies causative mutations in families with congenital anomalies of the kidney and urinary tract. J Am Soc Nephrol, 2018, 29(9): 2348-2361.

第九章 妊娠与肾脏疾病

一、概述

（一）妊娠对肾脏的影响

妊娠对肾功能影响显著。妊娠期最显著的生理改变包括全身及组织的血流动力学变化，主要由心排血量增加、外周血管阻力下降、血容量增加、肾素-血管紧张素-醛固酮系统（renin-angiotensin-aldosterone system，RAAS）水平升高、血压变化及代谢产物增加等多重因素影响所致。因此，妊娠期女性的肾功能可出现明显改变，包括肾血浆流量（renal plasma flow，RPF）和肾小球滤过率（glomerular filtration rate，GFR）增加、肾小球肥大、肾小管重吸收功能变化及集合系统扩张等，妊娠期肾体积可增大约30%。同时，肾小球毛细血管通透性增加、子宫压迫肾静脉等各种因素可导致孕妇每天的尿蛋白排泄量增加。肾体积通常在产后1周恢复，但妊娠对肾单位和集合系统的影响可能会持续到产后6周甚至更久。在合并慢性肾脏病（chronic kidney disease，CKD）的情况下，以上影响更复杂，并可能导致原有肾脏疾病的不可逆进展。由于妊娠期肾脏生理功能的变化，临床在评估孕妇肾功能时需要个体化考虑，而不能以常规CKD的分期标准定义（应将血清肌酐的警戒阈值下移）。因此，肾脏疾病患者的妊娠期问题是肾内科医师经常需要处理的临床难题之一。

（二）妊娠合并肾脏疾病

随着全球环境及人们生活方式的改变，CKD的发病率不断升高，CKD合并妊娠的患者数也逐年增加。CKD的疾病谱与妊娠相关性肾损害的发生风险密切相关，同时，肾脏疾病进展也对妊娠产生不良影响。妊娠合并肾脏疾病已成为肾内科、产科、新生儿科等多学科临床医师共同关注的重大临床问题。与CKD常见病因的流行病学数据一致，妊娠最常合并的CKD类型包括以IgA肾病为代表的原发性肾小球病，以及继发性肾脏疾病中的狼疮性肾炎（lupus nephritis，LN）和糖尿病肾病（diabetic nephropathy，DN）。妊娠期急性肾损伤（acute kidney injury，AKI）可能发生于妊娠的各时期，且病因多样（如感染、出血、先兆子痫及HELLP综合征等），CKD患者更容易在原有慢性损伤的病理生理基础上发生妊娠相关性肾功能不全急性加重。近年来，在该领域已有多项临床研究的数据发表，详见参考文献。

（三）慢性肾脏病患者妊娠的时机

CKD患者的妊娠时机选择是肾内科医师经常面临的临床问题。基于GFR和蛋白尿的CKD分期对于判断CKD患者的妊娠风险具有参考价值（图9-1）。同时，妊娠时机的选择还需要考虑原发病、高血压、年龄及个体差异等因素。多项临床研究及meta分析的结果均提示，IgA肾病患者发生妊娠相关性不良事件的风险低于LN患者和DN患者。妊娠并未增加CKD 1～2期IgA肾病患者肾功能损害的进展，但显著增加CKD 3期以上患者的终末期肾病（end-stage renal disease，ESRD）风险。其中，尿蛋白水平、GFR及高血压的严重程度是判断IgA肾病进展及妊娠安全性最重要的临床指标。对于肾功能稳定的IgA肾病患者，应将尿蛋白水平至少控制在1 g/24 h内，同时要求血压控制达标（根据妊娠期调整目标值）。CKD 3期以上或肾功能不稳定患者妊娠风险事件的发生率显著增加，需要慎重考虑妊娠时机（一般不推荐妊娠）。大量临床资料已证实，妊娠可能诱发或加重系统性红斑狼疮（systemic lupus erythematosus，SLE）患者的病情。对于LN患者，妊娠时机的选择需要相对谨慎。静止期SLE患者的妊娠不良并发症风险较低，但活动性SLE患者的妊娠不良事件风险显著增加。因此，SLE患者在计划妊娠前及妊娠过程中，均需要严格监测疾病活动相关实验室指标，包括SLE自身抗体谱、补体、抗C1q抗体、抗心磷脂抗体及尿蛋白等，并建议病情充分控制至少6个月后再考虑妊娠。DN孕妇及胎儿发生各种不良事件的风险均显著增加，其中大量蛋白尿、未控制的高血压及肾功能下降

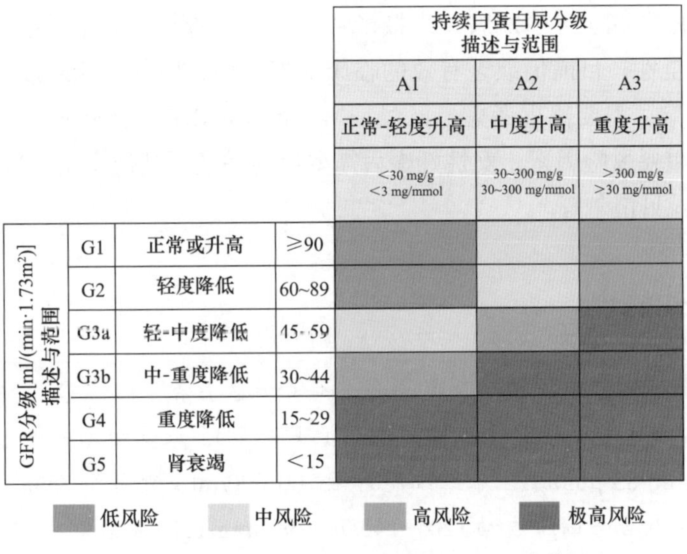

图9-1　基于GFR和蛋白尿分级的CKD预后风险评估

注：引自Levin A, Stevens PE. Summary of KDIGO 2012 CKD guideline: behind the scenes, need for guidance, and a framework for moving forward. Kidney Int, 2014, 85(1): 49-61. GFR. 肾小球滤过率；CKD. 慢性肾脏病

是独立风险因素，医师需要根据 DN 患者的病情特点制订个体化的控制血糖、血压、蛋白尿的治疗方案，待病情完全稳定后再考虑妊娠。总之，CKD 患者血压控制稳定、超过 6 个月的 24 h 尿蛋白定量<1 g 及原有肾脏疾病控制稳定，可以考虑妊娠。相反，以下情况不推荐妊娠：①处于肾脏疾病进展期或已达 CKD 3 期以上；②尿蛋白>1 g/24 h；③血压控制不佳；④活动性 LN；⑤DN 患者出现不可逆的肾功能下降及大量蛋白尿；⑥导致肾损害的系统性疾病还处于活动期。值得注意的是，随着医疗水平的进步及 CKD 患者对生活质量要求的不断提高，CKD 高危期甚至 ESRD 已不再是妊娠的绝对禁忌证。近年来，尽管仍处于高风险，但肾移植或透析女性成功分娩健康新生儿的成功率已大幅度提高。因此，肾内科医师更需要结合女性患者的 CKD 阶段、原发病类型及病情活动度评估制订个体化治疗方案，并提前做好充分的医患沟通。

（四）妊娠期用药

用于 CKD 的常见药物包括 ACEI/ARB、糖皮质激素、免疫抑制剂及单抗类生物制剂。以上药物都可能对孕妇和胎儿造成潜在影响，需要有经验的肾内科、产科及新生儿科医师通力合作，充分评估风险与获益后再选择治疗方案（详细的药物可参考国内相关指南及综述）。一般认为，较小剂量的糖皮质激素对胎儿相对安全，但仍需注意激素的不良反应对孕妇血糖、血压、体重、感染风险及情绪等情况的影响。对于免疫抑制剂的选择也应慎重。女性患者在妊娠期通常可考虑使用羟氯喹、硫唑嘌呤、环孢素或他克莫司（需要定期监测血药浓度），禁忌使用致畸风险较高的药物，并在妊娠前尽早停用，如霉酚酸酯、环磷酰胺、来氟米特及甲氨蝶呤等。对于单抗类药物（利妥昔单抗等）的安全性，目前仍缺乏有效的临床证据评估，但其可能对胎儿免疫系统的发育存在潜在影响，需要慎重考虑。已经证实，ACEI/ARB 类药物的应用是导致胎儿发生不良事件的重要风险因素，女性妊娠后需要停药并换用其他安全性较高的降压药物，如甲基多巴、拉贝洛尔等。

二、实战病例

> 患者，女性，27 岁，因"反复血尿、蛋白尿 3 年余"门诊咨询妊娠相关事宜。患者 3 年前体检时发现尿常规异常：隐血（＋＋＋），尿蛋白（＋＋）。住院完善相关检查：血肌酐 85 μmol/L，尿红细胞计数 100 000/ml（变异型 75%），尿蛋白定量 1.5 g/24 h，24 h 动态血压波动 120～145/70～90 mmHg，自身免疫相关抗体、补体等免疫学指标未见明显异常。肾活检明确病理诊断：IgA 肾病（M1E0S1T0C0）。患者出院后一直服用厄贝沙坦控制血压及蛋白尿至今，曾使用中等剂量糖皮质激素

（30 mg，1次/天）＋吗替麦考酚酯（0.5 g，2次/天）治疗6个月。现门诊复查：血压125/70 mmHg，血肌酐75 μmol/L，尿红细胞计数30 000/ml（变异型65%），尿蛋白定量0.5 g/24 h。患者尚未生育，近期有妊娠计划，希望了解目前是否适合妊娠及相关注意事情。

（一）接诊医师该怎么办

1. **明确CKD患者妊娠时机的选择**　IgA肾病患者妊娠前的GFR评估在CKD 1～2期、血压正常、蛋白尿控制达标（＜0.5 g/24 h），妊娠及分娩影响肾功能的风险事件发生率低。但CKD 3～5期患者发生肾功能下降及妊娠相关不良事件的风险显著增加。需要注意的是，妊娠存在诱发或加重IgA肾病的风险。

2. **分析患者目前的治疗方案及病情状况**　本例患者长期接受IgA肾病的规范治疗，需评估疗效和治疗药物对其妊娠可能造成的影响。结合其目前的体格检查和实验室检查结果及国内外循证医学证据，其IgA肾病稳定，妊娠导致CKD进展的风险较小。本例患者既往6个月内没有使用过可能致畸的药物，可以考虑妊娠。

3. **调整治疗方案**　本例患者IgA肾病治疗效果理想，血压基本达标，为避免ACEI/ARB影响妊娠，需要停用。建议密切监测血压的变化，必要时加用拉贝洛尔等。

（二）上级医师会怎么办

1. **更详细地了解患者的疾病基线值**　综合本例患者3年的病史，整理并计算其血压、GFR、尿蛋白定量等重要指标的变化曲线及基线水平，并交代其详细记录日常血压的变化和保存每次复诊的检查结果，动态评估其在妊娠过程中各指标的变化情况。相较于单次结果是否位于正常值范围，指标相对于基线值的偏离度更有助于及时评估IgA肾病患者的病情变化。

2. **更全面地评估风险及充分进行医患沟通**　建议本例患者接受专业的妊娠前咨询及管理，详细了解本例患者的家庭状况、经济条件、受教育程度等，以便有效沟通并评估其依从性。在妊娠前咨询时应告知患者及其家属，肾脏疾病与母体、胎儿不良结局的风险增加有关，同时妊娠可能加重患者的病情；详细告知患者及其家属，如果在妊娠过程中出现IgA肾病病情变化（蛋白尿加重等），可能需要加用对妊娠影响较小的免疫抑制剂等。整个随诊过程都应确保高质量的医患沟通。

3. **重新评价药物风险与获益**　详细回顾本例患者的既往用药史，根据妊娠要求，个体化调整治疗和营养管理方案。降压的方案和目标要根据妊娠期及血压的动态变化调整，达到兼顾控制肾脏疾病与确保胎儿血供稳定性的要求。

4. **邀请多学科团队参与患者妊娠期及产后管理**　建议本例患者在固定的、有经验的门诊（包括产科、肾内科、新生儿科、营养科及心理科等）接受妊娠期及产后的多学科团队生活指导和药物治疗，并根据妊娠周数和病情变化及时调整随访频率。必要时，可与上级医院及专业医疗机构沟通，以获得更多的医疗支持。

三、诊疗流程

妊娠合并肾脏疾病患者的诊疗流程见图9-2。

```
┌─────────────────────────────────────────────────────────────┐
│              孕前评估与妊娠时机选择                          │
│        （高质量医患沟通贯穿CKD妊娠管理全过程）                │
│                                                             │
│  ➤ 孕前评估：评价妊娠时机，综合病史及临床指标系统评估CKD的妊娠风险 │
│  ➤ 孕前沟通：充分医患沟通，告知CKD进展风险及药物等可能对母体及胎儿造成影响 │
│  ➤ 孕前教育：建议开展MDT咨询管理（肾内科、产科、新生儿科、心理健康门诊等） │
└─────────────────────────────────────────────────────────────┘
```

```
┌─────────────────────────────────────────────────────────────┐
│              CKD患者妊娠期管理                              │
│        （根据孕周及病情变化调整随访频率）                    │
│                                                             │
│  ➤ CKD治疗：密切监测生化指标，充分考虑药物潜在影响，选择风险与获益最优方案 │
│  ➤ 血压控制：动态监测血压，根据妊娠期确定血压目标值，妊娠期避免ACEI/ARB │
│  ➤ 营养管理：建议MDT合作制定个体化的饮食方案，注重营养、能量及体重管理 │
└─────────────────────────────────────────────────────────────┘
```

```
┌─────────────────────────────────────────────────────────────┐
│              加强患者产后管理                              │
│        （重视急性并发症的预防及处理）                        │
│                                                             │
│  ➤ AKI：避免各种诱因，密切监测肾功能及血、尿生化指标变化，做到早发现、早干预 │
│  ➤ 其他急性风险事件：加强产后血栓、感染、出血等风险事件的预防与监控 │
│  ➤ 建议MDT共同制定产妇、新生儿及哺乳等管理方案，重视产后心理咨询 │
└─────────────────────────────────────────────────────────────┘
```

图9-2   妊娠合并肾脏疾病患者的诊疗流程

注：CKD. 慢性肾脏病；MDT. 多学科团队；ACEI. 血管紧张素转化酶抑制剂；ARB. 血管紧张素受体阻滞药；AKI. 急性肾损伤

（陈国纯）

参 考 文 献

［1］ 国家肾脏疾病临床医学研究中心. 慢性肾脏病患者妊娠管理指南. 中华医学杂志, 2017, 97（46）: 3604-3611.

［2］ 陈樱花, 吴燕. 慢性肾脏病与妊娠. 肾脏病与透析肾移植杂志, 2017, 26（3）: 263-267.

［3］刘爱春，燕宇，左力. 慢性肾脏病合并妊娠最新研究进展. 中国血液净化，2019，18（8）：556-559.

［4］阮洁，冯韵霖，刘兴会. 2019年英国肾脏病协会"妊娠及肾脏疾病"临床实践指南解读. 实用妇产科杂志，2020，36（12）：903-907.

［5］徐玉林，张春秀. 慢性肾脏病患者妊娠管理相关指南的质量评价及内容分析. 护理学报，2021，28（11）：56-61.

［6］Levin A, Stevens PE. Summary of KDIGO 2012 CKD guideline: behind the scenes, need for guidance, and a framework for moving forward. Kidney Int, 2014, 85(1): 49-61.

第十章 老年肾脏病

一、概述

（一）流行病学

截至2020年底，我国60岁及以上老年人口数为2.6亿，占全国人口总数的18.70%。2010—2020年，我国60岁及以上人口比重上升5.44%。老年人是慢性肾脏病（chronic kidney disease，CKD）的高发人群，其患病率远高于其他年龄人群。以北京地区为例，60～69岁、70～79岁及80岁以上老年人群CKD的患病率分别为20.8%、30.5%及37.8%，均明显高于国内其他年龄段成人CKD的患病率。另外，老年人急性肾损伤（acute kidney injury，AKI）也较为常见，尤其是年龄≥65岁的老年人，发生AKI的概率较高。

（二）老年人的肾脏变化

1. 肾结构改变

（1）解剖学改变：一般情况下，肾随着年龄的增长而逐渐衰老，主要表现为肾重量减轻、肾体积变小、肾皮质变薄及肾实质被脂肪和纤维组织取代。与其他年龄段成人相比，75岁以上的老年人肾实质减少20%～30%。

（2）组织学改变：老年人肾活检表现为肾小球呈局灶性节段性硬化，少数呈弥漫性硬化，部分代偿性肥大；肾小管出现脂肪变性和萎缩，肾间质纤维化区域增多，肾血管硬化，血管内膜增厚及玻璃样变。

2. 肾功能改变

（1）肾血流量减少及肾小球滤过功能下降：有资料表明，40岁后，人体肾血流量开始呈进行性减少，以肾皮质外层减少为主，肾小球滤过率（glomerular filtration rate，GFR）每10年约下降8 ml/（min·1.73 m^2），85岁以上老年人GFR可降至50 ml/（min·1.73 m^2），且男性较女性更明显，但也有部分老年人的GFR能维持正常水平。

（2）尿浓缩稀释功能及肾小管转运功能下降：老年人的肾小管浓缩稀释功能下降，尿比重和尿渗透压降低，肾小管对葡萄糖、钾、磷及尿素的重吸收也减少。

（3）内分泌功能下降：老年人血浆肾素、血管紧张素Ⅱ水平降低，25-OH-D$_3$羟化能力减退。

3. 疾病易感性增加　老年人易患多种全身性疾病，如糖尿病、高血压、血管炎及恶性肿瘤等，这些疾病又较易累及肾脏，最终导致肾损伤。

（三）老年人的疾病谱变化

1. **肾小球疾病**　老年人肾小球疾病的病理类型与普通人群有一定差别。原发性肾小球疾病主要为膜性肾病、系膜增生性肾小球肾炎及局灶性节段性肾小球硬化症等；继发性肾小球疾病以糖尿病肾病、高血压肾动脉硬化、系统性血管炎、淀粉样变性及肿瘤相关性肾病为主。

2. **尿路感染**　由于老年女性绝经期后激素水平明显衰减和老年男性多发前列腺增生及尿路结石，故老年人在免疫力低下时极易发生尿路感染。其临床表现多不典型，常无明显的尿路刺激症状，临床上主要表现为无症状性菌尿。由于老年人免疫力低，一旦感染，常易并发菌血症，甚至引发感染性休克。

3. **AKI**　老年人由于肾退行性变、多种并发症、某些药物长期使用或于术十预概率增加等因素，AKI的发病率也明显增加。值得注意的是，老年人由于肌肉萎缩，肌酐产生减少，当AKI发生时，即使GFR下降，血清肌酐（Scr）升高也并不明显，常易漏诊。

（四）老年人的肾脏病状态评估

1. **肾小球滤过功能评估**　推荐使用慢性肾脏病流行病学合作研究公式（chronic kidney disease epidemiology collaboration，CKD-EPI）或基于Scr和半胱氨酸蛋白酶抑制剂C（简称胱抑素C）的联合公式估算老年人的GFR。可同时监测其他AKI早期标志物，如血清和尿液中的白介素（interleukin，IL）-18、中性粒细胞明胶酶相关脂质运载蛋白（neutrophil gelatinase associated lipocalin，NGAL）水平等。

2. **肾小管功能评估**　老年肾脏病患者应重视肾小管功能的监测，如尿N-乙酰-β-D-葡萄糖苷酶、尿渗透压等。

3. **衰弱老年CKD患者的综合评估**　老年CKD患者常合并衰弱、焦虑、抑郁、认知功能减退及失能等多种表现。推荐按照Fried衰弱评估量表评估患者是否伴有衰弱，并对衰弱的老年CKD患者进行综合评估。

4. **老年CKD患者的营养评估**　蛋白质能量消耗（protein-energy wasting，PEW）是CKD患者营养代谢的特征，以持续性蛋白降解和肌肉组织分解为实质，以进行性骨骼肌萎缩为主要临床表现形式，此种状况单纯补充营养素往往无效。老年CKD患者是PEW的高危人群，应特别注意评估老年患者是否存在PEW，强调治疗过程中注意营养和饮食限制间的平衡。

（五）治疗注意事项

1. **蛋白尿的治疗**　首先强调病因治疗。对于合并大量蛋白尿或肾病综合征的老年

CKD患者，在有条件时应行肾穿刺活检，明确肾脏疾病的病理类型和病变程度，高龄并不是肾活检的绝对禁忌证。

2. 降压治疗

（1）降压目标：目前，有关老年CKD患者的降压治疗目标仍存在争议。《2020国际高血压学会全球高血压实践指南》推荐，老年CKD患者的目标血压应＜140/80 mmHg。《2021改善全球肾脏病预后组织（KDIGO）临床实践指南：慢性肾脏病患者的血压管理》将降压目标定为收缩压＜120 mmHg，不再根据有无蛋白尿、糖尿病及高龄等设定不同的血压靶目标。医师应根据患者的具体情况进行评估，综合决定患者的降压目标，采取个体化治疗，给予分级达标的治疗策略。对于年龄≥75岁的CKD合并高血压患者，特别强调缓和医疗方式，提高患者的整体生活质量。

（2）药物选择

1）ACEI/ARB：在确定无双侧肾动脉狭窄的老年CKD患者中，应优先考虑使用ACEI或ARB，但应从小剂量开始使用，注意监测血钾和肾功能，长期使用者不宜骤停，不推荐两者联用。

2）钙通道阻滞剂和利尿药：是我国老年患者最常用的降压药物，应选用长效钙通道阻滞剂。

3）不推荐单独使用α受体阻滞剂和β受体阻滞剂。

4）过度利尿可引起直立性低血压和血尿酸水平增高。

3. 降糖治疗　降糖药物的选择原则是既要适宜降低血糖，又要避免低血糖的发生。建议每天监测血糖，并根据肾功能情况调整降糖药物的种类和剂量。可考虑优先使用具有肾保护作用的钠-葡萄糖协同转运蛋白2抑制剂或胰高糖素样肽-1受体激动剂，其次可选择基本不经肾排泄的药物，如利格列汀、瑞格列奈及格列喹酮等。

4. 慢性肾脏病-矿物质和骨代谢异常（CKD-mineral and bone disorder, CKD-MBD）的治疗　建议积极纠正钙、磷代谢紊乱，尤其要重视高磷血症的防治。但过于严格限制饮食中蛋白（磷的重要来源）的摄入可能会诱发营养不良，增加死亡风险。同时，应警惕过度抑制甲状旁腺激素后发生的无动力性骨病。

5. 老年终末期肾病（end-stage renal disease, ESRD）患者的治疗　老年ESRD患者的血液净化模式、治疗中的常见并发症及其处理方式与一般成人无明显差异，主要的区别在于透析适应证的选择和血管通路问题，以及实施肾脏缓和医疗。

（1）透析适应证的选择：并非所有的老年ESRD患者都可通过肾脏替代治疗获益，特别是75岁以上、伴严重缺血性心脏病等合并症及极其体弱的患者。开始透析可能不会延长生存期，反而使这部分患者面临更大的死亡风险。因此，老年CKD患者在透析前应先进行综合评估。《欧洲肾脏实践指南：CKD 3b期及以上老年患者的临床治疗》推荐，使用BANSAL评分评估患者的死亡风险，使用KFRE评分评估患者的ESRD进展风险，从而决定治疗策略。我国《老年人慢性肾脏病诊治中国专家共识（2018）》提出，部分患者可进行限时透析治疗试验，即通过预先设定一个时间段（通常为4~6周）的透析来观察患者对透析的反应，再决定患者是否进入规律透析。

（2）血液透析的血管通路问题：对于进入规律血液透析的老年ESRD患者，动静脉内瘘仍为最佳选择，但应根据患者的预期生存期、自身血管条件及心功能等情况来选择个体化通路方案。

（3）腹膜透析：多数研究表明，老年肾脏病患者行腹膜透析的效果不劣于非老年肾脏病患者。与年轻患者相比，合并腹膜炎的治愈率、导管拔管率、转行血液透析的比例、住院率及死亡率均相似。

（4）肾脏缓和医疗：对于不宜进行肾脏替代治疗的患者，应进行有计划的、全面的、以患者为中心的护理。肾脏缓和医疗整合了姑息性治疗的原则（如预先护理计划、完成预先指示或医嘱进行生命维持治疗、积极的症状管理及心理、社会、家庭支持），延缓了CKD进展，在不进行透析的情况下最大限度减少了并发症，提高了整体生存质量。

6. AKI的治疗 老年人AKI的发生率高，预后差，故需要积极预防、早期识别、及时干预。老年AKI的防治原则与普通人群无异，包括去除危险因素和根据病因进行治疗、支持治疗及肾脏替代治疗，防止肾进一步损伤，促进肾功能恢复。

（六）综合治疗

建议采用多学科团队管理模式。联合肾内科、老年病科、心理科医师和护士及临床药师、营养师、康复师、社会工作者和照护者等组成多学科团队，对患者的基础疾病、并发症，以及器官功能和心理状态进行全面评估，并给予早期干预，提高患者的生活质量。

二、实战病例

患者，男性，68岁，因"双下肢水肿4个月"收入院。既往高血压病史20年，长期服用盐酸贝那普利（10 mg，1次/天），血压控制在140/80 mmHg左右。4个月前，患者无明显诱因出现双下肢水肿，伴尿泡沫增多。查尿蛋白（＋＋＋＋），尿镜检红细胞1~4/HP。尿蛋白定量8.8 g/d。血红蛋白123 g/L。血生化：白蛋白25.1 g/L，血肌酐155 μmol/L，血糖正常，胆固醇升高。彩色多普勒超声提示，双肾稍小，肾实质回声增强，诊断为"肾病综合征"，家属不同意行肾活检，给予泼尼松片（60 mg，1次/天）＋盐酸贝那普利（20 mg，1次/天），治疗8周后患者双下肢水肿无明显好转，同时出现发热、咳嗽、咳痰及呼吸困难。

（一）接诊医师该怎么办

1. 识别危险征兆 本例患者以肾病综合征起病，给予足量激素及双倍剂量ACEI治疗后仍有大量蛋白尿，同时出现发热、咳嗽咳痰、呼吸困难。

多数老年人肾储备功能明显减低，对药物的不良反应较敏感。此外，老年患者常有多器官疾病，用药繁多且复杂，较易发生药物间的相互作用。因此，老年人对糖皮质激素、降压药物的不良反应表现也明显高于其他年龄人群。

2. 诊疗注意事项

（1）生命体征：应重点关注本例患者的体温、血氧饱和度、呼吸、血压及心率。需要警惕病程中出现肺部感染导致的低氧血症，还需要警惕病程中出现血压正常的肾前性AKI。因此，除了关注本例患者血压和心率的绝对值，还应注意短期内的降压幅度是否过大及心率是否增快。

本例患者的心率99次/分，血氧饱和度85%（未吸氧状态下），呼吸30次/分，血压120/68 mmHg。

（2）体格检查：本例患者的临床表型为肾病综合征，使用足量激素及双倍剂量ACEI治疗，查体时需要注意心、肺体征。

本例患者呈半卧位，神志清楚；呼吸急促，右下肺部闻及大量湿啰音；心率稍增快，心律齐，叩诊心界稍向左下扩大；双下肢重度水肿。

3. 相关联想

（1）老年人常见的肾病综合征：糖尿病肾病、系统性血管炎、膜性肾病、淀粉样变性及肿瘤相关性肾病。

（2）肾病综合征的严重并发症：感染、AKI、血栓形成、蛋白质及脂代谢异常。

（3）CKD合并AKI的严重并发症：心力衰竭、高钾血症及代谢性酸中毒。

4. 辅助检查

（1）肺部计算机体层成像（CT）：评估是否合并感染、胸腔积液及其他肺部病变。

（2）监测血压、心率：患者血压下降幅度较大，心率增快，应谨防AKI，ACEI应减量或停用，密切监测血压变化。

（3）心电图：排除可能的心肌缺血。此外，若合并AKI，应警惕高钾血症引起的T波高尖等心电图变化。

（4）心脏彩色多普勒超声：评估心功能状况，警惕发生急性左心衰竭。

（5）肾脏及肾血管彩色多普勒超声：评估肾脏状况，是否合并肾血管栓塞。

（6）必要时完善支气管镜。

（7）化验检查

1）血常规、C反应蛋白、红细胞沉降率、降钙素原，用于判断患者是否合并感染。

2）痰培养、血培养、T细胞斑点试验（T-SPOT）、纯蛋白衍化物（purified protein derivative，PPD）皮试、G＋GM试验及病毒全套检测等，用于明确病原体。

3）肝功能和肾功能、血脂、电解质、尿蛋白定量、NGAL、D-二聚体及纤维蛋白降解产物（fibrin degradation product，FDP）等，用于判断患者肾病综合征及并发症情况。

4）抗磷脂酶A2受体（PLA2R）、1型血小板反应蛋白7A域（THSD7A）抗体及IgG_4等检查用于判断是否为特发性膜性肾病。

5）血、尿免疫固定电泳、游离轻链、肿瘤标志物，用于判断是否为淀粉样变性、多发性骨髓瘤或实体瘤相关肾病。

6）血糖、糖化血红蛋白，用于评估患者是否出现类固醇糖尿病。

7）淋巴细胞亚群检测、免疫全套检测、抗中性粒细胞胞质抗体（antineutrophil cytoplasmic antibody，ANCA）、髓过氧化物酶（myeloperoxidase，MPO）、蛋白酶3（proteinase 3，PR3）及抗GBM抗体，用于评估患者的免疫状态并排查风湿免疫性疾病。

8）人类免疫缺陷病毒（human immunodeficiency virus，HIV）、丙型肝炎病毒（hepatitis C virus，HCV）、乙型肝炎病毒（hepatitis B virus，HBV）及梅毒检测，用于明确患者有无传染病。

（二）上级医师会怎么办

1. 可能的询问 ①病史；②生命体征；③查体发现；④既往疾病；⑤实验室检查回报。

本例患者的实验室检查回报如下。血气分析：pH 7.35，二氧化碳分压35 mmHg，氧分压82 mmHg，氧合指数248 mmHg（吸氧浓度33%）。白蛋白19.3 g/L，血肌酐200 μmol/L，血钾5.0 mmol/L，随机血糖6.8 mmol/L，尿蛋白8.53 g/24 h，白细胞计数11.0×10^9/L，中性粒细胞百分比89.0%，降钙素原2.4 ng/ml，C反应蛋白37 mg/L。D-二聚体0.4 mg/L，抗PLA2R抗体153 RU/ml。痰培养：鲍曼不动杆菌阳性。血培养、G＋GM试验、PPD皮试、T-SPOT、血尿免疫固定电泳、游离轻链、C12、ANCA、MPO、PR3、抗GBM抗体、HIV、HCV、HBV及TP检测均为阴性。

本例患者的影像学检查回报：肺部CT提示双侧胸腔积液，右下肺感染。

2. 可能的交代

（1）向患者家属交代病情：考虑为PLA2R相关性特发性膜性肾病（高危）合并肺部感染。

（2）若患者的感染不能有效控制，会呼吸困难加重或出现低氧血症，需要给予呼吸机辅助通气。

3. 可能的治疗 行激素减量、抗感染、抗凝、利尿、适当补充白蛋白等综合性治疗方案。

本例患者针对鲍曼不动杆菌的敏感抗生素治疗后未见明显好转,给予支气管镜检查,病原宏基因组学提示耶氏肺孢子菌感染,加用复方磺胺甲噁唑片抗感染。感染控制后,考虑患者风险评估为高风险适时给予利妥昔单抗治疗,2个月后其水肿逐渐消退,抗PLA2R抗体滴度下降,6个月后蛋白尿转阴,整体状况良好。

三、诊疗流程

较为合理的老年肾脏病的诊疗流程见图10-1。

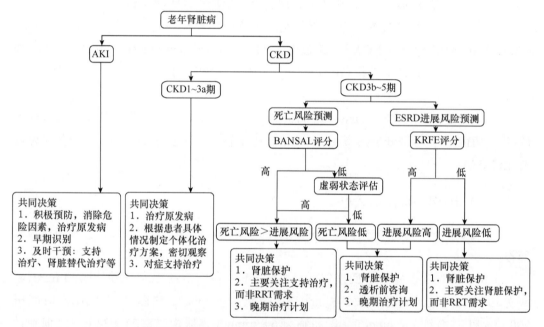

图10-1　老年肾脏病的诊疗流程

注:AKI. 急性肾损伤;CKD. 慢性肾脏病;ESRD. 终末期肾病;RRT. 肾脏替代治疗。BANSAL评分详见:Clin J Am Soc Nephrol 10: 363-371, 2015. doi: 10.2215/CJN.04650514. KRFE评分计算器详见:https://qxmd.com/calculate/calculator_308/kidney-failure-risk-equation-4-variable

（彭张哲　袁琼婧）

参 考 文 献

［1］叶朝阳,崔琳琳. 老年人肾脏变化及功能评估. 中华肾病研究电子杂志,2015,4:182-186.
［2］中华医学会老年医学分会肾病学组,国家老年疾病临床医学研究中心. 老年人慢性肾脏病诊治中国专家共识（2018）. 中华老年医学杂志,2018,7:725-731.

[3] Fried LP, Tangen CM, Walston J. Frailty in older adults: evidence for a phenotype. J Gerontol A Biol Sci Med Sci, 2001, 56(3): 146-156.

[4] Combs, Sara A, Sara ND. Palliative and end-of-life care issues in chronic kidney disease. Current Opinion in Supportive and Palliative Care, 2015，1(9): 14-19.

[5] Farrington K, Covic A, Nistor I, et al. Clinical Practice Guideline on management of older patients with chronic kidney disease stage 3b or higher (eGFR<45 mL/min/1.73 m2). Nephrology, Dialysis, Transplantation, 2016, 31: 9-16.

[6] Kidney Disease: Improving Global Outcomes (KDIGO) Glomerular Diseases Work Group. KDIGO 2021 clinical practice guideline for the management of glomerular diseases. Kidney International, 2021, 100: 1-276.

第十一章 泌尿外科相关内科问题

第一节 梗阻性肾病

一、概述

泌尿道梗阻是指因泌尿道结构和（或）功能改变阻碍尿路，导致尿流动障碍的一大类疾病。单纯影响尿流动而未影响肾实质称为梗阻性尿路病（obstructive uropathy），影响肾实质则称为梗阻性肾病（obstructive nephropathy）。梗阻性肾病在所有年龄段均可发生，成人的发病率高于儿童；可以是单侧性的，也可以是双侧性的。发现病因、解除梗阻是本病诊治的关键。早期解除梗阻可防止肾功能进一步损害，甚至逆转肾功能，持续梗阻则导致肾及其排泄功能永久性损伤。肾盂积水是梗阻性肾病常见的临床表现，但许多时候（如肾内梗阻）并不一定发生肾盂积水。

（一）分类

根据梗阻的程度、持续时间及部位等，梗阻性肾病可分为完全性和不完全性（程度）梗阻、先天性和获得性（性质）梗阻、急性和慢性（持续时间）梗阻、单侧性和双侧性（部位）梗阻，以及腔内和腔外（梗阻原因）梗阻。梗阻是急性肾损伤（acute kidney injury，AKI）的常见原因之一，占所有AKI的5%~10%。梗阻持续存在或解除不完全常导致慢性肾损伤，甚至发展至终末期肾病（end-stage renal disease，ESRD）。

（二）病因

儿童梗阻性肾病和成人梗阻性肾病的病因有所差异。患儿主要为先天性尿路梗阻，通常于6岁前发病；成人患者则见于尿路结石、前列腺肥大及腹膜后或盆腔肿瘤等。造成尿路梗阻的主要原因有内源性和外源性两大类。

内源性尿路梗阻是指由泌尿道管腔及管壁的异常引起的梗阻，包括：①各种原因形成的肾内结石、本周蛋白、坏死组织及出血形成血块等引起的腔内梗阻，导致尿液不能正常下行，多发生于输尿管盆腔交界处；②功能性及解剖学异常导致的泌尿道本身障碍，包括由炎症、肿瘤等导致的狭窄；③先天性肌肉发育不全、脊髓功能障碍、糖尿病及脑血管病变等疾病引起的神经源性膀胱功能障碍。

外源性尿路梗阻是指除了泌尿道管腔和管壁外的其他因素引起的梗阻，常由生殖系统、消化系统（如原发性肿瘤或转移性肿瘤、淋巴结肿大）、血管或后腹膜其他疾病引起（如腹膜后纤维化、IgG_4相关性疾病）。

（三）临床表现

由于病因、梗阻程度、病程长短不同，梗阻性肾病的临床表现也不一致。主要临床症状如下。

1. 疼痛　持续性或阵发性加剧的肾绞痛，严重时可伴消化道反应，如恶心、呕吐或食欲缺乏，慢性梗阻性肾病患者疼痛可不明显。

2. 排尿异常　双侧完全性梗阻可导致无尿，不完全性梗阻患者可呈多尿伴烦渴，膀胱颈部阻塞可有尿潴留、尿流变细等表现。

3. 肾影像学改变和肾功能异常　若梗阻持续存在，则近端可出现扩张，表现为肾盂积水，梗阻侧肾体积增大、实质变薄，长期可导致肾硬化、体积变小，最终可发展至肾功能不全甚至ESRD。急性肾功能不全常见于完全性梗阻。

4. 高血压　约30%的急性单侧梗阻患者可发生高血压，多因肾素分泌过多引起，在梗阻解除后血压可恢复正常；而双侧慢性梗阻患者的高血压发生率更高，多与水钠调节机制障碍、血容量增加有关。

5. 尿路感染　与尿流不畅有关，多反复发作或难治。

6. 红细胞增多症　较少见，由肾缺血刺激促红细胞生成素分泌所致。

7. 肾小管酸中毒　肾小管泌氢功能异常，可合并高钾血症。

8. 尿性腹水　偶见于新生儿或婴儿。尿自发性外渗入腹腔，腹水肌酐/血肌酐比率可升高至3∶1。

9. 其他　在梗阻性肾病引起AKI期间，患者可出现代谢性酸中毒、高钾血症、尿毒症及无尿，引流后则可出现多尿。

（四）辅助检查

实验室、影像学等检查通常可以明确诊断并确定病因。常用的辅助检查如下。

1. 尿常规　少量蛋白尿，红、白细胞常见。由结石、肿瘤引起者有时可见肉眼血尿；肾乳头坏死者的典型尿色似"洗肉水"；合并感染者白细胞较多，pH偶有升高。

2. 血常规　贫血常继发于慢性泌尿道感染或双侧肾积水引起的肾衰竭，偶有持续肾缺血导致的红细胞增多症。

3. B型超声　是常用的无创性辅助检查，可明确90%以上的肾盂、肾盏积水情况，可探测结石、测量肾体积大小及膀胱残余尿量。多普勒超声可提示肾动脉阻力指数。

4. 腹部X线片　可显示90%的结石和其他植入物（如支架）。

5. 静脉肾盂造影（intravenous pyelogram，IVP）　可明确梗阻的部位和性质，但肾功能重度损害、完全性梗阻（特别是双侧性梗阻）患者应谨慎使用。

6. 计算机体层成像（CT）和磁共振成像（MRI） 可进一步明确病因和梗阻部位，尤其对明确泌尿系统外病变更有价值。

7. 放射性核素检查 可了解分侧肾功能，但对于梗阻定位较差。

8. 逆行性输尿管插管造影 既可明确诊断，也是治疗方式之一。在确定上尿路梗阻的同时，可暂时解除梗阻，改善肾功能。

（五）治疗

梗阻性肾病的治疗原则主要是明确病因、及时去除梗阻、恢复尿流及挽救和恢复肾功能。

1. 去除梗阻 可采用输尿管逆行插管引流术、体外震波碎石术、肾造口术、微创手术及开放性手术。原则上应采用创伤小而有效的引流方式。若完全性梗阻者发生急性肾衰竭，或慢性肾衰竭急性加重，暂时不宜手术解除梗阻，应行临时性血液净化，以改善全身症状。

2. 延缓疾病进展 肾素-血管紧张素系统抑制剂可延缓梗阻性肾病进展，尤其适用于合并高血压者。另外，应及时纠正酸中毒。

3. 防治感染 行侵入性检查时应注意无菌操作。取清洁中段尿或膀胱穿刺尿做细菌培养及药敏试验，并选择恰当的非肾毒性抗生素。对于肾功能不可逆性完全丧失且反复感染的肾脏，可考虑行肾切除术。

4. 梗阻解除后的治疗 纠正水、电解质紊乱。在多尿时期，每天应补充尿量2/3的液体。若梗阻解除后3~4个月仍无明显多尿，考虑肾衰竭已不可逆，按慢性肾衰竭治疗，如优质蛋白质饮食等综合治疗，必要时行永久性血液净化或肾移植。

二、实战病例

患者，男性，55岁，因"反复左侧腰痛8年，加重伴少尿4天"收入院。患者近8年出现反复左侧腰部胀痛，活动后可见肉眼血尿，伴尿频、尿急、尿痛。近4天患者左侧腰痛加重，呈持续性胀痛，尿量明显减少，每天尿量不足400 ml，伴恶心、食欲缺乏。既往有肾结石病史，曾行超声波碎石治疗。否认高血压、冠心病病史，否认药物、食物过敏史。

（一）接诊医师该怎么办

1. 识别危险征兆 关注患者的生命体征，辨别并处理危急状况。

本例患者的突出主诉为腰痛，但近期的主要问题是尿量减少、水钠潴留，进而诱发了一系列问题。应进行生命体征的检查、全身及重点查体，特别关注水肿程度、是否存在心力衰竭可能，以及是否存在电解质紊乱。

2. 病情评估，及时完善检查　本例患者的生命体征：体温37℃，脉搏80次/分，呼吸25次/分，血压150/95 mmHg。体格检查：双下肺有少许湿啰音，颜面、双下肢无水肿。左肾区压痛（＋）、叩痛（＋）。左侧输尿管走行区有深压痛，无反跳痛。辅助检查如下。血常规：白细胞计数$14.0×10^9$/L，中性粒细胞百分比80%，血红蛋白100 g/L。尿常规：白细胞2～4个/HPF，红细胞30～50个/HPF，pH 5.0。血生化：血肌酐840.35 μmol/L，血尿素氮8.45 mmol/L，尿酸620 mmol/L，肝功能、白蛋白无异常，血钾6.75 mmol/L，总二氧化碳19 mmol/L，其余无明显异常。24小时尿量330 ml。胸部X线片显示双侧肺门影较模糊。心电图无异常。

（二）上级医师会怎么办

1. 可能的询问　①生命体征；②查体发现；③既往疾病；④监测辅助检查变化。
重点关注本例患者高钾血症相关症状和体征。同时，既往病史和影像学检查有助于判读肾功能的可逆性，并协助明确肾衰竭的原因。

本例患者起病隐匿，无高血压、糖尿病及CKD等病史。肾脏彩色多普勒超声显示，左肾12.0 cm×5.0 cm×4.5 cm，皮质厚度1.2 cm，皮、髓质分界清晰；左侧肾盂明显扩张，直径1.0 cm；未见结石影；左侧输尿管上段扩张，内径1.5 cm；未见右肾征象；膀胱未见异常。腹部X线片显示，左侧输尿管下段见圆形致密影。泌尿系统CT显示，左侧肾盂、肾盏明显积水伴扩张，显影淡；左侧输尿管下段见圆形致密影，直径1.0 cm；未见右肾。

2. 可能的交代　向患者家属交代病情，签署肾活检、血液透析同意书。

本例患者血肌酐明显升高，合并高钾血症、少尿，可能存在急性左心衰竭、肺水肿。当前应该考虑紧急处理高钾血症和水钠潴留。高钾血症可通过应用葡萄糖＋胰岛素、碳酸氢钠或聚磺苯乙烯等方式处理，也可考虑利尿排钾。但本例患者尿量少，合并肾功能损害，需要谨慎考虑利尿的效果。另外，本例患者同时合并水钠潴留，血钾水平较高，故急诊血液透析是当前最合理的治疗方式。给予急诊血液透析后，复查血钾5.40 mmol/L。

3. 治疗策略　根据上述分析，本例患者初步诊断为梗阻性肾病，左侧输尿管下段结石伴左肾积液，急性肾衰竭，高钾血症，右肾缺如，高血压1级，轻度贫血，高尿酸血症，泌尿道感染。治疗策略如下。

（1）对症治疗：镇痛、降尿酸、抗感染，纠正水、电解质紊乱，血液透析。

（2）病因治疗：对于输尿管中下段结石经非手术治疗（如解痉、饮水、药物等）后仍无效者，采用膀胱镜逆行取石术、震波碎石，仍无效，则行手术。

（3）梗阻解除后治疗：注意纠正梗阻后出现的水、电解质等紊乱。

（4）宣教：解除梗阻后，应预防结石及再梗阻。嘱患者多饮水，保持每天尿量2 L以上，避免应用肾毒性药物。

本例患者行左侧输尿管软管逆行取石术，术后放置输尿管导管，排出数颗大小不等的结石，术后3天尿量恢复至1000～2000 ml，复查血肌酐235 μmol/L；术后6个月复查血肌酐185 μmol/L。本例患者为中年男性，孤立肾，因输尿管结石出现梗阻性肾病，解除梗阻后肾功能部分恢复，由于梗阻时间较长，发生了不可逆的肾损害，肾功能未能完全恢复。当其进展为CKD，则开始正规非透析治疗，并规律随访。

本例患者的最终被诊断为急性梗阻性肾病，左侧输尿管下段结石伴左肾积液，急性肾衰竭CKD 3期，高钾血症，泌尿道感染，右肾缺如，高血压1级，轻度贫血，高尿酸血症。

梗阻性肾病的预后很大程度上取决于肾损害的程度及是否可逆，同时也取决于梗阻是否完全、单侧或双侧，以及是否合并尿路感染。梗阻时间长、完全性梗阻及合并尿路感染等情况下，肾功能恢复的概率更低。故应尽早解除梗阻，减轻压力，优先解除重度梗阻侧的梗阻，有利于肾功能的恢复。

三、诊疗流程

梗阻性肾病的诊疗流程见图11-1。

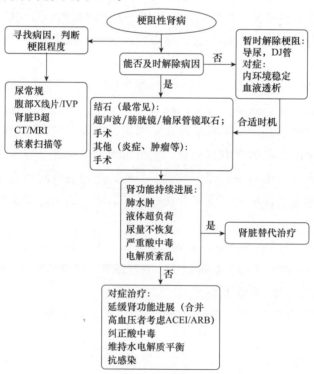

图11-1　梗阻性肾病的诊疗流程

注：IVP. 静脉肾盂造影；ACEI. 血管紧张素转化酶抑制剂；ARB. 血管紧张素Ⅱ受体阻滞剂

（肖智文　艾　军）

第二节　泌尿系统结石

一、概述

（一）流行病学

泌尿系统结石由盐和矿物质晶体在尿液中聚集形成，被称为肾结石或尿石症，是泌尿系统的常见病。在工业化国家中，肾结石的年发病率超过1/1000，女性终身罹患肾结石的风险约为7%，男性约为11%。肾结石主要影响25～60岁人群，肾结石的发病率在男性30～40岁、女性40～50岁达到顶峰，且发病率随着年龄的增长而不断增加。2013—2014年，我国流行病学调查显示，经超声证实的肾结石发病率为6.4%。

（二）发病机制和结石类型

1. **肾结石的成分**　包括草酸钙结石、磷酸钙结石、尿酸结石、胱氨酸结石及磷酸镁铵结石（又称鸟粪石），具体成分及所占比例见图11-2。

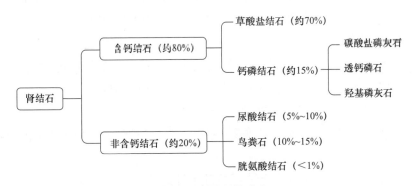

图11-2　肾结石的成分

2. **肾结石的形成风险**　①人口学因素，如年龄增长、男性及种族（如非西班牙裔白种人）；②地理区域气候，如沙特阿拉伯等中东国家；③尿中某些化学物质含量过高（如钙、草酸盐、尿酸）或过低（如镁、柠檬酸盐）；④饮食，液体摄入不足和脱水、液体类型（如含糖饮料）、高钠饮食、高蛋白质饮食；⑤非饮食因素，泌尿生殖系统解剖异常、代谢性疾病（如痛风、糖尿病、肥胖）及其他疾病（如原发性甲状旁腺功能亢进症、肾小管酸中毒、结节病及胃肠旁路手术等）。含钙结石形成具有很强的遗传因素，特发性高钙尿症被认为是一种多基因性疾病，由肾、肠道及骨骼中钙转运普遍失调导致尿钙增加。此外，编码钙敏感受体、维生素D受体及骨桥蛋白等基因中的某些单核苷酸多态性也与钙结石相关。

（三）临床表现

肾结石患者通常表现为疼痛和（或）血尿。疼痛通常在结石从肾盂进入输尿管时出现，时重时轻、程度不同，且多为突然发作的、可加剧为严重的胁肋部疼痛。当结石沿输尿管向输尿管膀胱交界处移动时，疼痛可沿腹部前移，并向下转移至腹股沟、睾丸或大阴唇。肾结石引起的疼痛一般可在结石排出后迅速缓解。此外，镜下或肉眼血尿常见，患者偶尔会出现无痛性血尿。肾结石较少表现为尿路感染或AKI，其往往由双侧梗阻或孤立肾的单侧梗阻所致。无症状结石可在无关症状的检查中被发现。我国超声确认的无症状结石比例占人群的3.3%。结石引起的梗阻也可能是无痛的，也有部分患者在偶尔排出沙砾或结石后确诊。在鉴别诊断不明原因的急、慢性肾脏疾病时，肾结石应是需要考虑的诊断，但腹痛患者放射线检查发现结石并不能排除其他病因。

（四）诊断

1. 体格检查　体格检查可为肾结石的诊断提供线索，部分患者有明显的侧腹压痛，但不能作为诊断依据。体格检查最有价值的帮助是鉴别其他潜在的疼痛原因。

2. 影像学检查　怀疑肾结石的患者通常需要进行影像学检查。

（1）超声检查：是一种简便、快速、无创的方法，可以检测出具有显著临床意义的肾结石，对引起急性症状的输尿管结石的检测敏感性约为85%，同时能检测到可能的尿路梗阻。

（2）X线片：约90%的肾结石是放射线无法穿透的（尿酸结石可透过放射线），可通过简单的腹部X线片检出结石，但其具有经常被大便、椎骨或腹腔气体遮盖等缺点，故普通腹部X线片的敏感性仅为55%，特异性约为75%。

（3）无造影剂螺旋计算机体层成像（CT）：其检测肾结石的敏感性和特异性均超过95%。

（4）静脉肾盂造影：其检测肾结石的敏感性约为75%，特异性超过90%。静脉肾盂造影有助于鉴别尿路的结构异常，但存在造影剂风险，这对有潜在肾损害的个体风险更大。随着超声和螺旋CT的广泛应用，静脉肾盂造影已很少应用。

3. 结石成分分析　结石成分分析对于肾结石的成因和预防复发具有重要意义，可应用红外光谱法、X射线衍射等方法进行。近年来，双源双能量CT的开展为无结石样本的成分分析提供了便利，且可提供结石的具体数量、大小及位置信息。

（五）鉴别诊断

某些疾病可能与肾结石引起的腰痛相似，如输尿管内血凝块堵塞、肾盂肾炎、异位妊娠、卵巢囊肿破裂或扭转、急性肠梗阻、阑尾炎、胆囊炎和胆绞痛、缺血性肠病及腰部带状疱疹等，患者的病史、临床症状、超声及CT（平扫）可帮助进行鉴别诊断。

（六）代谢评估和治疗

1. 代谢评估　首次发生肾结石的患者都应接受基础评估（图11-3），以除外肾小管酸中毒（Ⅰ型）、原发性甲状旁腺功能亢进症、痛风及代谢综合征。病史收集更应关注容易形成结石的因素。在下述情况下，需要收集24小时尿进一步做代谢评估，以帮助患者确定潜在的代谢异常并指导治疗（图11-4），具体包括初次即发现多发结石、反复的复发结石、已进行饮食控制但仍有新发结石或结石增长、结石家族史、儿童结石、孤立肾结石、血清电解质或尿酸异常及疑似与结石相关的遗传性疾病（如原发性高草酸尿症等）。

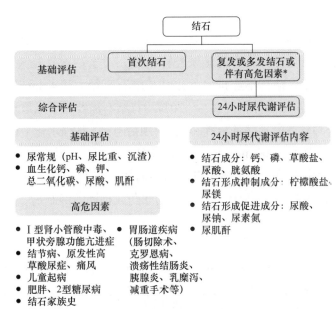

图11-3　肾结石评估流程

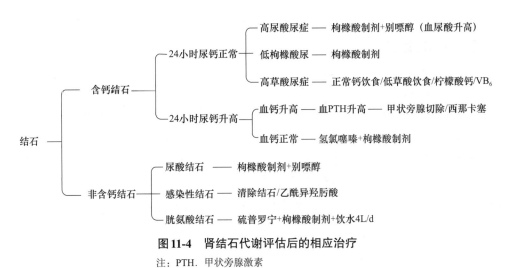

图11-4　肾结石代谢评估后的相应治疗

注：PTH. 甲状旁腺激素

2. **镇痛治疗**　控制肾结石的疼痛至关重要，非甾体抗炎药与阿片类药物同样有效，且不良反应较少，故作为首选。但由于非甾体抗炎药可导致AKI，尤其是患者存在脱水或肾损伤时，充分的水化（如补充葡萄糖、0.9%氯化钠溶液75～150 ml/h）必不可少。

3. **药物排石治疗**　直径5 mm或更小的肾结石自发排石的概率约为70%，而直径5～7 mm的肾结石自发排石的概率为60%，更大直径的肾结石则为50%以下。如果患者的疼痛得到控制，肾功能正常且没有尿路感染或明显阻塞的迹象，可以谨慎尝试对直径<10 mm的输尿管结石进行4～6周的药物排石治疗。治疗时患者需要密切随诊，通常每周或每2周复查超声。有文献提示，α受体阻滞剂如坦索罗辛（每天口服0.4 mg）、特拉唑嗪（每天口服2～5 mg）或多沙唑嗪（每天口服4 mg）总体可获益。

4. **手术治疗及泌尿外科转诊**　患者存在尿源性脓毒血症、AKI、无尿和（或）顽固性疼痛、恶心或呕吐时，需要请泌尿外科会诊。对于结石直径大于10 mm的患者，以及尝试非手术治疗后结石不能排出（尤其是结石直径大于4 mm或有不能控制的疼痛）的患者，需转诊至泌尿外科。10%～20%的肾结石需要经手术取出。

5. **复发性含钙结石的预防性治疗**　包括4项措施：①加强水化（目标尿量>2 L/d）；②减少钠的摄入（目标<6000 mg/d）；③控制蛋白质的摄入［约1 g/（kg·d）］；④与年龄和性别相符的钙摄入量，钙主要来自乳制品而非补充剂。如果以上措施不能充分降低过高的尿饱和度，则可能需要应用噻嗪类利尿药或枸橼酸钾制剂。

（七）预后

肾结石初次发作后，未经治疗的草酸钙肾结石患者的5年复发率约为25%，胱氨酸、尿酸、磷酸镁铵结石的复发率更高。肾结石患者常伴有主动脉钙化增加和骨密度降低，故含钙结石患者体内钙稳态失调。肾结石患者罹患心血管疾病和卒中的风险也增加。

二、实战病例

患者，男性，23岁，因"反复复发肾结石11年"就诊。患者自2008年（12岁）起反复出现肉眼血尿伴腰痛，外院确诊肾结石，多次行碎石治疗（表11-1），肾结石的成分主要为草酸钙。无骨折、骨痛病史。健康体检示血压正常高限2～3年。否认糖尿病、痛风、甲状旁腺功能亢进症病史。饮食偏咸（喜食方便面、香肠、番茄酱），平素在外就餐。患者二伯患肾结石，未查过血钙。体格检查：身高184 cm，体重90 kg，血压147/90 mmHg，体型均匀偏胖，无肾区压痛。

表 11-1　患者既往反复肾结石发作情况

日期	主要表现	检查	结石部位	治疗方式
2008-07-01	肉眼血尿	泌尿系超声	肾结石（具体不详）	未治疗
2010-07-01	肾绞痛	腹部 X 线片	左侧输尿管	超声碎石
2010-12-01	肾积水	腹部 X 线片和超声	双侧肾、右侧输尿管	超声碎石
2011-01-01	肾绞痛	超声	双侧肾、右侧输尿管	超声碎石
2016-10-01	肾绞痛	超声	双侧肾、左侧输尿管	超声碎石

（一）接诊医师该怎么办

1. **识别危险征兆**　对于肾结石患者，应首先评估有无泌尿道梗阻征象，以及其所导致的肾萎缩。本例患者的超声检查示无肾盂和输尿管扩张、双肾大小正常。

2. **完善检查**　本例患者反复复发肾结石诊断明确，还需要明确有无慢性肾功能不全、尿常规情况及电解质、代谢相关情况。

本例患者的检查结果如下。血常规：血红蛋白175 g/L，糖化血红蛋白5.3%。尿常规：尿比重1.017，pH 6.0，白细胞70/μl，尿糖（—），隐血（—），尿蛋白（—）。血生化：血清肌酐101 μmol/L，葡萄糖5.3 mmol/L，钙2.97 mmol/L（较正常值升高），磷0.91 mmol/L，总二氧化碳24 mmol/L，尿酸507 μmol/L（较正常值升高），总胆固醇4.97 mmol/L，甘油三酯2.44 mmol/L。

（二）上级医师会怎么办

1. **尿代谢评估**　本例患者的24小时尿代谢评估结果见表11-2。

表 11-2　本例患者的 24 小时尿代谢评估结果

项目	尿量 （L）	pH	钙 （mmol/d）	草酸盐 （mmol/d）	柠檬酸 （mmol/d）	尿酸 （mmol/d）	肌酐 （mmol/d）
结果	2.1	5.9	7.245 ↑	0.158	3.234	7.602 ↑	19.32

项目	钾 （mmol/d）	钠 （mmol/d）	钠摄入量 （g/d）	镁 （mmol/d）	磷 （mmol/d）	氯 （mmol/d）	尿素氮 （mmol/d）
结果	44.52	348.6 ↑	20.51 ↑	4.494	34.02	277.2	468.9

注：↑表示较正常值升高，↓表示较正常值降低

24小时尿代谢评估可提供诊断线索。由上表可见，本例患者24小时尿钙排泄率明显升高（男性24小时尿钙量＞7 mmol/L定义为高钙尿症），是反复多发结石的主要原因。其尿钙排泄增加的原因有2个：①血钙升高；②钠摄入量过高。因此，根据24小时尿代谢评估结果，本例患者在治疗原发病的同时也需要调整饮食，其24小时尿钠、尿酸均偏高，饮食上应建议低钠、低嘌呤。

2. **完善检查及诊断调整**　甲状旁腺激素151 pg/ml（较正常值升高）。超声提示，

甲状旁腺左叶下极下方见中高回声，甲状旁腺来源不除外。^{99m}Tc-MIBI 显像提示，甲状旁腺左叶下极见类圆形放射性浓聚区。

目前，本例患者原发性甲状旁腺功能亢进症、肾结石诊断明确。

3. 治疗调整

（1）饮食治疗：低钠饮食、多饮水（尿量＞2.5 L/d）、避免含糖饮料、减重。

（2）药物治疗：给予低嘌呤饮食，建议加用非布司他（40 mg，1次/天）降尿酸。

（3）手术治疗：转外科行甲状旁腺切除术。

三、诊疗流程

泌尿系统结石的诊治流程见图11-5。

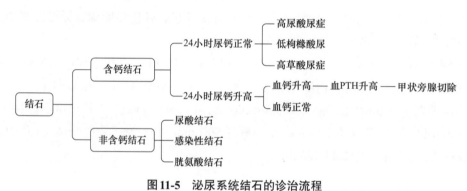

图11-5　泌尿系统结石的诊治流程
注：PTH. 甲状旁腺激素

（樊晓红）

第三节　尿　路　感　染

一、概述

尿路感染（urinary tract infection，UTI）是指各种病原体在尿路中生长、繁殖而引起的感染性疾病，多见于育龄期女性、老年人、免疫力低下者、糖尿病患者及存在尿路复杂情况者。除婴儿和老年人外，女性UTI的发病率明显高于男性。

（一）发病机制

多种病原体，如细菌、真菌、支原体、衣原体、病毒及寄生虫等，均可导致UTI。临床上，UTI多由细菌引起，革兰阴性杆菌是最主要的致病菌，其中以大肠埃希菌为首位，其次为克雷伯杆菌、变形杆菌等；少部分UTI由革兰阳性菌引起，主要是肠球菌和葡萄球菌。UTI的感染途径包括上行感染、血行感染、直接感染及淋巴道感染。机体的免疫力、是否合并易感因素及细菌的致病力均影响UTI的发生。UTI的易感因素包括尿路梗阻、膀胱输尿管反流、尿路结构异常、神经源性膀胱、糖尿病、女性、妊娠、性生活、医源性因素、免疫力低下及遗传因素等。

（二）分类

UTI根据感染的发生部位可分为上UTI和下UTI，前者主要为肾盂肾炎，包括急性肾盂肾炎和慢性肾盂肾炎；后者主要为膀胱炎。根据患者的基础疾病，UTI又可分为复杂性UTI和非复杂性（单纯性）UTI。复杂性UTI是指伴尿路结构或功能性异常或免疫力低下相关的UTI；不伴上述情况的UTI，称为非复杂性UTI。

（三）临床表现

UTI常见的临床表现有尿频、尿急及尿痛（尿路刺激征）。下UTI主要表现为尿路刺激征，可伴下腹部疼痛，一般无全身症状；上UTI则常表现为腰痛和全身症状，如发热、寒战、头痛、全身酸痛、恶心及呕吐等。尿路刺激征通常不典型，查体可发现肋脊点或输尿管点压痛和（或）肾区叩击痛，严重者可发生肾乳头坏死、肾周围脓肿等并发症。无症状性菌尿症患者可无任何临床症状，仅尿细菌学检查阳性。

（四）诊断和鉴别诊断

1. 诊断 根据典型的UTI症状和体征，结合尿沉渣镜检白细胞增多（>5个/HPF）和尿细菌培养有真性细菌尿（清洁中段尿细菌定量培养≥10^5 CFU/ml，或耻骨上膀胱穿刺尿细菌定性培养有细菌生长），可以诊断为UTI。若患者无症状，进行2次尿培养，细菌菌落计数均≥10^5 CFU/ml且为同一菌种，也可以诊断为UTI（无症状性菌尿症）。若留置导尿管的患者出现典型的UTI症状和体征，无其他原因可解释，且尿培养细菌菌落计数>10^3 CFU /ml，应考虑导管相关性UTI。尿培养检查需要注意假阴性或假阳性结果。

UTI的定位诊断：真性细菌尿的存在表明有UTI，但不能判定感染部位，需要进行定位诊断。可根据患者的临床表现进行定位。上UTI多表现为发热、寒战，甚至毒血症症状，伴明显的腰痛、肾区叩击痛、输尿管点和（或）肋脊点压痛等。下UTI常以尿路刺激征为突出表现，少有发热、腰痛等症状。医师也可根据实验室检查定位。出现以下情况提示上UTI：①膀胱冲洗后尿培养阳性；②尿沉渣镜检有白细胞管型，并排除间质性肾炎、狼疮性肾炎等疾病；③尿N-乙酰-β-葡萄糖苷酶（N-acetyl-β-glucosaminidase，NAG）及β_2-微球蛋白（β_2-microglobulin，β_2-MG）水平升高；④尿渗透压降低。

2. 鉴别诊断　UTI需要与尿道综合征、肾结核及慢性肾小球肾炎等相鉴别。

（1）尿道综合征：常见于女性，有尿路刺激征，但多次检查均无真性细菌尿。尿道综合征部分可能由膀胱逼尿肌和括约肌功能不协调、妇科疾病或肛周疾病及精神焦虑等引起，也可能是由衣原体等病原体感染造成。

（2）肾结核：尿路刺激征明显，一般抗生素治疗无效，尿沉渣可找到抗酸杆菌，尿培养结核分枝杆菌阳性。静脉肾盂造影（intravenous pyelogram，IVP）示肾实质有虫蚀样缺损。部分伴肾外结核，抗结核治疗有效。

（3）慢性肾小球肾炎：慢性肾盂肾炎患者出现肾功能减退、高血压时应与慢性肾小球肾炎鉴别。后者多为双侧肾受累，且肾小球功能受损较肾小管功能受损明显，有蛋白尿、血尿及水肿病史；而前者常有尿路刺激征，尿细菌学检查阳性，影像学检查示双肾不对称性缩小。

（五）治疗

UTI的治疗包括一般治疗和抗感染治疗。急性期患者应注意休息、多饮水、勤排尿。尿路刺激征和血尿明显者可口服碳酸氢钠片。抗感染治疗应选择对致病菌敏感、在尿和肾内浓度高、肾毒性小、不良反应少的抗生素。单药治疗失败、严重感染、混合感染、耐药菌株出现时应联合用药，并根据UTI的类型决定疗程长短。未得到病原学结果前，医师可先经验性选用对革兰阴性杆菌有效的药物（尤其是首次发作的UTI），得到病原学结果后则可按药敏结果用药。治疗膀胱炎的常见药物有喹诺酮、磷霉素、呋喃妥因及磺胺等，以口服为主，疗程3～7天。治疗肾盂肾炎的常见药物有喹诺酮、半合成青霉素及三代头孢菌素等，轻症患者可口服用药，疗程10～14天；重症患者建议静脉用药，疗程至少14天；严重感染者可联合用药，甚至使用碳氢霉烯类药物。妊娠期UTI患者宜选用阿莫西林、头孢菌素等毒性小的抗感染药物。慢性肾盂肾炎患者在急性期治疗时才使用抗生素。UTI反复发作者应积极寻找病因，及时去除诱发因素。UTI的反复发作包括重新感染和复发。如果患者治疗后症状消失、尿细菌培养阴性，但停药6周后再次出现真性细菌尿且菌株与上次不同，称为重新感染；如果患者治疗后症状消失，尿细菌培养转阴后6周内再次出现细菌尿且菌株与上次相同，称为复发。UTI反复发作者可行长疗程、低剂量抗感染治疗。

（六）疗效判断和预防

临床治疗后的疗效判断包括：①治愈，即症状消失，尿细菌培养阴性，疗程结束后2周、6周复查仍为阴性；②治疗失败，即治疗后尿细菌培养仍为阳性，或治疗后阴性，但2周或6周复查转为阳性，且为同一种菌株。

UTI的预防措施包括：①注意休息，多饮水，勤排尿，忌憋尿；②尽量避免医源性因素，必要时应严格无菌操作；③去除诱因，积极处理易感病因；④注意会阴部清洁。

二、实战病例

患者，女性，65岁，因"发热、腹痛3天"收入院。患者3天前开始发热，体温最高39.8℃，伴畏寒、下腹部隐痛，偶感头晕及恶心、呕吐，无尿频、尿急、尿痛症状。外院查血常规：白细胞计数$15.01×10^9$/L，中性粒细胞百分比89.6%。尿常规：红细胞（＋＋＋），白细胞（＋＋＋），亚硝酸盐（＋），尿蛋白（±），脓细胞偶见。肾功能：血肌酐300 μmol/L。腹部CT显示，双肾多发结石并积水，左侧输尿管上段见结石。外院给予"静脉滴注哌拉西林"，治疗2天仍反复发热。复查血常规：白细胞计数$18.31×10^9$/L，中性粒细胞百分比94.4%，血压86/60 mmHg，急诊收入我院。

（一）接诊医师该怎么办

1. 识别危险征兆　结合本例患者的临床症状及尿液检查结果，目前考虑为"上尿路感染 - 急性肾盂肾炎"。其为老年女性，存在尿路梗阻情况，且存在持续高热和血压偏低，提示重症感染，不除外脓毒血症和感染性休克。

本例患者的血肌酐升高明显，虽有双肾多发结石致梗阻性肾病的可能，但仍应警惕重症感染或UTI的严重并发症——肾乳头坏死等原因导致的AKI。AKI进展可进一步引起水、电解质紊乱，甚至加重感染，引起血流动力学改变。

2. 诊疗注意事项

（1）生命体征：多数发热患者可出现心率增快，若感染控制不佳，还可出现体温持续升高。但出现感染性休克者，体温可能不升高。严重的急性感染可出现感染性休克、血压下降，需要抗休克和升压治疗。若患者由慢性肾盂肾炎导致肾功能不全，可出现血压升高，应适当降压。因此，体温和血压的变化是UTI应当关注的重点，血压下降和升高都需要积极处理。

本例患者的生命体征：体温39.2℃，脉搏95次/分，呼吸22次/分，血压86/60 mmHg。

（2）体格检查

1）肋脊点、肋腰点触诊：急性肾盂肾炎发作时，肋脊点（背部第12肋与脊柱夹角的顶点）、肋腰点（背部第12肋与腰肌外缘夹角的顶点）可有压痛。

2）输尿管点触诊：当输尿管发生炎症或结石嵌顿时，输尿管触诊可发现压痛点。上输尿管点在脐水平腹直肌外缘，中输尿管点在髂前上棘水平腹直肌外缘，相当于输尿管第二狭窄处。

3）肾触诊和叩诊：急性炎症期肾触诊可有触痛，叩诊时可出现患侧肾区叩击痛。本例患者神志清楚，精神稍差，左肾区叩痛明显，肋脊点及输尿管点均无压痛。

（3）相关联想：是否有脓毒血症、肾周脓肿等并发症。

3. 处理

（1）心电监护：本例患者的生命体征已出现变化，病情发展趋势尚不明朗。

（2）实验室检查：进行清洁中段尿细菌培养＋药敏试验及血培养，以了解本例患者感染的病原学结果；血气分析、肝功能、C反应蛋白及降钙素原等检查，以评估本例患者感染的严重程度，以及是否需要行循环及呼吸支持治疗；必要时行泌尿系统超声检查，以了解有无肾周脓肿。定期复查血常规、尿常规及肾功能等项目，监测并评估治疗效果，决定是否更改治疗方案。

（3）抗感染治疗：虽然病原学结果不明，但本例患者尿常规示亚硝酸盐阳性，可经验性选用针对革兰阴性杆菌有效的药物，如三代头孢菌素，且其为较严重感染，仍控制不佳可考虑碳青霉烯类药物，甚至联合2种抗生素加强抗感染治疗。

（4）抗休克治疗：本例患者血压偏低，应积极扩容、补液，但需要监测尿量。由于本例患者可能存在AKI，应避免过度扩容治疗导致肺水肿和心力衰竭。

（二）上级医师会怎么办

1. 可能的询问　①生命体征；②查体发现；③既往疾病及既往抗感染情况；④实验室检查回报，关注炎症相关指标，以及尿培养、血培养的结果；⑤评估有无并发症。

2. 可能的交代

（1）向患者及其家属交代病情，签署抢救同意书和病危通知书。

（2）加强抗感染治疗，但注意慎用肾毒性药物，并注意除外有无真菌感染。

（3）适当饮水及补液，勤排尿，注意会阴部清洁。

（4）请泌尿外科会诊，讨论手术解除尿路梗阻的必要性、时机及有无禁忌证。

（5）监测体温、血压等生命征的变化，必要时转入重症监护病房。

（6）定期监测血常规、尿液、肝功能和肾功能及炎性指标的变化。

3. 可能的治疗

（1）选择三代头孢菌素＋喹诺酮类药物联合用药加强抗感染治疗，动态评估抗感染情况，必要时升级为碳青霉烯类抗生素，总疗程至少14天。

（2）扩容、补液治疗。

（3）退热等对症治疗。

三、诊疗流程

UIT的诊疗流程见图11-6。

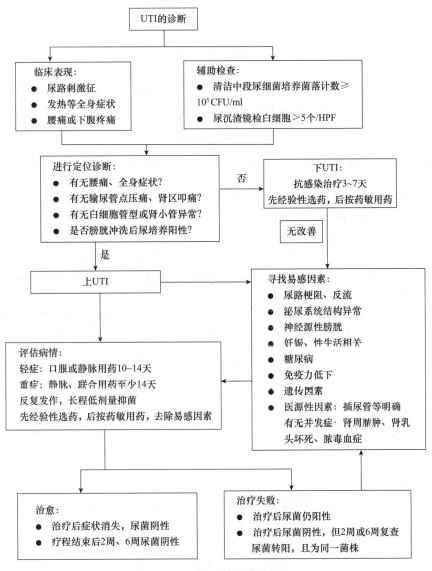

图 11-6　尿路感染的诊疗流程

注：UTI. 尿路感染

（潘　玲）

参 考 文 献

［1］ Chávez-Iñiguez JS, Navarro-Gallardo GJ, Medina-González R, et al. Acute kidney injury caused by obstructive nephropathy. Int J Nephrol, 2020, 5: 1-10.

［2］ Stevens S. Obstructive kidney disease. Nurs Clin North Am, 2018, 53, 4: 569-578.

［3］ Chevalier RL. Obstructive nephropathy： lessons from cystic kidney disease. Nephron, 2000, 84(1): 6-12.

［4］ Klahr S. Obstructive nephropathy. Intern Med, 2000, 39(5): 355-361.

［5］ 林果为，王吉耀，葛均波. 实用内科学. 15版. 北京：人民卫生出版社，2017.

［6］ Clayman RV, Patel RM, Pearle M. "STONE TREES": metabolic evaluation and medical treatment of the urolithiasis patient made easy. J Endourol, 2018, 32(5): 387-392.

［7］ Bushinsky DA. Nephrolithiasis// Lee G, Andrew IS. Cecil textbook of medicine.26th edition. Amsterdam: Elsevier, 2019.

［8］ Turk C, Petrik A, Sarica K, et al. EAU guidelines on interventional treatment for urolithiasis. Eur Urol, 2016, 69: 475.

［9］ Pearle MS, Goldfarb DS, Assimos DG, et al. American urological assocation. Medical management of kidney stones: AUA guideline. J Urol, 2014, 192(2): 316-324.

［10］ Klein RD, Hultgren SJ. Urinary tract infections: microbial pathogenesis, host-pathogen interactions and new treatment strategies. Nature Reviews Microbiology, 2020, 18(4): 211-226.

［11］ Gupta K, Grigoryan L, Trautner B. Urinary tract infection. Annals of Internal Medicine, 2017, 167(7): 49.

［12］ Flores-Mireles AL, Walker JN , Caparon M, et al. Urinary tract infections: epidemiology, mechanisms of infection and treatment options. Nature Reviews Microbiology, 2015, 13(5): 269.

［13］ Grabe M, Bjerklund-Johansen TE, Botto H, et al. EAU guidelines on urological infections, Amsterdam, 2020. Amsterdam: EAU Annual Congress, 2020.

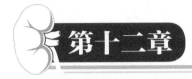

第十二章　急性肾损伤及相关综合征

第一节　急性肾损伤

一、概述

急性肾损伤（acute kidney injury，AKI）是一组以肾小球滤过功能迅速下降为特点的临床综合征。

根据病理生理和发病机制，AKI可分为肾前性AKI、肾实质性AKI和肾后性AKI三大类，但三者之间并非泾渭分明。同一致病因素可能引起不同类型的AKI，且AKI也可由多种因素导致。

AKI的临床表现：①尿量减少，甚至少尿（＜400 ml/d）或无尿（＜100 ml/d）；②代谢废物潴留导致的尿毒症症状，如胃肠道症状、中枢神经系统症状等；③水钠潴留，水肿、高血压、急性左心衰竭及脑水肿等；④电解质及酸碱失衡导致的症状，如高钾血症（血钾＞6.5 mmol/L或伴严重心律失常）和严重代谢性酸中毒（pH＜7.2）。

因病因不同，AKI的临床表现各异。相应地，AKI治疗的关键在于积极治疗原发病和纠正病因。在此过程中，医师还应密切监测和注意：①维持容量、电解质及酸碱平衡；②把握透析的适应证。

AKI急诊透析的适应证：①酸中毒；②电解质紊乱，特别是高钾血症；③摄入引起AKI的锂、乙二醇等；④水负荷过重；⑤尿毒症脑病。

二、实战病例

> 患者，男性，37岁。因"发热1周，少尿3天"收入院。患者2周前在野外露宿时被田鼠咬伤，近1周持续发热，伴头痛、剧烈腰痛及眼眶痛，颜面、颈部及上胸部皮肤潮红，近3天尿量减少，全身水肿明显。入院后立即给予呋塞米（20 mg，静脉推注），并注意观察出入量。2 h后患者体温升至38.8 ℃，仍未排尿，给予对乙酰氨基酚退热，并再次推注呋塞米（40 mg）。患者出现呼吸困难，此时的尿量约为80 ml。

（一）接诊医师该怎么办

1. **初步判断病因**　鉴于患者的流行病学史和"三痛、三红"表现，背景疾病考虑为流行性出血热，其病程可分为发热期、低血压期、少尿期、多尿期及恢复期，前2～3期可重叠或合并，导致严重的低血压，甚至休克。患者出现AKI并加重，考虑为流行性出血热肾损害、潜在休克导致的肾灌注减少。

2. **识别危险征兆**　多数情况下，AKI患者在尿量减少后会出现呼吸困难，应警惕容量负荷增多导致的肺水肿，对于老年或存在基础心血管疾病的患者，这可能是心力衰竭的信号，此时可能出现第三间隙液体潴留，如胸腔积液和心包积液，但罕见大量心包积液。

急性肺水肿是AKI最严重的并发症，也是AKI患者死亡的主要原因。除了与水钠潴留相关外，不恰当的液体复苏治疗也是急性肺水肿发生的重要影响因素。

3. **诊疗注意事项**

（1）生命体征：本例患者心率107次/分，血氧饱和度92%，呼吸29次/分，血压93/48 mmHg。多数主诉呼吸困难的患者可见心率加快和血氧饱和度降低。依据患者的背景疾病，高度怀疑为流行性出血热。血压变化也是医师应关注的重点。

（2）体格检查：呼吸困难通常提示呼吸系统或循环系统疾病。因此，医师尤其需要注意患者的心、肺体征。鉴于本例患者的呼吸困难是在AKI、无尿发生后出现的，预计在心、肺查体时可发现容量负荷的表现。

本例患者呈端坐位，神志清晰，颈静脉充盈，肺部闻及湿啰音，双下肺显著，心率增快，心律齐，叩诊心界无扩大。

（3）并发症：尿毒症脑病、高钾血症及代谢性酸中毒。

4. **辅助检查和治疗措施**

（1）辅助检查

1）心电监护：本例患者的生命体征已出现变化，病情发展趋势尚不明朗。

2）心电图：排除可能的快速心律失常。此外，针对AKI、无尿患者，需要警惕高钾血症。心电图的T波高尖对高钾血症有提示价值，但并非所有的T波高尖者都为高钾血症（图12-1）。

3）实验室检查：肌酐、尿素氮、血电解质及血气分析可用于判断患者氮质血症、高钾血症及酸中毒的程度。若患者需要急诊透析，在放置透析通路操作前应检查血常规和凝血功能。脑钠肽（brain natriuretic peptide，BNP）检测和床旁胸部X线片有助于判断心力衰竭和肺水肿。

（2）治疗措施

1）吸氧：如果患者病情不紧迫，应在完成血气分析后吸氧；如果患者症状较重，

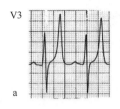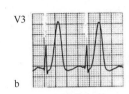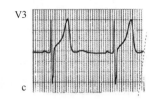

图12-1 高钾血症、心肌梗死超急性期、正常变异的心电图T波表现

注：a. 高钾血症，T波对称，窄基底，顶端尖；b. 心肌梗死超急性期，T波对称，宽基底，顶端不尖；c. 正常变异，T波不对称，基底不窄

应及时给予吸氧。本例患者憋气症状严重，应尽快给予吸氧。解读血气分析结果时应注意当时吸氧条件的影响。

2）利尿：如果考虑为肺水肿，呋塞米（静脉滴注）的应用剂量可从40 mg开始。鉴于本例患者此前应用呋塞米的反应不佳，呋塞米的剂量可增至原剂量的2倍，并使用静脉泵入。呋塞米日剂量＞400 mg后利尿效果减弱，最大日剂量为600 mg。

（二）上级医师会怎么办

1. 可能的询问 ①生命体征是否平稳；②查体发现有无肺水肿表现，以及吸氧条件；③既往史有何特殊；④心电图结果是否存在心动过缓、T波高尖的高钾血症改变；⑤实验室检查结果：pH 7.10，氧分压68 mmHg（注意患者的吸氧条件），血钾7.2 mmol/L，血肌酐356 μmol/L，尿素氮32 mmol/L；⑥对利尿治疗是否有反应；⑦评估透析通路条件。

2. 可能的交代 向患者家属交代病情，签署抢救同意书和血液透析同意书。

3. 治疗措施

（1）纠正酸碱及电解质紊乱：可临时使用碳酸氢钠纠正酸中毒，高钾血症的处理参见相关章节。

（2）血液透析：患者存在高钾血症、酸中毒及较严重的氮质血症，短期使用血液透析过渡是有效的治疗手段。转至上级医院后，患者开始行持续性床旁血液透析，超滤液体2 L，患者呼吸困难缓解，心率、血压、呼吸恢复正常。

（3）透析治疗：目前，关于AKI的最佳透析时机尚有争议。

三、诊疗流程

AKI的诊疗流程见图12-2。

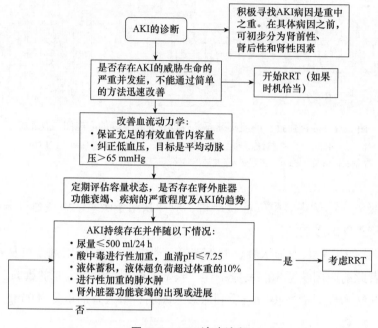

图12-2   AKI诊疗流程

注：RRT. 肾脏替代治疗；AKI. 急性肾损伤

（陈　罡）

第二节   心肾综合征

一、概述

（一）定义

心肾综合征（cardiorenal syndrome，CRS）的定义为心或肾任一器官的急、慢性病变均会导致和加重另一器官的疾病进展。2008年，"急性透析质量倡议（Acute Dialysis Quality Initiative，ADQI）共识"制定了CRS的临床分型，为心、肾功能失调的诊断和治疗提供了便捷的临床工具。

临床上，CRS可分为5型：①Ⅰ型（急性心-肾综合征），指急性心力衰竭导致急性肾损伤（AKI）；②Ⅱ型（慢性心-肾综合征），指慢性心功能不全导致的肾功能损害和（或）异常；③Ⅲ型（急性肾-心综合征），指急性肾功能恶化导致的心功能损害和（或）异常；④Ⅳ型（慢性肾-心综合征），指慢性肾脏病（chronic kidney disease，CKD）导致的心功能损害和（或）异常；⑤Ⅴ型（继发性CRS），指非心、肾因素的系统性疾病同时导致心、肾功能损害和（或）异常。

在临床实践中，识别急性或慢性CRS的始动因素和继发时间具有挑战性。例如，不同的急、慢性心脏事件可引起不同类型的肾功能损害，且患者发生的肾功能损害可能由多种因素共同引起。ADQI共识阐明了可诱发AKI的急性心脏事件，包括急性失代偿性心力衰竭、急性冠脉综合征、心源性休克及心脏外科手术后。多项前瞻性研究或meta分析表明，Ⅰ型CRS的发生率为12%～38%，其中大部分研究中AKI的诊断标准还是基于肾功能受损情况（血清肌酐较基线增加≥0.3 mg/dl）。

（二）病理生理

CRS的病理生理涉及多种机制共同影响，其病理生理机制表现为多种血流动力学、神经内分泌调节轴激活或失衡，以及全身炎症反应等。

1. 由心脏病变导致的CRS　各种原因引起的心力衰竭可导致血压降低和心排血量减少，以及肾灌注不足；反之，右心房和中心静脉压力增加后，肾静脉充盈导致肾小管塌陷和肾小管-肾小球反馈，进一步导致水、钠潴留，可激活神经内分泌系统，如交感神经、肾素-血管紧张素-醛固酮系统（renin angiotensin aldosterone system，RAAS）、精氨酸升压素（arginine vasopressin，AVP）等，进而引起一氧化氮（nitric oxide，NO）失调、氧化应激和炎症反应。

2. 由肾脏病变导致的CRS　病理生理主要表现为AKI和肾小球滤过率（glomerular filtration rate，GFR）的降低引起的容量负荷和血流动力学改变，进而导致循环功能障碍。除此之外，最近还发现了肾代谢相关的导致失代偿性心力衰竭的病理生理改变，包括尿毒症毒素、代谢性骨病、肾性贫血等。

（三）临床表现和诊断要点

1. 临床表现

（1）Ⅰ型CRS：表现为急性心力衰竭导致的AKI。肺水肿的症状包括进行性劳力性呼吸困难或端坐呼吸，双肺可闻及湿啰音。全身水肿表现为外周水肿和体重增加、颈静脉充盈等。在以上临床表现的基础上出现少尿，持续应用利尿药后发生利尿药抵抗。这里需要特别注意区分CRS和低血容量肾损伤，虽然这两种情况下患者的容量状态是相反的，但临床实践中较难区分。明确的失水史和利尿药过量应用史等有助于鉴别诊断，近期的体重变化趋势也对诊断有所帮助。

（2）Ⅱ型CRS：表现为慢性心功能不全导致的进行性CKD。其临床预后不良，通常被认为是慢性心功能不全发展为终末期肾病（end-stage renal disease，ESRD）的表现之一。

（3）Ⅲ型CRS：是指AKI导致的急性心脏损伤或心功能不全。临床上常见于外科手术相关AKI、造影剂相关AKI、药物性AKI或肌溶解等病因基础上出现的急性心功能不全。

（4）Ⅳ型CRS：表现为CKD导致的心功能不全或心血管事件风险增高。其中，并发慢性心脏疾病的危险因素包括高龄、糖尿病及长期行肾脏替代治疗。HEMO研究显示，80%的ESRD患者患有心脏疾病。

（5）V型CRS：是指由全身急、慢性疾病导致的心功能和肾功能同时受损，包括淀粉样变、败血症、肝硬化、糖尿病、血管炎、高血压及动脉粥样硬化等。

2. 诊断要点　需要仔细进行临床评估，包括详细询问病史、体格检查、容量状态评估、尿液分析，以及仔细审查用药史以评估患者是否使用过肾毒性药物。此外，心和肾的生物标志物也是诊断CRS的重要辅助工具。同时，结合超声心动图、肾超声及容量评估等手段，对血流动力学和充盈灌注状态进行及时评估。CRS具体的诊断标志物可参考表12-1和表12-2。

表 12-1　心肾综合征的心功能诊断标志物

生物标志物	特征 / 产生部位	诊断价值
心肌肌钙蛋白	心肌损伤标志物	ACS
脑钠肽	心肌牵张标志物	HF、ACS、CRS
可溶性生长刺激表达基因 2	IL-1 受体家族成员	HF、ACS、CRS
半乳凝素 -3	半乳糖苷结合凝集素	HF、ACS、CRS
硫酸吲哚酚	胞外信号调节激酶	HF、ACS、CRS
影像学标志物	特征表现	诊断价值
超声心动图	左心室肥厚、心包积液、中心静脉压力、瓣膜狭窄或反流	HF、CRS
彩色多普勒	心脏血流情况、液体负荷	HF、CRS
胸部 X 线片	心增大、肺间质水肿、胸腔积液、肺动脉扩张	HF、CRS

注：IL. 白介素；HF. 心力衰竭；ACS. 急性冠脉综合征；CRS. 心肾综合征

表 12-2　心肾综合征的肾功能诊断标志物

生物标志物	特征 / 产生部位	诊断价值
血清肌酐	骨骼肌	AKI、CRS
尿蛋白	肾小球损伤标志物	CRS
半胱氨酸蛋白酶抑制剂 C	所有有核细胞	CRS
肾损伤分子	再生降钙素原上皮细胞中表达的 1 型细胞膜糖蛋白	AKI
血清 NGAL	由心肌、肾小管、活化的免疫细胞、肝细胞等分泌	AKI
尿 NGAL	集合管、Hene 祥	AKI、CRS
白介素 -18	通过核因子 κB 途径介导炎症的细胞因子	AKI
晚期糖基化终末产物	肾清除损伤标志物	AKI
影像学标志物	特征表现	诊断价值
肾超声	肾增大，肾皮质变薄、回声增强	AKI、CRS
彩色多普勒	肾血流情况、液体负荷	AKI、CRS

注：AKI. 急性肾损伤；CRS. 心肾综合征；NGAL. N- 乙酰 -β-D- 氨基葡萄糖苷酶

值得注意的是，引起AKI的其他非心源性因素，如血容量不足、肾毒性或低血压/休克引起的急性肾小管坏死等并不一定归类为CRS，故在鉴别诊断时要对上述原因予以仔细排查。

（四）治疗策略

心脏疾病与肾脏疾病具有一定的共同危险因素，包括高血压、高脂血症及糖尿病等，故目前对CRS救治的策略侧重于管理主要的潜在疾病，以及支持治疗和容量管理，尚没有任何特定疗法可降低CRS相关死亡率。

利尿药和血管扩张药是CRS初始治疗的主要药物，其他药物还包括神经激素调节剂、正性肌力药物、肾素-血管紧张素-醛固酮系统（RAAS）抑制剂、β受体阻滞剂等。应用利尿药后，患者的心力衰竭可有所缓解，但不能改善其短期或长期死亡率和再住院率。需要注意的是，在使用利尿药期间，医师必须注意患者可能出现由于远端肾小管重塑而引起的利尿药抵抗。一旦出现上述情况，应对策略包括增加利尿药的使用剂量、频率，以及多种利尿药联合使用。RAAS抑制剂对延缓肾功能进展和心肌重塑有双重保护作用。多项研究均显示，心力衰竭和CKD患者应用RAAS抑制剂能够有所获益，但肾功能损害患者使用此类药物时应密切关注高钾血症和肾损伤的发生和防治。另外，长时间使用RAAS抑制剂会导致醛固酮逃逸现象，可适当增加盐皮质激素受体拮抗剂的使用，有潜在的心、肾获益。另外，血管紧张素受体-脑啡肽酶双重抑制剂（ARNI）可通过双重神经内分泌调节机制（沙库巴曲代谢产物——LBQ657抑制脑啡肽酶、缬沙坦阻断血管紧张素受体）发挥扩张血管、抑制RAAS及抑制交感神经活性的多重作用。近年来，多项多中心临床研究的结果表明，对于射血分数下降的心力衰竭合并慢性肾衰竭的CRS患者，使用ARNI可改善心脏和肾脏的终点事件。

近年来，多项随机对照研究的结果提示，钠-葡萄糖耦联转运体（sodium-glucose linked transporter，SGLT）-2抑制剂对糖尿病患者有明显的心、肾保护作用，故推荐将其作为2型糖尿病患者CRS的防治。此外，胰高血糖素样肽（glucagon-like peptide，GLP）-1抑制剂、二肽基肽酶（dipeptidyl peptidase，DDP）-4抑制剂等在伴糖尿病的CRS患者中的应用目前也处于临床试验阶段。

针对CRS的非药物治疗包括血液净化治疗、主动脉内球囊泵治疗及呼吸机辅助通气治疗。目前，主流的治疗观点认为，对于应用强力利尿药、血管扩张药等治疗无效的充血性心力衰竭患者，应尽早启动血液净化治疗。《美国心脏病学会杂志》（*JACC*）发表的声明建议CRS患者启动连续性肾脏替代治疗的适应证包括血流动力学不稳定的难治性容量超负荷患者，在心、肾功能稳定后，再逐渐过渡到药物治疗，可改善药物的敏感性和有效性。

二、实战病例

患者，男性，82岁，因"进行性呼吸困难3天"就诊。患者有糖尿病病史10余年，主动脉瓣狭窄病史1年，1年前临床评估有"主动脉瓣置换"的适应证，但其拒绝手术治疗。急诊检查：嗜睡状，血压94/56 mmHg，脉搏110次/分，24小时尿量约1000 ml。胸部X线片显示，双肺肺水肿，心影增大。心脏B型超声显示，左心室肥厚；主动脉瓣重度狭窄，三尖瓣退行性变伴钙化，左心室射血分数（ejection fraction, EF）为34%。实验室检查：氨基末端-B型脑钠肽前体（N-terminalprobrainn atriureticpeptide, NT-proBNP）20 774 pg/ml，血清肌酐335.9 μmol/L（3.8 mg/dl）[估算肾小球滤过率16 ml/（min·1.73 m²）]。

（一）接诊医师该怎么办

1. 初步诊断思路　本例患者为老年男性，存在糖尿病和主动脉瓣重度狭窄，在尿量轻度减少的情况下出现进行性呼吸困难，影像学检查提示肺水肿，结合其既往史，初步印象是"心脏瓣膜病引起的急性心力衰竭，在急性心力衰竭的基础上出现AKI，临床表现符合Ⅰ型CRS"。

2. 如何证实CRS的诊断　大多数情况下，对于老年或存在基础心血管疾病的患者，呼吸困难可能是心力衰竭发作的信号。结合实验室检查结果（提示特异性标志物显著升高）和影像学检查证据，急性心力衰竭诊断明确。但需要注意的是，呼吸困难可见于第三间隙液体潴留，如胸腔积液和心包积液，应注意鉴别。

检查发现患者的血清肌酐升高达335.9 μmol/L，需要区分是由基础肾病还是由CRS引起的肾功能损害。临床上，医师除了仔细追问患者的既往史和既往检查结果外，还可通过辅助检查进一步鉴别诊断。

（1）尿液检查：提示本例患者基础肾病的结果包括显著蛋白尿（通常超过1000 mg/d），以白蛋白尿为主，活动性尿沉渣伴或不伴血尿，而通常CRS的尿常规检查未见明显异常。

（2）血尿素氮/肌酐比值：该比值升高通常提示肾前性病因引起的CRS可能性大。

（3）尿钠浓度：由于肾灌注随着RAAS和交感神经系统的激活而减少，两者均可促进钠潴留，故预计HF患者的尿钠浓度低于25 mmol/L，但使用利尿药后会干扰临床判断。

本例患者经过详细的病史询问和检查：1年前就诊时检查血清肌酐132.6 μmol/L，尿蛋白肌酐比1020 mg/gCr，尿白蛋白肌酐比650 mg/gCr。此次急诊检查：尿常规蛋白质（＋＋），血清肌酐335.9 μmol/L，血尿素氮/肌酐比值明显升高，综合考虑其既往"糖尿病肾病，CKD 3期"诊断明确，此次为CKD急性加重，急性心力衰竭为诱发因素，临床表现为Ⅰ型CRS。

（二）上级医师会怎么办

1. 组织多学科会诊　包括心外科、心内科及肾内科。

2. 可能的交代

（1）向患者家属交代病情，签署抢救同意书和血液透析同意书。

（2）对于原发性心脏瓣膜病的治疗，与患者交代手术的必要性和风险。

3. 可能的治疗

（1）支持治疗：吸氧、镇静、强心、利尿、扩张血管，密切监测患者的生命体征和出入量。

（2）血液净化：在上述治疗效果不佳时，应尽早启动血液净化治疗。

（3）手术治疗：急性重度主动脉狭窄伴CRS，有手术适应证。

本例患者经多学科会诊后，并与家属充分沟通，主诊医师为其安排了持续床旁血液滤过，超滤液体4 L后，患者的呼吸困难症状缓解，后急诊行主动脉瓣置换术。

三、诊疗流程

CRS的诊疗流程见图12-3。

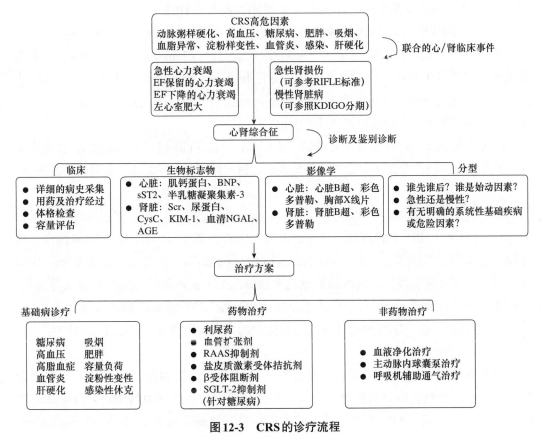

图12-3　CRS的诊疗流程

注：CRS. 心肾综合征；EF. 射血分数；BNP. 脑钠肽；sST2. 可溶性生长刺激表达基因2；Scr. 血肌酐；CysC. 半胱氨酸蛋白酶抑制剂C；KIM-1. 肾损伤分子-1；NGAL. N-乙酰-β-D-氨基葡萄糖苷酶；AGE. 晚期糖基化终末产物；RAAS. 肾素-血管紧张素-醛固酮系统；SGLT-2. 钠-葡萄糖耦联转运体2

（叶智明）

第三节　肝肾综合征

一、概述

肝肾综合征（heptorenal syndrome，HRS）是肝硬化晚期或暴发性肝衰竭患者常并发的一种可逆性、功能性肾功能损害综合征。

（一）发病机制及分型

1. 发病机制　HRS的主要发病机制是内脏血管扩张和肾血管强烈收缩，导致肾灌注下降，伴有GFR和钠排泄降低，且无其他导致肾功能不全的原因（如容量不足或急性肾小管坏死）。HRS患者肾小管功能保留完好，肾组织形态学正常。

2. 分型　根据临床特征，HRS分为Ⅰ型HRS和Ⅱ型HRS。

（1）Ⅰ型HRS：指2周内血清肌酐（Scr）倍增，且＞221 μmol/L（2.5 mg/dl），或最初的24 h内生肌酐清除率（Ccr）下降超过50%，且＜20 ml/min。Ⅰ型HRS往往有明确诱因，主要见于急性失代偿性肝硬化、急性肝衰竭及急性酒精性肝炎。Ⅰ型HRS患者通常有重症黄疸和凝血功能障碍。细菌感染（包括自发性细菌性腹膜炎）、胃肠道出血、过度利尿及腹腔穿刺均可诱发Ⅰ型HRS。

（2）Ⅱ型HRS：指缓慢发生肾功能不全，Scr＞132.6 μmol/L（1.5 mg/dl），多见于失代偿性肝硬化和门静脉高压症患者。此类患者黄疸相对较轻，但临床常合并难治性腹水。

（二）临床表现

1. 肝衰竭　HRS患者有食欲缺乏、乏力、腹胀、黄疸、体重减轻、出血倾向、内分泌系统失调及神经精神异常等表现。查体可见肝病面容、面部毛细血管扩张、蜘蛛痣、肝掌及男性乳房发育。腹壁和胸壁皮下静脉怒张，脐周静脉可突起形成水母头状。肝硬化晚期患者肝缩小、坚硬、肋下不易触及。35%～50%的HRS患者有脾大。

2. 肾功能不全　HRS患者通常有尿量减少的表现，可伴或不伴双下肢水肿。

3. 辅助检查

（1）血生化：失代偿性肝硬化患者常出现结合胆红素和总胆红素增高、白蛋白降低、球蛋白增高、凝血酶原时间延长。肝细胞受损时谷丙转氨酶增高，肝细胞坏死时谷草转氨酶增高。90%肝硬化患者的γ-谷氨酰转肽酶（gamma glutamyl transferase，GGT）增高；70%患者的碱性磷酸酶（alkaline phosphatase，AKP）增高。HRS患者肝纤维化指标——Ⅲ型前胶原氨基末端肽N-terminal procollagenpeptide-Ⅲ，PⅢNP、N胶原、透明质酸及层粘连蛋白明显增高。

HRS患者存在不同程度的Scr增高（Scr＞135 μmol/L）和（或）Ccr下降（＜

40 ml/min）。由于肝合成和蛋白质摄入减少，血尿素氮（blood urea nitrogen，BUN）可能偏低，合并胃肠道出血时BUN增高。半胱氨酸蛋白酶抑制剂C（cystatin C，CysC）用于诊断轻度肾功能受损的敏感性高于Scr。

晚期肝硬化患者因肾排水减少，常并发稀释性低钠血症，后者是诱发HRS的独立风险因素。

（2）尿液检查：一般尿蛋白<0.5 g/24 h，无明显镜下血尿，肾小管功能正常，尿钠<10 mmol/L，钠滤过分数<1%，尿浓缩功能正常，尿渗透压>血浆渗透压。

（3）B型超声：可见肝表面凹凸不平、肝叶比例失调、肝实质回声不均匀增强、脾大、门静脉扩张及门腔侧支开放，部分患者可探及腹水。肾血管超声可见血流量减少、肾血管阻力指数增大。肾脏超声有助于排除尿路梗阻。

（三）诊断和鉴别诊断

1. 诊断　在排除血容量不足、急性肾小管坏死及其他可能造成急性肾功能不全的病因后，才能诊断HRS。HRS的诊断标准见表12-3。其中，主要标准为诊断HRS的必要条件，如果患者存在次要标准，则进一步支持HRS的诊断。

表 12-3　HRS 的诊断标准

主要标准
① 慢性或急性肝脏疾病伴进展性肝衰竭和门静脉高压症
② GFR降低：Scr>135 μmol/L 或 Ccr<40 ml/min
③ 无休克、新近使用肾毒性药物和液体丢失（呕吐或剧烈腹泻）
④ 停用利尿药和给予 1.5 L 血浆扩容后，肾功能无改善（Scr<135 μmol/L，或 Ccr>40 ml/min）
⑤ 尿蛋白<0.5 g/24 h，超声检查未见尿路梗阻和肾实质性病变的证据
次要标准
① 尿量<500 ml/24 h
② 尿钠<10 mmol/L
③ 尿渗透压>血浆渗透压
④ 尿红细胞数<50 个 /HPF
⑤ 血清钠浓度<130 mmol/L

注：HRS. 肝肾综合征；GFR. 肾小球滤过率；Scr. 血清肌酐；Ccr. 内生肌酐清除率

2. 鉴别诊断

（1）血容量不足引起的肾前性氮质血症：两者都以肾灌注减少和GFR下降为特征，钠滤过分数均<1%。但血容量不足引起的肾前性氮质血症经扩容后，肾功能即可恢复正常，HRS则对扩容不敏感，且扩容可能引发急性心功能不全。因此，在诊断性扩容治疗的同时应密切监测患者的容量状态。

（2）急性肾小管坏死：HRS患者无肾小管功能损害，尿钠通常<10 mmol/L，钠滤过分数<1%；急性肾小管坏死患者尿钠>40 mmol/L，钠滤过分数>2%。HRS患者尿浓缩功能正常，尿渗透压>血浆渗透压。此外，若患者的病史中有服用肾毒性药物、

休克或严重感染等情况，以及尿沉渣镜检发现上皮细胞管型，亦提示急性肾小管坏死。但应注意，部分接受利尿药治疗的HRS患者的尿钠滤过分数可能增加。

（3）肾实质性疾病：如果尿液检查有较多蛋白尿和血尿，或超声检查显示肾实质性损害，应考虑其他原因导致的急性肾功能不全。

（四）治疗

HRS的根源在于肝衰竭，故治疗的关键在于改善患者的肝功能。若患者由肝硬化导致肝衰竭，肝移植是最根本的治疗措施，其他治疗措施包括药物治疗、经颈静脉肝内门-体静脉分流术（transjugular intrahepatic portosystemic shunt，TIPS）及血液净化。对于急性肝衰竭所致的HRS，在积极保肝、促进肝细胞再生的同时，还应采取血液净化，以度过急性肝衰竭的危险期，使肾功能得以恢复。由于 I 型HRS患者预后极差，积极治疗通常适用于有条件行肝移植的患者。

1. 一般措施　应监测中心静脉压，评估患者的血容量状态。注意纠正患者的水、电解质及酸碱平衡失调。应积极排查诱发因素和其他可能导致急性肾功能不全的原因、及时控制上消化道出血和感染、停用利尿药、腹腔穿刺明确腹水原因、腹水培养、预防自发性细菌性腹膜炎，引流应避免单次大量放腹水。应给予营养支持治疗和大剂量维生素，食用易消化的食物，避免高蛋白质饮食，限制水和钠的摄入，食管静脉曲张者禁食坚硬、粗糙的食物。

2. 药物治疗　目的是在肝移植的等待期内尽可能改善患者的肾功能、延长生存期。目前药物治疗仅限于血管收缩药，对于入住重症监护病房的HRS患者，建议初始治疗采用去甲肾上腺素＋白蛋白。其他患者也可采用血管升压素类似物（特利加压素和鸟氨酸加压素）、生长抑素类似物（奥曲肽）及α肾上腺素受体激动剂（米多君），可改善HRS患者的全身血流动力学异常和肾功能，但其疗效仍有限。

3. TIPS　可通过降低门静脉压力、抑制肝肾反射、增加有效循环血容量和GFR改善患者的肝功能。TIPS的总体疗效明显优于药物治疗。

4. 血液净化　对血管收缩药物和TIPS无反应、容量负荷过多、顽固性代谢性酸中毒或高钾血症的肝移植等待期患者应积极行血液净化。

连续性血液净化（continuous blood purification，CBP）与传统的间歇性血液透析（hemodialysis，HD）相比，具有治疗连续、逐步纠正低钠血症、颅内压波动小及持续清除体内炎性介质等优点。

分子吸附再循环系统（molecular absorbent recycling sytem，MARS）是一种将以白蛋白为透析液的蛋白透析与CBP结合起来的无细胞改良透析技术，能持续清除水溶性和与白蛋白结合的毒素（如胆红素、胆汁酸等），清除与HRS发病有关的水溶性细胞因子（肿瘤坏死因子和白介素-6），以及与白蛋白结合的血管活性药物（如一氧化氮），且具有维持血流动力学稳定和纠正电解质紊乱的优点。

5. 肝移植 是治疗HRS唯一有确切疗效的方法。肝移植不仅可使肝功能恢复，也能有效恢复肾功能，显著提高患者的生存率。对于那些肝移植前长期行血液净化、有肾衰竭病史或活检证实合并CKD的患者，推荐行肝肾联合移植。

（五）预防

HRS通常发生在有全身细菌感染（如自发性细菌性腹膜炎）和（或）重度酒精性肝炎的患者中。对于自发性细菌性腹膜炎患者，推荐确诊感染时在抗生素治疗的基础上静脉给予白蛋白治疗。对于肝硬化合并腹水的特定患者，推荐长期服用诺氟沙星或复方磺胺甲噁唑预防。此外，己酮可可碱的应用对于预防HRS可能有一定效果。

二、实战病例

患者，男性，56岁，因"腹胀、尿量减少10余天"收入院。患者10余天前无明显诱因出现腹胀，伴恶心，无呕吐，且伴尿量减少，约400 ml/d。患者2年前肝胆科检测乙型肝炎表面抗原阳性，乙型肝炎病毒DNA 1.49×10^6 U/ml。腹部计算机体层成像（CT）提示肝硬化，门静脉高压症（脾大、腹腔积液、脐静脉开放），未服用抗病毒药物治疗。入院后查Scr 247.6 μmol/L，白蛋白30.2 g/L。给予患者呋塞米40 mg，4 h后尿量约为100 ml，患者仍诉腹胀。

（一）接诊医师该怎么办

1. 明确诊断 HRS是个排除性的诊断，只有在排除血容量不足、急性肾小管坏死等急性或亚急性肾损伤的其他潜在原因后才能诊断。

需要进一步询问本例患者有无休克、细菌感染、近期使用肾毒性药物及液体丢失（呕吐或剧烈腹泻）等情况。需要完善尿常规和24小时尿蛋白定量，无显性蛋白尿及尿中红细胞等肾实质性病变的证据。超声检查排除尿路梗阻等情况。

2. 准确分型 HRS患者可被分为Ⅰ型HRS（重度）或Ⅱ型HRS（轻度）。若Scr在2周内至少增加至2倍［＞221 μmol/L（2.5 mg/dl）］，则为Ⅰ型HRS；若疾病进展不太迅速，则归为Ⅱ型HRS。

根据病史和分型标准，本例患者应归为Ⅰ型HRS。

3. 诊疗注意事项

（1）容量状态评估：出现尿量减少后，应及时评估患者的血容量状态。可完善脑钠肽检测、血气分析、床旁胸部X线片、肺超声等检查，有条件者可监测中心静脉压。如患者出现气促、呼吸困难，应考虑容量超负荷甚至急性左心衰竭的可能。

本例患者的心率97次/分，经皮动脉血氧饱和度95%，呼吸20次/分，血压152/90 mmHg，需结合检查结果综合判断。

（2）电解质紊乱和酸碱平衡失调：患者尿量减少后，除了容易出现容量超负荷的并发症以外，还可能发生电解质紊乱和酸碱平衡失调等严重并发症。心电图检查可快速筛查患者是否存在高钾血症的可能；电解质、血气分析可用于判断患者电解质紊乱及酸中毒的程度；心电监护可动态连续监测患者的生命体征变化。

本例患者的电解质：钾 5.28 mmol/L，血钠 131 mmol/L，二氧化碳结合力 20.2 mmol/L。需要继续给予其动态监测。

（3）肝功能评估：患者有食欲缺乏、乏力、腹胀及黄疸等症状。查体可见肝病面容、蜘蛛痣、肝掌、腹壁皮下静脉怒张，肝硬化晚期肝缩小、坚硬、肋下不易触及。肝功能检查可见胆红素、谷丙转氨酶、GGT 及肝纤维化指标增高。

HRS 的理想治疗是通过多种方法来获得肝功能改善，包括使用有效的抗病毒疗法治疗失代偿期乙型肝炎、酒精性肝炎患者戒酒，以及应用适当的保肝药物使急性肝衰竭恢复。

本例患者为乙型肝炎后肝硬化，且病毒拷贝数高，使用恩替卡韦抗病毒治疗，同时给予门冬氨酸鸟氨酸保肝治疗。

（4）凝血功能：肝衰竭患者通常伴有凝血功能障碍，且肝硬化失代偿期常合并门静脉高压，脾增大、脾功能亢进后可出现血小板减少，故此类患者有出血倾向。

应询问患者近期是否有呕血、黑粪病史，病程中是否出现严重的低血压甚至休克的表现。如果有，应及时控制消化道出血，同时监测患者的凝血功能，条件允许可完善胃镜检查、进食易消化的食物，食管静脉曲张患者禁食坚硬、粗糙食物。

本例患者凝血酶原时间 24.5 s，明显延长，胃镜可见食管胃底静脉曲张。

（5）营养状态评估：患者肝衰竭后有食欲缺乏、腹胀、体重减轻等表现，当合并肾功能不全、严重氮质血症时，消化道症状可能更严重。

血生化可见白蛋白、前白蛋白降低。由于肝合成和蛋白质摄入减少，BUN 可能偏低，合并胃肠道出血时 BUN 可增高。

应给予营养支持治疗并给予大剂量维生素，避免高蛋白质饮食，限制水、钠的摄入。

（二）上级医师会怎么办

1. 可能的询问　①生命体征；②查体发现；③既往疾病；④实验室检查回报；⑤补液扩容、应用利尿药的反应；⑥评估透析通路的条件。

本例患者的化验回报如下。血气分析：pH 7.25，氧分压 78 mmHg；脑钠肽 580 ng/ml。

2. 可能的交代　由于 I 型 HRS 患者预后极差，应向本例患者及其家属交代病情和预后、准备使用的药物及可能取得的疗效，建议入住重症监护病房，签署抢救同意书、腹腔穿刺抽液同意书及血液净化同意书。

3. 可能的治疗

（1）血管收缩药物：首选去甲肾上腺素，能改善 HRS 患者的全身血流动力学异常和肾功能，也可选用其他血管升压素类似物（鸟氨酸加压素和特利加压素）、生长抑素类似物（奥曲肽）及 α 肾上腺素受体激动剂（米多君）。

（2）腹腔穿刺抽液或安置腹腔小导管放腹水：缓解患者的腹胀症状，但应注意避免单次大量放腹水，可同时补充白蛋白。

（3）TIPS：可通过降低门静脉压力、抑制肝肾反射、增加有效循环血容量和 GFR 改善肝功能，总体疗效明显优于药物治疗。

（4）血液净化：对血管收缩药物和 TIPS 无反应、容量负荷过多、顽固性代谢性酸中毒或高钾血症的肝移植等待期患者应积极行血液净化治疗。

（5）肝移植：是治疗 HRS 唯一有确切疗效的方法，不仅可使肝功能恢复，也能有效恢复肾功能，显著提高患者的生存率。有条件的患者可转上级医院进行肝移植。

三、诊疗流程

HRS 的诊疗流程见图 12-4。

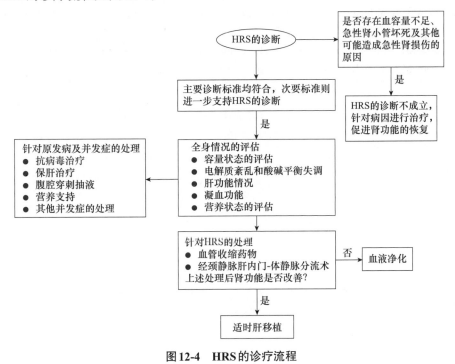

图 12-4　HRS 的诊疗流程
注：HRS. 肝肾综合征

（戴欢子　杨　杰）

参 考 文 献

［1］ Zannad F, Rossignol P. Cardiorenal syndrome revisited. Circulation, 2018, 138(9): 929-944.

［2］ Rangaswami J, Bhalla V, Blair JEA, et al. Cardiorenal syndrome: classification, pathophysiology, diagnosis, and treatment strategies: a scientific statement from the american heart association. Circulation, 2019, 139(16): e840-e878.

［3］ Ronco C, Bellasi A, Di Lullo L. Cardiorenal syndrome: an overview. Adv Chronic Kidney Dis, 2018, 25(5): 382-390.

［4］ Junho CVC, Caio-Silva W, Trentin-Sonoda M, et al. An overview of the role of calcium/calmodulin-dependent protein kinase in cardiorenal syndrome. Front Physiol, 2020, 11: 735.

［5］ Raina R, Nair N, Chakraborty R, et al. An update on the pathophysiology and treatment of cardiorenal syndrome. Cardiol Res, 2020, 11(2): 76-88.

［6］ Mindikoglu AL, Pappas SC. New developments in hepatorenal syndrome. Clin Gastroenterol Hepatol, 2018, 16(2): 162.

［7］ Wong F, Pappas SC, Curry MP, et al. Terlipressin plus albumin for the treatment of type 1 hepatorenal syndrome. N Engl J Med, 2021, 384(9): 818.

［8］ Salerno F, Gerbes A, Ginès P, et al. Diagnosis, prevention and treatment of hepatorenal syndrome in cirrhosis. Gut, 2007, 56(9): 1310-1318.

［9］ Barreto R, Fagundes C, Guevara M, et al. Type-1 hepatorenal syndrome associated with infections in cirrhosis: natural history, outcome of kidney function, and survival. Hepatology, 2014, 59(4): 1505-1513.

［10］ Israelsen M, Krag A, Allegretti AS, et al. Terlipressin versus other vasoactive drugs for hepatorenal syndrome. Cochrane Database Syst Rev, 2017, 9(9): CD011532.

第十三章　慢性肾脏病

第一节　慢性肾脏病的流行病学和影响

一、定义

慢性肾脏病（chronic kidney disease，CKD）是各种肾脏病进展的共同转归。随着2002年"慢性肾脏病"概念的提出，该病已成为世界范围的公共健康问题。目前国际上公认的慢性肾脏病定义为：肾损伤或者肾小球滤过率（glomerular filtration rate，GFR）＜60 ml/（min·1.73 m^2）持续超过3个月。其中肾损伤定义为满足以下指标中的任一项：①白蛋白尿，即尿白蛋白排泄率（albumin excretion rate，AER）＞30 mg/24 h，或尿白蛋白肌酐比（albuminuria to creatinine ratio，ACR）＞30 mg/g；②尿沉渣异常；③肾小管功能异常导致的电解质及其他异常；④肾病理组织学异常；⑤肾影像学异常；⑥有肾移植病史。其中白蛋白尿是肾损伤最常见的表现。

二、流行病学

CKD往往起病隐匿，进展至终末期肾病（end-stage renal disease，ESRD）前通常缺乏明显症状，故无法得到精确的患病率。据估计，在全世界范围内，一般人群CKD的患病率为11.7%～15.1%。基于白蛋白尿（ACR＞30 mg/g）和估算肾小球滤过率（estimated glomerular filtration rate，eGFR）下降［＜60 ml/（min·1.73 m^2）］的诊断标准，2012年一项由北京大学第一医院牵头的全国多阶段分层抽样调查数据显示，我国18岁以上成年人群CKD的患病率为10.8%，估计我国CKD患者达1.2亿。我国CKD患病率与美国（13%）、挪威（10.2%）等发达国家相似。随eGFR下降，CKD分为1～5期。2016年中国肾脏疾病数据网络（China Kidney Disease Network，CK-NET）数据显示，我国CKD 1、2期患者分别占总患病人数的0.83%和1.28%，CKD 3、4、5期患者分别占总患病人数的3.48%、2.35%和7.59%，另有84.47%的CKD患者未分类；而美国CKD3～5期患者合计占总患病人数的6.7%。此外，CKD的患病率还存在城乡差异，由于社会经济状况和环境因素的差异，农村人口对于糖尿病及高血压等慢性疾病的知晓率和控制率均低于城市人口，2016年CK-NET数据显示，我国农村人口CKD的患病率为5.1%，城市人口CKD的患病率5.46%。流行病学调查还显示，我国CKD的患病率还存在地区差异，我国华北与西南地区 CKD 患病率相对较高，分别为 16.9% 和 18.3%。

三、病因

在全球范围内，尤其是发达国家，糖尿病已成为 ESRD 的首位病因；而在包括我国在内的发展中国家中，慢性肾小球肾炎是 CKD 的首位病因。2008 年全国透析患者流行病学调查显示，慢性肾小球肾炎是透析的首位病因（占 45%）；而高血压肾损伤和糖尿病肾病患者仅占透析人群的 19% 和 13%。随着经济的发展和生活方式的变化，我国成年人糖尿病和高血压的患病率逐年攀升。随着数年乃至数十年的疾病进展，中国 CKD 疾病谱已发生重要变化，逐渐从以慢性肾小球肾炎为主演变到与发达国家相似的以糖尿病肾病和高血压肾损害为主。基于全国医院质量监测系统数据显示，2010 年，在全国 CKD 住院患者中，糖尿病肾病患者的比例低于慢性肾小球肾炎（0.82% *vs.* 1.01%）。但从 2011 年开始的统计数据显示，糖尿病肾病引起 CKD 的比例已超过慢性肾小球肾炎，且两者间的差距逐渐增大。2015 年全国 CKD 住院患者统计数据表明，CKD 住院患者的常见病因依次为糖尿病肾病（27.0%）、高血压肾病（20.8%）、梗阻性肾病（15.6%）、肾小球肾炎（15.1%），这标志着代谢性疾病继发的 CKD 已成为我国 CKD 住院患者的重要构成部分。

CKD 住院患者的疾病谱存在城乡差异。对于城市居民而言，超过 1/2 的 CKD 患者为糖尿病肾病（32.7%）和高血压肾病（23.0%）。然而，农村 CKD 患者最常见病因为梗阻性肾病（21.4%），其次为肾小球肾炎（18.5%）、糖尿病肾病（17.4%）和高血压肾病（17.3%）。地域也是中国 CKD 患者疾病谱的重要影响因素，受环境、生活方式差异等影响，北方 CKD 患者中糖尿病肾病比例较高，而南方及部分中东部地区 CKD 患者中梗阻性肾病比例较高，如浙江（22.04%）、江西（28.17%）、湖北（21.57%）、湖南（21.04%）。

除代谢性疾病以外，传统的 CKD 首要病因——肾小球肾炎病理类型的变化也对中国 CKD 疾病谱产生重要影响。针对我国 7 万余例接受肾活检的肾脏病患者的统计分析显示，IgA 肾病是最常见的原发性肾小球病（28.1%），其次为膜性肾病（23.4%），但受环境等因素影响，膜性肾病的患病率以每年 13% 的增幅呈明显上升趋势，未来将可能取代 IgA 肾病成为我国首位原发性肾小球疾病类型。

四、影响

CKD 因其高患病率已成为全球范围内的常见慢性进展性疾病。随着老龄化社会来临，以及糖尿病、高血压、肥胖患病率的不断增加，CKD 尤其是 ESRD 已成为发展中国家和发达国家卫生系统面临的巨大挑战。来自全球疾病负担研究的报告显示，在过去的20年中，全球范围内CKD的疾病负担不断增加，CKD占疾病死亡原因的比例也逐年增加，已由1990年的第25位上升至2015年的第17位。肾一方面是高血压、糖尿病等众多疾病的靶器官，另一方面也能启动或者加速疾病的病理生理过程，参与疾病进展。CKD是心血管疾病的独立危险因素，并严重影响患者预后。大规模随访研究显示，与肾功能正常者相比，肾功能轻中度下降者 [eGFR 45～59 ml/（min·1.73 m^2）] 死亡率升高20%，心血管事件风险升高40%，且上述风险随着肾功能下降呈线性增加，当eGFR＜15 ml/（min·1.73 m^2）时，全因死亡率升高近600%。与普通人群相比，CKD患者心血管疾病发病率高、发病年龄早、进展快，心肌梗死、心力衰竭、心律失常等心血管疾病已成为CKD患者的首要死亡原因。在CKD的疾病进展过程中，由于毒素蓄积、内分泌失调、代谢异常及微炎症状态，患者易出现肾性贫血、血小板功能异常、凝血障碍等血液系统损害。CKD进展过程中还常出现骨矿物质及钙磷代谢异常，即慢性肾脏病矿物质和骨代谢异常（chronic kidney disease-mineral and bone disorder，CKD-MBD）并发症，CKD-MBD可引起骨代谢异常、增加血管钙化风险、改变心血管结构与功能，进而增加心血管事件发生率，严重影响患者的生活质量及预后。除此以外，CKD还是老年男性罹患恶性肿瘤的重要危险因素。随着eGFR的下降，老年男性恶性肿瘤的患病风险相应增加，当eGFR下降至＜40 ml/（min·1.73 m^2）时，恶性肿瘤患病风险增加200%。

我国CKD人群庞大，CKD最终可进展至ESRD，需要长期肾脏替代治疗（包括血液透析、腹膜透析或肾移植），其昂贵的医疗支出对患者家庭和公共卫生系统均造成了沉重的压力。截至2010年，全球范围内共有约262万例ESRD患者需要接受肾脏替代治疗。预计到2030年，接受肾脏替代治疗的患者人数将增加1倍以上，达543.9万例。从2001到2010年的10年间，全球ESRD患者接受肾脏替代治疗的费用估计达1.1万亿美元，这给各国的医疗体系均增加了沉重的负担。据估计，我国ESRD患者总数为100万～200万人。截至2019年底，全国血液净化病例信息登记系统（Chinese national renal data system，CNRDS）登记的在透（含血液透析和腹膜透析）患者数量为63万人。2015年的统计数据显示，我国血液透析的年均医疗费用中位值约为8.7万元/人，腹膜透析的年均医疗费用中位值为7.3万元/人，透析患者的医疗总支出达4.29亿元/年。血液透析和腹膜透析患者人数虽仅占我国城镇医疗保险参保人员的0.18%，却消耗了医保费用支出的2.42%，给我国公共卫生资源造成了巨大的压力。

综上所述，认识CKD，基于CKD的发生、发展过程，针对疾病谱的变化和疾病发展的可控因素进行干预及长期一体化管理，从而延缓CKD进展至ESRD，提高ESRD的诊治水平，改善患者的生活质量，对于CKD的诊治和管理具有重要的意义。

（廖晓辉）

第二节　慢性肾脏病的病理生理及对机体的影响

一、病理生理

CKD通常由肾发育异常、炎症或毒性损伤等引起。这些因素导致肾单位逐渐丢失、残余肾单位超滤过及代偿性肥大，使肾小球滤过功能受损，最终导致肾单位硬化，进入终末期肾病。

（一）肾单位丢失

人类的肾单位在妊娠第12～36周形成，每个肾平均约有950 000个肾单位，之后便不会再生成新的肾单位。当有损害因素（如高血压、高血糖、某些药物及感染等）作用于肾时，肾单位便会不断丢失。例如，高血压患者若血压未得到良好控制，会使肾灌注压力过高，称为肾脏高灌注，从而导致肾单位损伤。若高血压持续未缓解，肾单位便会不断丢失。

（二）肾单位肥大

随着年龄的增长，GFR将逐渐下降。由于机体在妊娠36周后便无法产生新的肾单位，故只能通过增加肾单位的体积来适应不断增长的滤过需求。若滤过需求短时间增加（如进食和饮水后），肾单位能通过短时间内增加GFR而不改变肾结构来代偿，称为肾功能储备；若滤过需求大、时间长（如妊娠、肥胖等），将会促进肾单位的代偿性肥大（包括血管球、肾小囊和近端小管）。同样，肾单位丢失（如肾损伤或捐肾）将使残余肾单位的GFR升高、肾小球滤过屏障的滤过压升高，两者共同诱导转化生长因子和上皮生长因子受体的表达，促进肾单位肥大。肾单位肥大后，滤过面积增加，肾小球内高压得到暂时缓解。然而，肥大超过一定的阈值后，高滤过所导致的剪切力增加，将引起足细胞（维持肾小球滤过屏障的重要细胞）分离，局灶节段性肾小球硬化乃至整个肾小球硬化，最终导致肾单位萎缩，进一步减少肾单位数量。

（三）肾小球滤过受损

为了应对肾单位丢失，肾小球灌注压力增高导致肾单位体积增大，作为一种代偿机制可暂时保持GFR稳定，以此减少肾小球内压。此过程是通过激活肾素-血管紧张素系统（RAS），以及各种细胞因子如转化生长因子-α和表皮生长因子受体的参与共同完成的。血管紧张素Ⅱ是一种肽激素，属于RAS的一部分，能促使血管收缩和醛固酮释放，导致钠潴留和血压升高。相反，醛固酮可能通过抑制足细胞nephrin蛋白（一种维持肾小球滤过屏障中裂孔隔膜结构的重要成分）的表达，直接损害肾小球滤过屏障。同样，肾单位代偿性肥大时，足细胞也会相应增大，扩大滤过面积，维持滤过屏障。然而，足细胞的增大是有限的，若超过了阈值，滤过屏障将会受损，此时便会出现少量蛋白尿。

（四）肾纤维化

大多数CKD患者最终都会发展为肾纤维化，其病理特征为肾小球硬化、肾小管萎缩和肾间质纤维化。肾小球硬化由内皮损伤、肾小球系膜细胞增生、足细胞损伤等引起。进行性肾小球硬化的危险因素包括高血压、高血糖、高脂血症等。例如，高血压可激活内皮细胞导致肾小球微炎症反应，此反应过程中产生的炎症细胞（包括巨噬细胞和泡沫细胞）可激活肾小球系膜细胞导致系膜增生，而TGF-β1和其他生长因子（包括血小板衍生生长因子、成纤维细胞生长因子、肿瘤坏死因子和γ干扰素）可促使肾小球系膜细胞转化为前体细胞（未成熟的肾小球系膜细胞），继而产生大量细胞外基质，这是肾小球硬化的早期表现。肾小管萎缩、肾间质纤维化则与GFR下降密切相关。尿蛋白（包括补体、细胞因子和白蛋白等）可促使肾小管上皮细胞合成炎性产物，如活性氧和趋化因子，导致肾间质纤维化。肾间质纤维化则进一步通过肾缺血加速肾单位的损伤，形成恶性循环。此外，壁层上皮细胞（parietal epithelial cells，PECs）是足细胞的潜在来源细胞，但在CKD晚期，蛋白尿和其他潜在因素会阻碍PECs替代丢失的足细胞，促进瘢痕形成，导致局灶性节段性肾小球硬化症（FSGS）。血管紧张素Ⅱ也可能通过影响肾小囊的PECS，促进FSGS。这种结构上的肾小球重塑，在临床上表现为蛋白尿。

二、对机体多系统的影响

上述病理生理过程将导致CKD患者肾结构持续性损害，肾功能逐渐减退，影响机体多个系统功能。

（一）消化系统

消化系统症状通常是CKD患者最早的表现。肾受损，特别是肾衰竭时，患者会因为毒素大量堆积而引起恶心呕吐、食欲缺乏、消化不良等症状，严重者还可能出现消化道出血。

（二）神经系统

CKD引起尿毒症毒素大量堆积会引起患者神经系统异常，早期可表现为感觉模糊、迟钝，常伴失眠、疲乏、情感淡漠、近期记忆力丧失及注意力不集中。随着肾功能进一步恶化，可逐渐出现反应淡漠、谵妄、惊厥、幻觉、昏迷、癫痫发作等表现，即尿毒症性脑病。还可能出现肌震颤、肌阵挛、不宁腿综合征等神经肌肉兴奋性增加的表现。

（三）血液系统

CKD对血液系统的影响主要为肾性贫血、出血倾向和血栓形成倾向。肾是产生促进红细胞生成素（erythropoietin，EPO）的脏器。当肾功能减退时，EPO相对缺乏，加之患者进食差，维生素B_{12}、叶酸和铁也会因吸收障碍而缺乏，导致贫血。另外，因肾功能不全堆积的毒素会破坏红细胞，使红细胞的寿命缩短，加重贫血症状，可表现为贫血貌、乏力、易疲劳等，即肾性贫血。当肾功能进一步减退，毒素在体内蓄积，可影响血小板的功能及凝血因子的活性，使患者出现出血倾向。此外，CKD患者体内抗凝血酶Ⅲ活性下降、纤维溶解不足，可有血栓形成倾向，导致透析患者的动静脉瘘易阻塞。

（四）内分泌系统

肾是产生活性维生素D的部位，当CKD患者肾功能减退时，活性维生素D的生成减少，加之进食差导致钙的摄入减少，两者共同导致低钙血症的发生。另外，肾也是体内最重要的排磷器官，当肾功能减退时，磷排泄减少，血磷升高。低钙、高磷可以刺激甲状旁腺生成甲状旁腺激素（parathyroid hormone，PTH）增多，导致继发性甲状旁腺功能亢进症。另外，随着CKD患者病情的发展，患者骨骼肌及外周器官摄取糖的能力下降，肾降解小分子物质的能力下降，还可出现糖耐量异常和胰岛素抵抗等表现。在部分CKD患者还可见催乳素、促肾上腺皮质激素、促卵泡激素等水平的增高。

（五）心血管系统

心血管病变是CKD患者的最主要死亡原因之一。由于肾受损，水、钠排出减少，肾素、血管紧张素增高，以及某些舒血管因子产生不足，可引起高血压和左心室肥厚，严重者还可出现心力衰竭及尿毒症性心肌病等表现。另外，CKD患者机体氧化应激水平通常较高，且多数处于慢性炎症状态，极易诱发心血管疾病，增加动脉粥样硬化的风险。此外，CKD患者血中高水平的PTH和磷、钙分布异常，以及血管保护性蛋白的缺乏，也可导致血管钙化，从而引起心血管损伤。

（六）呼吸系统

不论是CKD患者肾排泄功能下降所导致的水、钠潴留，还是肾小管泌氢障碍、重吸收碳酸氢根能力下降所引起的代谢性酸中毒，均可使患者出现气短、气促、库斯莫尔呼吸（Kussmaul respiration）等呼吸异常表现。

（七）运动系统

CKD患者由于钙、磷等矿物质代谢异常及内分泌功能紊乱，可出现矿物质水平异常、骨病、血管钙化等临床综合征，出现纤维囊性骨炎、骨软化症、骨再生不良等表现，称为慢性肾脏病-矿物质和骨代谢异常。

三、慢性肾脏病基础上的急性肾损伤

在原有CKD基础上，由于各种原因所导致的短期内GFR迅速下降被称为慢性肾脏病基础上的急性肾损伤，其主要包括以下3种情况：①有CKD病史，肾功能正常，短期内血肌酐上升至177 μmol/L以上和（或）肌酐清除率较前下降50%；②原有慢性肾功能不全，短期内血肌酐上升50%和（或）肌酐清除率较前下降15%；③虽无CKD病史，短期内血肌酐上升至177 μmol/L以上，但临床和肾活检证实存在CKD。

由于CKD原发疾病未得到控制，以及合并各类疾病和药物干预，使患者处于多种急性肾损伤致病因子易感状态，从而导致CKD急性加重。导致CKD患者发生急性肾损伤的常见因素有严重感染或败血症、应用肾毒性药物、肾低灌注（如循环血容量不足、心功能不全、应用ACEI/ARB类药物、应用利尿药、肾血管血栓形成等）、原有疾病复发或加重等。若忽视这些因素，CKD患者往往会提前进入终末期肾病，从而需要肾脏替代治疗。

（王 蔚）

第三节 慢性肾脏病的临床表现和防治原则

一、病因

CKD一旦形成，通常以不同速度进展，直至终末期肾衰竭。CKD的病因主要包括糖尿病肾病、原发性和继发性肾小球肾炎、高血压肾小动脉硬化症、肾小管间质性疾病、肾血管疾病和遗传性肾病等。在我国，目前CKD最常见的病因仍是原发性肾小球肾炎，但近年来，随着糖尿病患病率的增加，糖尿病肾病导致的CKD明显增加，将来有可能成为我国CKD的首位病因。

二、临床表现

CKD的病情可随着肾功能进展而逐渐加重，临床表现包括以下几方面：①水、电解质代谢紊乱，如代谢性酸中毒、高钾血症、低钠血症、低钙血症、高磷血症和高镁血症；②蛋白质、糖类、脂质和维生素代谢紊乱；③心血管系统表现，如高血压和左心室肥厚、心力衰竭、尿毒症性心肌病、心包积液和动脉粥样硬化等；④呼吸系统表现，如库斯莫尔呼吸和胸腔积液等；⑤胃肠道表现，如食欲缺乏、恶心呕吐、消化道出血等；⑥血液系统表现，如肾性贫血、出血倾向和血栓形成倾向；⑦神经系统表现，如中枢系统表现为失眠、注意力不集中、性格改变甚至昏迷，周围系统以感觉障碍为主，肢端袜套样分布的感觉丧失最为常见；⑧肾性骨营养不良，包括纤维囊性骨炎，动力缺失性骨病，骨软化症及混合性尿毒症性骨病。

三、防治原则

早期诊断、有效治疗原发病和去除病因是CKD防治的基础。控制蛋白尿有助于延缓病情进展。CKD各并发症的防治同样重要，包括管理血糖、血压、血脂，维持内环境稳定，纠正肾性贫血、低钙血症、高磷血症及肾性骨营养不良，以及预防感染等。对于CKD进展至晚期患者，根据eGFR分期、CKD病因及患者临床症状、患者意愿进行综合评估，择期启动肾脏替代治疗。肾脏替代治疗包括血液透析、腹膜透析及肾移植，特殊情况下可进行床旁连续性肾脏替代治疗（continuous renal replacement therapy，CRRT）。

目前国际公认的CKD分期主要依据肾脏病预后质量倡议（KDOQI）制定的指南分为1~5期，分期标准和相应防治措施见表13-1。

表13-1　CKD的分期与防治

分期	特征	GFR[ml/（min·1.73 m²）]	防治目标和措施
1	GFR正常或升高	≥90	诊治病因，缓解症状；保护肾功能，延缓CKD进展
2	GFR轻度降低	60~89	评估、延缓CKD进展，降低CVD风险
3a	GFR轻到中度降低	45~59	延缓CKD进展
3b	GFR中到重度降低	30~44	评估和治疗并发症
4	GFR重度降低	15~29	综合治疗，肾脏替代治疗准备
5	终末期肾病	<15或透析	适时肾脏替代治疗

注：CKD. 慢性肾脏病；GFR. 肾小球滤过率；CVD. 心血管疾病

四、实战病例

患者，男性，63岁。因"纳差伴全身乏力半个月"入院。患者半个月前无明显诱因出现纳差伴乏力，尿量减少，约500 ml/d，为泡沫尿。双下肢水肿，左手示指、右手中指肿痛，双下肢关节变形，以双足关节更甚，足背皮肤可见大面积色素沉着和结节形成。病程中无恶心、呕吐，无尿频、尿急、尿痛等症状，无咳嗽、咳痰、胸闷等不适。

（一）接诊医师该怎么办

1. 诊治注意事项

（1）病史与查体：病史采集的完整性和准确性对疾病的诊断和处理有很大的帮助。查体应注意患者心、肺和神经系统体征。通过查体可初步判断CKD所引起的其他系统器官损害。

本例患者曾有痛风史，近期出现纳差伴乏力，尿量减少，查体发现患者双下肢水肿，左手示指、右手中指肿痛，双下肢关节变形，以双足关节为甚，足背皮肤可见大面积色素沉着和结节形成。

（2）相关联想：注意CKD的某些严重甚至危及生命的并发症，如高钾血症、代谢性酸中毒、充血性心力衰竭等。

2. 处理

（1）完善实验室检查：①肌酐、尿素氮、血尿酸、电解质、血气分析，用于判断患者肾功能情况，有无高钾血症，以及酸碱失衡等内环境紊乱情况；②血常规、凝血功能和输血前全套检查，为透析做准备。若患者需要透析，可进行透析通路置管操作前的评估；③免疫学检查及M蛋白相关检查，有助于排除其他继发性肾损伤病因。④心肌标志物、脑钠肽（BNP）和心脏超声，有助于判断心力衰竭等心血管系统损害表现。

（2）泌尿系统超声：评估肾大小及肾实质回声是否增强。

（3）心电监护：监测生命体征。

（二）上级医师会怎么办

1. 可能的询问 ①既往病史；②查体发现；③化验结果；④评估血液透析必要性和透析通路条件。

本例患者化验回报如下。血常规：血红蛋白82 g/L，血小板计数415×10^9/L，白细胞计数11.23×10^9/L。肾功能：血肌酐465 μmol/L，估算肾小球滤过率9.78 ml/（min·1.73 m²），血尿素氮32.9 mmol/L，尿酸524 μmol/L。动脉血气分析：pH 7.28，碱剩余－7.8 mmol/L，碳酸氢根13 mmol/L，血钾6.54 mmol/L。

2. 可能的交代

（1）向患者家属交代病情，签署侵入性操作知情同意书和血液透析同意书。

（2）临时使用碳酸氢钠纠正酸中毒，积极使用高渗葡萄糖＋胰岛素、聚磺苯乙烯等药物处理高钾血症。

3. 治疗调整

（1）紧急血液透析：患者存在高钾血症和酸中毒，若内科处理无效，短期使用血液透析过渡是有效且值得的治疗手段。

（2）CKD的病因治疗：降尿酸治疗。

（3）CKD患者的综合管理及一体化防治：包括CKD进展的危险因素干预，避免劳累，避免使用肾毒性药物，采取健康生活方式。控制蛋白尿，进行营养管理，使血糖、血压达标，控制高尿酸血症和高脂血症，纠正贫血，治疗低钙血症、高磷血症及肾性骨营养不良，预防感染等，延缓CKD进展。

五、诊疗流程

CKD合并高尿酸血症的诊治流程见图13-1。

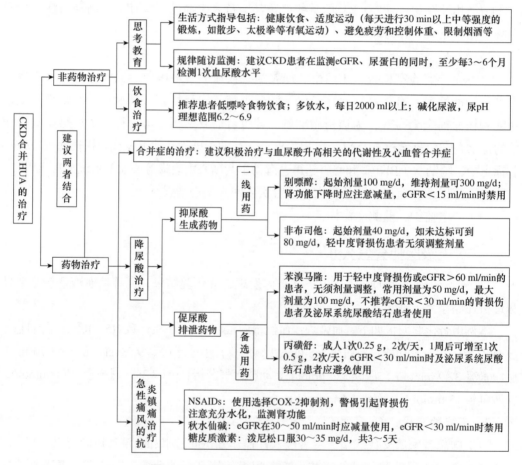

图13-1　CKD合并高尿酸血症的诊治流程

注：引自中国慢性肾脏病患者合并高尿酸血症诊治专家共识。CKD. 慢性肾脏病；HUA.高尿酸血症；eGFR. 预估肾小球滤过率；NSAIDs. 非甾体抗炎药；COX-2. 环氧合酶-2

（张　凌）

第四节　肾性贫血

一、概述

肾性贫血（renal anemia）是指多种肾脏病导致肾功能下降时，肾促红细胞生成素（erythropoietin，EPO）生成减少，以及血浆中部分毒性物质干扰红细胞生成并缩短其寿命而导致的贫血。肾功能不全若伴发铁、叶酸或维生素B_{12}缺乏，或伴发消化道出血等失血情况时，也可导致贫血的发生。

临床上，肾性贫血的表现与其他原因引起贫血相似，可表现为疲惫、嗜睡、纳差，肌无力、活动能力下降，注意力集中困难、记忆力和智力下降，休息或活动时气促、心悸、心绞痛，以及性欲下降等。体格检查可有贫血貌、呼吸频率加快、心动过速等。

（一）诊断

肾性贫血的诊断是复杂的临床问题，只有经过系统规范地检查和评估，才能正确诊断。多项国际临床实践指南均推荐，对于CKD患者应进行系统的贫血评估。CKD所致肾性贫血的诊断应与引发贫血的各种血液系统疾病进行鉴别。具体诊断流程如下。

1. 明确贫血是否存在　世界卫生组织推荐贫血的诊断标准如下：居住于海平面水平地区的成年人，血常规检测发现男性血红蛋白（hemoglobin，Hb）＜130 g/L，非妊娠期女性Hb＜120 g/L，妊娠期女性Hb＜110 g/L，即可诊断为贫血。在诊断肾性贫血时，需酌情考虑居住地海拔高度对血红蛋白的影响。

2. 明确是否存在非肾性贫血　包括明确是否存在营养不良性贫血、溶血性贫血、出血性贫血，以及血液系统疾病导致的贫血。

（1）营养不良性贫血：需监测血红蛋白、血细胞比容（hematocrit，HCT）、红细胞指标［红细胞计数、平均红细胞体积（mean corpuscular volume，MCV）、平均红细胞血红蛋白含量（mean corpuscular hemoglobin，MCH）、平均红细胞血红蛋白浓度（mean corpuscular hemoglobin concentration，MCHC）及网织红细胞计数］。

1）小细胞低色素性贫血：应检测血清铁、总铁结合力（total iron binding capacity，TIBC）、转铁蛋白饱和度（transferrin saturation，TSAT）、血清铁蛋白（serum ferritin，SF）及C反应蛋白（C-reactive protein，CRP）。

2）大细胞性贫血：应检测血清叶酸、维生素B_{12}浓度等。

（2）溶血性贫血：需检测间接胆红素、尿胆原等，必要时可进行抗球蛋白试验

（Coombs 试验）、酸化血清溶血试验（Ham 试验）。如果是葡萄糖-6-磷酸脱氢酶缺乏所致，可检测葡萄糖-6-磷酸脱氢酶活性。

（3）出血性贫血：常规检测便隐血，必要时行消化内镜检查。

（4）血液系统疾病：贫血治疗效果不佳或合并白细胞、血小板数量异常，或合并出血、血栓疾病时，应做骨髓象检查。

3. 判断是否存在加重肾性贫血的危险因素　包括检测全段甲状旁腺激素（intact parathyroid hormone，iPTH）以评估继发性甲状旁腺功能亢进症的程度；检测 CRP 以评估患者的炎症状态；进行主观综合营养评估及营养不良炎症评分、人体测量及血糖、血脂、血清白蛋白等检测，以评估患者营养状态，明确是否存在营养不良；接受血液透析和腹膜透析的患者，应检测尿素清除指数、尿素下降率等以评估透析充分性。

（二）治疗

1. 总体治疗原则

（1）肾性贫血的治疗目的是避免输血，减少心血管事件发生，改善认知功能和提高生活质量。

（2）肾性贫血的治疗涉及应用红细胞生成刺激剂（erythropoiesis-stimulating agents，ESA）和铁剂、评估营养状态和透析充分性等多方面，其中应用 ESAs、补充 EPO，或通过低氧诱导因子脯氨酰羟化酶抑制剂（hypoxia-inducible factor prolyl hydroxylase inhibitor，HIF-PHI）调控内源性 EPO 是治疗肾性贫血的关键。

（3）应首先纠正加重贫血的可逆因素。

（4）治疗前及治疗期间应评估铁代谢状态。对于存在绝对铁缺乏的患者，应补充铁剂。

（5）应用 ESAs/HIF-PHI 治疗过程中，应依据 Hb 变化幅度调整剂量，避免血红蛋白波动幅度过大。

（6）出现治疗低反应时，应再次评估是否存在感染、继发性甲状旁腺功能亢进症、铝中毒、药物及透析不充分等加重贫血的危险因素，以及是否合并其他导致贫血的疾病，并给予相应治疗。

2. 肾性贫血治疗靶目标

（1）血红蛋白靶目标为：Hb＞110 g/L，但≤130 g/L。

（2）应依据患者年龄、透析方式、透析时间长短、生理需求、并发症及合并症情况个体化调整血红蛋白靶目标。

（3）铁代谢指标的靶目标为：SF＞100 μg/L 且 TSAT＞20%。应维持 SF 200～500 μg/L，TSAT 20%～50%。

二、实战病例

> 患者，女性，67岁。因"发现蛋白尿11年，乏力、纳差1个月"入院。患者11年前发现蛋白尿（尿蛋白＋＋＋），诊断为"慢性肾小球肾炎"，此后不规则治疗，多次检测尿常规示尿蛋白阳性，血压＞140/90 mmHg，血肌酐呈升高趋势。1个月前出现乏力、纳差，遂入院。检查血尿素氮 19.16 mmol/L，血肌酐 563.8 μmol/L，尿酸 655 μmol/L；血常规显示血红蛋白 85 g/L，血细胞比容0.29。

入院查体：慢性病容、精神较差、口唇、甲床苍白。

（一）接诊医师该怎么办

1. 确定患者贫血原因　贫血的原因多种多样，CKD并发贫血应首先考虑肾功能障碍导致肾产生的EPO减少，其次考虑缺铁。CKD合并贫血患者，需检测以下项目供贫血初始评估参考，包括血红蛋白、HCT、红细胞指标（红细胞计数、MCV、MCH、MCHC、网织红细胞计数）、血小板计数、白细胞计数及分类、SF和TSAT水平、血清维生素B_{12}和叶酸水平、粪便隐血试验。

如患者表现为正细胞正色素性贫血，以上其他指标正常，结合患者CKD病史，诊断应首先考虑肾性贫血。

2. 诊治注意事项

（1）详细的病史询问：由于肾性贫血的症状无特异性，其贫血表现和其他贫血无明显区别（疲惫、嗜睡、纳差等），故详细的CKD病史对诊断十分重要。肾性贫血患者通常都有较长时间的CKD病史，但由于CKD肾性贫血是慢性贫血，少部分患者耐受性较强，因各种原因未及时就诊，初次就诊时就已经处于CKD较晚期并已合并肾性贫血。

本例患者的CKD病史长达11年，且血尿素氮19.16 mmol/L，肌酐 563.8 μmol/L，尿酸655 μmol/L，明确为慢性肾功能不全，支持肾性贫血的诊断。

（2）查体：乏力常提示患者氧气供应不足，但也属于非特异性症状，不能确定是否由贫血导致。查体时需注意颜面、口唇及四肢末梢循环情况，部分患者有心搏加速、呼吸频率加快等表现。

本例患者表现为慢性病容，颜面、口唇苍白，甲床苍白，未发现心搏加速、呼吸频率加快。

（3）相关联想：肾性贫血的其他严重并发症包括心功能不全、气促、晕厥。

3. 处理

（1）实验室检查：检测红细胞指标（红细胞计数、MCV、MCH、MCHC、网织红细胞计数），血清铁、TIBC、TSAT、SF、CRP，叶酸、维生素B_{12}，粪便隐血等。以上检查有助于排除其他原因导致的贫血，同时可明确患者铁代谢情况。必要时检测溶血性贫血相关指标（Ham试验、Coombs试验等），消化内镜检查排除胃肠道慢性失血导致的贫血，骨髓穿刺检查除外血液系统疾病所致贫血。

（2）EPO治疗：当CKD肾性贫血患者的Hb＜100 g/L时，即可开始EPO治疗，初始剂量建议为每周50～150 U/kg，分2～3次注射；或10 000 U，每周1次，皮下或静脉给药。初始EPO治疗的目标是使血红蛋白每月增加10～20 g/L，应避免1个月内血红蛋白增幅超过20 g/L。EPO初始治疗期间应每月至少监测血红蛋白水平1次。根据患者的血红蛋白水平、血红蛋白变化速度、目前EPO的使用剂量、EPO治疗反应及临床情况等多种因素调整EPO剂量。推荐应用ESAs治疗1个月后再调整剂量。具体调整方法见图13-2。

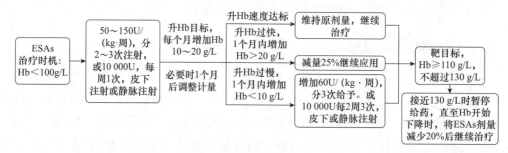

图13-2　ESAs治疗时机

注：ESAs. 红细胞生成刺激剂；Hb. 血红蛋白

EPO治疗注意事项：①治疗前应纠正引起贫血的可逆因素，如铁缺乏、感染、微炎症状态等；②应权衡治疗的利弊和风险（ESAs治疗可减少输血、纠正贫血症状，但增加卒中、血管通路失功、高血压等风险）；③既往患恶性肿瘤或脑卒中的患者，尤其以治愈肿瘤为治疗目标的活动性肿瘤患者需谨慎使用。

EPO治疗的不良反应包括高血压、头痛、皮肤瘙痒及皮疹、恶心呕吐、关节痛、发热、血液透析血管通路血栓、眩晕及血栓栓塞性疾病等。

（3）铁剂的补充：CKD肾性贫血患者的TSAT≤20%和（或）SF≤100 μg/L（血液透析患者SF≤200 μg/L）时需要补铁，给药途径选择见图13-3。建议青壮年血液透析贫

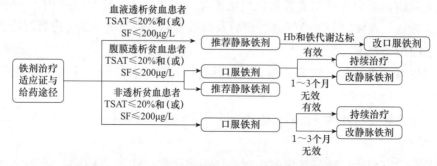

图13-3　铁剂治疗适应证及给药途径

TSAT. 转铁蛋白饱和度；SF. 血清铁蛋白；Hb. 血红蛋白

血患者选择高剂量、低频次静脉铁剂治疗；老年血液透析患者尽量避免高剂量静脉铁剂治疗。口服补铁剂量：每天给予元素铁150~200 mg，1~3个月后评价铁代谢状态。静脉补铁剂量：在初始治疗阶段，一个疗程的蔗糖铁或右旋糖酐铁的剂量通常为1000 mg（100 mg/次，3次/周）；完成一个疗程后，若SF<500 μg/L且TAST<30%，可重复一个疗程。在维持治疗阶段，每1~2周给药100 mg，原则上SF>500 μg/L时应暂停治疗。

铁剂治疗注意事项：①初次使用静脉铁剂治疗时，必须先做过敏试验，无过敏反应患者才可应用；②静脉铁剂应缓慢输注；③首次输注后要严密观察患者1 h；④应备好复苏急救药品，能及时判断及处理严重不良反应；⑤有全身活动性感染及严重肝病时，应禁用静脉铁剂治疗；⑥补充静脉铁剂应防止铁过载，以防内脏含铁血黄素沉积。

（4）HIF-PHI治疗：HIF-PHI是肾性贫血治疗领域最新研发的一种小分子口服药物，可促进生理范围内EPO生成，同时下调铁调素水平，增加机体对铁的吸收、转运和利用，减少铁剂用量。Hb<100 g/L时建议开始HIF-PHI类药物治疗。透析患者起始剂量为每次100 mg（体重<60 kg）或120 mg（体重≥60 kg）；非透析患者为每次70 mg（体重<60 kg）或100 mg（体重≥60 kg），口服给药，每周3次。起始治疗阶段每2周检测1次Hb水平。根据患者当前的Hb水平及过去4周内Hb变化，每4周进行1次剂量阶梯调整。若患者Hb在2周内增加超过20 g/L且Hb>90 g/L，则提早降低一个阶梯治疗。剂量阶梯包括20 mg、40 mg、50 mg、70 mg、100 mg、120 mg、150 mg、200 mg，建议最大剂量为2.5 mg/kg，剂量调整方法见表13-2。

表 13-2　HIF-PHI 类药物剂量阶梯调整方案

过去4周血红蛋白变化（g/L）	剂量调整时血红蛋白水平（g/L）			
	<105	105~120	120~130	≥130
<−10	增加	增加	无变化	暂停给药，监测血红蛋白水平；当血红蛋白<120 g/L，降低一个阶梯剂量，恢复给药
−10~10	增加	无变化	降低	
>10	无变化	降低	降低	

（二）上级医师会怎么办

1. 可能的询问　①生命体征；②体格检查发现；③既往疾病；④化验回报。

本例患者化验结果如下。血常规：Hb 85 g/L，MCV、MCH、MCHC及网织红细胞计数未见异常，粪便隐血阴性，TSAT 15%、SF 78 μg/L，叶酸、维生素B_{12}未见异常。

2. 可能的交代　向患者家属交代病情。首先明确患者有贫血，且贫血由慢性肾功能不全引起，此后需要长期治疗随访。

3. 可能的治疗

（1）促进红细胞生成：患者CKD病史11年，Scr 563.8 μmol/L、Hb 85 g/L、TSAT 15%、SF 78 μg/L，均低于目标值，故EPO（或HIF-PHI）治疗和铁剂治疗均应使用。铁剂推荐口服补铁1~3个月。

（2）血液净化治疗：随着病情的发展，患者会在将来某个时间点进入透析阶段，可选择血液透析或腹膜透析。充分的透析能清除代谢废物，有助于纠正贫血。

（3）输血：如贫血症状严重，患者 Hb<70 g/L，可考虑输血治疗。

（4）转诊：如患者贫血难以纠正，各种治疗措施应用后 Hb 仍<100 g/L，或表现为 EPO 低反应性，需考虑转诊上级医院进一步诊治。

（达静静）

第五节　慢性肾脏病矿物质和骨代谢异常

一、概述

慢性肾脏病矿物质和骨代谢异常（chronic kidney disease-mineral and bone disorder，CKD-MBD）是由 CKD 所致的矿物质和骨代谢异常综合征，可出现以下一项或多项临床表现：①钙、磷、甲状旁腺激素（PTH）或维生素 D 代谢异常；②骨转化、骨矿化、骨量、骨线性生长或骨强度异常；③血管或其他软组织钙化。

（一）发病机制

CKD-MBD 是 CKD 患者常见的严重并发症，是导致 CKD 患者全因死亡和心血管死亡的重要原因之一。CKD-MBD 发生的始动环节是肾滤过功能下降，导致肾对磷酸盐排泄障碍，机体被迫升高成纤维细胞生长因子23（fibroblast growth factor-23，FGF-23）和 PTH 水平，同时降低 1，25-二羟维生素 D_3［1，25-dihydroxy-vitamin D_3，1，25-$(OH)_2D_3$］和 Klotho 蛋白水平等以维持血磷稳定，由此对抗由血磷变化导致的一系列病理生理改变。但随着患者肾衰竭的进展，磷潴留加剧，上述调节机制不足以维持磷稳态，导致高磷血症、低钙血症、继发性甲状旁腺功能亢进症（SHPT）、血管和软组织钙化等，给患者带来一系列不良后果，如骨折、心血管事件和死亡风险增加等。CKD-MBD 就是对上述病理生理过程的一个概括，是一种临床综合征。

（二）诊断

CKD-MBD 的诊断需从三方面进行评估：①对实验室生化指标，如血清钙、磷、PTH、碱性磷酸酶（alkaline phosphatase，ALP）活性、25-羟维生素 D_3［25（OH）D_3］等；②骨骼异常；③血管或其他软组织钙化。

1. 实验室生化指标　生化指标的监测频率见表13-3。需注意的是，单个生化指标的检测存在很多缺陷，故应根据多个指标变化趋势而非单个数值来决定治疗方案的开始或调整。应对个体血磷、血钙水平分别进行评估，而并非以钙磷乘积结果指导临床。

表 13-3　CKD 各期 MBD 相关生化指标监测频率

CKD 分期	血磷	血钙	ALP	iPTH	25（OH）D₃
1~2	6~12 个月 1 次	6~12 个月 1 次	6~12 个月 1 次	*	
3a~3b	6~12 个月 1 次	6~12 个月 1 次	6~12 个月 1 次	*	△
4	3~6 个月 1 次	3~6 个月 1 次	6~12 个月 1 次，如果 iPTH 升高可缩短周期	6~12 个月 1 次	△
5（含 5d）	1~3 个月 1 次	1~3 个月 1 次	6~12 个月 1 次，如果 iPTH 升高可缩短周期	3~6 个月 1 次	△

注：* 根据基线水平和 CKD 进展情况决定；△ 根据基线水平和治疗干预措施决定；CKD. 慢性肾脏病；MBD. 矿物质和骨代谢异常；ALP. 碱性磷酸酶；iPTH. 全段甲状旁腺激素

2. **骨骼异常**　除生化指标外，还包括骨密度和骨活检。对于 CKD 3~5d 期患者，骨评价困难较大。

（1）骨密度：不能预测肾性骨营养不良型 MBD，其对 CKD 患者骨折发生风险的预测价值还需进一步评估。但骨密度在可能存在骨质疏松患者的治疗措施选择上有一定指导和评价作用，故在可能需要根据骨密度结果选择治疗措施时，建议行骨密度检测。

（2）骨活检：是诊断 CKD-MBD 的"金标准"。但骨活检实施困难，尚无法推荐其作为常规检查项目。

3. **血管、软组织钙化**　骨外钙化评估包括对血管钙化、心瓣膜钙化和软组织钙化评估，其中对血管和心瓣膜钙化（心血管钙化）的评估对患者预后最有意义。

CKD 3~5d 期患者可采用侧位腹部 X 线片检查是否存在血管钙化；使用超声心动图检查是否存在心脏瓣膜钙化。建议 6~12 个月进行 1 次心血管钙化评估。

（三）治疗要点

CKD-MBD 的治疗主要包括降低血磷、维持正常血钙，控制 SHPT，预防、治疗血管钙化。具体如下。

1. **降低血磷、维持正常血钙**　成人正常血磷水平为 0.87~1.45 mmol/L，对于 CKD 3~5d 期患者，应尽可能将升高的血磷控制在接近正常范围内；正常人血钙水平为 2.10~2.50 mmol/L，对于 CKD 3~5d 期患者，应尽可能避免发生高钙血症，低钙血症同样会增加患者死亡风险。具体措施包括限制摄入蛋白质总量、选择磷/蛋白质比更低的食物、选择植物来源的蛋白质（因植物磷更不容易被人类吸收）、采用适当的烹饪方法（如焯水、水煮）限制食品添加剂的摄入，以及强化教育管理。另外，对于透析患者，改变透析处方（如透析时间、频率等）有助于改善患者钙磷代谢紊乱。除此之外，CKD 3~5d 期患者在血磷进行性、持续性升高时，应给予降磷治疗，并限制钙磷结合剂的使用，强调磷结合剂的个体化应用。

2. **控制 SHPT**　非透析 CKD 3~5 期患者的 PTH 目标值尚不清楚，建议先评估其是否存在高磷、低钙、维生素D缺乏。CKD 5d期患者的iPTH水平应维持在正常值上限的2～9倍。具体措施包括：①控制高磷血症和维持血钙水平达标，合理使用活性维生素D及其类似物（如骨化三醇、阿尔法骨化醇、帕立骨化醇等）、拟钙剂（如西那卡塞；②行甲状旁腺切除术，适用于CKD 3a～5d期合并药物（活性维生素D及类似物）无法控制的严重SHPT，iPTH持续>800 pg/ml，具备至少一枚甲状旁腺增大的影像学证据，如高频彩色超声显示甲状旁腺增大（直径>1 cm）具有丰富血流。

3. 血管钙化的防治 目前尚无有效治疗CKD患者血管钙化的方案，仍以防治高磷血症、避免高钙血症、防治继发性甲状旁腺功能亢进或减退为主要措施。

二、实战病例

> 患者，男性，23岁。因"发现肌酐升高及蛋白尿阳性5年"入院。患者5年前体检时发现血肌酐增高，血肌酐>100 μmol/L，蛋白尿（++），自服"中药"治疗。3年前外院复查血肌酐增高至390 μmol/L以上，仍自服"中药"治疗。2个月前外院复查，血肌酐约500 μmol/L，血红蛋白60 g/L，为求进一步诊治入院。发病以来，精神状态及食欲一般，尿量尚可，有泡沫尿，体重无变化。入院后检查如下。血生化：血磷2.76 mmol/L（0.85～1.51 mmol/L），血钙1.88 mmol/L（2.11～2.52 mmol/L），全段甲状旁腺激素1603 pg/ml（11～81 mmol/L），碱性磷酸酶153 U/L（45～125 U/L），25（OH）D₃ 11.4 ng/ml（10～30），血肌酐749 μumol/L（62～115 μmol/L），血尿素氮20.72 mmol/L（3.1～8.0 mmol/L）。

（一）接诊医师该怎么办

1. 诊疗注意事项 患者较短时间内就已进入ESRD，且贫血严重。除肾小球病变未规范治疗外，长时间中药治疗可能引发肾间质损伤，两者作用叠加，使肾功能进行性恶化。首先应评估患者肾衰竭程度，判断是否存在紧急透析的适应证，如有，应先给予透析处理。在生命体征平稳的前提下，再评估其是否存在CKD-MBD，以及下一步处理方式。

本例患者心率92次/分，呼吸20次/分，血压150/86 mmHg，动脉血氧饱和度97%，无高钾血症及严重代谢性酸中毒，无肺水肿等心力衰竭表现，肾脏B超提示双肾体积缩小。

2. 相关联想 CKD-MBD的其他方面，如骨病变、心血管钙化评估。

3. 处理

（1）交代病情：告知患者病情严重，且目前已经出现了CKD的严重并发症——CKD-MBD，进一步评估需完善检查；告知患者有择期透析指征，并给予低磷饮食的建议。

（2）完善检查：完善腹部侧位X线片，以评估是否存在大血管钙化；心脏彩超，以评估是否存在心脏瓣膜钙化；甲状旁腺B超以评估是否存在甲状旁腺明显增大；检测骨密度以评估是否存在需要干预的骨质疏松。

（二）上级医师会怎么办

1. 可能的询问 ①生命体征；②查体发现；③既往病史及治疗过程；④现在是否有紧急透析指征；⑤评估择期透析方式的选择。

2. 可能的交代 向家属交代病情，签署病重通知书，进行透析宣教。

3. 可能的治疗 给予患者口服磷结合剂治疗。可给予含钙的磷结合剂（该患者存在低钙血症），也可给予非含钙的磷结合剂（患者血磷增高明显，非含钙磷结合剂的降磷效果相当且没有发生高钙血症的风险），并在严密监测电解质情况下补充钙剂。低钙血症纠正后，针对显著增高的iPTH补充活性维生素D。

根据病情，结合患者意愿，安排择期透析治疗（血液透析或腹膜透析），有条件者可考虑肾移植。

三、诊疗流程

CKD-MBD的诊疗流程见图13-4。

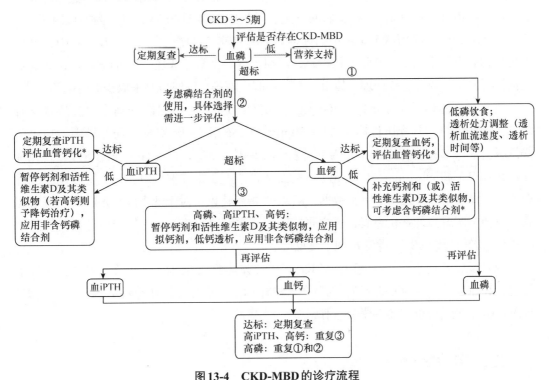

图13-4 CKD-MBD的诊疗流程

注：*. 若存在血管钙化或有血管钙化高风险，则应首选非含钙磷结合剂；iPTH. 全段甲状旁腺激素；CKD. 慢性肾脏病；MBD. 矿物质和骨代谢异常

（白彝华）

第六节　慢性肾脏病合并心血管疾病

一、概述

CKD患者发生心血管疾病（cardiovascular diseases，CVD）可导致其并发症和死亡风险显著增加。CVD的发生是ESRD患者死亡的重要预测因素，约45%的死亡由CVD导致，其中10%源于冠心病。

多数CKD患者有CVD的传统危险因素，包括糖尿病、高血压、左心室肥厚、血脂异常、高龄、吸烟史和体力活动减少等。但不同于这些传统危险因素，CKD本身就是发生CVD的强危险因素，GFR下降和蛋白尿增加都可增加CVD的发生风险。在ESRD患者中，尿毒症毒素、氨基甲酰化蛋白、贫血、矿物质代谢异常、非动脉粥样硬化性动脉中膜钙化，甚至透析治疗中的血流动力学改变等因素，均是CKD的独特危险因素。

CKD患者的CVD症状可不典型，在大量透析患者中还观察到无症状性心肌缺血（又称隐匿性心肌缺血）。在疾病的发生、发展中，CKD和CVD可互为加重因素。

关于心血管危险因素干预获益的证据大多来自非CKD患者。在CKD患者中，可借鉴类似的心血管疾病二级预防干预措施，以纠正危险因素，减轻CVD的危害。这些措施包括控制血压、戒烟、维持理想体重、充分控制血糖等，同时也要采取积极的生活方式。

对于存在蛋白尿（尿蛋白＞500 mg/d）的CKD患者，RAS阻滞剂作为抗高血压治疗方案的一部分。其降压目标应＜130/80 mmHg（依据《中国高血压防治指南（2018年修订版）》。CKD患者应用RAS阻滞剂可发生某些不良反应，包括GFR急剧下降和高钾血症，在GFR＞40 ml/（min·1.73 m^2）且初始血钾浓度正常或偏低时，该风险较低。透析患者中的降脂治疗缺乏明确有益数据，KDIGO指南建议，对于低密度脂蛋白胆固醇未升高或仅轻中度升高的透析患者，不主张应用他汀类药物治疗；而正接受他汀类药物治疗的透析患者可继续使用，除非出现不良反应。

现阶段，相比于非CKD患者，CKD患者在发生急性冠脉综合征后，更少选择行血管造影和血运重建。CKD患者的CVD介入治疗和手术治疗证据还有待更多的研究证实，现阶段临床实践中也需要多学科合作。

二、实战病例

患者，男性，43岁。因"高血压10余年，血肌酐升高4年"入院。10余年前患者头晕、视物模糊，血压210/140 mmHg，基层医院诊断"高血压"，给予"硝苯地平控释片、替米沙坦和比索洛尔"治疗，血压控制在140～150/90～100 mmHg。

4年前体检发现血肌酐 180 µmol/L，未进一步诊治。3年前因胸痛外院就诊，诊断"急性心肌梗死"，放置冠状动脉支架3枚，术后口服抗血小板和降脂药物。同期测血压 180/110 mmHg，血肌酐 236 µmol/L，血白蛋白 35 g/L，24 h尿蛋白 1.77 g。肾动脉超声显示双肾动脉起始段内径纤细，以左侧显著。考虑肾动脉狭窄，停用替米沙坦，调整降压药为氨氯地平和美托洛尔，血压控制在 130~140/90~100 mmHg。2年前于外院查血肌酐 303 µmol/L，血白蛋白 45 g/L。肾超声检查显示右肾长径 9.0 cm，左肾长径 8.7 cm。肾血流图：肾小球滤过率 30.5 ml/min，右肾 16.2 ml/min，左肾 14.3 ml/min。肾动脉造影显示左肾动脉开口至近段管状狭窄，最重处 80%，考虑肾动脉狭窄，于左肾动脉置入支架1枚。降压药物调整为硝苯地平控释片、卡维地洛和福辛普利，血压控制在 125~130/80~90 mmHg。3个月前复查血肌酐 330 µmol/L，肾动脉超声未见异常。此次住院拟评估肾功能。

（一）对病例的反思

本例患者为中年男性，慢性病程，病程有早、晚两个阶段。①早期：血压明显升高，舒张压≥130 mmHg，伴视物模糊，不除外累及视网膜或视神经乳头的眼底病变，需警惕急进性高血压；②后期：发生急性心肌梗死和肾功能不全等脏器损害，此期间确定高血压的原因为肾动脉狭窄，并行支架置入。

肾动脉狭窄是继发性高血压最常见的原因之一，90%以上为肾动脉粥样硬化导致。本例患者在诊治过程中未能早期明确病因，且长时间血压控制未达标。尽管RAS阻滞剂在肾动脉狭窄的治疗中存在争议，但在肾动脉狭窄的病理生理过程中，肾灌注减少势必激活RAS，合理应用RAS阻滞剂能实现更佳的肾脏和心脏保护。若不存在双侧肾动脉狭窄禁忌，在密切监测血肌酐和血钾的情况下，CKD合并高血压的患者应考虑联合应用RAS阻滞剂。

在肾动脉狭窄的治疗中，肾动脉成型/支架术未必优于药物治疗。相关指南推荐，肾动脉支架适合下述情况：①肾动脉开口狭窄且狭窄程度＞60%；②血压控制差且不能耐受降压药物；③孤立肾的肾动脉狭窄或双侧肾动脉狭窄，且肾功能恶化；④合并心力衰竭、肺水肿并发症。本例患者在行支架置入术时，肾动脉起始段狭窄80%，血压控制不佳，血肌酐水平持续升高，支架置入不失为一种选择。

（二）诊疗注意事项

1. 控制血压是CKD和CVD治疗的重要手段，血压控制需要达标。对于合并蛋白尿的CKD患者而言，若能耐受，目标血压可设定在 130/80 mmHg 以内。

2. 对于较年轻的高血压患者，需要积极寻找可能的原发病。

3. CKD是CVD的独立危险因素，CKD和CVD在病程中可互为加重因素。

三、诊疗流程

CKD患者合并CVD的诊疗流程见图13-5。

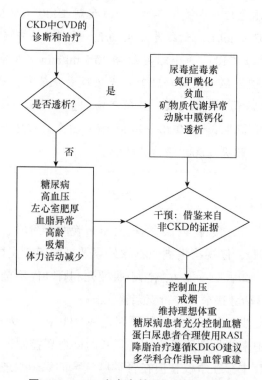

图13-5　CKD患者合并CVD的诊疗流程

注：CKD. 慢性肾脏病；CVD. 心血管疾病；RASI. 肾素-血管紧张素系统阻滞剂；KDIGO. 改善全球肾脏病预后组织

（陈　罡）

第七节　慢性肾脏病合并营养不良

营养不良是CKD患者常见的并发症，是CKD发生、进展，以及发生心血管事件和死亡的危险因素。我国CKD患者营养不良的患病率为22.5%～58.5%，血液透析患者营养不良的患病率为30.0%～66.7%，腹膜透析患者营养不良的患病率为11.7%～47.8%。因此，关注CKD患者营养问题，将营养治疗贯穿于整个CKD治疗过程，对于提高CKD整体诊治水平、延缓病程进展、改善患者预后及减少医疗费用支出有着非常重要的意义。

一、蛋白质能量消耗的定义和诊断标准

2008年，国际肾脏病营养与代谢学会提出蛋白质能量消耗（protein-energy wasting，PEW）的概念，即机体摄入不足、需要增加或营养额外丢失，从而引起体内蛋白质和能量储备下降，不能满足机体的代谢需求，进而引起的一种营养缺乏状态。临床表现为体重下降、进行性骨骼肌消耗和皮下脂肪减少等。专家组从生化指标、非预期的体重降低、肌肉量丢失、饮食蛋白质和（或）热量摄入不足四个方面制定PEW的诊断标准，尤其是骨骼肌消耗情况，反映了肌肉合成、分解代谢异常状况。具体诊断标准见表13-4，满足其中3项即可诊断PEW（每项至少满足1条）。

表 13-4　蛋白质能量消耗诊断标准

项目	诊断标准
生化指标	白蛋白<38 g/L 前白蛋白<300 g/L 总胆固醇<2.59 mmol/L
肌肉量减少	肌肉量丢失：3 个月内>5% 或半年内>10% 上臂肌围下降：>参照人群上臂围中位数 10%
体重变化	BMI<22 kg/m² （65 岁以下），<23 kg/m² （65 岁以上） 非预期体重下降：3 个月内>5% 或半年内>10% 体脂百分比<10%
饮食不足	蛋白质摄入不足［DPI<0.8 g/（kg·d）至少 2 个月］ 能量摄入不足［DEI<25 kJ/（kg·d）至少 2 个月］

注：BMI. 体重指数；DPI. 每日蛋白质摄入量；DEI. 每日能量摄入量

二、慢性肾脏病患者营养不良的原因

（一）蛋白质和热量摄入不足

蛋白质和热量摄入不足是营养不良的主要原因。CKD 4～5期患者普遍存在食欲缺乏和消化功能障碍，均可造成蛋白质和热量摄入减少。此外，患者透析不充分也会引起消化道症状，腹膜透析患者因腹腔存留透析液导致饱胀感，也导致患者摄食量下降。

（二）蛋白质和氨基酸丢失

透析患者在透析过程中，蛋白质和氨基酸会丢失；腹膜透析患者合并腹膜炎时，丢失蛋白质的量可增加50%～100%；部分透析患者有大量蛋白尿（如糖尿病肾病、膜性肾病、狼疮性肾炎等），使氨基酸和蛋白质进一步丢失。

（三）代谢性酸中毒

CKD患者代谢性酸中毒可显著增加体内蛋白质分解，减少蛋白质合成，引起患者食欲缺乏。此外，代谢性酸中毒会促进胰岛素抵抗，使组氨酸、亮氨酸和异亮氨酸等支链氨基酸分解增加，以上因素均会引起营养不良。

（四）微炎症状态

CKD患者多存在微炎症状态，可增加患者体内蛋白质分解，促进肌肉分解；还会引起胰岛素抵抗，引起患者厌食、食欲缺乏，使患者处于高分解代谢状态，从而导致营养不良。

三、营养评估

营养评估是CKD患者营养治疗的基础，应根据患者肾功能和蛋白尿等情况，结合人体测量（体重指数、皮褶厚度和上臂肌围）、饮食调查（饮食记录）、生化指标（血清白蛋白、前白蛋白、胆固醇、甘油三酯，以及水、电解质等）、主观综合营养评估，以及人体成分分析和炎症指标检测，全面评估患者的营养状况，并通过定期监测，制定和调整营养治疗方案。

四、营养监测

对于CKD患者，应重点监测其蛋白质摄入量、能量摄入量以评估营养治疗依从性。我国相关指南指出，CKD患者的监测频率应个体化。开始营养治疗时，建议每2~4周监测1次，稳定期每3个月监测1次。根据检测结果对治疗方案进行及时调整。

五、营养治疗

CKD营养治疗的总体原则是根据患者的原发疾病和CKD分期，充分评估后制订个体化的营养治疗方案，包括能量、蛋白质、脂肪、碳水化合物等，并通过定期监测及时进行调整。我国相关指南为CKD不同分期，有、无糖尿病的患者分别制订了营养治疗方案，也为透析患者及肾移植受者制定了相应营养治疗方案。

（一）总热量需要量的估算

能量来自碳水化合物、蛋白质和脂肪三大宏量营养素。产热效能：1 g糖＝1 g蛋白质＝4 kcal（1 kcal＝4.186 kJ），1 g脂肪＝9 kcal。若总能量不足，体内蛋白质分解将导致氮质血症，从而加重肾脏负担。

不同CKD阶段的患者所需能量不同：①CKD 1～3期患者，能量摄入以达到和维持目标体质量为准；②CKD 4～5期患者，在限制蛋白质摄入量的同时，能量摄入需维持在35 kcal/（kg·d）（≤60岁）或30～35 kcal/（kg·d）（>60岁）。然后，根据患者身高、体重指数、性别、年龄、活动量、饮食史、合并疾病及应激状况进行调整。以体重60 kg患者为例，每天需要摄入1800～2100 kcal的能量。

（二）蛋白质

蛋白质分解会产生尿素和许多化合物，这些降解产物大多数会被肾清除。当肾功能下降时，这些副产物会积聚到血液中，逐渐损害器官功能。此外，蛋白质摄入过多会导致肾高滤过，损害肾脏健康。因此，在CKD患者肾单位减少的情况下，减少蛋白质摄入量将缓解高滤过，进一步降低尿毒症毒素水平，减轻对血流动力学的影响。评价蛋白质的营养学价值时，需考虑蛋白质被机体利用的程度。一般用氨基酸模式来反映食物蛋白质及人体蛋白质中必需氨基酸在种类和数量上的差异。食物蛋白质氨基酸模式与人体蛋白质氨基酸模式越接近，人体对食物蛋白质的利用程度就越高，该蛋白质的营养价值也越高。肉、蛋、奶和大豆类食物中所含的必需氨基酸能满足人体需要，在医学上称为优质蛋白质。限制蛋白饮食是治疗的重要环节。对于CKD 1～2 期患者，无论是否合并糖尿病，推荐蛋白质摄入量为0.8～1.0 g/（kg·d）；从CKD 3期起至开始透析前，推荐蛋白质摄入量为0.6～0.8 g/（kg·d）；血液透析及腹膜透析患者的蛋白质摄入量为1.0～1.2 g/（kg·d），如有条件，在低蛋白饮食［0.6 g/（kg·d）］的基础上，可同时补充适量α-酮酸制剂。

（三）钾

钾作为细胞内的主要阳离子，在调节细胞电生理、血管功能、血压和神经肌肉功能等方面发挥着重要作用。膳食钾摄入量对血钾含量的影响具有极大的临床意义。由于CKD患者的钾稳态破坏和排泄机制常受损，CKD患者常合并高钾血症。钾的推荐也包括了膳食和补充剂两部分：对于CKD 3～5d期或肾移植后患者，应调整膳食钾摄入量，使血钾维持在参考范围内。饮食或补充钾的摄入量应基于患者的个人需要和临床判断。

（四）钠

钠是影响体内液体动态平衡的重要细胞外阳离子。正常血容量是通过RAAS来维持的，在CKD患者中，这一系统可能会因钠摄入过多和（或）排泄不足而受到损害。对于CKD 1～2期糖尿病患者，推荐将钠摄入量限制在2.3 g/d（食盐6 g/d），但不推荐严格限制钠的摄入（食盐<3 g/d）。低盐饮食可能有助于DKD患者的血压控制和尿蛋白

降低。目前针对DKD患者的营养指南一致建议将饮食中钠的摄入量限制在1.5～2.3 g/d。

（五）钙和磷

建议CKD 3～4期患者（未服用活性维生素D）摄入元素钙（包括食物来源的钙、钙片和含钙的磷结合剂）800～1000 mg/d以维持钙平衡。高磷血症与肾脏病发病风险相关，但CKD 3～5期患者食物中的磷酸盐摄入量与终末期肾病的发生率、心血管疾病、非心血管疾病及全因死亡率均无相关性。研究发现饮食中磷的摄入对血清磷浓度影响轻微，但限制无机磷的摄入可显著降低血磷水平；降低无机磷同时又可以避免因过低蛋白质摄入引起 PEW 的发生。我国最新的营养管理指南建议慢性肾脏病患者选择磷/蛋白比值低、磷吸收率低的食物，限制含有大量磷酸盐添加剂的食物摄入。同时磷的摄入量应根据患者实际情况综合考虑给予个体化建议，如营养不良、低磷血症患者应适当增加磷的摄入量。

（六）外源性营养素的补充

对合并PEW风险的CKD3～5期，可考虑给予口服营养补充剂，如果经口补充受限或仍无法提供充分的热量，建议给予管饲喂养或肠外营养。

（李　燕）

参 考 文 献

［1］ Group KDIGOKCW, KDIGO 2012 clinical practice guideline for the evaluation and management of chronic kidney disease. Kidney Int Suppl, 2013, 3(1): 1-150.

［2］ Nathan RH, Samuel TF, Jason LO, et al. Global prevalence of chronic kidney disease - a systematic review and meta-analysis. PLoS One, 2016. 11(7): e0158765.

［3］ Zhang LX, Wang F, Wang L, et al. Prevalence of chronic kidney disease in China: a cross-sectional survey. The Lancet, 2012, 379(9818): 815-822.

［4］ Coresh JSE, Stevens LA, Manzi J, et al. Prevalence of chronic kidney disease in the United States. JAMA, 2007, 298(17): 2038-2047.

［5］ Lv JC, Zhang LX. Prevalence and disease burden of chronic kidney disease. Adv Exp Med Biol, 2019, 1165: 3-15.

［6］ Zuo L, Wang M. Current burden and probable increasing incidence of ESRD in China. Clin Nephrol, 2010, 74(1): 20-22.

［7］ Yang C, Wang HB, Zhao XJ, et al. CKD in China: evolving spectrum and public health implications. Am J Kidney Dis, 2020, 76(2): 258-264.

［8］ Xu X, Wang GB, Chen N, et al. Long-term exposure to air pollution and increased risk of membranous nephropathy in China. J Am Soc Nephrol, 2016, 27(12): 3739-3746.

［9］ Romagnani P, Remuzzi G, Glassock R, et al. Chronic kidney disease. Nat Rev Dis Primers, 2017, 3:

17088.

［10］Go AS, Chertow GM, Fan DJ, et al. Chronic kidney disease and the risks of death, cardiovascular events, and hospitalization. The new england journal of medicine, 2004, 351(13): 1296-305.

［11］上海慢性肾脏病早发现及规范化诊治与示范项目专家组. 慢性肾脏病筛查诊断及防治指南. 中国实用内科杂志，2017，37（1）：28-34.

［12］Wong, GAH, Chapman GR, Webster AC, et al. Craig, association of CKD and cancer risk in older people. J Am Soc Nephrol, 2009, 20: 1341-1350.

［13］Liyanage T, Ninomiya T, Jha V, et al. Worldwide access to treatment for end-stage kidney disease: a systematic review. The Lancet, 2015, 385(9981): 1975-1982.

［14］陈香美，中国终末期肾脏疾病的现状问题和对策. 中国实用内科杂志，2010，30（7）：585-586.

［15］Zhang LX, Zhao MH, Zuo L, et al, China kidney disease network (CK-NET) 2016 Annual Data Report. Kidney Int Suppl (2011), 2020 , 10(2): e97-e185.

［16］Ding WY, Gupta D, Wong CF, et al. Pathophysiology of atrial fibrillation and chronic kidney disease. Cardiovascular research, 2021, 117(4). 1046-1059.

［17］Reiss AB, Miyawaki N, Moon J, et al. CKD, arterial calcification, atherosclerosis and bone health: Inter-relationships and controversies. Atherosclerosis, 2018, 278: 49-59.

［18］Ogbadu J, Singh G, Aggarwal D. Factors affecting the transition of acute kidney injury to chronic kidney disease: Potential mechanisms and future perspectives. European journal of pharmacology, 2019, 865: 172711.

［19］Ferenbach D., Bonventre JV. Acute kidney injury and chronic kidney disease: From the laboratory to the clinic. Nephrologie & therapeutique, 2016, 12 (Suppl 1): S41-S48.

［20］Webster AC, Nagler EV, Morton RL, et al. Chronic kidney disease. Lancet (London, England), 2017, 389(10075): 1238-1252.

［21］Romagnani P, Remuzzi G, Glassock R, et al. Chronic kidney disease. Nature reviews. Disease primers, 2017, 3: 17088.

［22］KDIGO CKD Work Group. KDIGO 2012 clinical practice guideline for the evaluation and management of chronic kidney disease. Kidney Int Suppl, 2013, 3: 1-150.

［23］Stevens PE, Levin A, KDIGO CKD Work Group. Evaluation and management of chronic kidney disease: synopsis of the kidney disease: improving global outcomes 2012 clinical practice guideline. Ann Intern Med, 2013, 158(11): 825-830.

［24］中国慢性肾脏病患者合并高尿酸血症诊治共识专家组. 中国慢性肾脏病患者合并高尿酸血症诊治专家共识. 中华肾脏病杂志，2017，33（6）：463-469.

［25］中华医学会肾脏病学分会肾性贫血诊断和治疗共识专家组. 肾性贫血诊断与治疗中国专家共识（2018修订版）. 中华肾脏病杂志，2018，34（11）：860-866.

［26］中国医师协会肾脏内科医师分会肾性贫血指南工作组. 中国肾性贫血诊治临床实践指南. 中华医学杂志，2021，101（20）：1463-1502.

［27］KDIGO Clinical Practice Guideline Working Group. KDIGO clinical practice guideline for anemia in chronic kidney disease. Kidney Int, 2012, (2): 1-335.

［28］刘志红，李贵森. 中国慢性肾脏病矿物质和骨异常诊治指南. 北京：人民卫生出版社，2019.

［29］李贵森. 2019年《中国慢性肾脏病矿物质和骨异常诊治指南》解读. 诊断学理论与实践，2020（3）：229-231.

［30］Collins AJ, Foley RN, Herzog C, et al. Excerpts from the us renal data system 2009 annual data report.

Am J Kidney Dis, 2010, 55(1): A6-7.

[31] Chronic Kidney Disease Prognosis Consortium , Kunihiro Matsushita, Marije van der V, et al. Association of estimated glomerular filtration rate and albuminuria with all-cause and cardiovascular mortality in general population cohorts: a collaborative meta-analysis. The Lancet, 2010, 375(9731): 2073-2081.

[32] Weinberg JM, Appel LJ, Bakris G, et al. Risk of hyperkalemia in nondiabetic patients with chronic kidney disease receiving antihypertensive therapy. Arch Intern Med, 2009, 169(17): 1587-1594.

[33] Sarnak MJ, Bloom R, Muntner P, et al. KDOQI US commentary on the 2013 KDIGO clinical practice guideline for lipid management in CKD. Am J Kidney Dis Off J Natl Kidney Found, 2015, 65(3): 354-366.

[34] Fox CS, Muntner P, Chen AY, et al. Use of evidence-based therapies in short-term outcomes of ST-segment elevation myocardial infarction and non-ST-segment elevation myocardial infarction in patients with chronic kidney disease: a report from the national cardiovascular data acute coronary treatment and intervention outcomes network registry. Circulation, 2010, 121(3): 357-365.

[35] 中国医师协会肾脏内科医师分会. 2021中国慢性肾脏病营养治疗临床实践指南. 中华医学杂志, 2021, 101（8）: 539-558.

[36] KDOQI慢性肾脏病营养临床实践指南2020更新版解读. 中国全科医学, 2021, 24（11）: 1325-1332.

第十四章 血液净化治疗

第一节 血液透析

一、概述

血液透析（hemodialysis，HD）是终末期肾病患者的主要替代治疗措施之一，也可用于急性肾衰竭、中毒抢救等。

（一）原理

血液透析是将血液引出体外，使血液和透析液通过半透膜进行交换，并主要通过弥散、对流等机制，清除血液中毒素和过多水分的治疗方式，达到延长尿毒症患者生存期的目的，并减少并发症，提高生活质量，促进患者回归社会。

（二）技术要点

1. 两套循环系统　血液透析是体外治疗，主要由两套循环系统构成，通过透析膜进行物质交换。第一套系统是血液循环通路，包括血管通路、体外循环管路及透析器；另一套是透析液循环系统，包括水处理系统和透析液。另有维持系统运转的血液透析机和抗凝技术。

2. 血管通路　是血液安全离开和回输体内的通道，常用的类型包括中心静脉导管、自体动静脉内瘘及移植物内瘘，其中自体动静脉内瘘是适合多数患者的最佳通路。

3. 血液透析器　主要由透析膜组成的中空纤维丝构成，血液在纤维丝内部流动，透析液在纤维丝外部相向流动，两者通过透析膜以弥散和对流的方式进行物质交换。多种材料都可以用于制造透析膜，目前多推荐采用聚砜膜、聚醚砜膜等合成膜。

4. 透析液　由经水处理系统纯化的透析用水和电解质浓缩物配制而成，使用高品质的超纯透析液有助于提高透析质量。

5. 血液透析机　保障体外循环的安全运行。

6. 抗凝技术　在确保血液流动性的同时，尽量减少出血风险。常用的抗凝药物包括肝素和低分子量肝素，也有使用枸橼酸、阿加曲班等抗凝药物的报道。

7. 透析模式　根据使用的透析器、透析液、透析机及水处理的不同，尿毒症患者的血液透析可分为高通量透析和低通量透析。一般认为，低通量透析仅清除分子量较小的毒素，长期使用会导致中分子毒素蓄积，带来一系列并发症；高通量透析可部分发挥清除中分子毒素的作用。此外，血液透析滤过和血液灌流也常用于尿毒症患者，血液透析滤过可清除分子量较大的中分子毒素，血液灌流可通过吸附的方式清除中、大分子毒素。临床上，根据患者的特点选择合适的治疗模式可提高透析质量。

（三）充分性评估

充分的血液透析是提高尿毒症患者的生活质量、减少并发症、改善预后的重要保障。

1. **广义的透析充分性**　是指尿毒症患者通过透析治疗达到并维持较好的临床状态。主要采用综合指标进行评估，包括并不限于：①患者自我感觉良好；②透析并发症较少，程度较轻；③患者的血压和容量状态控制较好，透析间期体重增长不超过干体重的5%，透析前血压＜160/90 mmHg且＞120/70 mmHg；④血电解质和酸碱平衡指标基本维持在正常范围内；⑤营养状况良好等。

2. **狭义的透析充分性**　主要是指透析对小分子溶质的清除，以尿素清除指数（Kt/V）和尿素下降率（urea reduction ratio，URR）为主要指标。K为尿素清除率，t为有效治疗时间，V为尿素分布容积。Kt/V包括单室Kt/V（spKt/V）、平衡Kt/V（eKt/V）及每周标准Kt/V（std-Kt/V）等。在线清除率监测模块可在每次治疗中监测Kt/V，对提升透析质量有较大帮助。对于每周进行3次透析治疗的尿毒症患者，单次血液透析的spKt/V最低应达到1.2，目标值为1.4，URR最低应达到65%，目标值为70%。

3. **达标措施**　血液透析患者若Kt/V未能达标，应积极进行纠正，主要措施包括：①加强患者教育，提高其依从性，以保证完成每周透析计划及每次设定的透析时间；②控制患者透析间期体重增长，透析间期体重增长不超过干体重的5%；③定期评估和调整干体重；④加强饮食指导，定期进行营养状况评估和干预；⑤通过调整透析处方（包括透析时间、频率、血流量、透析液流量，以及采用溶质清除性能更好的透析器等方式）保证对毒素的充分清除；⑥通过改变透析模式，如血液透析滤过或高通量透析等方法，提高对中分子、大分子毒素的清除能力；⑦定期对心血管疾病、贫血、矿物质和骨代谢异常等尿毒症并发症进行评估，及时调整治疗方案。

二、实战病例

患者，男性，63岁。因"诊断糖尿病肾病，维持性血液透析10年，乏力、食欲缺乏1个月"收入院。患者干体重89 kg，血管通路为左前臂肱动脉-贵要静脉人工血管动静脉内瘘（arteriovenous graft，AVG），每周3次透析，每次4 h，透析器为FX80（高通量透析器，膜面积1.8 m²），透析液速度800 ml/min，处方血流量330 ml/min，实际有效血流量303 ml/min，伴有静脉压的升高，患者的Kt/V持续降低（图14-1），且近期出现乏力、食欲缺乏、口中异味等症状。左前臂AVG静脉吻合口局部震颤增强。实验室检查显示，血红蛋白105.0 g/L，血钙1.90 mmol/L，血磷2.03 mmol/L，血钾5.69 mmol/L，尿素24.5 mmol/L，肌酐427.9 μmol/L，白蛋白44.8 g/L。

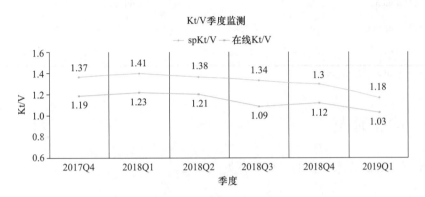

图14-1　2017—2019年患者Kt/V的变化

注：Kt/V. 尿素消除指数；spKt/V. 单室尿素消除指数。

（一）接诊医师该怎么办

1. 分析患者的主要问题　患者透析充分性下降，表现为spKt/V未能达到1.2，同时有乏力、食欲缺乏、口腔异味症状，以及高磷血症、高钾血症等表现。

对患者的透析处方进行分析，透析器没有更换，透析频率和有效透析时间达标，透析液流速也达到上限。本例患者干体重89 kg，影响Kt/V不达标的因素主要考虑为血流量不足，处方血流量（330 ml/min）和实际血流量（303 ml/min）都较低。

2. 处理过程　患者实际有效血流量降低伴静脉压增高，考虑由AVG病变所致。转诊到血液透析通路门诊进行筛查，提示AVG流出道狭窄。进一步行血管造影检查后发现，静脉吻合口及穿刺点有多处狭窄。给予患者静脉吻合口、穿刺点等狭窄部位球囊扩张治疗，改善AVG的功能后，将处方血流量调整为380 ml/min。

（二）上级医师会怎么办

1. 临床思辨　透析不充分与尿毒症患者预后不佳息息相关，透析患者应定期评估透析充分性，方法包括对抽血测得的spKt/V及在线Kt/V进行监测。一旦发现透析不充分，应积极寻找原因并进行纠正。血流量不足是Kt/V不达标的常见原因之一。对于血流量不足的患者，应筛查血管通路是否存在异常，一旦疑似通路异常，应及时转诊到血液透析通路门诊进行专业的处理，然后设置合适的血流量并复查Kt/V。

2. 针对上述处理，进行效果评估　处方血流量增加到380 ml/min后，患者的有效血流量从303 ml/min提升到358 ml/min，动、静脉压相应下降，患者的spKt/V达到1.41（表14-1）。

表 14-1　人工血管动静脉内瘘病变处理前后透析参数的变化

项目	术前	术后	项目	术前	术后
处方血流量（ml/min）	330	380	静脉压（mmHg）	260	210
有效血流量（ml/min）	303	358	spKt/V	1.28	1.41
动脉压（mmHg）	−180	−140			

注：spKt/V. 单室尿素清除指数

三、诊疗流程

Kt/V不达标的临床处置的工作流程见图14-2。

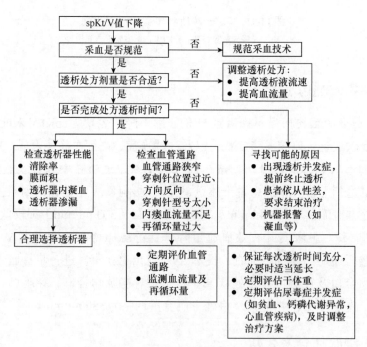

图14-2　透析充分性不达标的诊治流程

注：spKt/V. 单室尿素清除指数

（王　沛　原芳芳）

第二节 腹 膜 透 析

一、概述

(一)定义

腹膜透析(peritoneal dialysis,PD)是以患者自身腹膜作为生物半透膜,通过灌入腹膜透析液,使血浆内潴留的尿毒症毒素和电解质依浓度梯度自血浆通过腹膜屏障扩散至腹腔,血浆中过多的水分依靠葡萄糖产生的渗透压超滤至腹腔。腹膜透析液在腹腔停留一段时间后,排出停留的"旧腹膜透析液"即为一次"腹膜透析交换"。腹膜透析液在腹腔停留的时间称为"留置时间"。

(二)优势和禁忌证

腹膜透析与血液透析和肾移植一样,是肾脏替代治疗的"基石",这3种治疗模式并非相互排斥的,在肾衰竭患者的治疗过程中,这3种治疗模式可以互相转换。透析方式的选择并非单纯的医疗决策,其是结合患者病情、治疗意愿、患者本人经济能力、家庭支持力度及当地医疗及保险条件,由医务人员与患者共同做出的最适合患者本人当前情况的治疗选择。

1. 优势 相较于血液透析,腹膜透析的优势在于:①居家治疗,适合需要上学及工作的肾衰竭患者,以及距离透析中心路途遥远或不能自行前往透析中心的患者。②治疗和缓,腹膜透析相对于血液透析治疗时间更长,单位治疗剂量较小,故对循环和内环境影响较小,更适用于基础心功能差、血压过高或过低的成人患者及患儿。③不使用抗凝血药物,腹膜透析不需要抗凝治疗和穿刺血管,因故适用于有出、凝血障碍者。④保护残余肾功能,腹膜透析治疗和缓,有利于保护残余肾功能,从而获得相应的收益。因此,腹膜透析可作为需要透析患者的起始方式,残余肾功能丧失后再转为其他方式。⑤减少血行感染风险。

2. 禁忌证 ①腹膜炎造成腹膜粘连,有效腹膜面积不足;②多次腹部手术史,网膜切除或术后有腹膜粘连;③存在无法修补的疝、腹腔胸腔瘘及鞘膜积液;④患者不能配合腹膜透析置管或其他腹膜透析操作;⑤其他相对禁忌证,如过度肥胖、腹腔内播散性肿瘤。

(三)常见的腹膜透析方式

根据操作方式,腹膜透析可分为手工腹膜透析和自动化腹膜透析。手工腹膜透析的交换过程如前所述，在留置期间封闭腹膜透析管外口，患者可以正常活动。自动化腹膜透析使用腹膜透析机完成交换过程，在第一次交换前将患者与腹膜透析机上串联的腹膜透析液相连，腹膜透析机根据预先设定进入腹腔，控制腹膜透析液的剂量和留腹时间、定期出入的腹膜透析液，至计划完成，操作者再将患者与腹膜透析液分离。常见的居家腹膜透析治疗模式如下。

1. 持续不卧床腹膜透析　持续不卧床腹膜透析（continuous ambulatory peritoneal dialysis，CAPD）为手工腹膜透析最常用的方式，模式见图14-3，适合大多数腹膜透析患者。

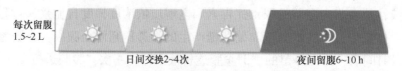

图14-3　持续不卧床腹膜透析模式图

2. 间歇性腹膜透析　间歇性腹膜透析（intermittent peritoneal dialysis，IPD）适用于腹膜高转运常规CAPD不能达到超滤要求的手工腹膜透析患者，模式见图14-4。

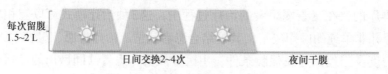

图14-4　间歇性腹膜透析模式图

3. 夜间间歇性腹膜透析　夜间间歇性腹膜透析（nocturnal intermittent peritoneal dialysis，NIPD）是自动化腹膜透析常用的方式，适用于残余肾功能好（残余肾功能＞2 ml/min）、腹膜交换快或长时间留腹易发生腹膜透析液吸收的患者，模式见图14-5。

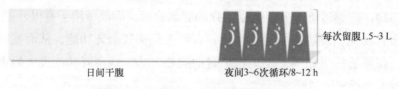

图14-5　夜间间歇性腹膜透析模式图

4. 连续循环腹膜透析　连续循环腹膜透析（continuous cycling peritoneal dialysis，CCPD）是自动化腹膜透析常用的方式，适用于残余肾功能差、对毒素清除要求高的患者，如果日间长时间留腹，腹膜透析液吸收过多，可以在中间增加一次手工交换，缩短留腹时间，模式见图14-6。

（四）初始处方的设定

目前，推荐对刚接受腹膜透析的患者尽量采取逐渐增量的方式开始透析。初始处

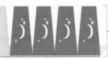

日间透析液留腹，可增加1次人工换液　　　　夜间3~6次循环/8~12 h

图14-6　连续循环腹膜透析模式图

方的设立应首先考虑患者的体型及残余肾功能。对于中等体型且残余肾功能尚好的患者，可以先采取IPD 4~6 L/d；对于体型胖、毒素水平高、残余肾功能差的患者，可以先采取CAPD 8 L/d。对于新行腹膜透析的患者，可先使用1.75%钙＋1.50%葡萄糖腹膜透析液，根据血钙及超滤情况酌情使用1.25%钙＋2.50%葡萄糖腹膜透析液。在腹膜透析初期，医师应注意观察患者的尿量、超滤量、体重、血压及电解质情况，注意补充B族维生素，特别是维生素B_1，以免发生代谢性脑病。

（五）腹膜平衡试验和透析充分性标准

在腹膜透析患者的随诊过程中，医师应定期评估患者的腹膜功能和透析充分性，以此指导透析处方的调整。腹膜清除小分子溶质的速率可以用腹膜平衡试验（peritoneal equilibration test，PET）来监测。标准PET可测算2 L 2.5%葡萄糖腹膜透析液留腹4 h后患者腹膜透析液与血浆肌酐的比值（D/PCr）。根据最新相关指南，该值超过人群中的平均值（0.65）或该腹膜透析中心的平均值，应警惕存在"快速腹膜溶质转运率（peritoneal solute transport rate，PSTR）"。快速腹膜溶质转运者由于葡萄糖转运快，将引起腹膜透析液糖渗透压快速下降，从而影响超滤量，导致容量超负荷，使患者的生存率下降。因此，应适当缩短此类患者腹膜透析液的留腹时间，并考虑在必须长时间留腹时使用艾考糊精腹膜透析液。在改良PET中（以4.25%葡萄糖腹膜透析液代替2.5%的腹膜透析液进行的PET）人群平均初始腹膜透析液钠浓度与第一小时末腹膜透析液钠浓度的差值为＋8.4~＋9.0 mmol/L，＜5 mmol/L时应警惕腹膜功能衰竭。评估腹膜清除水分的能力同样重要，可用2 L 4.25%的腹膜透析液留腹4 h，引出液＜2400 ml则可判断为超滤衰竭。2 L 2.5%的腹膜透析液留腹4 h，引出液＜2100 ml有同样的临床意义。

透析充分性包含众多内容，最新的腹膜透析处方指南指出，患者的生活体验及幸福感，包括患者的症状及透析方案对患者生活、心理健康和社会环境的影响，是其透析充分性的重要方面。容量平衡是透析充分性最重要的组成部分，受患者残余肾功能、心功能及营养状态等影响，医师无法给出一个每天超滤量的具体目标值。但临床上，如果患者无明显的心力衰竭症状、无水肿和浆膜腔积液，且血压容易控制、体重稳定（无营养不良的情况下）、无心脏进行性扩大和射血分数下降，则一般认为其容量负荷不重。应通过患者的食欲、临床检查结果、体重及血液指标（如钾、碳酸氢盐、磷酸盐、白蛋白）定期评估营养状况。小分子毒素的清除可通过尿素清除指数（Kt/V）和（或）内生肌酐清除率（Ccr）的计算进行估计，但由于没有高质量的研究表明达到特定的目标值（Kt/V＞1.7或Ccr＞45 L/周）能使患者获益，故建议动态监测即可，不再单独作为调整处方的依据。

（六）处方调整

根据国际腹膜透析协会（International Society for Peritoneal Dialysis，ISPD）最新的关于腹膜透析处方的指南，腹膜透析的目标调整为：①使患者达到其生活目标，尽可能维持其生活质量；②使症状最少、治疗负担最轻；③同时确保提供高质量的医疗和护理支持。因此，医务人员需要首先对患者的症状、生活质量及容量状态等进行全面评估，并与患者及其照护者充分沟通，明确患者的治疗目标和可承受的治疗负担，根据确定的具体目标定期评估患者的情况，调整腹膜透析处方。

（七）腹膜透析相关腹膜炎

腹膜炎是腹膜透析非常常见的急性并发症之一，是患者在腹膜透析治疗过程中由于接触污染、胃肠道炎症、导管相关感染及医源性操作等造成致病原侵入腹腔引起的腹腔内急性感染性炎症。

1. 诊断标准　腹膜透析患者具备以下3项中的2项或以上，可诊断为腹膜透析相关腹膜炎：①腹痛、腹水浑浊，伴或不伴发热；②腹膜透析流出液中白细胞计数＞100×10^6/L，中性粒细胞百分比＞50%；③腹膜透析流出液涂片见致病菌或培养见病原微生物的生长。

2. 初始治疗　一旦怀疑为腹膜透析腹膜炎，应尽量在6 h内启动抗感染治疗。

（1）抗生素的选择：经验性抗感染治疗的抗生素应覆盖革兰阳性菌和革兰阴性菌。针对革兰阳性菌，可选用第一代头孢菌素或万古霉素；针对革兰阴性菌，可选用氨基糖苷类药物或第三代头孢菌素。

（2）用药途径：除非同时发生菌血症，否则发生腹膜透析相关腹膜炎时推荐腹腔内使用抗生素，可采用连续给药（每袋腹膜透析液中加药）或间歇给药（每天仅在1袋腹膜透析液中加药留腹6 h）。自动化腹膜透析（automated peritoneal dialysis，APD）患者发生腹膜透析相关腹膜炎时可在日间留腹袋加药或暂时将腹膜透析模式转变为CAPD，也可以全身使用抗生素。常用抗生素的腹腔用法见表14-2。

表 14-2　常用抗生素的腹腔用法

药名	针对细菌	持续给药	间歇给药
头孢唑林、头孢噻吩、头孢拉定	革兰阳性菌	首袋 500 mg/L，维持 125 mg/L	15 mg/（kg·d）
万古霉素	革兰阳性菌	无	1 g，每4～7天用1次。若可检查血药浓度，则维持谷浓度在 10～15 ng/ml

（待　续）

（续　表）

药名	针对细菌	持续给药	间歇给药
阿米卡星	革兰阴性菌	首袋 25 mg/L，维持 12 mg/L	2 mg/（kg·d）
庆大霉素	革兰阴性菌	首袋 8 mg/L，维持 4 mg/L	0.6 mg/（kg·d）
头孢他啶	革兰阴性菌	首袋 500 mg/L，维持 12 5 mg/L	1000 ～ 1500 mg/d

（3）治疗监测及转诊指征：开始抗感染治疗48 h后应评估疗效，包括局部及全身感染症状、腹膜透析液性状、复查腹膜透析液白细胞计数及分类。如果上述指标均明显改善，可继续采用经验性治疗方案，根据培养结果确定疗程：除金黄色葡萄球菌外的其他葡萄球菌疗程2周，金黄色葡萄球菌及其他革兰阴性菌疗程至少3周，并每周评估1次。首次培养阴性应尽快重复培养（包括需氧菌、厌氧菌及真菌培养），仍为阴性且疗效好，则2周后结束抗生素治疗。

疗效不佳的腹膜透析相关腹膜炎患者应尽快转诊至上级医院的腹膜透析中心进一步治疗。超过5天不缓解的腹膜透析相关细菌性腹膜炎或真菌性腹膜炎患者应立即停止腹膜透析，转诊至上级医院拔除腹膜透析管，调整抗感染治疗方案。伴出口隧道感染或反复复发的腹膜透析相关腹膜炎患者也需要择期拔除腹膜透析管，何时及是否恢复腹膜透析由专科医师进行判断。

二、实战病例

病例1

（一）第一阶段

患者，男性，65岁。因"血压升高20年，肌酐升高5年，水肿1个月"就诊，腹膜透析置管2周后开始培训。培训期间方案：IPD，1.50%葡萄糖＋1.75%钙腹膜透析液每组1 L，共6组，每组留腹1 h。患者无明显不适，超滤量400～700 ml/d，排尿800～1200 ml/d，4天体重自78 kg下降至77 kg，水肿较前好转，血压160/90 mmHg。复查血电解质：血钙2.05 mmol/L，血钾4.6 mmol/L，白蛋白35 g/L，血磷2.3 mmol/L，空腹血糖7.6 mmol/L。血红蛋白72 g/L。

问题1：根据患者目前情况，可以使用何种方案进行腹膜透析初始治疗？

答：患者体型中等，目前残余肾功能尚可，培训期间无明显不适，手术伤口愈合良好，可考虑继续IPD 6 L/d，每组1.5 L，共4组，每组留腹3～4 h；尽快过渡至每组2 L，共3组，每组留腹4～5 h。鉴于患者目前的超滤量和血钙水平，继续使用1.75%＋钙1.50%葡萄糖腹膜透析液。

问题2：患者腹膜透析后的其他治疗需要做哪些调整？

答：患者开始腹膜透析后首先可以提高蛋白质的摄入量，由腹膜透析前的$0.4\sim 0.6$ g/（kg·d）增加至1.0 g/（kg·d）。适当放宽对高钾饮食的控制，继续限制钠的摄入（仍有水肿、高血压），根据尿量及血钾水平可酌情使用袢利尿药。加用血管紧张素转化酶抑制剂/血管紧张素Ⅱ受体阻滞剂（ACEI/ARB）类降压药物（如厄贝沙坦$75\sim 150$ mg，$1\sim 2$次/天），将血压控制在140/90 mmHg以内（此类药物除控制血压外，还有改善心肌重构和保护残余肾功能的作用）。使用铁剂（元素铁200 mg/d）＋促红细胞生成素（每周$100\sim 150$ U/kg）或罗沙司他（一种低氧诱导因子脯氨酰羟化酶抑制剂，70 mg，3次/周）纠正贫血，使血红蛋白每月上升$10\sim 20$ g/L。目标为$110\sim 120$ g/L可以加用口服磷结合剂（如碳酸钙或司维拉姆）配合低磷饮食，控制血磷、血钙于正常范围。监测血糖，适当增加胰岛素用量。$2\sim 4$周后监测电解质、白蛋白、血红蛋白，及时调整治疗方案。

（二）第二阶段

1个月后患者复诊，诉腹胀、食欲缺乏、便秘（每$3\sim 4$天排1次大便）。近3天腹膜透析超滤量忽然由$300\sim 500$ ml/d降至0，尿量$800\sim 1200$ ml/d（未使用利尿药）。测体重75.5 kg，血压135/90 mmHg，双下肢无水肿。

问题1：如何解决超滤量突然减少的问题？

答：首先，除外导管移位及堵塞。从病史来看，患者未报告腹膜透析液中出现明显絮状物。但其近期便秘严重，在用力排便时，腹压突然增加可能导致导管移位至上腹部，行立位腹部X线片检查即可鉴别是否存在此种情况。其次，患者血糖偏高，造成其与腹腔内的渗透压差减小，可影响超滤量，但一般不会突然发生。最后，患者在延长留腹时间后出现超滤量减少，需要警惕是否为腹膜转运过快，可通过PET进行评估，但该情况也不会突然发生。

患者立位腹部X线片提示，腹膜透析导管头部位于右肋弓水平（正常应位于真骨盆内），考虑导管移位。

问题2：如何处理导管移位？

答：首先，患者需要保持大便通畅，$1\sim 2$次/天，可以联合使用局部用药及缓泻剂。其次，可以让患者立位（降低腹压），由其他人给患者挤压入液。如果患者心功能及体力尚可，可嘱患者立位入液时配合提踵及入液后适当爬楼梯。如果经上述处理无效，患者出现体液潴留，应考虑手术调整导管位置，甚至拔管重置。

患者经手术调整导管位置后复查腹部X线片确认导管复位成功。

（三）第三阶段

腹膜透析6个月后患者规律随诊：无明显不适，可从事家务劳动。尿量$600\sim 800$ ml/d，超滤量800～1200 ml/d，血压90/60 mmHg，下肢无水肿。体重较半年前下降8 kg。监测血电解质：血钙2.3 mmol/L，血钾3.8 mmol/L，白蛋白33 g/L，血磷1.3 mmol/L，空腹血糖7.1 mmol/L，肌酐714 μmol/L，血尿素氮18 mmol/L。血红蛋白112 g/L，甲状旁腺素99 pg/ml，Kt/V 2.5，内生肌酐清除率61升/周。PET D/PCr 0.6。腹膜透析方案：IPD 6 L/d（1.75%钙＋1.50%葡萄糖腹膜透析液每组2 L，共3组，每组留腹4～5 h），若体重增加，临时加用2.5%的腹膜透析液1组。主动限制饮水量，基本素食。

问题1：患者目前透析是否充分？

答：患者目前无肾衰竭相关症状，社会功能部分恢复，无容量负荷过重、电解质紊乱，合并症控制达标，小、中分子毒素水平不高，腹膜透析小分子毒素清除尚可。但其血清白蛋白偏低，考虑与偏食有关。患者尿量下降较快，考虑与过度超滤及过度降压有关。

问题2：患者腹膜透析处方及合并症治疗是否需要调整？如何调整？

答：为保护残余肾功能，可适当减少腹膜透析量，如每天减少1袋透析液，同时避免频繁使用2.5%葡萄糖腹膜透析液。适当放宽饮水量并减少降压药物的使用剂量，使血压<140/90 mmHg即可，避免低容量与低血压影响残余肾功能。鼓励患者增加蛋白质摄入，改善低蛋白血症。

问题3：如果需要，该如何增加腹膜透析超滤量及小分子物质清除？

答：

（1）增加腹膜透析超滤量：提高腹膜透析液的糖浓度，缩短留腹时间（对于腹膜转运快者效果佳），减少每次留腹剂量，使用艾考糊精进行长时间留腹。如每组留腹时间<2 h，应考虑改为APD并严密监测血钠，警惕高钠血症。对于腹膜透析时间长、已除外导管相关的持续腹膜透析超滤量减少，应行4.25%葡萄糖腹膜透析液4 h留腹试验，以除外超滤衰竭。必要时，可加行血液透析1～2次/周。

（2）增加小分子毒素清除：增加总腹膜透析剂量（增加交换组数、增加每组留腹剂量、延长总留腹时间）。如果每天交换>5次，可考虑APD。调整后，如果患者持续出现尿毒症中毒症状且Kt/V增加不明显，应警惕腹膜衰竭，必要时可加行血液透析1～2次/周。

病例2

（一）第一阶段

患者，48岁，男性。因"高血压18年，慢性肾衰竭规律腹膜透析10个月，腹痛、腹膜透析液浑浊1天"就诊。查体：体温38℃，血压110/70 mmHg，腹痛拒按，体重约75 kg。腹膜透析液的实验室检查：米汤样微黄，白细胞计数10 600×10⁶/L，中性粒细胞百分比95%。涂片可见大量脓细胞。

问题1：患者是否可诊断为腹膜透析相关腹膜炎？还需要完善哪些检查？

答：患者符合腹膜透析相关腹膜炎的诊断，需要行腹膜透析液培养。因有发热，还应考虑血培养。

问题2：患者目前需要立即执行哪些诊疗措施？

答：

（1）监测生命体征，警惕感染性休克。

（2）腹膜透析液冲洗腹腔2次，以缓解腹痛症状。

（3）腹腔使用头孢唑林1g及头孢他啶1g入2L腹膜透析液，留腹6h。

（二）第二阶段

患者夜间体温升至39℃，神志淡漠，血压90/60 mmHg。

问题：目前需要何种诊疗措施？

答：患者感染加重，应转至上级医院的重症监护病房（ICU）治疗感染性休克，追查腹膜透析液及血培养结果，指导抗生素的调整，外科会诊除外肠道及胆囊感染穿孔入腹腔。

三、腹膜透析方案的调整流程

腹膜透析方案的调整流程见图14-7。

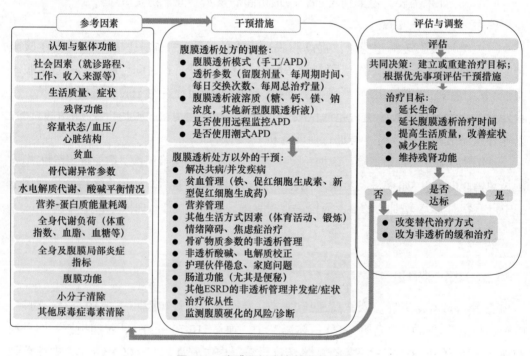

图14-7　腹膜透析方案的调整流程

注：APD. 自动化腹膜透析，ESRD. 终末期肾病

（王海云）

第三节　连续性肾脏替代治疗

一、概述

连续性肾脏替代治疗（continuous renal replacement therapy，CRRT）是指每天持续24 h或接近24 h的一种长时间、连续的体外血液净化疗法，是所有连续、缓慢清除水分和溶质治疗方式的总称。相对于其他血液净化技术，CRRT具有血流动力学稳定，有效清除炎症介质和中、大分子毒素，改善容量负荷状态，以及稳定内环境等多项优势，尤其在临床危重症患者的救治中发挥重要作用。

CRRT本质上仍是一种血液净化技术，其原理与其他血液净化技术相同，包括弥散、对流、超滤、吸附"四大"原理。由治疗原理衍生出CRRT的多种治疗模式，主要包括连续性静脉-静脉血液滤过（CVVH）、连续性静脉-静脉血液透析滤过（CVVHDF）、连续性静脉-静脉血液透析（CVVHD）及缓慢连续单纯超滤（SCUF）等。根据患者不同的治疗需求，还可以CRRT为基础，结合应用血浆置换（PE）、血液灌流（HP）、配对血浆分离吸附（CPFA）等技术。

（一）临床治疗指征

1. 急、慢性肾衰竭引起人体内代谢产物蓄积和内环境（水、电解质及酸碱平衡）紊乱。

2. 需要器官支持治疗。主要是心、肺、肝、脑等重要器官功能发生障碍或出现全身性严重感染，应用CRRT确保机体内血流动力学平稳、清除炎症介质和内毒素及体外营养支持等，具体包括：①多器官功能障碍综合征；②全身性炎症反应综合征（SIRS）；③脓毒血症；④重症急性坏死性胰腺炎；⑤药物或毒物中毒；⑥急性呼吸窘迫综合征；⑦挤压综合征；⑧严重烧伤；⑨乳酸酸中毒；⑩慢性心力衰竭；⑪肿瘤溶解综合征；⑫热射病。临床上，医师需要严格掌控CRRT的治疗指征，避免过度治疗。

（二）开始时机及停机标准

目前，国内外尚未有明确统一或公认的界定。医师应基于患者的病情结合治疗指征和国内外相关指南的建议综合决定，如在治疗重症急性肾损伤（AKI）时，根据改善全球肾脏病预后组织（KDIGO）指南的最新推荐，在AKI 2期开始考虑给予CRRT，一般情况下，多以尿量的增加（满足机体容量平衡）和血肌酐的下降作为判断CRRT的停机标准。而以生命支持为目的者，多以血流动力学稳定，感染控制，心、脑、肝、肾功能恢复，以及内环境稳定作为CRRT的停机标准。

（三）治疗方案

1. 治疗剂量　主要分为替代肾脏治疗的剂量（传统剂量）[1400~2400 ml/h，20~35 ml/（kg·h）]和治疗脓毒症的剂量（大剂量）[>3000 ml/h，42.8 ml/（kg·h）]2类。

传统的中、小剂量主要适用于纠正氮质血症，水、电解质代谢紊乱，以及酸碱失衡。而采用大剂量治疗脓毒症、重症胰腺炎、急性呼吸窘迫综合征、重症创伤及急性中毒等。一般情况下，治疗剂量推荐为20~25 ml/（kg·h），若治疗时间未达到每天全天（24 h），可根据治疗时间增加单位时间的治疗剂量，使其满足治疗需求。由于CRRT以血液滤过为主要方式，前稀释的治疗效率低于后稀释，故采用前稀释的治疗模式时，治疗剂量应增加5%~10%。当推荐的标准剂量不能满足治疗需求时，也可"脉冲式"地在一段时间内增加治疗剂量。

2. 置换液/透析液成分　应尽可能地接近人体的细胞外液，并根据治疗目标做个体化调节，如应尽量缩小置换液/透析液与血浆的钠离子浓度差，从而避免高钠血症或低钠血症过快纠正导致的组织细胞损伤。当患者存在高钾血症时，采用无钾置换液/透析液等。置换液中的碱基主要有乳酸盐、枸橼酸盐、醋酸盐及碳酸氢盐。对于重症患者而言，碳酸氢盐常作为置换液碱基的首选，因为其他三者均需要在肝中代谢生成碳酸氢盐，故肝功能不全或乳酸酸中毒患者不宜选用。目前，置换液有成品化和自配2种，为了节约人力成本和减少污染，现行指南推荐有条件时尽可能选择成品化的置换液。

3. 连续性肾脏替代治疗的常用抗凝剂　常用抗凝剂包括肝素、低分子量肝素、枸橼酸及阿加曲班等。当抗凝剂均存在使用禁忌时，也可采用无肝素抗凝的方式。目前，推荐枸橼酸抗凝作为CRRT的首选抗凝方式，其具有滤器管路使用时间长、出血风险低等优势。目前，尚未有某种抗凝方式适合所有的CRRT治疗人群，应个体化地选择抗凝方式。

（四）并发症

与普通血液透析相似，CRRT的并发症主要包括以下几个方面：①中心静脉置管并发症，包括导管血栓、导管感染及导管功能不良；②体外回路并发症，包括管路凝血、空气栓塞、低体温、生物相容性与过敏反应；③抗凝相关并发症，包括出血、肝素相关的血小板减少及枸橼酸中毒；④心血管系统并发症，包括心律失常、低血压；⑤代谢相关并发症，包括电解质紊乱、酸碱失衡及营养成分丢失。由于CRRT的治疗对象多为危重症患者，且治疗时间较长，部分患者常伴有血流动力学不稳定、凝血功能异常或低氧血症，故低血压、心律失常及出血等并发症的发病率较高。局部应用枸橼酸抗凝可能引发枸橼酸过量或中毒，表现为低钙血症、低镁血症、高钠血症、代谢性酸中毒或碱中毒。与普通血液透析不同，CRRT容易并发低磷血症，导致蛋白质、氨基酸、水溶性维生素及微量元素等营养成分丢失。医疗机构应不断提高医护团队的技术水平，及时防治CRRT相关并发症。

二、实战病例

患者，男性，73岁。因"口干、多饮、多尿28年，血液透析4年，意识不清1天"收入院。患者28年前被诊断为"糖尿病"，10年前被诊断为"高血压"，8年前被诊断为"糖尿病肾病，慢性肾衰竭"，4年前开始行血液透析。近3个月来患者因反复发生肺部感染多次于我院及外院治疗。本次入院前2天患者再次出现咳嗽、咳白痰，痰不易咳出，不思饮食。患者于入院前1天出现意识模糊，伴间断嗜睡、双下肢无力，无发热、寒战，无恶心、呕吐。为进一步诊治来我院就诊。门诊查血常规：白细胞计数17.5×10⁹/L，中性粒细胞百分比95.3%，血红蛋白77 g/L。血生化：血肌酐475 μmol/L，血尿素氮23.9 mmol/L，血糖10.6 mmol/L。门诊以"尿毒症，肺部感染"收入院。病程中，患者间断嗜睡，精神欠佳，食欲缺乏，大便3天1次，无尿，体重变化不详。

入院查体：体温36.7℃，脉搏97次/分，呼吸30次/分，血压86/49 mmHg，指脉氧饱和度44%；发育正常，营养中等，神志模糊，被动体位；皮肤苍白，口唇及甲床发绀，四肢皮温低；双肺底叩诊呈浊音，听诊双肺呼吸音低，左肺散在湿啰音；心界向左下扩大，心率97次/分，心音减弱，心律齐，各瓣膜听诊区未闻及病理性杂音；腹部平坦，全腹无压痛及反跳痛，肝、脾肋下未及，墨菲（Murphy）征阴性；双肾区无叩击痛，肠鸣音3次/分，移动性浊音阴性；脊柱、四肢无畸形，双下肢轻度水肿；左上肢前臂造瘘处未闻及连续性血管杂音；生理反射存在，病理反射未引出。

（一）接诊医师该怎么办

1. 识别危险征兆　感染性休克的发生多缘于在慢性基础疾病的基础上感染致病菌引发全身性感染，致使全身多个器官发生损害。患者以神经意识障碍、代谢紊乱及多个脏器衰竭为主要临床表现。感染性休克的早期患者多表现为烦躁、焦虑、神情紧张、皮肤苍白、口唇和甲床轻度发绀及肢端湿冷，多伴随恶心、呕吐、尿量减少、心率增快及呼吸深而快，血压正常者症状轻微。随着休克进展，患者烦躁加重或出现意识不清、呼吸浅速、心音低钝、脉搏细弱及血压明显下降，原有高血压患者表现为血压比基础血压明显下降。患者还会出现皮肤湿冷、发绀、尿量减少甚至无尿。患者在休克期会出现弥散性血管内凝血和重要脏器衰竭。感染性休克常引起急性肾衰竭、急性心力衰竭及急性呼吸衰竭等多种表现。

感染性休克早期患者处于高炎症反应状态，且血流动力学不稳定，该时期给予CRRT能维持内环境稳定，为原发病治疗争取时机，有效降低病死率，是感染性休克患者早期常用的治疗方法之一。

本例患者为老年规律透析患者，出现严重的肺部感染、嗜睡、血压较低，已具备感染性休克早期症状。

2. 面对患者的注意事项

（1）病史：肺部重症感染患者大多数以呼吸困难为主诉，可出现呼吸急促、心率加快、血氧饱和度下降。

（2）查体：患者意识模糊，呈嗜睡状态；体温36.7℃，脉搏 97次／分，呼吸30次／分，血压86/49 mmHg，血压变化应是关注的重点，需要警惕病程中出现严重的低血压甚至休克；心率增快、心音减弱、左上肢动静脉内瘘处血管杂音减弱，反映本例患者有效循环血量减少、器官血液灌注不足、心脑器官功能障碍；双肺呼吸音低，可闻及湿啰音，提示存在肺部感染。

（3）辅助检查：脉搏血氧饱和度44%，提示呼吸衰竭；白细胞明显升高，符合感染血常规改变。

（4）相关联想：影响患者意识的其他严重并发症包括低血糖、糖尿病酮症酸中毒、尿毒症脑病、高钾血症及代谢性酸中毒。

3. 处理

（1）心电监护：患者生命体征已出现危象，病情发展趋势不佳。

（2）心电图检查：排除可能的心肌缺血损伤。此外，对于患有糖尿病的透析患者，需要警惕高钾血症。

（3）实验室检查：肌酐、尿素、电解质、血气分析，用于判断氮质血症、高钾血症及酸中毒的程度；血常规、凝血功能，用于指导紧急透析时制订抗凝方案和评估治疗剂量；脑钠肽、床旁胸部X线片，有助于诊断心力衰竭、肺部感染及胸腔积液；血培养、痰培养，有助于明确致病病原微生物。

（4）吸氧：能改善氧供应，改善全身组织器官的缺氧状态。本例患者血氧饱和度低，在完成血气分析采血后，立即给予吸氧。

（5）液体复苏：给予充分液体复苏以维持组织器官灌注和血压稳定。

（6）血管活性药物：在充分液体复苏基础上给予血管活性药物。

（7）抗生素：在纠正休克状态下，先给予广谱抗生素治疗，待药物敏感试验结果回报后，再换用敏感抗生素治疗。

（8）透析通路：有CRRT指征，但本例患者目前存在动静脉内瘘，不支持超过6 h以上的长透析时间，透析通路应选择临时中心静脉通路，置管考虑股静脉或颈内静脉置管。

（二）上级医师会怎么办

1. 可能的询问　①生命指征（重点关注血氧饱和度和血压）、查体发现；②既往史；③心电图表现；④实验室检查回报；⑤评估透析通路条件。

2. 可能的交代　向患者家属交代病情，签署病情告知书、危重（危）通知书、抢救同意书和血液透析同意书。

3. 可能的治疗　CRRT——早期感染性休克患者的感染灶可释放各种内毒素和外

毒素活化补体，从而致使机体内巨噬细胞、氧自由基及溶酶体酶分泌增加。首先，给予CRRT可有效改善患者的微循环障碍，纠正患者的组织缺血、缺氧状态，清除患者体内的炎症因子，稳定内环境。其次，患者近期进食差，营养极度消耗，伴有重度营养不良。传统的透析治疗方式由于液体的限制，往往热量摄入不能达到要求，常出现负氮平衡。而CRRT能满足大量液体的摄入，有利于营养支持治疗，保证了每天的能量和各种营养物质供给，有利于维持正氮平衡。此外，以CRRT为基础的杂合式连续肾脏替代治疗（如CVVH＋血液灌流＋血浆置换）能加速循环中炎症因子的清除，有利于改善患者的免疫状态，应该根据病情考虑使用。

三、连续性肾脏替代治疗的工作流程

CRRT的工作流程见图14-8。

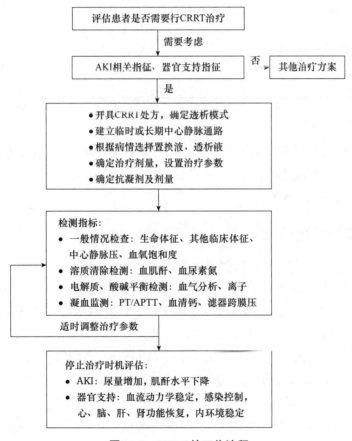

图14-8　CRRT的工作流程

注：AKI. 急性肾损伤；CRRT. 连续性肾脏替代治疗；PT. 凝血酶原时间；APTT. 活化部分凝血活酶时间

（梁耀军）

第四节　血　浆　置　换

一、概述

血浆置换是一种血液净化技术，旨在清除血浆中的大分子致病物质。不同疾病中的大分子致病物质不同（表14-3），清除目标也略有不同。

表 14-3　部分疾病致病物质的分子量

疾病	致病因子	分子量（kD）
家族性高胆固醇血症	LDL-C	1300
巨球蛋白血症	IgM	970
抗肾小球基底膜抗体病	GBM 抗体（IgG）	150
系统性红斑狼疮	dsDNA 抗体（IgG）	150
抗中性粒细胞胞质抗体相关血管炎	ANCA（IgG）	150
重症肌无力	抗 AChR 抗体（IgG）	150
多发性骨髓瘤	轻链 /IgG	25/150

注：LDL-C. 低密度脂蛋白胆固醇；IgM. 免疫球蛋白 M；GBM. 抗肾小球基底膜抗体；ANCA. 抗中性粒细胞胞质抗体；AChR. 乙酰胆碱受体；IgG. 免疫球蛋白 G

根据不同的工作原理，血浆置换可分为3种模式，包括单重血浆置换（plasma exchange，PE）、双重滤过血浆置换（double filtration plasmapheresis，DFPP）及血浆吸附（plasma adsorption，PA）。

（一）血浆置换的模式

1. 单重血浆置换　其治疗的基本原理是将患者的血细胞和血浆分离，然后将血细胞回输、所有的血浆都弃掉，再将弃掉的血浆用等量的血浆及血液制品作为置换液回输到患者体内。单重血浆置换的优点是清除了包含致病物质在内的所有血浆成分，同时补充了正常的血浆成分，治疗疾病范围广。其缺点是对清除的血浆成分没有选择性，血浆中大量有用的成分如白蛋白也都被弃掉，故对血浆及血液制品的需求量大，输注血浆也导致相应过敏和病毒感染的风险增高。

血栓性血小板减少性紫癜、溶血性尿毒综合征等疾病的首选治疗方法就是单重血浆置换。血浆置换的第一步是血浆分离，可采用离心式分离或膜式分离2种方式。膜式分离的膜孔径为0.3 μm，血流速度可设为120～150 ml/min，血浆分离速度不能超过血流速度的1/3，血浆回输速度与血浆分离速度相当。抗凝血药物可选用肝素、枸橼酸等常用抗凝剂。置换液可选用新鲜冷冻血浆和5% 人血白蛋白。单重血浆置换常见的并发症有低血压、出血、过敏，以及因回输含大量枸橼酸的新鲜冷冻血浆而导致的低钙血症和碱中毒等。

2. **双重滤过血浆置换** 该方法是在单重血浆置换的基础上，把血细胞和血浆分离后，再加用一个二级滤过膜进行血浆成分分离，并利用分子筛的原理，将含有致病物质的血浆成分和正常的血浆成分分离开来，即超出二级膜截留分子量的大分子物质因不能通过而被弃掉，低于二级膜截留分子量的血浆其他有用成分（如白蛋白）则返回体内。了解致病物质的分子量大小、半衰期及血管分布容积等理化特性有助于选择适宜的二级膜。例如，常见的自身免疫病致病物质为IgG抗体，分子量在150 kD左右，二级膜可选择孔径10 nm的滤过膜，清除分子量超过150 kD以上的大分子，可回收大部分白蛋白。IgG的半衰期为21天，血管内分布约占50%。单次双重滤过血浆置换使用1.5个血浆当量，致病IgG抗体浓度可下降78%左右；隔日双重滤过血浆置换，5~7次后致病IgG抗体可降至初始浓度的10%左右。双重滤过血浆置换的优点是更有针对性地进行血浆成分清除，减少了置换液的用量（甚至可不用）。其缺点是对致病物质的清除仍为非特异性清除。

3. **血浆吸附** 其原理是在血细胞和血浆分离后，让血浆通过血浆吸附柱，利用范德瓦耳斯力、静电作用力或生物亲和力等作用对致病物质进行选择性吸附清除。吸附材料一般由与致病物质具有亲和性的配体及其载体组成。血浆吸附的优点是选择性清除血浆成分，且不丢失血浆和白蛋白，不需要置换液补充。其缺点是吸附柱的吸附能力取决于致病物质的特性，而且血浆吸附量也有上限，通常处理2~3 L血浆吸附柱就达到饱和。

（二）血浆置换的适应证

2019年，美国血浆分离学会（ASFA）发布的《血浆置换和免疫吸附临床实践指南（第8版）》中建议了84种疾病（157种适应证）可以考虑给予血浆置换或吸附治疗。该指南将所有的适应证分为Ⅰ~Ⅳ类，表14-4列出了临床中常见的血浆置换适应证。

表 14-4　ASFA 建议的血浆置换适应证（节选）

Ⅰ类适应证	Ⅱ类适应证	Ⅲ类适应证	Ⅳ类适应证
● 抗肾小球基底膜病（肺泡出血或非透析依赖）	● 多发性骨髓瘤导致的管型肾病	● 高脂血症诱发的急性胰腺炎	● 系统性淀粉样变（非透析相关）
● ANCA 相关性血管炎——肺出血	● 严重的/有症状的冷球蛋白血症	● 进展的系统性硬化	● 克罗-深濑综合征（POEMS综合征）
● 灾难性抗磷脂抗体综合征	● ANCA 相关性血管炎——RPGN［Scr≥5.7 mg/dl（1 mg/dl=88.4 μmol/L）］	● 抗 GBM 抗体病（无肺泡出血、透析依赖）	● 急性类风湿关节炎
● TTP/TMA（H 因子抗体相关）		● ANCA 相关血管炎（Scr<5.7 mg/dl	● 皮肌炎
● 移植后复发的 FSGS	● 自身免疫性溶血性贫血（冷凝集素相关）	● 伴有多脏器衰竭的败血症	● 多发性肌炎
● 抗体相关的肾移植排斥反应		● IgA 肾病	● 肌萎缩侧索硬化
● 高黏滞综合征	● 重症 SLE（如弥漫性肺泡出血、狼疮脑病等）		● 精神分裂症
● 急性吉兰-巴雷综合征			
● 重症肌无力	● 肾移植后复发或激素抵抗的 FSGS		
● 慢性炎性脱髓鞘性多发性神经病			

（待　续）

（续　表）

Ⅰ类适应证	Ⅱ类适应证	Ⅲ类适应证	Ⅳ类适应证
• 自身免疫性脑炎 • 纯合子家族性高胆固醇血症	• 多发性硬化、重症肌无力长期治疗 • 周围神经炎、桥本甲状腺炎脑病 • 扩张性心肌病（心力衰竭 NYHA Ⅱ~Ⅳ级）、家族性高脂血症（杂合子） • 杂合子家族性高胆固醇血症		
血浆置换为首选一线治疗	血浆置换为二线治疗法	现有证据不能证明血浆置换有效，可根据情况选择应用	已证实血浆置换在该类疾病患者中治疗无效，不建议应用

注：ANCA. 抗中性粒细胞胞质抗体；TTP. 血栓性血小板减少性紫癜；TMA. 血栓性微血管病；FSGS. 局灶性节段性肾小球硬化症；RPGN. 急进性肾小球肾炎；SLE. 系统性红斑狼疮；NYHA. 美国纽约心脏病学会对心功能的分级；GBM. 抗肾小球基底膜；Scr. 血清肌酐；IgA. 免疫球蛋白 A

二、实战病例

患者，男性，17岁。因"咯血、发热4个月，尿量减少1个月"收入院。患者4个月前受凉后出现痰中带血，为小血块，数天1次，伴发热，体温最高38℃，且伴憋气，自述外院查肝功能和肾功能均未见异常，诊断为"重症肺炎"，抗感染治疗后发热、憋气症状好转。1个月前患者再次发热，体温最高39℃，憋气加重，无咯血。外院再次予"头孢类抗生素"抗感染，发热、憋气症状无缓解，尿量减少至500 ml/d，无肉眼血尿。外院测血压170/100 mmHg。血常规：白细胞计数17.4×10⁹/L，中性粒细胞百分比97%，血红蛋白96 g/L→59 g/L，血小板165×10⁹/L。血生化：白蛋白39 g/L→26 g/L，血肌酐439 μmol/L→659 μmol/L。尿常规：红细胞定量333个/μl，尿蛋白定量600 mg/24 h，红细胞沉降率70 mm/h，C反应蛋白111 mg/L，抗肾小球基底膜（GBM）抗体滴度＞200 RU/ml，抗核抗体（ANA）、抗可提取物核抗原（ENA）抗体、抗中性粒细胞胞质抗体（ANCA）、免疫球蛋白（Ig）、补体C3、补体C4阴性。感染指标：巨细胞病毒（CMV）、EB病毒（EBV）、汉坦病毒均阴性。溶血指标：库姆斯（Coombs）试验阴性，乳酸脱氢酶（LDH）、总胆红素（TBil）、直接胆红素（DBil）正常。肾脏超声：左肾长径12.6 cm，右肾长径13.6 cm。诊断：肺出血-肾炎综合征（Goodpasture综合征），收入院。患者既往体健，无肾病家族史，无特殊药物、毒物接触史。入院查体：血压160/100 mmHg，双肺呼吸音低，未闻及干、湿啰音，双下肢、阴囊水肿。

（一）接诊医师该怎么办

1. 识别危险征兆　入院当天血气分析示低氧血症，胸部计算机体层成像（CT）示弥漫性肺泡出血，遂给予储氧面罩呼吸支持。根据本例患者血氧饱和度的变化，上调呼吸支持力度。因本例患者存在少尿、胸闷、憋气症状，给予连续性肾脏替代治疗（CRRT）。

2. 明确诊断　根据本例患者肺和肾同时受累、抗GBM抗体高滴度阳性等特点，可做出初步诊断：抗GBM抗体病，急进性肾小球肾炎，肺出血-肾炎综合征。

3. 紧急处理　本例患者确诊抗GBM抗体病、肺出血-肾炎综合征，表现为肾功能进行性恶化和肺泡出血，有免疫抑制强化治疗指征。入院当天给予甲泼尼龙冲击治疗，1000 mg，1次/天，共3天；后序贯泼尼松60 mg/d，加用环磷酰胺（CTX）0.4 g静脉推注1次，后改为隔天0.2 g静脉推注。

（二）上级医师会怎么办

1. 可能的询问　①生命体征；②查体发现；③既往疾病；④呼吸系统表现，重点关注氧合情况；⑤肾功能及尿量的变化情况；⑥通路的建立情况。

2. 可能的交代　向患者家属交代病情，签署肾活检、血浆置换及血液透析治疗同意书。下一步的治疗计划：拟在激素冲击及免疫抑制剂治疗的基础上，启动血浆置换。

本例患者抗GBM抗体病表现为肺泡出血，属于血浆置换的Ⅰ类适应证，应立刻启动血浆置换。积极完善肾活检，肾脏病理检查显示：①免疫荧光，IgG（＋＋＋），弥漫性血管袢线状沉积；②光镜，全片11个肾小球，10个肾小球呈细胞纤维性新月体。病理诊断：新月体性肾小球肾炎，结合免疫荧光，符合Ⅰ型急进性肾小球肾炎。

3. 治疗调整

（1）血浆置换处方：治疗方式选择双重滤过血浆置换，目标清除物质为抗GBM抗体（IgG），血浆治疗量4200 ml，选择血浆分离器和血浆成分分离器，设定血泵速率120～150 ml/min，分浆泵速率30～50 ml/min，弃浆泵速率6 ml/min，补充新鲜冷冻血浆600 ml＋人血白蛋白20 g。其后隔天行双重滤过血浆置换，共9次，GBM抗体滴度逐渐下降至23.1 RU/ml。

（2）后续处理：同时开始行血液透析（肾脏支持治疗）。入院后2周，本例患者完成第二次甲泼尼龙冲击治疗1000 mg，1次/天，共3天。根据淋巴细胞的情况调整环磷酰胺的用量，后改为口服复方环磷酰胺50～100 mg，1次/天。

（三）治疗转归

本例患者的尿量逐渐增至1500 ml/d，脱离透析。血常规：白细胞计数$4.5×10^9$/L，中性粒细胞百分比78%，血红蛋白89 g/L，血小板计数$131×10^9$/L。血生化：白蛋白36 g/L，血肌酐 403 µmol/L → 318 µmol/L → 259 µmol/L，尿素 18 mmol/L，血钾 4.1 mmol/L，二氧化碳总量（TCO_2）30 mmol/L。

（四）经验总结

血浆置换能快速、有效地清除致病物质，迅速缓解病情，为后续原发病的免疫治疗争取时间和机会，是可靠、有效的辅助治疗手段。

（秦　岩）

第五节　透　析　通　路

一、透析通路的基本知识

（一）透析通路的常见类型

1. 血液透析通路

（1）中心静脉导管（CVC）：一般为双腔导管，通过经皮穿刺 Seldinger 技术置入中心静脉。导管结构上包括临时性中心静脉导管（NCC）和隧道式中心静脉导管（TCC）。CVC 的优点在于：①建立通路相对简单、快速，建立后可即刻启用；②使用时无须穿刺血管，患者相对舒适。缺点在于：①异物置入，感染风险相对较高；②易发生导管血栓、导管位置异常及纤维鞘形成等，造成导管功能不良；③导管长期留置损伤中心静脉，继发中心静脉狭窄甚至闭塞，加速血管资源的耗竭。NCC 一般作为临时透析通路，预期使用时间有限，如股静脉导管留置不宜超过 1 周，颈内静脉临时导管留置不宜超过 4 周。TCC 一般作为内瘘成熟期或等待肾移植期间的过渡性通路，预期使用时间为数月，或用作预期生存期有限的患者的长期通路。

（2）自体动静脉内瘘（AVF）：在患者的肢体上人为建立动静脉吻合，使静脉扩张、增厚、血流量增大，便于透析穿刺。AVF 的优点在于：①使用时间长；②并发症少；③护理简单。缺点在于：①建立后需要经历 1～3 个月成熟期才能启用；②每次使用需要穿刺血管，对血管有损伤；③对患者自身血管条件有一定要求。AVF 是维持性血液透析患者首选的长期通路。

（3）人工血管动静脉内瘘（AVG）：对于自身血管尤其是上肢静脉条件不佳的患者，可皮下置入人工血管建立内瘘。AVG 的优点在于：①使用类似于自体内瘘；②额外提供了可供穿刺的血管节段。缺点在于：①异物置入，感染发生率高于 AVF；②血栓和闭塞发生率高于 AVF。作为维持性透析患者的长期通路，用于血管条件差、无法建立 AVF 的患者。

2. 腹膜透析通路　主要是腹膜透析导管，一般为双涤纶套硅胶管。

（二）透析通路的选择原则

1. 个体化原则　根据患者总体诊疗计划和血管条件个体化选择。

2. 动态调整原则　当某一透析通路失败时，应重新评估患者情况和通路功能，调整选择策略。

3. 通路类型的选择原则　对于长期透析通路，首选AVF，次选AVG，最后选择TCC。

4. 建立部位的选择原则　对于动静脉通路（AVF或AVG），一般按照先上肢、后下肢和先肢体远端、后肢体近端的顺序选择。

（三）血液透析通路选择的一般流程

血液透析通路选择的一般流程见图14-9。

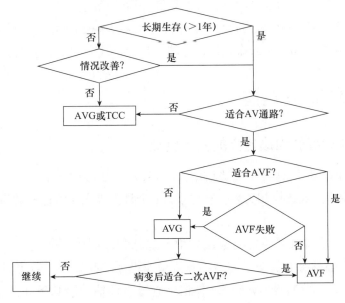

图14-9　血液透析通路选择的一般流程

注：AVG. 人工血管动静脉内瘘；TCC. 隧道式中心静脉导管；AV. 动静脉通路；AVF. 自体动静脉内瘘

二、透析用中心静脉导管

（一）透析用中心静脉导管建立的基本要点

1. 术前评估及准备　实施场所应尽可能清洁，最好配备超声检查仪、心电监护仪、除颤设备及抢救药物。了解患者体位能否配合中心静脉穿刺，既往是否有导管留置史、起搏器置入史，以及有无严重出血倾向等。

2. 置入部位及导管选择　置入部位的选择顺序：右颈内静脉→左颈内静脉→股静脉，尽量不选用锁骨下静脉。导管长度选择：NCC，右颈内静脉选择12～15 cm，左颈内静脉选择15～19 cm，股静脉导管选择不短于19 cm的导管；TCC，右颈内静脉选择36～40 cm，左颈内静脉选择40～45 cm，股静脉选择45 cm以上的导管。

（二）手术步骤（以右颈内静脉隧道式中心静脉导管为例）

1. 患者取Trendlenburg体位，头稍转向左侧，超声探测静脉并画线标记。
2. 常规消毒、铺巾，局部浸润麻醉，准备必要的器械和设备。
3. 穿刺点切开皮肤1 cm，超声引导下穿刺颈内静脉，置入导丝，若有条件，在X线透视下调整导丝，送入下腔静脉。
4. 在计划的导管出口部位切开皮肤，建立隧道，引入导管。
5. 循导丝逐级扩张血管，置入撕脱鞘，撤除导丝及扩张器。
6. 导管尖端经撕脱鞘推入静脉，逐渐撕开并撤除撕脱鞘。
7. 调整导管深度及隧道内走行，若有条件，在X线透视下确认管尖位置及导管走行。
8. 尝试经导管回抽确认回血顺畅，冲洗、封管，缝合固定、包扎。

三、自体动静脉内瘘

（一）自体动静脉内瘘建立的基本要点

1. 建立时机　对估算肾小球滤过率（eGFR）<30 ml/（min·1.73 m^2）的患者应进行肾脏替代治疗方式选择相关教育；对预计6个月内进入血液透析的患者，应进行评估并建立AVF。

2. 术前评估　排查严重心力衰竭、中心静脉和外周血管病变，如关注患者的心力衰竭症状、中心静脉置管史、起搏器置入史及糖尿病病史等。若患者的心室射血分数（EF）<30%，不宜首选AV通路。体格检查重点评估动静脉条件，包括动脉搏动、Allen试验、静脉内径及其可扩张性及静脉直段长度等，并进行血管描记。以超声检查动脉内径≥1.5 mm、静脉内径≥2 mm为宜。

3. 术后成熟　AVF在成熟后方能穿刺使用，一般需要8～12周。判断方法：体格检查吻合口震颤良好，瘘体段静脉走行平直且易穿刺，瘘体血管壁有弹性；测定血流量>500 ml/min，穿刺段静脉内径>5 mm、深度<6 mm。

（二）手术步骤（以前臂桡动脉-头静脉端侧吻合内瘘为例）

1. 患者取平卧位，术侧上肢外展，超声描记血管。
2. 常规消毒、铺巾，局部浸润麻醉。

3. 切开皮肤及浅筋膜，游离头静脉。

4. 于桡动脉搏动位置分离浅层组织，显露深筋膜，切开，游离桡动脉。

5. 头静脉远心端结扎切断，近心端修剪。

6. 桡动脉两端阻断，做5～7 mm切口。

7. 行头静脉-桡动脉端侧吻合，吻合方式、顺序可随术者习惯而定。

8. 吻合完毕，开放动脉，止血，检查震颤情况。

9. 逐层缝合，包扎。

四、人工血管动静脉内瘘

（一）人工血管动静脉内瘘建立的基本要点

1. 建立时机　AVG仅需要组织愈合，无须血管成熟过程，可在开始透析前3～6周建立。对于即穿型人工血管，则可在开始透析前数天甚至数小时建立AVG。

2. 术后观察及使用要点　AVG建立术后应避免术侧肢体长时间受压，急性期肢体水肿常较明显，抬高术侧肢体有利于消肿。通常于术后2～3周局部水肿消退后才能进行穿刺；即穿型AVG可在术后数小时至数天进行穿刺。穿刺时注意严格遵循无菌原则。

（二）手术步骤（以肱动脉-肘正中静脉前臂袢形人工血管动静脉内瘘为例）

1. 患者取平卧位，术侧上肢外展，超声描记拟吻合的静脉、动脉，设计切口和隧道。

2. 常规消毒、铺巾，局部行浸润麻醉或臂丛麻醉。

3. 肘部做横行、纵行或"S"形切口，游离肘正中静脉。

4. 于动脉搏动位置分离浅层组织，切开肱二头肌腱膜，游离肱动脉。

5. 腕部做切口，隧道器辅助建立前臂袢形隧道，并引入人工血管，末端修剪。

6. 静脉阻断，切开，用肝素化生理盐水冲洗。

7. 血管缝线［聚四氟乙烯（PTFE）缝线］行人工血管-肘正中静脉端侧吻合。

8. 肱动脉两端阻断，做约5 mm的切口，用肝素化生理盐水冲洗。

9. 血管缝线（PTFE缝线）行人工血管-肱动脉端侧吻合。

10. 吻合完毕，开放血管，止血，检查震颤情况。

11. 逐层缝合，包扎。

五、腹膜透析导管

（一）腹膜透析导管建立的基本要点

1. 导管类型及置入方法　腹膜透析管主要为双CUFF硅胶管，腹内段末端为直形或卷曲形，隧道段为直形或呈"鹅颈"样弯曲。无证据证明哪种导管更优，可根据医师的习惯选择。置入方法以切开常用，超声或X线引导下经皮穿刺、腹腔镜相对使用较少。

2. 术前准备　病史方面主要了解患者的腹部手术史、出血性疾病史及家族史等。术前进行超声检查，排查严重的腹腔粘连，确定腹壁下动脉的位置，避免误伤。对患者进行腹膜透析相关宣教。当日术前排空肠道和膀胱，可预防性使用抗生素1次。

3. 术后护理　术后腹带包扎，与腹膜透析护理团队对接，每周使用腹膜透析液1000 ml冲管1次。术后24 h可鼓励下床活动。一般术后2周开始常规腹膜透析治疗。

（二）手术步骤（以切开法置管为例）

1. 患者取平卧位，常规消毒、铺巾，局部浸润麻醉。
2. 逐层切开，显露腹直肌前鞘。
3. 前鞘下局部麻醉，切开腹直肌前鞘，纵向钝性分开腹直肌纤维，显露腹直肌后鞘。
4. 腹直肌后鞘下局部麻醉，提起并切开后鞘和腹膜，做荷包缝合。
5. 导丝引导下置入腹膜透析管，收紧荷包缝合线，做液体通畅试验证实导管引流通畅，结扎荷包缝线。
6. 缝合腹直肌前鞘，建立皮下隧道，引出导管腹外段。
7. 关闭伤口，连接钛接头和外接短管，灌注腹膜透析液冲洗。

六、透析通路的维护管理及并发症诊治

（一）动静脉通路的日常监测

每次透析时均应进行内瘘物理检查，了解内瘘杂音、震颤强弱和性质的变化及拔针后止血时间是否延长等，可进行搏动增强试验、举臂试验等（表14-5）。建议有条件的医疗机构每月进行内瘘血管流量、血管彩色多普勒超声等检查，每3个月监测静态静脉压。

表 14-5　内瘘检查项目及异常表现

检查内容	正常	流出道狭窄	流入道狭窄
震颤	持续	狭窄处增强，严重时不连续	不连续，严重时震颤消失
搏动	弹性好，可压瘪	搏动增强	搏动减弱
通路血流量	良好	下降	下降
搏动增强试验	正常	搏动增强	无搏动增强
举臂试验	正常	无塌陷	正常或明显塌陷
临床表现	穿刺区域充足，拔针后止血时间正常	静脉压升高，拔针后止血时间延长	穿刺困难，动脉负压增加

（二）动静脉通路血管狭窄与闭塞的处理

血管狭窄是AV通路最常见的并发症，通路闭塞绝大部分是由血管狭窄导致的。一般认为，干预的指征为局部狭窄率超过附近正常血管管径的50%且伴明显的血流动力学异常，包括内瘘自然血流量<500 ml/min、不能满足透析处方的血流量、透析静脉压升高、穿刺困难及透析充分性下降等。治疗上可采用手术切开或经皮介入的方式解除狭窄，恢复血流。

（三）中心静脉导管功能不良的处理

纤维蛋白鞘和（或）血栓形成是导管功能不良的最常见原因。一般可先用尿激酶溶栓或组织型纤溶酶原激活物（t-PA）行经验性溶栓治疗。尿激酶溶栓步骤：尿激酶（5000~10 000 IU/ml）导管内留置25~30 min，或保留10 min后每3~5 min推注尿激酶溶液0.3 ml。多次溶栓无效或导管异位，可以更换导管，处理流程见图14-10。

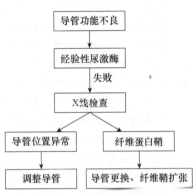

图14-10　中心静脉导管功能不良的处理流程

（四）导管相关血流感染的处理

临床怀疑为导管相关血流感染（catheter-related bloodstream infection，CRBSI）时，应立即行导管腔内及外周血病原学检查。导管出口感染可以采用出口局部消毒、使用抗生素软膏或口服抗生素治疗。导管隧道感染，除上述局部治疗外，还应积极行全身抗感染，72 h仍不能控制者应拔管。一旦怀疑CRBSI，留取病原学检查后立即静脉使用抗生素治疗，初始经验性使用抗生素，后根据病原学结果调整抗感染方案，同时采用抗生素封管。

（刘炳岩）

参 考 文 献

［1］ National Kidney Foundation. KDOQI clinical practice guideline for hemodialysis adequacy: 2015 update .Am J Kidney Dis, 2015, 66(5): 884-930.

［2］ 陈香美. 血液净化标准操作规程. 北京：人民军医出版社，2020.

［3］ European best practice guidelines on haemodialysis.Nephrol Dial Transplant, 2007, 22(suppl2): ii5-ii120.

［4］ Brown EA, Blake PG, Boudville N, et al. International Society for Peritoneal Dialysis practice recommendations: prescribing high-quality goal-directed peritoneal dialysis. Perit Dial Int, 2020, 40(3):

244-253.

［5］ Morelle J, Stachowska-Pietka J, Öberg C, et al. ISPD recommendations for the evaluation of peritoneal membrane dysfunction in adults: classification, measurement, interpretation and rationale for intervention. Perit Dial Int, 2021, 41(4): 352-372.

［6］ Li PK, Szeto CC, Piraino B, et al. ISPD peritonitis recommendations: 2016 update on prevention and treatment. Perit Dial Int, 2016, 36(5): 481-508.

［7］ Work Group Membership. KDIGO clinical practice guideline for acute kidney injury. Kidney Int Suppl, 2012, 2(1): 89-115.

［8］ Raina R, Grewal MK, Blackford M, et al. Renal replacement therapy in the management of intoxications in children: recommendations from the Pediatric Continuous Renal Replacement Therapy (PCRRT) workgroup. Pediatr Nephrol, 2019, 34(11): 2427-2448.

［9］ 付平. 连续性肾脏替代治疗. 北京：人民卫生出版社，2016.

［10］ Padmanabhan A, Connelly-Smith L, Aqui N, et al. Guidelines on the use of therapeutic apheresis in clinical practice-evidence-based approach from the Writing Committee of the American Society for Apheresis: the eighth special issue. J Clin Apher, 2019, 34(3): 171-354.

［11］ Ahmed S, Kaplan A. Therapeutic plasma exchange using membrane plasma separation. Clin J Am Soc Nephrol, 2020, 15(9): 1364-1370.

［12］ Walsh M, Merkel PA, Peh CA, et al. Plasma exchange and glucocorticoids in severe ANCA-associated vasculitis. N Engl J Med, 2020, 382(7): 622-631.

［13］ Lok CEHT, Lee T, Shenoy S, et al. KDOQI clinical practice guideline for vascular access: 2019 update. Am J Kidney Dis, 2020, 75(4 Suppl 2): S1-S164.

［14］ 金其庄，王玉柱，叶朝阳，等. 中国血液透析用血管通路专家共识（第2版）. 中国血液净化，2019，18（6）：365-381.

第十五章 肾移植

第一节 肾移植供者和受者的选择

一、概述

肾移植是终末期肾病的最佳治疗方法，与血液透析和腹膜透析相比，肾移植患者有更长的存活时间和更优的生活质量。目前，供肾来源包括公民死亡后捐献（donor after citizen's death，DCD）供肾和活体供肾。近年来，脑/心脏死亡供肾明显增加，但仍不能满足器官移植的需求，而活体供肾是供肾来源的最重要补充途径。肾移植是一个相对复杂的系统性医疗过程，包括供肾的获取、肾移植手术及受者术后的长期随访管理。此外，活体供者也需要接受术后围手术期管理及长期随访。需要在术前对供者和受者进行严格的筛选和评估，以保证供肾获取手术和肾移植手术的顺利进行、移植肾和受者的长期存活及活体供者的健康。

（一）肾移植供者的选择

1. 供者的一般评估

（1）免疫学评估：包括ABO血型、人类白细胞抗原（HLA）及供受者交叉配型等。其中，ABO血型相容性是肾移植的首要满足条件。虽然国内部分移植中心已成功开展ABO血型不相容肾移植，但ABO血型不相容肾移植在术前需要对受体进行血浆置换、使用生物制剂等强化免疫抑制预处理，会增加围手术期急性排斥反应和感染的风险，且治疗费用明显高于血型相容肾移植，宜谨慎评估后进行。

（2）肾功能评估：供者的肾功能评估通常采用以下一种或几种方式来确认。使用外源性过滤标志物测量肾小球滤过率（GFR）（菊粉、碘酸盐、^{51}Cr-EDTA、碘海醇及^{99m}Tc-DTPA在尿液或血浆中的清除率）、检测肌酐清除率、结合血清肌酐和胱抑素C估算GFR、利用血清肌酐反复估算GFR。有时一种方法误差较大，需要上述多种方法综合评估。目前认为，有意向的活体供肾者GFR≥90 ml/（min·1.73 m^2）可以捐献肾脏，GFR＜60 ml/（min·1.73 m^2）则不能捐献，GFR为60～89 ml/（min·1.73 m^2）需要根据供者年龄、人口学特点及健康状况等进行个体化评估来决定能否捐献。

（3）蛋白尿、血尿评估：供者的蛋白尿情况初筛可选用随机尿，根据尿肌酐比值法检测蛋白尿，确定时检测白蛋白排泄率（albumin excretion rate，AER），如果不能检测AER，也可重新复查尿蛋白-肌酐比值。供者可捐献肾脏的尿AER标准为＜30 mg/d，AER＞100 mg/d则不能捐献，供者AER为30～100 mg/d则应根据人口学特点和健康状况等进行个体化评估。对于供者的血尿评估，首先要明确血尿的原因，可通过多次尿液红细胞形态监测鉴别肾小球性或非肾小球性血尿。持续的镜下血尿一般与运动、创伤、性行为及月经无关。2～3次不同时期的尿常规发现红细胞2～5个/高倍视野，需要采用尿沉渣显微镜检查。查出血尿的供者，应进一步评估，以辨别镜下血尿是由可逆因素（如尿路感染、泌尿系统结石），还是肿瘤、感染或慢性肾小球疾病等原因引起。尿液分析和微生物培养可协助明确是否存在泌尿系统感染；膀胱镜和（或）泌尿系统影像学检查可用于筛查泌尿系统肿瘤、泌尿系统结石等；存在肾小球性血尿的供者，必要时可通过肾活检明确原因。一般有持续性镜下血尿的意向供者不能捐献肾脏，由可逆因素导致镜下血尿的供者，在积极治疗好转后（如抗感染治疗）可考虑捐献肾脏。明确存在慢性肾小球肾炎（如IgA肾病）的意向供者则不宜进行肾脏捐献。

（4）代谢性疾病及生活方式评估：应对供者在血糖、血脂方面进行全面评估，检查包括糖耐量试验、糖化血红蛋白及血脂，其中血脂检查包括血清总胆固醇、低密度脂蛋白、高密度脂蛋白及甘油三酯。2017年改善全球肾脏病预后组织（Kidney Disease: Improving Global Outcomes，KDIGO）活体评估指南指出，1型糖尿病患者出现白蛋白尿或终末期肾病的风险较高，不适宜捐献器官。对于糖耐量异常或确诊2型糖尿病的人群，应根据供者的整体健康状况及受者所能接受的阈值综合评估，个体化分析是否能作为捐献者。

（5）肿瘤的评估：有未控制恶性肿瘤的供者不能捐献，有下列恶性肿瘤病史者通常被排除在活体肾捐赠者外，包括黑色素瘤、睾丸癌、肾细胞癌、绒毛膜癌、血液系统恶性肿瘤、支气管肺癌、乳腺癌及单克隆免疫球蛋白增多性疾病等。有恶性肿瘤但传播风险不高、治疗计划明确且对供者健康影响很小，有理由明确该肿瘤无转移可能性的情况下，可以考虑捐献，包括声带原位细胞癌、子宫颈原位细胞癌、基底细胞癌及皮肤未转移的棘细胞癌等。供者有Bosniak分级高的肾脏囊性病变（Ⅲ级或更高）或有小的原位癌、手术可以治愈的肾癌，在进行个体化评估后也可以考虑捐献。

（6）传染性疾病的评估：包括人类免疫缺陷病毒（HIV）、乙型肝炎病毒（HBV）、丙型肝炎病毒（HCV）、巨细胞病毒（CMV）、EB病毒（EBV）、梅毒、地理或环境暴露造成的其他可能的潜在感染情况。

（7）年龄：我国法律规定，供者必须年满18周岁。对于供者的年龄上限，国际上并无统一标准。考虑活体供者的围手术期安全，年龄≤65周岁可能是目前活体供者比较适宜的标准。对年龄＞65岁的供者，不仅应进行活体供肾的相关评估，还应对手术相关项目进行全面检查，同时应充分告知供受者，高龄供者的围手术期风险远大于年轻供者，且受者的长期肾功能有可能不如年轻供者，对年轻受者可能更是如此。

2. 死亡供者的其他评估

（1）绝对禁忌证：除了一般器官捐献的绝对禁忌证（即侵袭性或血液系统恶性肿瘤、未经治疗的全身性感染、朊病毒感染及HIV感染），DCD供肾的绝对禁忌证还包括明确的慢性肾脏病4～5期［eGFR＜30 ml/（min·1.73 m²）］、移植前肾脏活组织病理学检查显示急性肾皮质坏死。

（2）相对禁忌证：年龄较大的供者（＞60周岁），尤其是死于高血压和（或）心血管疾病的供者、功能性热缺血时间较长（原则上不能超过2 h）的供者。

器官获取前，如果难以判断供肾质量，可以对供者行穿刺活组织病理学检查，明确是否有肾皮质坏死和肾脏的基础情况。

3. 活体供者的其他评估

（1）法定活体供者的范围：根据我国原卫生部2007年发布的《人体器官移植条例》及2009年的《关丁规范活体器官移植若干规定》文件，活体供受者仅限于以下关系：①直系血亲或三代以内旁系血亲；②配偶，仅限于结婚3年以上或婚后已育有子女者；③因帮扶等形成亲情关系，仅限于养父母与养子女之间的关系、继父母与继子女之间的关系。提倡兄弟姐妹、父母子女及夫妻等亲属之间进行器官移植。目前，亲属活体供者是我国活体供者的唯一合法来源，不考虑陌生人之间的活体器官移植。任何组织或个人不得摘取未满18周岁公民的活体器官用于移植。所有的器官捐献者应当具有完全民事行为能力，且不受任何压力、强迫或利诱，在自愿、无偿的前提下进行。

（2）活体供者的社会心理学评估：供肾评估过程中应当有专业的心理医师参与，他们与供者进行面对面交流，确认供者没有未控制的精神疾病，捐献完全出于自愿，没有任何胁迫。从社会心理学角度评估供者是否适合器官捐献，了解供者作为活体器官捐献者的社会心理学风险和收益。同时，心理医师帮助供者在评估、捐献及捐献后的整个过程中保持积极的社会心理，避免供者在捐献肾脏后出现社会心理方面的问题。若供者在评估过程中出现绝对禁忌证，评估应立即终止，以避免对不适合人员进行不必要的检查。

（二）肾脏移植受者的选择

1. 适应证　各种病因导致的不可逆的肾衰竭者均可考虑行肾移植。一般需要满足：①年龄65周岁以下且全身情况良好；②心肺功能良好，能耐受手术；③活动性消化道溃疡术前已治愈；④恶性肿瘤新发或复发经手术等治疗稳定2年且无复发；⑤肝炎活动已控制，肝功能正常；⑥结核活动者术前应行正规抗结核治疗明确无活动；⑦无精神障碍或药物成瘾。

2. 禁忌证

（1）绝对禁忌证：已知活动性感染尚未治愈（包括HIV感染、活动性结核、活动性乙型病毒性肝炎及丙型病毒性肝炎），药物成瘾（包括镇痛药物或毒品），活动性恶性肿瘤，可逆性肾衰竭，未经控制的精神障碍，已证实的依从性差、预期寿命较短，进行性代谢性疾病（如草酸盐沉积病），有吸毒史，持续凝血功能异常（如血友病），有近期心肌梗死史的患者。如果无联合器官移植的条件，顽固性心力衰竭、慢性呼吸功能障碍及进展期肝脏疾病患者也不能做肾移植。

（2）相对禁忌证：年龄偏大或偏小，原发性肾脏病复发率高，酗酒和药物成瘾，过度肥胖，复发难治性尿路感染，严重淀粉样变，癌前病变，周围血管病，以及精神心理状态不稳定等。

3. **病史评估**　需要全面采集患者的内科和外科病史。评估的目的是发现在移植后可能影响候选者存活的共存疾病。评估还要确定移植在技术上是否可行，以及指导移植术后的免疫抑制治疗。包括导致终末期肾病的原发病因、家族性或遗传性肾病病史、潜在的致敏风险（包括妊娠、既往移植病史及输血史等）、心脑血管疾病史或外周血管病史、糖尿病史、既往或活动性肿瘤病史、活动性感染病史、肺部疾病或肺动脉高压病史、消化性溃疡病史、精神障碍病史及既往手术病史（特别是腹部手术病史）等。

4. **实验室检查和影像学检查**

（1）实验室检查：全血细胞计数和分类计数、血尿素氮、肌酐、电解质、血钙、血磷、白蛋白、肝功能、凝血酶原时间、部分凝血活酶时间、甲状旁腺激素水平，以及检测糖尿病患者的糖化血红蛋白。

育龄期女性进行妊娠检查。若发现移植受者处于妊娠期，通常于分娩后再开展进一步的移植相关评估。

进行HIV、乙型肝炎病毒、丙型肝炎病毒及梅毒的血清学检查。若在移植前以上疾病得到良好控制，这些感染性疾病则不是肾移植的禁忌证，但可能需要进一步检查来确定患者的候选资格。

结核病检测〔结核菌素皮肤试验（tuberculin skin test，TST）或γ-干扰素释放试验（interferon-gamma release assay，IGRA）〕和（或）胸部X线片/肺部CT，以排除潜伏期或活动性结核病。

（2）影像学检查：胸部X线片或肺部CT，心电图，肝、胆、胰、脾彩色多普勒超声，以及泌尿系统彩色多普勒超声等。透析时间长、年龄较大或存在甲状旁腺功能亢进症的尿毒症患者应行腹部CT平扫评估髂血管的钙化情况。

5. **原发性肾病的评估**　虽然原发性肾病的类型不是肾移植的禁忌证，但由于术后原发性肾病在移植肾中仍存在不同程度的复发概率（具体取决于疾病类型），初始评估时应尽量明确肾病的病因。在某些病例中，原发性肾病更可能导致肾移植失败。复发率较高的原发性肾病包括局灶性节段性肾小球硬化症（FSGS）、膜性肾病、膜增生性肾小球肾炎、IgA肾病、糖尿病肾病及单克隆丙种球蛋白血症。

二、实战病例

　　患者，女性，33岁。因"肾脏疾病7年，血液透析2年"入院。患者7年前因水肿就诊，检查发现"蛋白尿"，行肾穿刺活检，考虑为"微小病变肾病"，曾使用"激素联合他克莫司"治疗，尿蛋白转阴。2年前发现血肌酐明显升高，考虑"终末期肾病"，开始行维持性血液透析治疗至今。否认其他重要脏器和系统性疾病病史。患者确诊终末期肾病，有肾移植指征，排除禁忌证后于2021年9月10日行活体供肾肾移植手术。供体为其母亲，56岁，无慢性疾病病史。供受者血型均为O型。受体群体反应性抗体（panel reactive antibodies，PRA）Ⅰ类和Ⅱ类均为阴性。供受者交叉配合（cross-matching）阴性。HLA错配数为2/6。手术过程顺利。手术当天，患者术后11 h尿量为4300 ml；术后第一天尿量为700 ml，第二天尿量为80 ml。患者无水肿、胸闷气促等不适主诉。

（一）接诊医师该怎么办

　　1. 识别危险征兆　肾移植术后发生移植肾延迟复功多见于死亡供肾肾移植，活体肾移植术后罕见。本例患者为活体供肾肾移植，术后早期出现少尿、无尿，应尽快明确导致移植肾延迟复功的原因。此外，术后早期往往有大量补液，患者无尿状态下应警惕出现因高容量导致的肺水肿、急性左心衰竭、酸碱平衡紊乱及电解质失衡等情况。

　　2. 面对患者时的注意事项

　　（1）生命体征：肾移植术后早期出现少尿、无尿，应警惕出现因高容量导致的肺水肿、急性左心衰竭等，需要关注患者有无水肿、胸闷气促及端坐呼吸等症状，关注患者是否有心率加快、呼吸频率加快及血压增高等表现。

　　本例患者术后第二天生命体征：心率85次/分，血氧饱和度98%，呼吸19次/分，血压148/96 mmHg。

　　（2）相关联想：肾移植术后移植肾延迟复功，在某种意义上也是一种"急性肾损伤"，在考虑导致移植肾延迟复功的原因时，可以从肾前性、肾性及肾后性角度分析。

　　肾前性因素为移植肾有效灌注不足，如术后禁食导致容量减少或低蛋白血症高度水肿导致有效容量丢失等。患者术后早期补液量往往较多，一般不会出现容量不足的情况。但是，如果出现肾动脉栓塞，也会出现因动脉血供中断导致无尿。肾后性需要排除是否有输尿管梗阻或尿漏。肾性因素需要重点排除是否有急性排斥反应、急性肾小管坏死及肾脏原发病的复发。

3. 处理

（1）心电监护：患者生命体征尚平稳，但需要密切监测病情的发展和变化。

（2）实验室检查：血肌酐、尿素、电解质、血气分析可用于判断患者氮质血症、高钾及酸中毒的程度；脑钠肽、床旁胸部X线片有助于判断心力衰竭和肺水肿。患者出现无尿，可通过原透析通路继续维持性血液透析治疗。PRA用于判断患者是否有术后新发抗供体特异性抗体产生。重新做供受体交叉配型检查。

（3）影像学检查：移植肾彩色多普勒超声检查可明确移植肾血供、移植肾动脉和静脉的血流情况、有无肾积水、有无移植肾输尿管扩张及有无肾周积液等。本例患者术后第二天移植肾彩色多普勒超声检查结果显示，移植肾实质回声增强、移植肾血流通畅、移植肾肾周少量积液。通过彩色多普勒超声检查基本可以排除肾血管栓塞、移植肾输尿管梗阻等外科因素。

（4）利尿：可尝试使用利尿药，观察利尿反应。呋塞米的剂量可从40 mg静脉滴注开始，若仍呈无尿状态，则无须继续使用。

（二）上级医师会怎么办

1. 可能的询问　①生命体征。②查体发现。③既往疾病，特别是原发性肾病的病理诊断。本例患者肾脏原发病的诊断为微小病变肾病，但较快进展至终末期肾病，对该诊断应持怀疑态度。应询问患者既往是否有行局灶性节段性肾小球硬化症（focal segmental glomerulosclerosis，FSGS）及其他遗传性肾病相关基因检测。④实验室检查结果回报。⑤利尿反应。

本例患者的化实验室检查结果回报实验室检查：pH 7.40，氧分压90 mmHg，碳酸氢钠25 mmol/L；血钾 3.95 mmol/L；血肌酐595 μmol/L，血尿素氮23.17 mmol/L；血红蛋白96 g/L；白蛋白29.9 g/L；尿蛋白（＋＋＋＋），尿红细胞（＋＋＋），尿比重1.041；脑钠肽前体5552 pg/ml。Cross-matching 阴性。PRA 阴性。

2. 可能的交代　向患者家属交代病情，继续维持性血液透析治疗，告知可能出现肾移植失败的风险。

3. 可能的治疗　排除禁忌证后，尽快行移植肾穿刺活检，明确移植肾病理类型。

本例患者2021年9月14日移植肾穿刺病理结果：电镜示足突弥漫融合，结合临床可考虑FSGS复发。予血浆置换、静脉环孢素针剂、利妥昔单抗等联合治疗。

三、诊疗流程

移植肾延迟复功的诊治流程图见图15-1。

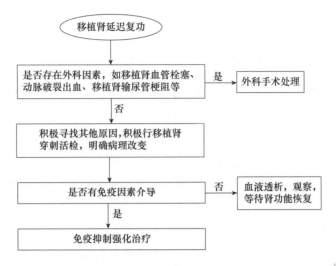

图 15-1 移植肾延迟复功的诊治流程图

（余献平　韩　飞）

第二节　肾移植排斥反应

一、概述

（一）定义

肾移植排斥反应（renal transplant rejection）是指受体进行同种异体肾移植术后，外来的移植肾作为一种"异己成分"被受者的免疫系统识别并针对移植肾发起攻击、破坏及清除的免疫学反应。肾移植排斥反应发生的主要原因是供者和受者遗传背景的差异，排斥反应是影响移植肾早期存活的主要原因。

（二）分类

根据排斥反应发生的时间，肾移植排斥反应通常分为超急性排斥反应、加速性排斥反应、急性排斥反应及慢性排斥反应。根据排斥反应发生机制的不同，肾移植排斥反应分为细胞免疫介导的排斥反应和体液免疫介导的排斥反应。各种排斥反应的治疗方法和预后不同。目前，诊断移植肾排斥反应公认的病理诊断标准主要参考 Banff 标准。

（三）临床表现、诊断及处理

1. **超急性排斥反应** 超急性排斥反应（hyperacute rejection，HAR）是抗体介导的急性排斥反应的一种特殊类型。近年来，随着术前免疫学检查和配型技术的不断完善，HAR的发生率已明显下降。HAR一般发生在肾移植手术血管开放后即刻至24 h，也有延迟至48～72 h发生的报道，移植肾血供恢复后数分钟内从开始充盈饱满、色泽红润、输尿管间歇性蠕动不久即出现张力降低、变软，呈暗红色至紫色，颜色逐渐加深，并出现花斑，肾动脉搏动会减弱甚至完全消失，肾表面可见细小血栓形成，输尿管蠕动消失，尿液呈明显血尿且分泌减少直到停止。其病理表现为肾内大量中性粒细胞弥漫性浸润，肾小球毛细血管和微小动脉血栓形成，肾小球及间质血管坏死，随后发生广泛肾皮质坏死，最终移植肾的动脉、静脉内均有血栓形成。免疫组织化学可见管周毛细血管C4d染色阳性，电镜下可见肾小球毛细血管内皮细胞脱落，血栓形成，上述病理改变可见于同一个肾脏中，不同活检区域的病变程度也不尽相同。根据术后早期突发血尿、少尿或无尿，移植肾彩色多普勒超声显示，皮质血流无灌注伴明显肿胀，在除外移植肾急性肾小管坏死、移植肾动静脉栓塞及输尿管梗阻外，肾活检显示典型改变者可明确诊断。

目前，HAR尚无有效的治疗方案，一旦发生，多数患者的病情不可逆转，确诊后应行移植肾切除术。

2. **加速性排斥反应** 加速性排斥反应（accelerated rejection，ACR）通常发生在肾移植术后24小时至7天，患者反应剧烈，病情进展快，移植肾功能常迅速丧失，其发生机制和病理改变与HAR相似。ACR的临床表现为肾移植术后尿量突然减少，肾功能迅速丧失，移植肾肿胀、压痛，常伴体温和血压升高，同时还可出现恶心、腹胀等消化道症状，彩色多普勒超声可见血管阻力指数增高，肾体积增大。ACR的病程进展较快，发生时间越早，预后越差。ACR在病理上以肾小球和间质小动脉的血管病变为主，表现为坏死性血管炎，淋巴细胞直接浸润至血管内膜下，导致血栓形成，重者可发生血管壁纤维素样坏死，间质出血有肾皮质坏死，免疫组织化学可发现肾小管周围毛细血管C4d沉积，电镜下可见小动脉膜有纤维蛋白及电子致密物的沉积。ACR的诊断还需要与急性肾小管坏死、肾动脉栓塞及肾静脉血栓形成等相鉴别，移植肾活检有助于明确诊断。

ACR一旦发生，患者的总体治疗效果较差，目前临床常用的治疗方法有：①尽早使用抗胸腺细胞或淋巴细胞免疫球蛋白，疗程一般7～14天；②大剂量丙种球蛋白，剂量为0.4 g/（kg·d），一般使用7～10天；③血浆置换或免疫吸附直接去除致敏抗体。如果上述治疗无效，应尽早切除移植肾，恢复透析状态，以避免其他并发症发生。

3. **急性排斥反应** 急性排斥反应（acute rejection，AR）是肾移植术临床最常见的排斥反应，发生率为10%～30%，可发生在移植后任何阶段。AR的临床表现包括尿量减少、体重增加、轻、中度发热，以及血压上升，可伴有移植肾肿胀和移植肾压痛，还可伴有乏力、腹部不适及食欲缺乏等症状。近年来，随着新型免疫抑制剂的大量运用，典型的排斥反应已不多见。发生AR时，患者血肌酐会显著上升，尿液检查可出现蛋白尿和（或）血尿，彩色多普勒超声常提示移植肾胀大、皮髓质交界不清、阻力指数升高等，血常规有时可见中性粒细胞升高、贫血及血小板减少。病理提示，间质和肾小管上皮细胞单核细胞浸润（小管炎），在较严重的急性血管性排斥反应中亦可见单核细胞在血管内皮细胞浸润（血管内膜炎），伴有间质水肿等。临床诊断AR还须排除急性肾小管坏死、肾后性梗阻、肾动脉狭窄、肾静脉栓塞、钙调神经蛋白抑制剂（CNI）类药物的肾毒性、多瘤病毒感染及移植肾肾盂肾炎等情况，移植肾活检有助鉴别诊断。

对于AR的治疗，关键在于及时处理，治疗方法包括：①甲泼尼龙冲击治疗，是治疗细胞介导AR首选和最常用的方法，对75%～80%的患者有效，剂量为6～10 mg/（kg·d），连续应用3～5天；②对于甲泼尼龙冲击治疗无效的急性细胞性排斥反应，需要联合淋巴细胞清除性的抗体治疗，如抗胸腺细胞或淋巴细胞免疫球蛋白，疗程一般为5～7天；③针对抗体介导的AR（AMR）需要同时进行血浆置换或免疫吸附去除抗体，也可联合大剂量丙种球蛋白中和抗体，此外可联合针对B淋巴细胞的CD20单克隆抗体（如利妥昔单抗）进行治疗。

4. 慢性排斥反应 慢性排斥反应（chronic rejection，CR）一般发生在肾移植术后3～6个月，其是影响移植肾长期存活的主要因素。CR主要由体液免疫和细胞免疫共同介导的慢性进行性免疫损伤，以及AR未有效逆转的后续反应。CR的临床表现为蛋白尿、高血压、移植肾功能逐渐减退及贫血等，彩色多普勒超声可表现为移植肾皮质回声增强、皮髓质分界不清、阻力指数增高等。CR主要通过肾活检的病理诊断，表现为间质广泛纤维化、肾小管萎缩、肾小球基底膜增厚硬化并逐渐透明样变最终肾小球硬化，同时伴有小动脉内膜增厚、狭窄直至闭塞。在诊断CR时，应排除AR、免疫抑制剂的肾毒性、肾动脉狭窄及移植肾复发或新发的肾炎等情况。

目前，CR无特别有效的治疗方法，处理原则为早期预防及保护残余肾功能。在预防方面，应尽量减少肾脏缺血时间、减少HLA错配、减少边缘供肾的利用、避免免疫抑制剂中毒发生及积极预防巨细胞病毒（CMV）感染等；在保护残余肾功能方面，应积极对症处理高血压、高脂血症及蛋白尿，使用血管紧张素转化酶抑制剂（ACEI）或血管紧张素Ⅱ受体阻滞剂（ARB）、他汀类药物及冬虫夏草制剂等。

（四）免疫抑制剂

1. 定义 免疫抑制是指采用物理、化学或生物的方法或手段来降低机体对抗原物质的反应性。在器官移植发展的历史过程中，曾经使用放疗、胸导管引流及脾脏切除等方法，但由于不良反应严重、效果不理想，现已摒弃。免疫抑制剂是一组具有抑制机体免疫反应应答能力药物的总称，免疫抑制剂的合理应用极大推进了器官移植的前进步伐并保障了移植器官的存活。

2. 种类　免疫抑制剂包括钙调磷酸酶抑制剂、抗增生/代谢类药、肾上腺皮质激素类及生物制剂等。

（1）钙调磷酸酶抑制剂：如环孢素、他克莫司。钙调磷酸酶抑制剂是目前肾移植患者临床应用最主要的强效免疫抑制剂。①环孢素，起始剂量为6～8 mg/（kg·d），分2次口服，患者应定期进行药物浓度监测，建议术后1个月内血药浓度谷值维持在250～350 ng/ml，3个月内为200～300 ng/ml；之后逐渐降低，维持在100～150 ng/ml。不良反应包括肾毒性、感染、肝毒性、高血压、糖尿病、高胆固醇血症、高尿酸血症、高钙血症、多毛、痤疮、齿龈增生及面部变形等；②他克莫司，口服起始剂量为0.1～0.3 mg/（kg·d），再根据血药浓度加以调整。1个月内血药浓度谷值维持在8～12 ng/ml，6个月内为6～8 ng/ml，之后维持在4～6 ng/ml。常见不良反应包括神经毒性（包括震颤、失眠、肢体感觉异常等）、肾毒性、糖尿病、腹泻、恶心、呕吐、感染及肿瘤发生率增加等。

（2）抗增生/代谢类药：包括西罗莫司、硫唑嘌呤、霉酚酸酯、咪唑立宾、甲氨蝶呤及环磷酰胺等。通过各个环节抑制淋巴细胞的增生或促进淋巴细胞凋亡。①非核苷类似物，霉酚酸酯和硫唑嘌呤均通过抑制核苷酸的经典合成途径，从而发挥对淋巴细胞的免疫抑制效应。霉酚酸酯的主要不良反应有腹泻、恶心、呕吐、骨髓抑制及感染等。硫唑嘌呤的不良反应有骨髓抑制、恶心、呕吐、胃肠道功能损害、肝功能损害、脱发、口腔溃疡及性腺抑制等；②抗增生药物，西罗莫司的半衰期长，初起给药剂量为0.02～0.04 mg/kg，每天1次，用药7天内需要检测浓度，术后6个月内谷浓度维持在6～10 ng/ml，之后维持在4～8 ng/ml。西罗莫司的优点是对已发生肿瘤的移植受者具有一定的抗肿瘤作用。西罗莫司主要的不良反应包括高脂血症、高胆固醇血症、蛋白尿、贫血及泌尿系统感染等。

（3）肾上腺皮质激素类：是目前免疫抑制维持治疗的基本药物，其使用方法为术中及术后3天静脉滴注甲泼尼龙500～1000 mg或琥珀酰氢化可的松1000～1500 mg作为冲击治疗。术后第4天起改为口服或静脉注射，剂量自60～80 mg/d开始，后递减5～10 mg/d维持。

（4）生物制剂：常用的有多克隆抗体和单克隆抗体，一般用于肾移植术后围手术期的诱导治疗及类固醇皮质激素耐受的难治性排斥反应。

多克隆抗体包括抗淋巴细胞免疫球蛋白和抗胸腺细胞免疫球蛋白。不良反应包括注射后出现高热、寒战、血小板减少、皮疹、白细胞减少、全身感染、血尿、肌肉关节疼痛、恶心、呕吐、腹泻及血清病样综合征。患者使用前应预先注射地塞米松或甲泼尼龙，可防止高热和过敏反应的发生。

单克隆抗体包括抗T细胞单克隆抗体，如OKT_3和抗白介素（IL）-2受体的单克隆抗体，如巴利昔单抗和达利珠单抗。OKT$_3$应用剂量为每天5 mg，静脉注射，3～7天为1个疗程。抗IL-2受体单克隆抗体包括人源化抗IL-2受体单克隆抗体（达利珠单抗）和嵌合型单抗（巴利昔单抗）。达利珠单抗用于预防肾移植AR的标准推荐用法为1 mg/kg，术前24 h内和术后每2周给药1次，一般4剂。巴利单抗的推荐使用方法为每次20 mg，移植术前2 h和术后4天各1次。

（5）中药制剂及其他：如雷公藤多苷、雷公藤甲素等。对于部分蛋白尿和慢性排斥的患者有部分疗效。主要的不良反应包括性腺抑制、肝功能损害、消化道反应及骨髓抑制等。

3. 作用特点和常用的组合　为加强药物的治疗效果和尽可能减少单一药物的不良反应，一般同一作用靶点的药物不主张联合使用，同时强调多靶点作用的药物联合。经过多年的临床实践和多中心临床试验证实，目前肾移植术后最常用的免疫抑制剂组合为钙调磷酸酶抑制剂（他克莫司或环孢素）＋抗代谢类药（霉酚酸酯）＋肾上腺皮质激素类（泼尼松）。

二、实战病例

> 患者，男性，21岁。因"肾移植术后3年，腹胀少尿3天"就诊。患者3年前因"终末期肾病行亲属活体肾移植术（母亲供肾）"，术后服用"泼尼松联合他克莫司和麦考酚钠肠溶片"三联抗排斥治疗，术后肾功能稳定在100～120 μmol/L。患者近3个月未复查，主诉近3天腹胀、少尿，查血肌酐412 μmol/L，曾有忘记服用抗排斥药物史，查他克莫司的血药浓度为2.1 ng/ml，病程中无发热、胸闷、气急及尿路刺激症状，偶有移植肾区胀痛。既往有"IgA肾病"1年，行血液透析治疗3个月。否认有糖尿病、冠心病病史，否认有结核、肝炎等传染病病史，无外伤及其他手术病史。否认食物及药物过敏史。无烟、酒不良嗜好。父母健在，独生子女。

（一）接诊医师该怎么办

1. 问诊要点　对于肾移植术后血肌酐升高的患者，问诊要点包括血肌酐升高的时间、幅度、有无伴随症状，尿量情况，腹泻情况，有无按时服药，以及近期复查的结果等，尤其需要关注近期血肌酐和免疫抑制剂血药浓度的变化情况。

临床上，对于血肌酐升高，需要进行诊断和鉴别诊断，诊断思路需要考虑以下原因：①假性血肌酐升高，如检查误差等原因导致的血肌酐升高；②外科原因导致的移植肾完全和不完全梗阻、尿漏、血管栓塞及胆固醇栓塞等，临床上需要行移植肾超声等影像学检查进一步排除；③肾前性容量因素导致血肌酐升高，肾移植患者由于需要服用抗排斥药物（如霉酚酸酯、他克莫司等），导致腹泻，还要需要注意询问有无不洁饮食史，其亦可导致腹泻；④CNI中毒，由于环孢素、他克莫司等药物在高浓度时会导致肾毒性而引起血肌酐升高；⑤尿路感染，肾移植后应用免疫抑制剂的使患者免疫力下降，外科手术移植肾输尿管膀胱再植可出现输尿管反流，均可导致患者容易发生尿路感染，严重者可诱发肾盂肾炎，导致血肌酐升高；⑥移植肾排斥反应，由于异体肾脏需要长期的免疫抑制剂维持，当免疫抑制剂不足时出现排斥反应。

2. **体格检查** 血压151/92 mmHg，脉搏89次/分，呼吸22次/分，体温37.3℃；慢性病容，面部痤疮，眼睑及颜面部无水肿；颈静脉无怒张；双肺呼吸音清，未闻及干、湿啰音；心律齐，未闻及心包摩擦音；腹软，肝、脾肋下未触及肿大，左下腹可见一斜形长约14 cm的手术切口，切口愈合佳，移植肾触诊肾脏有轻度压痛；全身淋巴结未及肿大，双下肢无水肿，双手无震颤。

3. **进一步检查** 入院后复查肾功能、尿常规，急查移植肾B超及他克莫司的血药浓度。结果显示：他克莫司的血药浓度3.1 ng/ml；尿红细胞2个/HPF，白细胞3个/HPF，蛋白质（++）；血白细胞计数$9.6×10^9$/L，中性粒细胞百分比73.4%，血红蛋白103 g/L，血小板$331×10^9$/L；血总蛋白55.4 g/L，白蛋白34.3 g/L，谷丙转氨酶11 U/L，总胆红素9 μmol/L，血肌酐435 μmol/L，尿素17.2 mmol/L，尿酸516 μmol/L；移植肾B超可见，大小12.5 cm×5.6 cm×5.8 cm，集合系统无分离，肾动脉流速65 mm/s、阻力指数0.85，段动脉流速54 mm/s、阻力指数0.87，叶间动脉流速48 mm/s、阻力指数0.78，弓形动脉流速33 mm/s、阻力指数0.79。初步印象：移植肾肿大伴阻力指数增高，考虑急性排斥可能。

移植肾活检显示，肾组织样本2条，肾小球12个，肾血管3条。肾小球：体积肿大，未见分叶，球性硬化25%（3/25），节段硬化0个，新月体1个（细胞性）。系膜区局灶节段性轻度增生，系膜基质轻度增多。肾小管：近曲小管上皮细胞局灶颗粒变性，肿胀，肾小管局灶萎缩（10%），小管基底膜增厚，可见小管炎，1~12单个核细胞/小管切面，累及多个小管；肾血管：细小动脉内皮细胞肿胀，未见透明变性；肾间质：可见单个核细胞浸润（30%），可见水肿，局灶纤维组织增生（15%），管周毛细血管腔内未见炎细胞。病理诊断：符合移植肾急性细胞性排斥反应（ⅠB级）。

（二）上级医师会怎么办

1. **明确诊断** 结合患者血肌酐升高、停药病史，实验室检查提示他克莫司血药浓度偏低，同时病理诊断为移植肾急性细胞性排斥反应（ⅠB级），本例患者最后的诊断为移植肾急性细胞性排斥反应。

2. **调整治疗** 对于移植肾急性细胞性排斥反应患者，给予甲泼尼龙500 mg静脉滴注，每天1次，连用3天，复查血肌酐下降至185 μmol/L，继续观察2天无明显下降，给予抗胸腺细胞球蛋白50 mg静脉滴注，每天1次，连用5天，激素冲击过程增加他克莫司的剂量，调整他克莫司的血药浓度在5~6 ng/ml，同时改麦考酚钠肠溶片540 mg，

2次/天，维持治疗。激素冲击治疗期间同时给予奥美拉唑保护胃黏膜，碳酸钙和维生素D_3预防骨质疏松。经治疗后血肌酐下降至220 μmol/L，患者出院后继续门诊定期随访。

三、诊疗流程

肾移植术后血肌酐升高的诊治流程见图15-2。

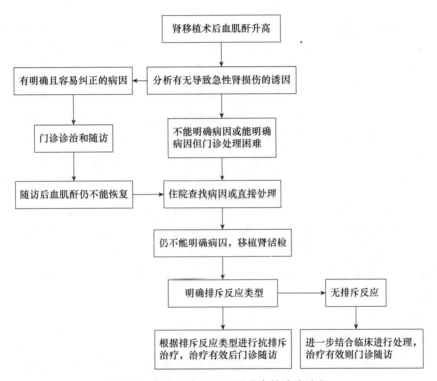

图15-2 肾移植术后血肌酐升高的诊疗流程

（黄洪锋）

第三节 肾移植相关的感染并发症

一、概述

肾移植是终末期肾病的最佳治疗方法，相比于血液透析和腹膜透析，肾移植可显著改善尿毒症患者的长期预后、提高其生活质量并减少其经济支出。但由于免疫抑制剂的使用和移植物存活情况的改善，感染和恶性肿瘤已成为器官移植后无疾病生存的主要障碍。随着肾移植患者生存期的延长和诊断工具的不断进步，肾移植术后感染并发症的发病率和疾病谱也随之增加，也是患者带功死亡的主要原因之一。肾移植术后感染可大致分为3个与感染特定病原体风险相关的阶段。

（一）术后1个月内

术后1个月内的感染可能与以下几个方面相关：手术或外科并发症、供体来源感染、受体既往存在的感染及医院获得性感染（如吸入性肺炎、切口感染、导管相关感染、尿路感染及艰难梭菌性肠炎等）。早期感染可能会导致严重的后果，如移植肾动脉破裂出血、移植肾输尿管漏等。移植肾肾周充分引流、早期拔除各种导管、减少抗生素的使用及切口的优质护理可减少术后早期感染的发生风险。本阶段较少发生机会性感染，致病源多以各种细菌为主，医师可先根据经验应用抗生素，明确致病菌后，调整用药方案；对于尸体供肾肾移植，需要特别重视供体来源感染，包括各种耐药菌感染和病毒性疾病的筛查，应注重收集供体的死亡病因和病原体的培养结果，针对性给予预防性治疗。目前，我国尚未开展供体人类免疫缺陷病毒（HIV）阳性供肾肾移植。当供体乙型肝炎病毒（HBV）或丙型肝炎病毒（HCV）阳性时，可以选择相应病毒阴性或阳性的受者，且均需要给予受者预防性抗病毒治疗。当供体HBV阳性、受体HBV阴性时，可给予抗乙型肝炎免疫球蛋白强化预防性治疗，以及恩替卡韦预防性治疗3～6个月，并定期监测乙肝三系。当供体HBV阳性、受体HBV阳性时，受者需要长期服用恩替卡韦抗病毒治疗。当供体HCV阳性时，可根据HCV的基因型，选择相应的直接抗病毒药物对受者进行预防或治疗。

（二）术后1～6个月

这一阶段的感染以机会性感染为主，包括耶氏肺孢子菌、巨细胞病毒、曲霉菌、隐球菌、结核或非结核分枝杆菌等感染。目前，术后常规预防性使用更昔洛韦大大降低了巨细胞病毒感染的发生率。此外，术后常规预防性使用磺胺类药物大大减少了耶氏肺孢子虫肺炎、弓形虫感染及诺卡菌感染。既往有结核感染病史但未接受正规治疗或术后结核菌素试验（PPD试验）阳性的肾移植受者，术后发生结核感染的风险明显增高，这部分患者可应用异烟肼来预防结核感染。

（三）术后6个月后

在该阶段，移植肾功能良好的受者可以耐受免疫抑制状态，发生感染的风险会降低。该阶段的感染可分为2类：一类是社区获得性感染；另一类是因免疫抑制过度导致的各种机会性感染。特别是接受强化抗排斥治疗的患者，可能更容易发生机会性感染，如曲霉菌感染、新型隐球菌感染等，以及其他一些罕见病原体的感染（如李斯特菌感染、孢子虫感染等）。

此外，肾移植术后多瘤病毒感染也是临床常见的感染类型，多在术后2年内发生，主要由于免疫抑制过度导致。患者往往无明显感染症状，表现为血肌酐缓慢升高，或者常规随访时检测血、尿多瘤病毒核酸而发现。因此，临床上需要定期检测肾移植受者血和尿样本的多瘤病毒载量，当发现阳性时，特别是当血多瘤病毒载量 $>10^7$ cps/L时，多瘤病毒肾病的发生风险会显著增加。对于无法进行病毒核酸检测的地区，也可通过显微镜镜检尿液样本，找寻Decoy细胞来协助诊断。多瘤病毒肾病最终需要通过肾穿刺活检明确诊断。减少维持性免疫抑制剂的剂量是治疗多瘤病毒肾病最关键的措施。

肾移植后感染的病原谱非常广泛，包括细菌、真菌、病毒及原虫等，其中许多为正常人群中不常见的病原体。发热和其他感染的体征往往不典型，有时感染通过常规的实验室检查或影像学检查发现。肾移植患者的感染可能因服用免疫抑制剂而增加了诊断的难度。对于怀疑感染的患者，应仔细询问病史和进行体格检查，及时行血、尿、粪便等样本的病原学分析，以及相应的影像学检查，尽快明确病原微生物，以制订有针对性的抗感染方案，尽可能避免长时间使用不必要的药物，以及尽可能避免耐药的发生和减少药物的毒性。诊断过程中可能需要有创性操作以获得用于病原学诊断的样本，如利用支气管镜进行肺泡灌洗、移植肾肾周积液穿刺等。在常规培养等方法无法明确病原体的情况下，可考虑行二代测序技术以尽快明确致病病原体，为及时的针对性治疗提供依据。对于重症患者，需要同时减少甚至停用免疫抑制剂，加强支持治疗，且注意停用免疫抑制剂、保护移植肾功能和抗感染三者之间的平衡。

二、实战病例

> 患者，男性，61岁。因"肾移植术后6个月，咳嗽、发热1个月余"收入院。患者6个月前因终末期肾病接受"死亡供肾肾移植"，术后接受"抗胸腺免疫球蛋白（200 mg，3天）"诱导免疫抑制治疗和"霉酚酸酯+他克莫司+激素"维持性免疫抑制治疗，术后定期随访，血肌酐维持在170～180 µmol/L，血清他克莫司谷浓度维持在5～7 ng/ml。既往无肺部疾病病史，无吸烟史。患者1个月余前出现咳嗽、发热，体温最高至38.0 ℃，咳嗽以干咳为主，伴畏寒、寒战、胸闷症状，于当地医院就诊。肺部CT显示两肺多发炎症（图像未见），具体治疗不详，治疗半个月后效果不佳，仍有发热、咳嗽、胸闷症状，至我院就诊。门诊急查肺部CT（图15-3），提示两肺多发炎症，遂以"肾移植状态，肺炎"收入院。

（一）接诊医师该怎么办

1. 面对患者时诊疗注意事项的问题

（1）患者感染的严重程度及感染的性质：本例患者肾移植术后6个月余出现发热、

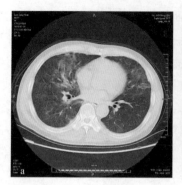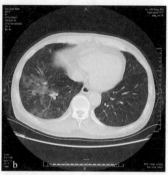

图15-3   患者入院时肺部CT

注：a、b. 两肺多发炎症

咳嗽、胸闷等呼吸系统症状，发热程度中等，病程较长，影像学检查提示有两肺炎症，当地医院"常规治疗"效果不佳。从病史特点上分析，肾移植术后肺炎诊断基本明确。

鉴于肾移植患者长期服用免疫抑制剂，可能会掩盖典型的感染症状和体征，接诊医师首先需要考虑其肺炎的严重程度，因本例患者的感染部位已明确（考虑肺炎），故需要重点关注生命体征，特别是氧合情况（本例患者心率95次/分，血氧饱和度92%，呼吸29次/分，血压126/81 mmHg，体温38.2 ℃，提示已出现缺氧）。其次，接诊医师需要考虑本例患者肺炎的病原体，肾移植术后6个月余，为机会性感染的高发阶段，且前期常规治疗效果不佳，更应考虑为不常见的病原体感染。常见的机会性致病病原体包括耶氏肺孢子菌、巨细胞病毒、曲霉菌、隐球菌、结核或非结核分枝杆菌等。

（2）体格检查：本例患者以呼吸系统症状就诊，查体时尤其需要注意肺部的体征。但肾移植术后不同病原体所致肺炎并无相应特征性的肺部体征，故肺部查体时往往不能发现对病原体诊断有价值的体征。

本例患者双肺呼吸音粗，未闻及明显干、湿啰音。

（3）患者肾功能的情况及既往感染的预防：通过询问患者肾移植术后的随访情况，发现患者存在移植肾肾功能不全，血肌酐维持在170～180 μmol/L。本例患者术后血肌酐未恢复正常，未常规服用更昔洛韦及复方磺胺甲噁唑（SMZ）预防性治疗。

（4）肺部影像学：肺部影像学检查可能会提供对病原体诊断有价值的信息。肺实变或大叶性肺炎往往提示细菌感染或吸入性肺炎，亚急性起病时致病菌有可能是分枝杆菌、诺卡菌及放线菌等。支气管肺炎和细支气管周围片状模糊影，急性起病时致病菌可能为病毒、非结核分枝杆菌、支原体、衣原体、奈瑟菌及嗜血杆菌等；亚急性起病时，致病菌有可能是分枝杆菌等。肺弥漫性间质浸润性病变（磨玻璃样、多灶性病变），急性起病时往往提示致病菌为耶氏肺孢子菌、巨细胞病毒及EB病毒等；亚急性起病时，致病菌有可能是分枝杆菌等。肺部结节性病变，急性起病时往往提示致病菌为军团菌、真菌（特别是曲霉菌）；亚急性起病时，致病菌有可能是诺卡菌、分枝杆菌及隐球菌。

本例患者肺部CT提示两肺内多发斑片状、磨玻璃样高密度影，以两肺外侧带明显，提示存在较明显的肺间质性病变。结合其未常规服用SMZ预防性治疗，需要高度怀疑耶氏肺孢子菌肺炎可能。

2. 处理

（1）心电监护：本例患者存在缺氧情况，病情可能会进一步加重。

（2）吸氧：最好在吸氧前完成血气分析，评估动脉氧分压和二氧化碳分压的情况。本例患者虽然无缺氧的临床症状，但血氧饱和度已下降，故需要安排吸氧，并根据血氧饱和度的上升情况调整氧流量。

（3）实验室检查：血常规、C反应蛋白（CRP）、降钙素原（PCT）用于判断患者炎症反应的严重程度；血肌酐、尿素、电解质及血气分析用于以判断患者氮质血症、电解质、酸碱平衡及氧气的利用情况；血培养、痰培养、1,3-β-D葡聚糖检测（G试验）、半乳糖甘露醇聚糖抗原检测（GM试验）、新型隐球菌夹膜试验、巨细胞病毒抗原抗体及巨细胞病毒DNA用于协助判断患者可能感染的病原体。

（4）抗排异药物调整：需要兼顾抗排斥反应的效果和感染的治疗。本例患者肺炎诊断明确，且已有缺氧表现，常规治疗效果不佳，临床诊断考虑耶氏肺孢子菌肺炎（pneumocystis carinii pneumonia，PCP），原抗排异治疗方案可能会导致感染进展或恶化，治疗上可停用霉酚酸酯和他克莫司，改用甲泼尼龙（40 mg，静脉滴注，1次/天），兼顾抗炎症反应和抗排异治疗。

（5）抗生素：在取得明确的病原体依据前，可先经验性使用针对耶氏肺孢子菌肺炎的抗感染药物。治疗上可经验性使用SMZ（2片，3次/天，口服），联合哌拉西林他唑巴坦（4.5 g，每12小时1次）。

（二）上级医师会怎么办

1. 可能的询问　①生命体征；②体格检查发现；③既往史、既往特殊感染预防治疗情况；④肺部CT表现；⑤实验室检查结果回报；⑥吸氧条件和利尿反应；⑦评估透析通路条件。

本例患者实验室检查结果回报：pH 7.40，氧分压50 mmHg（注意患者当时所处的吸氧条件）、二氧化碳分压40 mmHg。血常规：白细胞计数$15.3×10^9$/L，中性粒细胞百分比82.9%。降钙素原0.16 ng/ml。C反应蛋白20.6 mg/L。血清隐球菌抗原：阴性。血清G试验：真菌（1,3）-β-D-葡聚糖1/65.1 pg/ml（<100.5 pg/ml）。

2. 可能的交代

（1）向患者家属交代病情，肺炎可能会进展或加重，若出现严重的呼吸衰竭，需

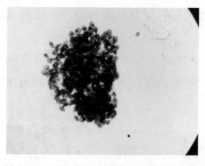

图15-4　肺泡灌洗液找到耶氏肺孢子菌

要转重症监护病房气管插管。

（2）治疗过程中可能会出现肾功能恶化，严重时需要行肾脏替代治疗。

（3）若常规检查无法明确病原体，建议患者行支气管镜肺泡灌洗，通过特殊染色或送二代测序检查，查找可能的病原体。

本例患者最终行肺泡灌洗，灌洗液Gomori六亚甲基四胺银染色检测结果提示有耶氏肺孢子菌（图15-4）。

3. 可能的治疗　给予抗排异药物的调整和抗感染治疗，SMZ 2片，3次/天或加量至2片，4次/天，若效果不佳，可联合卡泊芬净治疗。

三、诊疗流程

肾移植术后肺炎的诊疗流程见图15-5。

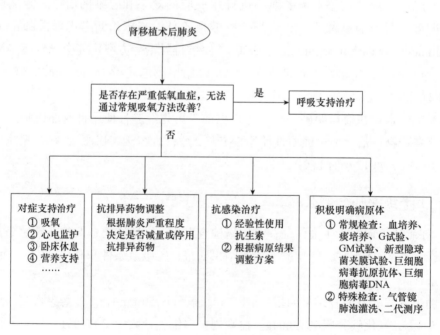

图15-5　肾移植术后肺炎诊治流程

注：G试验. 1，3-β-D葡聚糖检测；GM试验.半乳糖甘露醇聚糖抗原检测

（余献平　任萍萍）

参 考 文 献

［1］ Davis R, Jones JS, Barocas DA, et al. Diagnosis, evaluation and follow-up of asymptomatic microhematuria (AMH) in adults: AUA guideline. J Urol, 2012, 188: 2473-2481.

［2］ Lentine KL, Schnitzler MA, Xiao H, et al. Depression diagnoses after living kidney donation: linking U.S. Registry data and administrative claims. Transplantation, 2012, 94: 77-83.

［3］ 中华医学会器官移植学分会，中国医师协会器官移植医师分会. 中国活体供肾移植临床指南（2016版）. 器官移植，2016，7（6）：417-425.

［4］ Chadban SJ, Ahn C, Axelrod DA, et al. Summary of Kidney Disease: Improving Global Outcome (KDIGO) clinical practice guideline on the evaluation and care of living kidney donors. Transplantation, 2020, 104(4): 708-714.

［5］ Rodriguez Faba O, Boissier R, Budde K, et al.European association of urology guidelines on renal transplantation. Eur Urol Focus, 2018, 4(2): 208 215.

［6］ Kidney Disease: Improving Global Outcomes (KDIGO) Glomerular Diseases Work Group.KDIGO 2021 clinical practice guideline for the management of glomerular diseases. Kidney Int, 2021, 100(4S): S1-S276.

［7］ Callemeyn J, Ameye H, Lerut E, et al. Revisiting the changes in the Banff classification for antibody-mediated rejection after kidney transplantation. Am J Transplant, 2021, 21(7): 2413-2423.

［8］ Fishman JA. Infection in organ transplantation. Am J Transplant, 2017 , 17(4): 856-879.

［9］ KDIGO.KDIGO Guideline for Care of the Kidney Transplant Recipient. [2022-02-26]. http://www. kdigo. org/clinical_practice_guidelines.

［10］ Green M. Introduction: infections in solid organ transplantation. Am J Transplant, 2013, 13(Suppl 4): 3-8.

［11］ Fishman JA. Infection in solid-organ transplant recipients. N Engl J Med, 2007, 357: 2601.

第十六章 药物与肾脏疾病

第一节 药物与毒物相关的肾脏疾病

一、概述

（一）病因及发病机制

药物、毒物是引起肾损伤常见的致病原因，包括：①疾病治疗中的药物，常见的有抗生素（如氨基糖苷类、青霉素类、头孢类、多肽类、磺胺类抗细菌药物，利福平等抗结核药物，抗病毒药物，以及抗真菌药物）、镇痛药、质子泵抑制剂、免疫抑制剂、抗肿瘤药物、中草药（尤其是含马兜铃酸的中草药，如关木通、木防己、青木香、天仙藤、马兜铃及朱砂莲等）及药物中的辅料等；②疾病诊断中所用的药物，如造影剂等；③自然环境或职业环境中接触的毒物，如动植物毒素、重金属、农药、有机溶剂及合成染料等。尤其需要注意的是，近年来各种有潜在肾损伤风险的新药越来越多地应用于临床，如肿瘤靶向治疗药物、程序性死亡因子-1（programmed death-1，PD-1）免疫检查抑制剂等免疫治疗药物及钠 - 葡萄糖协同转运蛋白 2（sodium-dependent glucose transporters 2，SGLT-2）抑制剂等。新药的肾脏损伤特点尚未被广泛普及，需要引起临床重视。

肾脏在人体内发挥清除代谢废物，调节水、电解质代谢和酸碱平衡的重要作用，但也因其结构和功能的特点而对药物、毒物的损伤存在易感性。肾脏的血流量占心排血的 20%～25%，药物、毒物可迅速达到肾脏，同时肾脏的浓缩功能又提高了其浓度；近端肾小管的重新收、再排泌加重了细胞内毒性成分的浓度，引起线粒体等细胞器损伤；肾小管细胞本身处于高氧耗状态，加重了对损伤的不耐受性；肾脏中细胞色素 P450 酶等参与了药物代谢，增加了局部代谢产物及氧自由基等，进一步造成肾损伤。

药物、毒物可通过多种途径引起肾损害。如直接毒性损伤细胞膜、细胞器、影响蛋白合成等，导致肾脏固有细胞坏死。药物、毒物也可以诱发免疫反应，导致急性间质性肾炎（acute interstitial nephritis，AIN）或肾病综合征等。某些药物、毒物可影响肾脏灌注，造成组织缺血。毒性成分的结晶体或组织损伤后的血红蛋白、尿酸盐等可堵塞肾小管、集合管或形成肾结石，导致梗阻性肾病。

（二）临床表现

1. **全身表现**　急、慢性肾功能不全患者伴乏力、食欲缺乏及气短的症状。过敏性间质性肾炎可有发热、皮疹及关节痛等全身表现，检查提示血嗜酸性粒细胞升高。此外，引发肾毒性的药物、毒物也可引起其他脏器的直接损伤而产生相应症状，如汞中毒时伴发头痛、感觉异常及腹痛。

2. **泌尿系统表现**　药物、毒物所致的肾损伤表现复杂。同一种药物、毒物可产生不同的损伤表现，而不同的药物、毒物可具有类似的临床改变。临床上可表现为急性肾损伤、肾炎综合征及肾病综合征等各种临床综合征。常见的肾毒性药物及其肾脏表现见表16-1。

表 16-1　常见的肾脏表现及肾毒性药物

肾脏表现	肾毒性药物
肾前性氮质血症 /AKI	
入球小动脉收缩	NSAIDs、SGLT-2 抑制剂、环孢素、他克莫司、白介素 -2、两性霉素 B
出球小动脉扩张	ACEI、ARB
血容量减少	利尿药
肾实质性 AKI	
急性肾小管坏死	氨基糖苷类、两性霉素 B、头孢菌素类、万古霉素、NSAIDs、多黏菌素、利福平、顺铂、异环磷酰胺、造影剂
急性肾小管间质性肾炎	青霉素类、头孢类、磺胺类、喹诺酮类抗生素，NSAIDs、干扰素、别嘌醇、质子泵抑制剂、PD-1/PD-L1 单抗
新月体肾炎	丙硫氧嘧啶、抗 TNF-α 药物、青霉胺、别嘌醇
结晶性肾病、栓塞性疾病	磺胺类、甲氨蝶呤、阿昔洛韦、茚地那韦、抗肿瘤药（溶瘤综合征）、他汀类（横纹肌溶解）、华法林
肾后性 AKI	
肾结石	磺胺类、环丙沙星、呋喃妥因、茚地那韦、氨苯蝶啶
尿潴留	抗组胺药物、抗胆碱药物、类阿片药物
肾病综合征	
微小病变肾病	NSAIDs、干扰素 α、锂制剂
局灶节段性肾小球硬化	帕米磷酸盐、干扰素
膜性肾病	青霉胺、金制剂、NSAID、卡托普利
肾小管病变	氨基糖苷类、替诺福韦、顺铂、异环磷酰胺、两性霉素 B、西妥昔单抗
血管损伤	
动脉玻璃样变	环孢素、他克莫司
血栓性微血管病	抗血管内皮生长因子类药、环孢素、他克莫司、氯吡格雷、奎宁、干扰素 α、丝裂霉素、吉西他滨
慢性肾脏病	锂制剂、含马兜铃酸中草药、环孢素、他克莫司、NSAIDs

注：AKI. 急性肾损伤；NSAIDs. 非甾体抗炎药；SGLT-2. 钠 - 葡萄糖协同转运蛋白 2；PD-1/PD-L1. 程序性死亡因子 -1/ 程序性死亡因子 - 配体 1；TNF-α. 肿瘤坏死因子 -α；ACEI. 血管紧张素转化酶抑制剂；ARB. 血管紧张素Ⅱ受体阻滞剂

（三）防治要点

对于药物、毒物引起的肾损伤，干预窗口应前移，即预防为主、注意监测、及时停药、对症支持。临床上，对于用药人群，医师应注意：

1．加强用药安全宣传，减少不经指导的随意购药、用药，了解用药期间的自我监测。

2．早期识别高危人群，包括老年人、存在肾脏基础疾病者、合并肝硬化或梗阻性黄疸者、容量不足状态者及多种药物合并使用者等。

3．熟悉常用药物的特点及损伤表现。

4．对于药物治疗窗窄、不良反应发生率高或严重的药物，应在患者用药期间密切监测尿常规、肾功能等，监测药物浓度，甚至提前筛查用药者是否存在不良事件易感基因。

5．对于疑似出现药物性肾损伤的患者，应仔细询问药物过敏史，分析用药和肾损害的时间线、伴随症状，在权衡用药利弊的情况下予以药物减量或停药。

6．对肾功能不全患者予以对症支持治疗，如血液透析和纠正水、电解质紊乱等。

7．对于特定药物，可采用螯合剂、解救剂，甚至可通过血液净化、洗胃等方式清除。

8．对存在免疫机制介导的药物损伤，可考虑加用糖皮质激素、免疫抑制剂等。对于毒物相关的肾损伤，医师还应注意本地高发疾病的类型，加强易暴露职业人群的宣传教育，开展高危人群的定期监测，一经发现嘱其尽快脱离致病环境并予以治疗。

二、实例挑战

患者，女性，65岁。因"发热、肾功能不全2个月"入院。患者2个月前无明显诱因出现发热，最高体温38.2 ℃，轻度咳嗽、咳少许白痰，不伴盗汗、腹泻、呕吐及尿频等症状。查血常规：白细胞计数7.55×10^9/L，中性粒细胞百分比62.4%，血红蛋白123 g/L，血小板计数433×10^9/L。红细胞沉降率77 mm/1h。胸部X线片显示，左下肺见少许斑片影。间断服用"布洛芬胶囊""阿莫西林克拉维酸钾1.2 g，1次/天"2周，辅以"新癀片、喜炎平、核糖核酸Ⅱ"等清热解毒、调节免疫的药物。患者体温正常1周，咳嗽缓解。1个月前患者再次出现发热，午后为主，最高体温37.6 ℃。查血常规：白细胞计数6.50×10^9/L，中性粒细胞百分比65.0%，嗜酸性粒细胞百分比10.3%，血红蛋白110 g/L，血小板520×10^9/L。尿常规：尿比重1.009～1.010，pH 6.0，白细胞（＋＋），尿蛋白（±），尿糖28 mmol/L，尿隐血（±）。尿渗透压485 mOsm/（kg·H_2O）。血生化：白蛋白40.6 g/L，血钾4.6 mmol/L，血磷0.87 mmol/L，血糖5.4 mmol/L，血尿酸271 μmol/L，谷丙转氨酶20.5 U/L，谷氨酰转肽酶54 U/L，血肌酐由77 μmol/L升至139 μmol/L。血培养、尿培养、肺炎支原体/衣原体抗体、呼吸道合胞病毒抗体、流感病毒抗体、布氏杆菌凝集试验、肥达试验、外斐反应、乙型肝炎5项、巨细胞病毒抗体、EB病毒抗体、结核感染T细胞检测均呈阴性。肺部CT、泌尿系统超声正常。随后换用"左氧氟沙星"抗感染、"萘普生"退热。患者近期体温正常，但2天前复查血肌酐逐渐升高至314 μmol/L。患者现因"肾功能不全"就诊，患病以来精神弱、食欲缺乏，饮水量正常，尿量正常，否认皮疹、关节痛。患者既往体健。

（一）接诊医师该怎么办

1. 分析患者肾功能不全的病因

（1）总结病例特点：本例患者为老年女性，亚急性病程，临床主要表现为低热、进展性肾功能不全，病程中使用多种抗生素及非甾体抗炎药（NSAIDs）。除肾功能不全外，辅助检查提示轻度贫血，尿白细胞阳性，尿隐血及蛋白不明显，血糖正常但尿糖阳性。

（2）肾功能不全原因的定位判断：本例患者肾前性容量不足因素不突出（无腹泻、呕吐、饮水减少及利尿药使用史），服用NSAIDs后的出汗情况可进一步询问病史补充。本例患者亦无肾后性梗阻表现（尿量正常，泌尿系统超声未提示梗阻性病变），故考虑为肾实质性肾功能不全。本例患者无血尿、蛋白尿、水肿及高血压等肾炎表现，以白细胞尿、糖尿为主，高度提示急性肾小管/肾间质病变。结合其轻度贫血（肾性贫血可能）及肾功能不全进展的速度（急性肾小管坏死所致的肾衰竭进展速度常更快），考虑AIN可能性大。

（3）具体病因：①AIN最常见的病因为药物，本例患者有β内酰胺类药物、喹诺酮类药物及NSAIDs服用史，均为导致药物性肾损伤的常见药物，故应高度警惕为以上药物所致，可仔细询问药物过敏史。药物引起的AIN可有皮疹、血嗜酸性粒细胞增高的表现，但若无上述表现亦不能除外诊断；②本例患者为老年女性，尚需要警惕干燥综合征、血管炎等好发于老年人的免疫系统疾病，可注意询问口干、眼干症状。其他免疫性疾病如系统性红斑狼疮、IgG$_4$相关性疾病对于本例患者来说可能性不大，但也可予以排查；③本例患者以发热起病，存在轻度咳嗽、咳痰及少许肺内斑片影，考虑病初感染可能。各种感染性疾病均可导致AIN，但本例患者早期使用抗生素后体温曾一度正常，且后续辅助检查感染证据不充分，但其肾功能不全却进展，病情存在不平行之处；④老年人不明原因发热还应警惕恶性肿瘤，肿瘤性疾病亦可出现AIN。本例患者病程中筛查过肺部CT，未见明确肿瘤性疾病，入院后应注意排查。

2. 面对患者时的观察重点

（1）补充病史：根据以上病因推测的需求补充病史。补充情况如下，本例患者曾服用布洛芬、阿莫西林克拉维酸钾及左氧氟沙星，且无过敏史。其发热期间无大汗，否认口干、眼干症状，否认反复腮腺炎发作。

（2）体格检查：注意生命体征，尤其是体温。注意排查是否有感染征象、淋巴结和脏器肿大表现及皮疹等表现。

本例患者体重65 kg，体温36.9 ℃，脉搏107次/分，呼吸18次/分，血压124/77 mmHg，氧分压97%；全身皮肤未见皮疹，浅表淋巴结未触及肿大，肝、脾未触及肿大；双肺呼吸音清，未闻及干、湿啰音；心律齐，未闻及病理性杂音；腹部查体阴性；双下肢无水肿。

（3）需要补充的辅助检查：①肾脏评估。血气分析pH 7.39，二氧化碳分压32 mmHg，氧分压89 mmHg，血HCO_3^- 20.4 mmol/L，血钾3.5 mmol/L，血钙1.21 mmol/L，提示存在代谢性酸中毒；尿α_1微球蛋白、尿β_2微球蛋白均升高，尿氨基酸阳性，以上检查均支持肾小管功能障碍；②病因评估。抗核抗体（ANA）、抗双链DNA（dsDNA）抗体、抗中性粒细胞胞质抗体（ANCA）阴性，补体及IgG定量正常；癌胚抗原（CEA）、癌抗原（CA）12-5、CA19-9、血清蛋白电泳、腹部超声等未见异常；复查尿液培养阴性，以上检查未发现其他引起AIN的病因。

3. 治疗措施　停用可疑药物。本例患者目前的感染证据不充分，故停用抗生素。

（二）上级医师会怎么办

1. 明确诊断　本例患者临床诊断为AIN，但可进一步开展肾病理活检明确诊断，同时可判断病情的严重程度，且不同病因所致AIN在病理上亦会有所不同。例如，药物过敏所致者常可见间质中大量嗜酸性粒细胞浸润。本例患者肾活检病理提示，肾小球数量轻度增多，毛细血管袢开放良好；间质可见弥漫分布的水肿伴有较多淋巴细胞、嗜酸性粒细胞及中性粒细胞浸润，IgG_4浆细胞＜10个/高倍视野。肾小管上皮细胞可见空泡变性，管壁可见淋巴细胞浸润。肾内小血管未见异常。最终诊断AIN。结合病史，考虑与药物相关。

2. 鉴别导致本例患者AIN的药物　本例患者病程中同时联合使用多种药物。布洛芬、阿莫西林克拉维酸钾均可导致AIN，新癀片、喜炎平为中成药制剂，其中新癀片含有吲哚美辛，属于NSAID，以上药物均有可能为"肇事"药物。根据前述药物过敏史，本例患者曾经使用过布洛芬而无过敏反应，故推测阿莫西林克拉维酸钾是可能的致病药物，但也难以完全确定。左氧氟沙星和萘普生在再度发热、肌酐升高之后应用，故不是导致AIN的始动原因，但本例患者存在AIN的基础，可能为加重因素。

多药联合是临床中常见治疗手段，但对判断何种药物所致肾损伤造成难度。因此，应仔细判断患者的用药时间线、既往用药情况。当患者处于已致敏或感染状态，可能对原不过敏的药物产生过敏反应，故应避免不必要的联合用药。

3. 治疗措施

（1）糖皮质激素：虽然缺乏大型随机对照研究，但回顾性资料分析提示，糖皮质激素对AIN有益，且应尽早使用。起始剂量为0.5～0.6 mg/（kg·d），可根据肾功能的改善情况决定减量速度。本例患者使用泼尼松40 mg 1个月后开始减量，每周减1片。监测血肌酐2周下降至250 μmol/L，6个月后门诊复查血肌酐105 μmol/L。2年后复查血肌酐维持在100 μmol/L左右。

（2）免疫抑制剂：使用糖皮质激素2～4周，肾功能无明显改善迹象或持续恶化者可考虑加用免疫抑制剂。

三、诊疗流程

药物、毒物相关肾损害的诊治流程见图16-1。

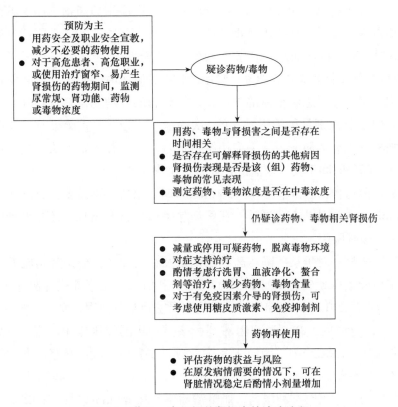

图16-1　药物、毒物相关肾损害的诊治流程

（吴海婷）

第二节　肾衰竭时药物剂量的调整

一、概述

肾功能不全时，绝大多数药物以原形或代谢物的形式经肾脏排泄，故调整肾衰竭患者的药物剂量非常必要。

（一）慢性肾衰竭时的药物调整

1. 肾脏的药物代谢特点　肾脏是药物代谢的重要器官，易受各种药物和毒物的损害，医师需要根据患者肾损害的情况选择合适的药物种类及剂量。

2. 肾衰竭时药物代谢调整的原则　①评估患者正在应用的药物，停用不再需要的药物；②正在应用的药物是必要的；③尽量选择非肾脏排泄的药物或经肝脏、肾脏排泄的药物；④分析药物的相互作用，所选药物与正在应用的药物不产生不良的相互作用，不增加毒性；⑤尽量选择无肾毒性或肾毒性小的药物；⑥如果不能避免，应监测药物浓度和肾功能，以保证药物治疗的有效性和安全性。

3. 常用药物在肾衰竭时的调整　常用药物在肾衰竭时的应用方案见表16-2。

（1）抗生素：①对患者整体的评价，评估患者的肝功能及是否合并肝脏疾病。注意抗感染药物的首次剂量可为正常人的1次剂量，在合并严重感染时，首次剂量可增加，以后则根据患者的肌酐清除率应用维持剂量。②推荐调整方法，减少每次给药的剂量，给药的间隔时间不变，以保持有效的血药浓度稳定。

（2）抗真菌药物：肌酐清除率>50 ml/min时，氟康唑不需要调整剂量；肌酐清除率<50 ml/min 时，氟康唑剂量减半。肌酐清除率<30 ml/min 时，不推荐静脉使用伊曲康唑，建议空腹时服用。

（3）降压药物：对于某些降压药物的剂量及给药频率，根据肾功能损害的程度进行调整。①血管紧张素转化酶抑制剂（ACEI）和血管紧张素 II 受体阻滞剂（ARB）：血清肌酐>264 μmol/L（3 mg/dl）时，必须在严密观察下使用；血清肌酐>350 μmol/L（4 mg/dl）时，应慎用；②钙通道阻滞剂：该类药物的降压作用较强；③β受体阻滞剂：终末期肾病（ESRD）时应用美托洛尔无须调整剂量，而阿替洛尔和索他洛尔用于肾衰竭患者时应减量。

（4）利尿药：①噻嗪类利尿药，肌酐清除率<30 ml/min时禁用；②呋塞米，在肾功能不全时剂量需要加大，但耳毒性等不良反应也将增加，应注意观察相应不良反应。

（5）抗凝药物：低分子量肝素主要经肾排泄，在肾衰竭时是否需要调整剂量尚无统一意见。使用华法林时要监测血药浓度。

表 16-2　常用药物在肾衰竭时的应用方案

药物名称	GFR [ml/ (min · 1.73 m²)]			药物名称	GFR [ml/ (min · 1.73 m²)]		
	>50	10～50	<10		>50	10～50	<10
阿莫西林	每8小时	每8～12小时	每24小时	氨苄西林	每6小时	每6～12小时	每12～24小时
头孢克洛	100%	50%～100%	50%	头孢唑林	每8小时	每12小时	每24～48小时

（待　续）

（续　表）

药物名称	GFR［ml/（min·1.73 m²）］			药物名称	GFR［ml/（min·1.73 m²）］		
	＞50	10～50	＜10		＞50	10～50	＜10
头孢吡肟	每12小时	每16～24小时	每24～48小时	头孢他啶	0.5～1.0 g，100%	0.5～1.0 g，每16～24小时	每48小时
头孢曲松	100%	100%	100%	头孢呋辛	100%	100%	250 mg，每24小时
头孢拉定	100%	50%	25%	亚胺培南	100%	50%	避免
阿奇霉素	100%	100%	100%	氧氟沙星	100%	50%	25%
环丙沙星	100%	50%～75%	50%	左氧氟沙星	100%	50%	25%～50%
克林霉素	100%	100%	100%	阿米卡星	60%～90%，每12小时	30%～70%，每12～18小时	20%～30%，每24～48小时
异烟肼	100%	100%	75%	庆大霉素	60%～90%，每8～12小时	30%～70%，每12小时	20%～30%，每24～72小时
乙胺丁醇	每24小时	每24～36小时	每48小时	利福平	100%	50%～100%	50%～100%
氟康唑	100%	100%	50%	酮康唑	100%	100%	100%
呋塞米	100%	100%	100%	吲达帕胺	100%	100%	50%
二甲双胍	50%	避免	避免	阿卡波糖	100%	避免	避免
格列吡嗪	100%	100%	禁用	格列齐特	100%	20·40 mg/d	20～40 mg/d
格列本脲	未知	避免	避免	吡格列酮	100%	100%	100%，慎用
甲巯咪唑	100%	100%	100%	甲泼尼龙	100%	100%	100%
别嘌醇	75%	50%	33%	氢化可的松	100%	100%	100%
秋水仙碱	100%	100%	50%	昂达司琼	100%	100%	100%

注：GFR. 肾小球滤过率；表中百分比指用药剂量的百分比；药物的剂量为成年人一次性用药的常规剂量

（二）急性肾衰竭时的药物调整

急性肾衰竭时的药物调整与慢性肾衰竭基本一致。

（三）肾衰竭血液透析患者的药物调整

1. **影响血液净化患者药物代谢和药效的因素**　主要包括药物因素、血液净化方式及患者因素。

2. **血液净化患者的药物调整**　血液透析对药物的清除量＝机体清除量＋替代治疗清除量。血液透析患者的药物调整原则：①对于经透析清除的药物，必须给予相应的补充剂量（表16-3）；对于透析不能清除的药物，给药时间和剂量无须调整；②每次透析后补充被清除的药物；③药物的负荷剂量一般无须调整（常规剂量），维持剂量可查阅已有资料，也可监测药物浓度。

表 16-3 常用药物在透析后的补充情况

分类	药物名称	常规血液透析	腹膜透析
抗生素	阿米卡星、头孢克洛、头孢替坦、头孢拉定、庆大霉素、头孢他啶	透析后补充	透析后补充
	头孢克肟、头孢哌酮、环丙沙星、克林霉素、红霉素、替考拉宁、万古霉素、头孢曲松、头孢呋辛钠、林可霉素	透析后不补充	透析后不补充
	氨苄西林、氨曲南、头孢羟氨苄、头孢唑林、头孢吡肟、头孢噻肟、头孢西丁、哌拉西林、阿莫西林、林可霉素	透析后补充	透析后不补充
	美罗培南、头孢甲肟、诺氟沙星、呋喃妥因	透析后补充	无资料或不确定
其他	氟康唑、苯巴比妥、甘露醇	透析后补充	透析后补充
	氯喹、卡马西平氯丙嗪、苯妥英钠、西咪替丁、可的松、环孢素、地塞米松、地高辛、硝酸甘油、氨氯地平、硝苯地平、阿司匹林、胰岛素、泼尼松、泼尼松龙、拉米夫定、甲巯咪唑、华法林、促红素、利福平	透析后不补充	透析后不补充
	骨化三醇、戊巴比妥、可待因、环磷酰胺、他克莫司、地西泮、非洛地平、洛丁新、卡维地洛、吲达帕胺、硫唑嘌呤、异烟肼、干扰素、伊曲康唑、沙丁胺醇、呋塞米、格列本脲	透析后不补充	不确定或无资料
	茶碱、舒巴坦、甲硝唑、阿昔洛韦、吡嗪酰胺	透析后补充	透析后不补充
	二甲双胍	透析后补充	无资料
	美托洛尔	不确定	不确定

（四）肾衰竭腹膜透析患者的药物调整

1. 腹膜透析药物清除的特点 ①大多数口服或静脉所用药物经腹膜透析清除较少；②影响血液清除的药物的特性同样也影响腹膜透析的清除；③腹腔给药吸收入血液循环很显著，故通过增加交换频率或容量将清除更多的药量。

2. 药物调整 由于腹膜透析是一种持续治疗，故应根据机体清除量与腹膜透析清除量之和调整药物剂量和用药时间。

3. 常用药物 肾衰竭腹膜透析患者常用抗生素的剂量调整见表16-4。

表 16-4 肾衰竭腹膜透析患者常用抗生素的剂量调整

药物名称	$t_{1/2}$（肾功能正常/ESRD）（小时）	肾衰竭时的用量（Ccr<10 ml/min）	腹膜透析时的用量
阿米卡星	（1.4~2.3）/（17~150）	20%~30%，每24~48小时	15~20 mg×每天透析液的升数
庆大霉素	（2~3）/（20~60）	20%~30%，每24~48小时	3~4 mg×每天透析液的升数
链霉素	（2~3）/（30~80）	每72~96小时	20~40 mg×每天透析液的升数
亚胺培南	1/4	125~250 mg，每12小时	125~250 mg，每12小时
美罗培南	1/（6~8）	0.5 g，每24小时	0.5 g，每24小时
头孢唑林	1.9/（40~70）	每24~48小时	0.5 g，每24小时
头孢吡肟	2.2/18	1 g，每24小时	0.5 g，每48小时

（待 续）

（续 表）

药物名称	$t_{1/2}$（肾功能正常/ESRD）（小时）	肾衰竭时的用量（Ccr<10 ml/min）	腹膜透析时的用量
头孢噻肟	1.7/（15~35）	每24小时	0.5~1.0 g，每24小时
头孢西丁	0.8/（13~23）	每24~48小时	1 g，每24小时
头孢他啶	1.2/（13~25）	每48小时	0.5 mg，每24小时
头孢呋辛钠	1.2/17	每24小时	每24小时
环丙沙星	4/（6~9）	50%	250 mg，口服；或者200 mg，静脉滴注，每8小时
加替沙星	（7~14）/36	200 mg，每24小时	200 mg，每24小时
左氧氟沙星	4~8/76	500 mg，首剂续250 mg，每48小时	500 mg，首剂续250 mg，每48小时
氧氟沙星	7/（28~37）	200 mg，每24小时	200 mg，每24小时
红霉素	1.4/（5~6）	50%~70%	无
甲硝唑	（6~14）/（7~21）	50%	50%
替考拉宁	45/（62~230）	每72小时	每72小时
万古霉素	6/（200~250）	1 g，4~7 d	1 g，4~7 d
阿莫西林	1/（5~20）	每24小时	250 mg，每12小时
阿莫西林/克拉维酸	1.3/1.0 AM	5~20/4.0 CL	250~250 mg，每12小时
氨苄西林/舒巴坦	1.0/19.0 AM	1.0/10.0 SB，每24小时	每24小时
氨曲南	2.0/（6~8）	25%	25%
青霉素 G	0.5/（6~20）	20%~50%	20%~50%
氟康唑	37/100	100~200 mg，每24小时	100~200 mg，每24小时

注：阿奇霉素、头孢曲松、氯霉素、克林霉素、多西环素、莫西沙星、利福布汀、利福喷汀、乙胺嘧啶均无须调整剂量；表中百分比指用药剂量的百分比；药物的剂量是指成年人一次性用药的常规剂量。$t_{1/2}$. 半衰期；ESRD. 终末期肾病；Ccr. 肌酐清除率；AM. 阿莫西林；CL. 克拉维酸；SB. 舒巴坦

二、实战病例

患者，女性，52岁。因"规律腹膜透析3年余，腹痛2天"入院。患者3年前因"糖尿病肾病、慢性肾脏病（CKD）5期"行"膜透析置管术，持续不卧床腹膜透析（CAPD）"，1.5% 2 L×4袋，超滤量150 ml/d，尿量1500 ml/d。患者2天前因便秘感腹胀、腹痛，腹膜透析液浑浊，考虑为"腹膜透析相关腹膜炎"，留取腹膜透析液常规及培养样本后予以"头孢曲松（2.0 g），头孢唑林钠（2.0 g）"，每天腹腔灌入治疗。

（一）接诊医师该怎么办

1. 腹膜透析相关腹膜炎的经验性抗感染治疗　所选择的抗生素应覆盖革兰阳性菌

和革兰阴性菌。推荐腹腔内使用抗生素，并留腹 6 h。如果患者仍有残余肾功能（尿量＞100 ml/d），抗生素应增加25%的剂量。

2. **抗生素的调整**　通常腹膜炎症状在治疗开始后48 h内可得到明显改善，应及时复查腹膜透析液。在获得腹膜透析流出液微生物培养和药敏试验结果后，应立即据此调整抗生素的使用方案。

3. **面对患者时的注意事项**　患者的腹部症状和体征、腹膜透析液的性状和常规变化、血常规和生化常规的变化。

本例患者的抗感染治疗经过见表16-5。本例患者在病程中出现低血糖、消化道出血及低钾血症，贫血加重，均予以及时处理后好转。

表 16-5　本例患者的抗感染治疗经过

腹膜透析流出液化验细胞计数 （×10⁶/L），多核细胞百分比（N）	抗生素	调整治疗依据
9826，N 95%（第 1 天） 3549，N 93%（第 3 天）	头孢曲松 2.0 g、头孢唑林钠 2.0 g，每天腹腔灌入	经验性抗菌治疗
1728，N 93%（第 5 天） 451，N 78%（第 7 天）	阿米卡星 0.4 g，腹腔灌入＋头孢西丁钠 1 g，静脉滴入	培养提示：大肠埃希菌，头孢曲松耐药，亚胺培南、头孢西丁、阿米卡星敏感
1742，N 80%（第 11 天） 452，N 78%（第 12 天）	阿米卡星 0.4 g＋头孢西丁钠 1 g，腹腔灌入	细胞计数上升，考虑头孢西丁静脉效果差，改为腹腔灌入，再次培养示阴性
424，N 82%（第 14 天）	阿米卡星 0.6 g＋比阿培南 0.6 g，腹腔灌入	细胞计数有所下降，但考虑效果差，调整抗生素
64，N 25%（第 16 天）	阿米卡星 0.6 g＋比阿培南 0.6 g，腹腔灌入	治疗有效
38，N 5%（第 18 天）	阿米卡星 0.6 g＋比阿培南 0.6 g，腹腔灌入	治疗有效
29，N 5%（第 25 天）	阿米卡星 0.6 g＋比阿培南 0.6 g，腹腔灌入	治疗有效
19，N 5%（第 28 天）	阿米卡星 0.6 g＋比阿培南 0.6 g，腹腔灌入	患者出院

（二）上级医师会怎么办

经验反思：①患者在治疗中头孢西丁因之前无腹腔灌入经验改为静脉滴入，但效果不佳，改为腹腔灌入后虽然有一定作用，但疗效仍不佳，改为阿米卡星 0.6 g＋比阿培南 0.6 g，腹腔灌入，虽然腹膜炎治愈，但总体疗程延长；②腹腔内给药是首选的抗生素用药途径，除非患者发生全身败血症征象；③有研究表明，第 3 天流出液的白细胞计数≥1090/mm³是治疗失败的独立预测指标。

三、诊疗流程

腹膜透析相关腹膜炎的临床诊断与初始治疗流程见图16-2；腹膜透析相关腹膜炎透析液中证实为革兰阳性球菌后的治疗流程见图16-3；腹膜透析相关腹膜炎透析液中证实为革兰阴性球菌或混合细菌生长的治疗流程见图16-4。

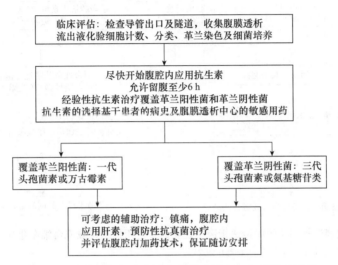

图16-2　腹膜透析相关腹膜炎的临床诊断与初始治疗流程

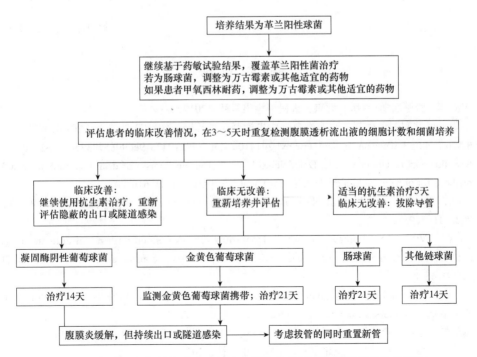

图16-3　腹膜透析相关腹膜炎透析液中证实为革兰阳性球菌后的治疗流程

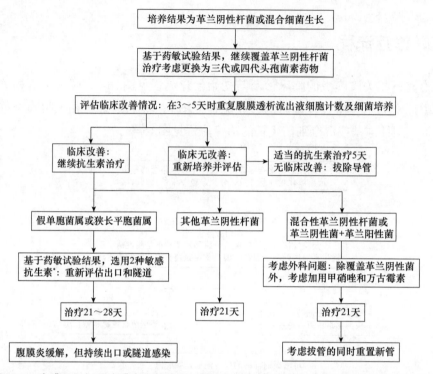

图16-4　腹膜透析相关腹膜炎透析液中证实为革兰阴性球菌或混合细菌生长的治疗流程
注：*.狭长平胞菌属首选甲氧苄啶/磺胺甲噁唑

（李瑜琳　胡文博）

参 考 文 献

［1］　王海燕. 肾脏病学. 3版. 北京：人民卫生出版社，2017.

［2］　中华人民共和国卫生部. 职业性急性中毒性肾病的诊断（GBZ79-2013），（2013-03-27）［2022-02-26］. http://www.nhc.gov.cn/wjw/pyl/201410/c4f3ac85921942e19e6998578325c453.shtml.

［3］　Kwiatkowska E, Domań ski L, Dziedziejko V, et al. The mechanism of drug nephrotoxicity and the methods for preventing kidney damage. Int J Mol Sci, 2021, 22(11): 6109.

［4］　Xu XF, Zhu RY, Ying JL, et al. Nephrotoxicity of herbal medicine and its prevention. Front Pharmacol, 2020, 11: 569551.

［5］　Luca P, Vittorio S, Lorenzo DL, et al. Nephrotoxicity associated with novel anticancer agents (aflibercept, dasatinib, nivolumab): case series and nephrological considerations. Int J Mol Sci, 2020, 21(14): 4878.

［6］　Shruti G, Samuel APS, Meghan ES, et al. Acute kidney injury in patients treated with immune checkpoint inhibitors. J Immunother Cancer, 2021, 9(10): e003467.

［7］　谢琼虹，丁峰. 肾功能不全时药物的合理应用. 上海医药，2011，32（2）：57-60.

［8］　余学清. 腹膜透析治疗学. 北京：科学技术出版社，2007.

［9］Munar MY, Singh H.Drug dosing adjustments in patients with chronic kidney disease.Am Fam Physician, 2007, 75(10): 1487-1496.

［10］王质刚. 血液净化学. 3版. 北京：科学技术出版社，2010.

［11］Hirata S, Kadowaki D.Appropriate drug dosing in patients receiving peritoneal dialysis.Contrib Nephrol, 2012, 177: 30-37.

［12］赵慧萍. 腹膜透析相关腹膜炎的诊治进展. 中国血液净化，2018，17（8）：508-513.

［13］Chow KM, Szeto CC, Cheung KK, et al. Predictive value of dialysate cell counts in peritonitis complicating peritoneal dialysis. Clin J Am Soc Nephrol, 2006, 1(4): 768-773.

［14］Li PK, Szeto CC, Piraino B, et al. ISPD peritonitis recommendations: 2016 update on prevention and treatment. Perit Dial Int, 2016, 36(5): 481-508.

学习培训及学分申请办法

一、《国家级继续医学教育项目教材》经原卫生部（现为国家卫生健康委员会）科教司、全国继续医学教育委员会批准，由全国继续医学教育委员会、中华医学会联合主办，中华医学电子音像出版社编辑出版，面向全国医学领域不同学科、不同专业的临床医生，专门用于继续医学教育培训。

二、学员学习教材后，在规定时间（自出版日期起1年）内可向本教材编委会申请继续医学教育Ⅱ类学分证书，具体办法如下：

方法一：PC激活

1. 访问"中华医学教育在线"网站 cmeonline.cma-cmc.com.cn，注册、登录。
2. 点击首页右侧"图书答题"按钮，或个人中心"线下图书"按钮。
3. 刮开本书封底防伪标涂层，输入序号激活图书。
4. 在个人中心"我的课程"栏目下，找到本书，按步骤进行考核，成绩必须合格才能申请证书。
5. 在"我的课程"–"已经完成"，或"申请证书"栏目下，申请证书。

方法二：手机激活

1. 微信扫描二维码 关注"中华医学教育在线"官方微信并注册。
2. 点开个人中心"图书激活"，刮开本书封底防伪标涂层，输入序号激活图书。
3. 在个人中心"我的课程"栏目下，找到本书，按步骤进行考核，成绩必须合格才能申请证书。
4. 登录PC端网站，在"我的课程"–"已经完成"，或"申请证书"栏目下，申请证书。

三、证书查询

在PC端首页右上方帮助中心"查询证书"中输入姓名和课程名称进行查询。

《国家级继续医学教育项目教材》编委会